Diabetes & Soziales

Ein praktischer Ratgeber für alle Diabetiker und Diabetes Teams

von H. Finck und L. Malcherczyk

Die Deutsche Bibliothek - CIP-Einheitsaufnahme

Malcherczyk, Leo:
Diabetes & Soziales : ein praktischer Ratgeber für alle Diabetiker und ihre Angehörigen / Leo Malcherczyk ; Hermann Finck. - 3. Aufl. - Mainz : Kirchheim, 2002

ISBN 3-87409-331-X

KIRCHHEIM

Umfassende, kompetente und aktuelle Beratung

Es ist eine besondere Herausforderung für Diabetiker, mit ihrer chronischen Krankheit und mit den möglichen Folgen zu leben und dabei ihren Lebensalltag nach eigenen Vorstellungen zu gestalten. Besonderheiten in der Lebensführung, Einschränkungen dabei, Probleme im Beruf und viele alltägliche Situationen in Familie und Gesellschaft können zur Herausforderung werden. So ist es verständlich, wenn sich Menschen mit Diabetes bei diesen unterschiedlichen Belastungen Hilfe suchen. Es ist sehr erfreulich, daß dieses Buch über „Diabetes und Soziales“ solche Hilfen und viele Informationen gibt.

Das schöne Buch hat eine erfolgreiche Geschichte, die sich mit den Stichworten umfassend, kompetent und aktuell beschreiben läßt. Aus dem Ratgeber der ersten Auflage ist ein umfassendes Kompendium geworden, in dem man zu wichtigen Themen Informationen und praktische Tips findet. Das Inhaltsverzeichnis kann die Vielfalt nur andeuten, läßt aber erkennen, daß alle wichtigen sozialen, sozialmedizinischen und juristischen Aspekte angesprochen werden. Im Buch beschreiben die Autoren ausführlich die praktischen Hilfen, gesetzlichen Regelungen, hilfreichen Vorschriften, Wege zum Recht, Selbsthilfe-Institutionen sowie Institutionen und Berufsgruppen, die bei sozialen Problemen in Anspruch genommen werden können. So wird das Buch „Diabetes und Soziales“ selbst eine umfassende Hilfe für Diabetiker und für Diabetes-Teams.

Die Autoren sind bekannte Experten für sozialmedizinische Fragen beim Diabetes. Ihre Kompetenz ist nicht nur durch Expertise und Erfahrung sondern ganz besonders durch ihr großes praktisches Engagement für die sozialmedizinischen Belange von Diabetikern begründet. Leo Malcherczyk ist seit Jahrzehnten für dieses Thema im *Diabetes-Journal* verantwortlich, Dr. Hermann Finck hat jahrelang den Ausschuß Soziales der Deutschen Diabetes-Gesellschaft geleitet. So können beide Autoren den Lesern dieses Buches auch kompetent vermitteln, wie sie ihre sozialmedizinischen Probleme richtig erkennen und bewerten, wie und wo sie Hilfen finden und wie sie aktiv und selbst zu Lösungen beitragen können. Die kompetenten Autoren helfen den Lesern zu eigener Kompetenz. Dafür gilt ihnen besonders Dank und Anerkennung.

Jede Stellungnahme zu sozialmedizinischen Problemen lebt von der Aktualität, dieses Buch über „Diabetes und Soziales" ist aktuell. Das ist ebenso wichtig wie verpflichtend, denn im Bereich der Sozialmedizin bleibt vieles in Bewegung, Änderungen sind ständig zu erwarten. So wünsche ich auch den zukünftigen Nutzern dieses umfassenden und kompetenten Nachschlagewerkes weitere aktualisierte Neuauflagen im Abstand von zwei bis drei Jahren.

Prof. Dr. med. Rüdiger Petzoldt

Bad Oeynhausen, im April 2002

Die Erfolge der modernen Diabetes-Therapie dürfen nicht darüber hinwegtäuschen, daß die Erkrankung an Diabetes mellitus zu einem tiefen Einschnitt in das Leben und in die gesamte Lebensweise führt. Dies gilt für alle Diabetiker gleich welchen Alters und kann zu Beeinträchtigungen des Sozialstatus führen.

Der Diabetiker erwartet deshalb zu Recht von seinem betreuenden Arzt/Diabetologen nicht nur eine optimale Stoffwechselführung, sondern auch die Mithilfe bei der Bewältigung der vielfältigen sozialen, sozialmedizinischen und juristischen Probleme. Leider muß der an Diabetes Erkrankte auch heutzutage noch mit vielfältigen Diskriminierungen - Benachteiligung, Schlechterstellung, Diskreditierung, Sonderstellung und Sonderbehandlung - in der Gesellschaft, im Beruf sowie insbesondere auch bei Versicherungen, Ämtern und Behörden rechnen. Daher ist eines unserer Ziele, solche Diskriminierungen durch entsprechende Aufklärung und Hilfe abzubauen.

Wir haben versucht, die in jahrelanger Erfahrung mit dem Diabetes und in der Begegnung, Beratung und Betreuung Betroffener immer wiederkehrenden Sorgen und Nöte sozialer Art verstehen zu lernen und bei ihrer Bewältigung Hilfestellung zu leisten.

Das Buch wendet sich in erster Linie an interessierte Diabetiker und ihre Angehörigen, aber auch an Ärzte, Diabetesberater/Innen, Diabetesassistent/Innen und Diabetes-Teams, die Diabetiker behandeln, beraten und betreuen. Dabei war es unser Anliegen, die Themen möglichst allgemeinverständlich darzustellen. Fachspezifische Ausdrücke und medizinische Termini ließen sich dabei nicht immer vermeiden, sie sind in einem Glossar im Anhang zusammengestellt.

In Anlehnung an die in der Deklaration von San Vincente 1989 formulierten Ziele zur „Beseitigung von Hindernissen zur bestmöglichen Integration des Diabetikers in die Gesellschaft" rufen wir dazu auf, in Partnerschaft mit Diabetikern Diskriminierungen zu vermeiden und den Betroffenen mit Diabetes mellitus Hilfe und Unterstützung bei der Bewältigung der sozialen, juristischen und sozialmedizinischen Probleme anzubieten.

Für die aktive Mithilfe bei der Erstellung der 3. Auflage dieses Buches danken wir unseren Ehefrauen Betti Malcherczyk und Ulrike Finck sowie der Mitarbeiterin Frau Veronika Hosenfeld.

Fürth / Fulda, im April 2002

Leo Malcherczyk & Dr. med. Hermann Finck

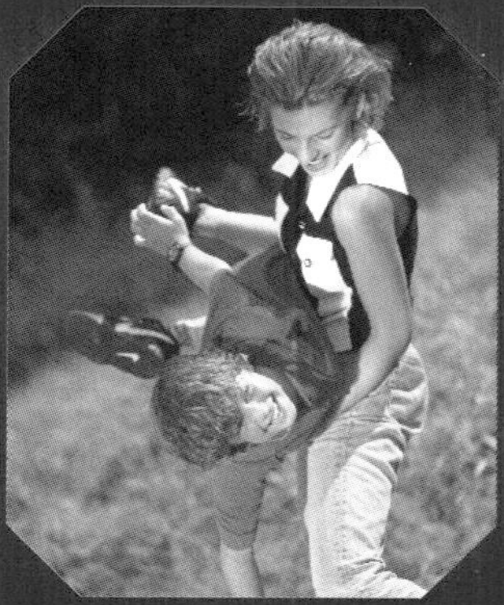

Sozialmedizinische Aspekte bei der Betreuung von Kindern und Jugendlichen mit Diabetes mellitus

Die Lebensqualität in Gegenwart und Zukunft eines jeden Kindes und Jugendlichen mit Diabetes wird vor allem durch die Qualität der Stoffwechseleinstellung bestimmt.

Kinder und Jugendliche mit Diabetes mellitus sind mehr als ihre stoffwechselgesunden Altersgenossen auf die Hilfe und Fürsorge ihrer Eltern angewiesen, denn die Lebensqualität in Gegenwart und Zukunft eines jeden Kindes und Jugendlichen mit Diabetes mellitus wird vor allem durch die Qualität der Stoffwechseleinstellung bestimmt. Im Hinblick auf die Vermeidung diabetischer Spätkomplikationen müssen strenge Maßstäbe an die Qualität der Langzeitbehandlung angelegt werden. Voraussetzungen für das Erreichen einer langfristig möglichst ausgeglichenen Stoffwechseleinstellung sind:

- die Insulinsubstitution mit meist mehreren Insulininjektionen pro Tag,
- die Einhaltung eines berechneten adäquaten Ernährungsplanes,
- ein bestimmtes Maß an täglicher körperlicher Bewegung,
- regelmäßige ärztliche Stoffwechselkontrollen
- tägliche Blutzuckerselbstkontrollen und ggf. Harnzuckerselbstkontrollen.

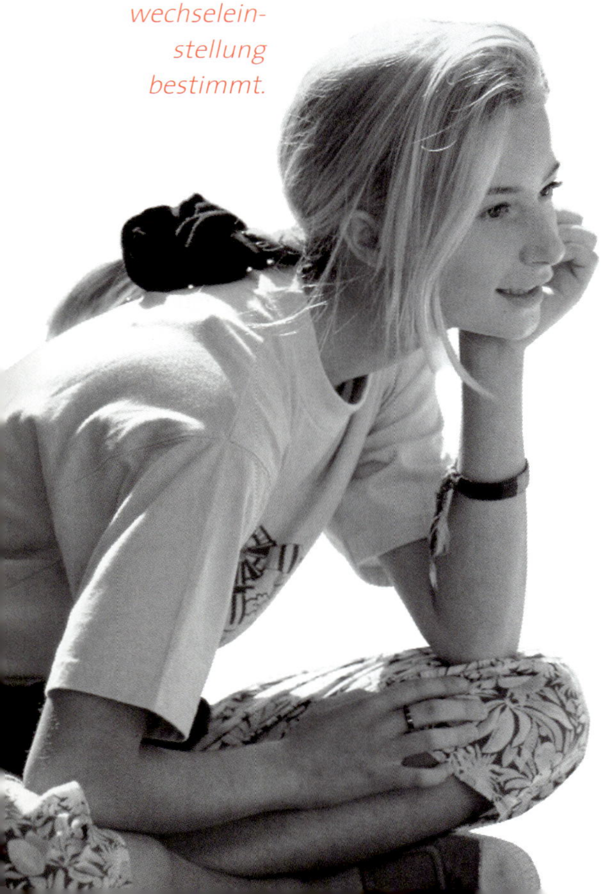

Daher sind Kinder und Jugendliche mit Diabetes in besonderem Maße an die Familie fixiert, in der sie Rückhalt, Verständnis, Geborgenheit und vertraute Sicherheit finden. Eine intakte Familienstruktur ist die beste Gewähr für eine erfolgreiche Diabetesbehandlung. Kinder und Jugendliche mit Diabetes mellitus sollten in ihrer Lebensweise möglichst wenig durch die diagnostischen und therapeutischen Maßnahmen eingeschränkt werden, um nicht das ohnehin schon induzierte „Gefühl des Andersseins" als Stoffwechselgesunde durch zu drastische Restriktionen zu verstärken. Notwendige Maßnahmen sind über die schon erwähnte angepaßte Ernährung und die Insulinsubstitution sowie die körperliche Bewegung hinaus zweifelsohne als vierte Säule der Diabetestherapie die altersentsprechend abgestuften Schulungsmaßnahmen. Als fünfte Säule der Diabetestherapie gilt die pädagogische und psychologische Beratung und Betreuung von Kindern und Jugendlichen mit Diabetes mellitus sowie deren Eltern, denn die vielfältigen, mit dem Diabetes verbundenen Aufgaben, Pflichten, Mühen, Sorgen, Ängste und Restriktionen können die psychische Entwicklung von Kindern und Jugendlichen mit Diabetes durchaus nachhaltig beeinträchtigen. Aber auch die psychodynamischen Auswirkungen bei den Eltern bedingt durch „Schuldgefühle wegen der Vererbbarkeit des Diabetes" und wegen der „Verantwortung für die Gesundheit der Kinder" machen häufig eine psychopädagogische Beratung und Betreuung notwendig.

Kinder und Jugendliche mit Diabetes sind in besonderem Maße an die Familie fixiert, in der sie Rückhalt, Verständnis, Geborgenheit und vertraute Sicherheit finden.

Kinder mit Diabetes mellitus im Kindergarten

Kinder mit Diabetes mellitus sollten wie stoffwechselgesunde Kinder auch den Kindergarten besuchen können. In Deutschland ist der Anspruch auf einen Kindergartenplatz für Kinder ab drei Jahren im Kinder- und Jugendhilfegesetz (§ 24 KJHG) verankert.

Dieser Rechtsanspruch gilt sowohl für gesunde als auch für (chronisch) kranke Kinder. Der Kindergarten hat allerdings gewisse Fürsorgepflichten für die ihm anvertrauten Kinder. Daher muß vor der Aufnahme eines chronisch kranken Kindes zunächst nach Vorlage ärztlicher Atteste oder Gutachten geprüft werden, ob die Betreuung des Kindes überhaupt gewährleistet werden kann. Bei dieser Prüfung werden das vorhandene Betreuungspersonal und der zu erwartende Betreuungsmehraufwand sowie aufsichts- und haftungsrechtliche Folgen berücksichtigt. Die Erzieherinnen sollten von den Eltern über den Diabetes mellitus informiert werden. Darüber hinaus wäre es wünschenswert, wenn sie durch Diabetesberater/Innen und/oder Arzt/Ärztin auf folgende Besonderheiten der Stoffwechselerkrankung hingewiesen werden könnten: die besonderen Aspekte

Die Erzieherinnen sollten von den Eltern über den Diabetes mellitus informiert werden.

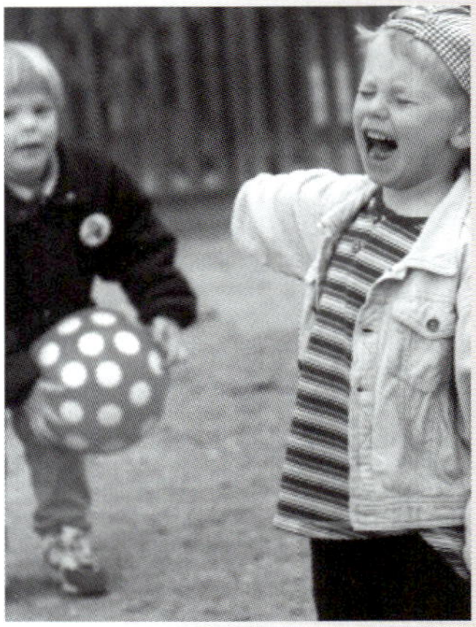

?

Was können Eltern/Erziehungsberechtigte tun, wenn aufgrund des Diabetes

a) die Aufnahme in einem Kindergarten verwehrt wird

oder

b) das Kind/der Jugendliche mit Diabetes in der Schule Benachteiligungen erfährt oder von Aktivitäten wie vom Schulsport oder von Ausflügen oder von Schullandheimaufenthalten ausgeschlossen wird?

!

Zunächst das Gespräch mit der Kindergartenleitung / Klassenleitung / Schulleitung suchen, auf die Diskriminierung hinweisen und durch Aufklärung Ängste bei den Verantwortlichen abzubauen versuchen und dabei ggf. die Hilfe eines Arztes / Hausarztes / Diabetologen / Amtsarztes / Schularztes als Vermittler in Anspruch nehmen, zuletzt wenn nötig Gespräch mit dem Kindergartenträger bzw. mit dem Schulamt suchen.

der Ernährung, die Notwendigkeit regelmäßiger Zwischenmahlzeiten, das mögliche Auftreten von Hypoglykämien mit Hinweis auf die typischen Symptome bzw. im Einzelfall auch auf symptomarm verlaufende Hypoglykämien mit Verhaltens-Auffälligkeiten oder plötzlich auftretenden Bewußtseinsveränderungen und die rasche Beseitigung von Hypoglykämien durch Gabe von schnell resorbierbaren Kohlenhydraten wie Traubenzucker, Säfte, zuckerhaltige Getränke. Wichtig ist in diesem Zusammenhang auch der Hinweis auf die Prophylaxe von Hypoglykämien durch Gabe von sogenannten Zusatz-BE vor vermehrter körperlicher Betätigung, z.B. beim Toben, Schwimmen, Wandern, Turnen.

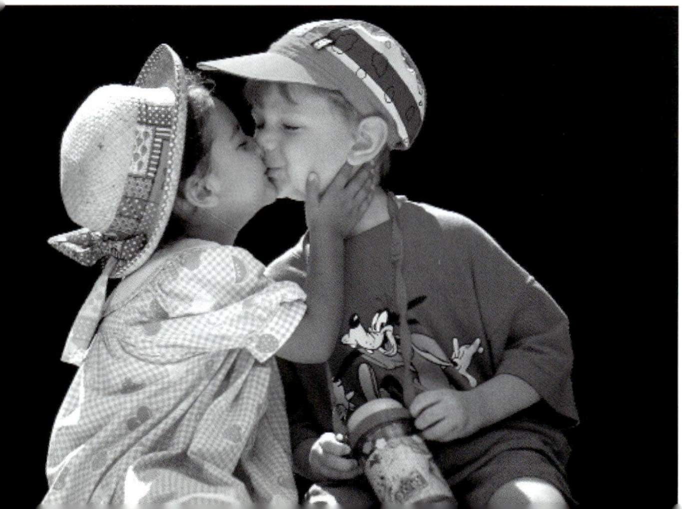

In Einzelfällen wurde die Aufnahme eines Kindes mit Diabetes im

Kindergarten abgelehnt, wenn beispielsweise zu hohe Anforderungen/Erwartungen an das Erziehungspersonal hinsichtlich der Durchführung von Blutzuckerkontrollen und/oder Insulininjektionen gestellt wurden. In der Regel werden solche Maßnahmen wie Blutzuckerkontrollen oder Insulininjektionen von nicht geschulten Erzieher/Innen auch nicht praktiziert werden können und aus aufsichts- und haftungsrechtlichen Gründen auch nicht durchführbar sein.

Für eventuelle Notfälle müssen die Telefonnummern der Erziehungsberechtigten, des Kinder-Arztes/Diabetologen und/oder des Diabetes-Teams/-Zentrums bekannt und rasch verfügbar sein.

Kinder und Jugendliche mit Diabetes in der Schule

Das Recht auf Schulbildung ist ein im Grundgesetz für die Bundesrepublik Deutschland sowie in den Verfassungen der Bundesländer verankertes Grundrecht. Ebenso ist die allgemeine Schulpflicht in den Verfassungen sowie in Schulgesetzen der Bundesländer geregelt. Das Schulwesen steht unter der Aufsicht der Länder. Das Recht auf Schulbildung sowie die allgemeine Schulpflicht gilt gleichermaßen auch für Kinder und Jugendliche mit Diabetes mellitus.

Kinder und Jugendliche mit Diabetes mellitus sollten wie stoffwechselgesunde Kinder eine ihren persönlichen Neigungen sowie individuellen intellektuellen Fähigkeiten und Interessen adäquate Schulausbildung erhalten. In großen Untersuchungen konnte nachgewiesen werden, daß die schulischen Leistungen von diabetischen Kindern sich nicht von denen stoffwechselgesunder unterscheiden. Diabetesbedingte Schulschwierigkeiten können durch häufige und/oder lange Klinikaufenthalte bedingt werden, sie sind jedoch durch ambulante, engmaschige diabetologische Langzeitbetreuung häufig vermeidbar.

Jugendliche mit Diabetes mellitus sollten wie stoffwechselgesunde Kinder eine ihren persönlichen Neigungen sowie individuellen intellektuellen Fähigkeiten und Interessen adäquate Schulausbildung erhalten.

Bei instabiler Stoffwechsellage müssen auch Schwankungen des Leistungsvermögens be-

Runderlaß des Kultusministers des Landes Nordrhein-Westfalen vom 16. 2. 1987 (GABl. NW. S. 112)

Diabetische Kinder und Jugendliche in Schulen

Die Empfehlungen für die schulische Betreuung und Versorgung an Diabetes mellitus (Zuckerkrankheit) erkrankter Kinder und Jugendlicher wurden von der Deutschen Diabetes-Gesellschaft in Zusammenarbeit mit dem Deutschen Diabetiker Bund überarbeitet und in den nachstehenden zehn Hinweisen neu zusammengefaßt.

Ich bitte um Beachtung dieser Hinweise:

1. Diabetische Kinder sind den Anforderungen der Schule ebenso gewachsen wie andere Kinder. Sie sollten weder besonders nachsichtig beurteilt noch intellektuell geschont werden. Eine Sonderstellung in der Klasse ist unbedingt zu vermeiden.

2. Der Diabetes mellitus (Zuckerkrankheit) wird mit einer regulierten Diät (in der Regel mit sechs bis sieben täglichen Mahlzeiten zu festgelegten Zeiten) und mit regelmäßigen Insulininjektionen behandelt. Die Insulininjektionen erfolgen meist morgens und abends.

Bei älteren Kindern und Jugendlichen wird in jüngster Zeit häufiger auch eine intensivierte Insulinbehandlung mit vier Injektionen täglich praktiziert.

3. Insulin und körperliche Tätigkeiten senken den Blutzucker, Nahrungsaufnahme erhöht ihn.

4. Ungenügende oder verspätete Nahrungsaufnahme oder auch verstärkte körperliche Aktivität (Turnen, Schwimmen, Wanderungen, intensives Spiel) können zu einer Unterzuckerung, einem zu tiefen Absinken des Blutzuckers, genannt Hypoglykämie, führen. Erste Anzeichen dieser Unterzuckerung können sein: Schwitzen, Blässe, Schwäche, Kniezittern, ungewohnte Unaufmerksamkeit und Zerstreutheit, ungewöhnlich „krakelige" Schrift, verlangsamte Sprache, „schwere Zunge".

5. Diabetische Kinder müssen deshalb unbedingt ihre sogenannten Zwischenmahlzeiten, etwa in den Pausen, zu sich nehmen und nach Schulschluß rechtzeitig nach Hause entlassen werden. In Ganztagsschulen muß auf die regelmäßige Nahrungsaufnahme zu den vorher festgelegten Zeiten geachtet werden.

6. Bei erkennbarer Unterzuckerung sollte das Kind sofort zu rascher Nahrungsaufnahme (eventuell Würfelzucker, Traubenzucker-Plättchen, Knäckebrot) aufgefordert werden, auch im Unterricht. Eventuelle Ablehnung solcher Maßnah-

men durch das Kind oder aggressives Verhalten können Ausdruck der Unterzuckerung sein und müssen mit Güte und Bestimmtheit überwunden werden. Ein Kind sollte niemals in der Hypoglykämie unbegleitet nach Hause geschickt werden. Eine unbehandelte Hypoglykämie kann zu schwerem Bewußtseinsverlust (Schock) und Krampfanfällen führen.

7. Diabetische Kinder müssen immer Würfelzucker oder andere rasch verwertbare zuckerhaltige Nahrungsmittel für die Unterbrechung einer Unterzuckerung sowie einen Diabetiker-Ausweis bei sich tragen.

8. Diabetische Kinder können am Sport teilnehmen. Vor außerordentlichen, vor allem vor langdauernden körperlichen Anstrengungen (Schwimmen, Turnen, Wandern, auch exzessivem Toben in der großen Pause) müssen diabetische Kinder in der Regel zusätzliche Nahrung zur Vermeidung schwerer Hypoglykämien zu sich nehmen (Brot oder andere langsam verwertbare Kohlenhydrate sind besser als Obst oder Obstsäfte). Gelegentliche Nachfragen nach vorgesehenen Mahlzeiten sind wegen häufigen Vergessens beim Spiel sinnvoll.

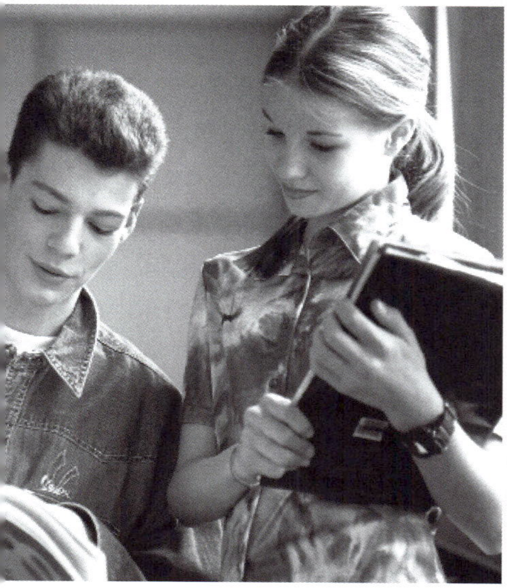

9. Bei Bewußtlosigkeit infolge einer Hypoglykämie muß rasch geholfen werden: keine flüssige oder feste Nahrung (Verschlucken!), sondern 1. Traubenzucker zwischen Wange und Zähne, Seitenlagerung (wie nach Verkehrsunfall), 2. Arzt rufen: - Diagnose: Diabetes - Anlaß: Hypoglykämie.

10. Beobachtungen und Erkenntnisse des Lehrers bzw. der Lehrerin, Erfahrungen der Eltern und das Fachwissen des behandelnden Arztes sind wichtige Faktoren einer erfolgreichen Therapie. Deshalb ist eine enge Kooperation des Lehrers bzw. der Lehrerin mit den Eltern und dem behandelnden Arzt notwendig.

Für den Notfall sollten den Lehrern und Lehrerinnen die Fernsprechnummern der Eltern, des Hausarztes und des nächstgelegenen Krankenhauses bekannt sein.

dacht werden. Weiterhin werden oligosymptomatische Hypoglykämien gelegentlich als Leistungsminderung verkannt. Zum besseren Verständnis für Mitschüler und Lehrer kann die Stoffwechselstörung Diabetes mellitus beispielhaft für ein Krankheitsgeschehen im Biologieunterricht dargestellt werden. Hierbei kann die Mitwirkung einer Diabetesberaterin/Diabetesassistentin und/oder eines Arztes/einer Ärztin sinnvoll sein, um den Krankheitsprozeß, der dem Diabetes zugrunde liegt, verständlich zu machen.

Besonders wichtig ist es, sowohl den Mitschülern als auch dem Lehrpersonal die Hypoglykämieproblematik deutlich zu machen.

Die Vorwarnzeichen und die typischen Symptome müssen den Mitschülern sowie auch den Lehrern bekannt sein und ebenso die Tatsache, daß die Hypoglykämie mit Verhaltens- und Bewußtseinsänderungen einhergehen kann, die der Betroffene unter Umständen selbst nicht bemerkt. In diesem Zusammenhang sollte auch darauf hingewiesen werden, daß eine Hypoglykämie z.B. durch sportliche Betätigung ausgelöst werden kann und daß man durch Gabe von sogenannten Zusatz-BE vorbeugen kann. Der Sportlehrer sollte diese Zusammenhänge kennen und auf ihre Einhaltung achten. Kinder und Jugendliche mit Diabetes mellitus dürfen keinesfalls aufgrund des Diabetes von Schulausflügen und/oder Landschulheimaufenthalten ausgeschlossen werden. Da hierbei häufig aufgrund von Unsicherheit oder Unkenntnis im Umgang mit dem Diabetes die Verantwortung abgelehnt wird, ist zu prüfen, ob nicht durch Begleitung eines Elternteils des diabetischen Kindes die Situation entspannt werden kann, zumal es von Lehrern häufig begrüßt wird, wenn Mütter oder Väter zur Unterstützung der Lehrer mit auf Klassenfahrten gehen.

Ferien

Kinder und Jugendliche mit Diabetes mellitus, die die Ferien gemeinsam mit ihren Eltern verbringen wollen, können jedes Ferienziel wählen, ob am Meer oder in den Bergen, ob im Inland oder im Ausland. Vorher müssen die notwendigen Utensilien für die Insulinsubstitution sowie für die Stoffwechselselbstkontrollen besorgt und die Möglichkeiten der Einhaltung einer angepaßten Ernährung im Rahmen des Ernährungsplanes bedacht und abgeklärt werden.

Dies gilt insbesondere für Auslandsaufenthalte mit unbekanntem Angebot an Lebensmitteln. Bei Selbstversorgern sind andere Vorbereitungen notwendig als bei den mit Vollpension versorgten Urlaubern.

Da Ferien häufig mit einem wesentlichen Mehr an Bewegung verbunden sind, sollten unbedingt sorgfältige Stoffwechselselbstkontrollen durchgeführt werden, um die Ernährung und die Insulinsubstitution den veränderten Bedingungen anpassen zu können. „Ferien vom Diabetes" mit Vernachlässigung der Stoffwechselkontrollen könnten sich hier besonders ungünstig und fatal auswirken.
Ältere, schon selbständigere Kinder und Jugendliche möchten gelegentlich ohne ihre Eltern/Familie Urlaub machen und statt dessen mit Freund/Freundin die Ferienfreizeit verbringen. In solchen Situationen hat sich häufig das Angebot von Ferienlagern für diabetische Kinder und Jugendliche als günstig erwiesen, die in Deutschland heute vor allem von den Selbsthilfeorganisationen BdKJ (Bund diabetischer Kinder und Jugendlicher) und dem DDB (Deutscher Diabetiker Bund) angeboten werden. Wir haben bei der jahrelangen ärztlichen Betreuung von Kindern und Jugendlichen in solchen Ferienlagern folgende Vorteile sehen und erfahren können:

- gemeinsames Ferienerlebnis ohne Ängste, „anders" oder „weniger wert" zu sein

BdKJ (Bund diabetischer Kinder und Jugendlicher)
Hahnbrunner Straße 46
67659 Kaiserslautern

DDB (Deutscher Diabetiker Bund)
Danziger Weg 1
58511 Lüdenscheid

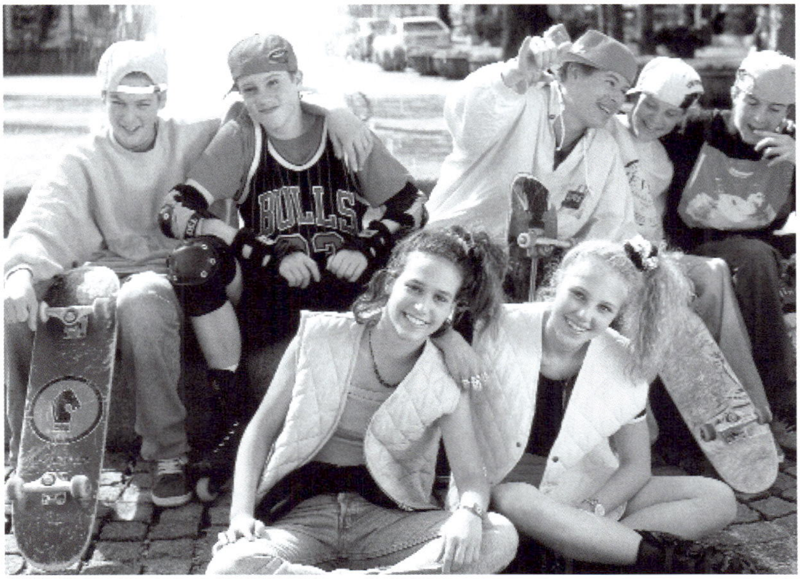

- Gemeinsames Tragen der Last „Diabetes“
- Möglichkeit der Schulung
- Möglichkeit der Stoffwechseleinstellungskorrektur ohne Klinikaufenthalt
- Motivation zur selbständigen Durchführung von Insulininjektionen und Stoffwechselselbstkontrollen.

Wenn für Jugendliche ein solches organisiertes Ferienlager nicht in Frage kommt und der Individualreise ohne Eltern, vielmehr gemeinsam mit Freund/Freundin der Vorzug gegeben wird, ist es wichtig, den/die mitreisende(n) Freund(in) über den Diabetes hinreichend zu informieren und auf die Möglichkeit des Auftretens von Hypoglykämien mit ihrer Symptomenvielfalt und die rasche Behandlungsmöglichkeit deutlich hinzuweisen und aufmerksam zu machen. Es sollte darauf geachtet werden, daß genügend schnell resorbierbare Kohlenhydrate und ein Notfallausweis mit Hinweisen in der jeweiligen Landessprache mitgeführt wird.

Für die klinische Behandlung und Schulung von Kindern und Jugendlichen mit Diabetes mellitus sollte Behandlungseinrichtungen der Vorzug gegeben werden, die von der Deutschen Diabetes-Gesellschaft (DDG) anerkannt sind.

Auf diese Weise können Kinder und Jugendliche lernen, zeitlich begrenzt Verantwortung zu übernehmen, um sie dann später altersentsprechend allmählich an ihr Verantwortungsgefühl heranzuführen.

Selbsthilfeorganisationen von Diabetikern in Deutschland

Behandlungs- und Schulungszentren von Typ-1-Diabetikern

Ärztliche, behördliche und soziale Hilfen beim Diabetes mellitus

Bei keiner anderen Erkrankung hat die Hilfe zur Selbsthilfe einen so hohen Stellenwert wie beim Diabetes mellitus. In Deutschland existieren mehrere Selbsthilfeorganisationen, die den Menschen mit Diabetes mellitus ihre Hilfe und Unterstützung bei der Bewältigung der mit der chronischen Erkrankung einhergehenden Probleme anbieten:

- *Der Deutsche Diabetiker Bund e.V. (DDB)*
  Bundesgeschäftsstelle
  Danziger Weg 1
  58511 Lüdenscheid
- *Der Bund diabetischer Kinder und Jugendlicher e.V.*
  Hahnbrunner Straße 46,
  67659 Kaiserslautern
- *Der Deutsche Diabetiker-Verband e.V.*
  Hahnbrunner Straße 46,
  67659 Kaiserslautern

- *Insuliner-Selbsthilfegruppen*
  Narzissenweg 17
  57548 Kirchen

Für die klinische Behandlung und Schulung von Kindern und Jugendlichen mit Diabetes mellitus sollte Behandlungseinrichtungen der Vorzug gegeben werden, die von der Deutschen Diabetes-Gesellschaft (DDG) anerkannt sind. Zum Zeitpunkt der Erstellung der 3. Auflage dieses Ratgebers gibt es in Deutschland 40 von der DDG anerkannte Behandlungseinrichtungen für Patienten mit Typ-1-Diabetes/Pädiatrie, 15 weitere haben die Anerkennung beantragt, es wurde deshalb aus Gründen der Aktualität auf die Veröffentlichung dieser Liste verzichtet. Interessierte erhalten dazu Informationen von der Arbeitsgemeinschaft pädiatrische Diabetologie der

- *Deutschen Diabetes-Gesellschaft, Geschäftsstelle, Bürkle-de-la-Camp-Platz, 44789 Bochum*

oder auch über das Internet unter folgender Adresse:
http://www.diabetes-kinder.de

Für Kinder und Jugendliche mit Diabetes mellitus hat der Bund diabetischer Kinder und Jugendlicher e.V. in Kaiserslautern ein Rehabilitations- und Schulungszentrum eingerichtet, in dem intensive Schulungs- und Therapiemaßnahmen mit Stoffwechseleinstellungskorrektur durchgeführt werden und darüber hinaus werden regelmäßig Mutter-/Vater-und-Kind Seminare angeboten.

Der schul- und jugendärztliche Dienst der Gesundheitsämter hat darauf hinzuwirken, daß Kinder und Jugendliche mit Diabetes mellitus im Kindergarten und in der Schule aufgenommen und durch entsprechende Aufklärung und Unterweisung der Erzieherinnen und Lehrer/Innen bestmöglich versorgt und betreut werden. Für die Schulen gibt es Erlasse der Kultusminister der Länder, beispielsweise den oben abgedruckten Erlaß des Kultusministers des Landes Nordrhein-Westfalen vom 16. 2.1987. Damit werden Schulen und Lehrer über den Diabetes, die Zuckerkrankheit, sowie über besondere schulische Situationen informiert und es wird nochmals ausdrücklich darauf hingewiesen, daß eine Sonderstellung der diabetischen Kinder unbedingt zu vermeiden ist.

Soziale Hilfen

Weitere soziale Hilfen für diabetische Kinder von Sozialhilfeempfängern kann das Sozialamt bzw. das Gesundheitsamt nach den Bestimmungen des Bundessozialhilfegesetzes (BSHG) gewähren bzw. vermitteln und zwar:

- Krankenhilfe, ärztliche und zahnärztliche Behandlung, medikamentöse Versorgung gemäß § 37 BSHG,
- Krankenhausbehandlung gemäß § 37 BSHG,
- vorbeugende Gesundheitshilfe wie Kurmaßnahmen gemäß § 36 BSHG
- Mehrbedarf wegen kostenaufwendigerer Ernährung bei Diabetes gemäß § 23 Abs. 4 Nr. 2 BSHG.

Die Gewährung einer sog. Krankenkostzulage gem. § 23 Abs. 4 Nr. 2 BSHG wegen kostenaufwendigerer Ernährung wird in der Praxis sehr unterschiedlich gehandhabt. Zuständig ist der örtliche Sozialhilfeträger, das kommunale Sozialamt.

Anhaltszahlen und Empfehlungen für die Mehraufwendungen wurden vom Deutschen Verein für öffentliche und private Fürsorge 1997 veröffentlicht („Empfehlungen für die Gewährung von Krankenkostzulagen in der Sozialhilfe", 2., völlig neu bearbeitete Auflage 1997). Darin sind bei Diabetes mellitus folgende Kostformen mit folgenden Regelwerten für die sog. Krankenkostzulagen genannt:

- Diabeteskost bei Diabetes mellitus Typ I, konventionelle Insulintherapie (insulinbedürftige, bei Jugendlichen auftretende Zuckerkrankheit, konventionelle Insulinbehandlung) und bei Diabetes mellitus Typ II a (Alterszuckerkrankheit bei nicht übergewichtigen Patienten)
- Vollkost bei Diabetes mellitus Typ I, intensivierte konventionelle Insulintherapie (bei Jugendlichen auftretende, insulinbedürftige Zuckerkrankheit, intensivierte konventionelle Insulintherapie.

Als Empfehlungen zu Regelwerten für krankheitsbedingte kostenaufwendigere Ernährung werden für beide Kostformen folgende Beträge genannt:

- Diabeteskost 52 €
- Vollkost 26 €

Aus ärztlich-wissenschaftlicher Sicht ist die Unterscheidung zweier Kostformen bei Diabetes mellitus nicht nachvollziehbar und nicht begründbar. Vielmehr erscheint es geradezu widersinnig, den um eine Intensivierung seiner Diabetestherapie bemühten Betroffenen noch mit einer geringeren Krankenkostzulage quasi zu bestrafen. Ohnehin ist auch bei den wissenschaftlichen Fachgesellschaften (Deutsche Gesellschaft für Ernährung und Deutsche Diabetes-Gesellschaft) umstritten, ob die adäquate Ernährung bei Diabetes mellitus tatsächlich mit einem Kostenmehraufwand einhergeht. In dieser Hinsicht besteht Klärungsbedarf. Auf der 34. Jahrestagung der Deutschen Diabetes-Gesellschaft im Mai 1999 in Frankfurt wurde zum Thema „Kosten in der Kost für Diabetiker“ von W. Schumacher/M. Toeller vorgetragen, daß eine adäquate Ernährung bei Diabetes mellitus nicht mit einem Kostenmehraufwand verbunden ist.

Der Sozialhilfeempfänger wird angesichts dieser Situation mit unterschiedlicher Gewährung von Krankenkostzulagen bei verschiedenen Sozialämtern rechnen müssen.

Langzeitbetreuung von Kindern und Jugendlichen mit Diabetes in Heimen

Kinder und Jugendliche mit Diabetes und mit langfristig schlechter Stoffwechseleinstellung und deshalb ungünstiger Prognose, die keine adäquate ambulante Therapiemöglichkeit haben, können zur Langzeitbetreuung in ein Diabetikerheim überwiesen werden. Häufig ist die häusliche Konstellation gekennzeichnet durch psychosoziale Konflikte, Vernachlässigung oder Überbehütung des diabetischen Kindes, Verweigerungshaltung, gefolgt von psychischen Störungen, Verhaltensstörungen und Stoffwechseldekompensation.

Die Heimunterbringung wird zwar zunächst von vielen Betroffenen als Diskriminierung erlebt, aber langfristig gesehen überwiegen dennoch die Vorteile durch ständige ärztliche Präsenz und diabetologische Betreuung mit Verbesserung der Stoffwechselsituation sowie durch pädagogische und psychologische Betreuung mit adäquatem Schulbesuch, Freizeitangebot und letztlich auch durch das Gemeinschaftsgefühl in der Gruppe gleichermaßen Betroffener. Die Heimkostenübernahme wird nach dem Bundessozialhilfegesetz (§§ 39,40 i.V. m. § 100 BSHG) geregelt.

Folgende Institutionen stehen zwecks Langzeitbetreuung von Diabetikern zur Wahl:

- *Diabetiker-Jugendhaus Hinrichsegen*
  Heimatweg 2
  83052 Bruckmühl/Obb.
- *Zentrum für junge Diabetiker*
  Danziger Weg 1
  58511 Lüdenscheid
- *Internat Weiherhof*
  67295 Bolanden-Weiherhof
- *Kinder- und Jugendheim Clara-Zetkin*
  Bernhardstr. 42
  99510 Apolda

Diskriminierung von Kindern und Jugendlichen mit Diabetes

Diskriminierung im Sinne von Benachteiligung, Diskreditierung, Herabsetzung, Herabwürdigung, Sonderbehandlung, Ungleichbehandlung und Aussonderung wird auch bei Kindern und Jugendlichen mit Diabetes mellitus im sozialen Umfeld beobachtet:

- im Kindergarten
- in der Schule
- in der Familie
- im Freundeskreis.

Ein Kind mit Diabetes mellitus in einer Kindergartengruppe bzw. eine(n) Schüler(in) mit Diabetes mellitus im Klassenverband zu haben, bedeutet zweifelsohne ein Mehr an Verantwortung für die Erzieher/Lehrer, die sich jedoch dieser Verantwortung nicht entziehen dürfen. Dennoch geschieht es, daß die Aufnahme eines Kindes mit Diabetes mellitus von der Kindergartenleitung gelegentlich abgelehnt wird. Meist verbirgt sich dahinter eine diffuse Angst bzw. Unsicherheit und Unwissenheit bezüglich der Stoffwechselstörung Diabetes mellitus und den damit verbundenen Problemen sowie Angst vor Fehlentscheidungen im Notfall, beispielsweise beim Auftre-

ten von Hypoglykämien.
Dies macht deutlich, daß hier in erster Linie Aufklärungsarbeit zu leisten ist über das Wesen der Stoffwechselstörung sowie über die Besonderheiten der Ernährung mit der Notwendigkeit der Einhaltung regelmäßiger Mahlzeiten und Zwischenmahlzeiten und ebenso über das Auftreten von Hypoglykämien mit Hinweisen auf die typischen Symptome und deren rasche Beseitigung durch die Gabe schnell resorbierbarer Kohlenhydrate.

Als Diskriminierung kann bei Kindern und Jugendlichen mit Diabetes auch der gelegentlich zu beobachtende Ausschluß von Sport und Spiel empfunden werden. An dieser Stelle soll noch einmal darauf hingewiesen werden, solche Diskriminierungen nicht etwa durch eine Schulsportbefreiung oder durch Ausschluß bei Schulausflügen und Schullandheimaufenthalten von verantwortlicher Seite noch begünstigt werden dürfen, auch nicht generell bei Vorlage eines ärztlichen Attestes.

Als Diskriminierung kann sich auch auswirken, wenn Kinder und Jugendliche mit Diabetes mellitus aufgrund zu langer Klinikaufenthalte und sich in regelmäßigen Abständen wiederholender stationärer „Neueinstellung“ allzu lange Fehlzeiten in der Schule aufweisen. Stationäre Behandlungen sind auf ein Mindestmaß zu beschränken, zumal die Stoffwechseleinstellung meist nur während des Klinikaufenthaltes scheinbar verbessert wird und die Langzeiterfolge eher bescheiden sind. In jedem Fall ist der ambulanten Langzeitbetreuung der Vorzug zu geben und dies möglichst in einer Spezialambulanz.

Als Diskriminierung kann bei Kindern und Jugendlichen mit Diabetes auch der gelegentlich zu beobachtende Ausschluß von Sport und Spiel empfunden werden.

Die Sonderstellung bzw. -behandlung des Familienmitgliedes mit Diabetes innerhalb der Familie ist auf ein Mindestmaß zu reduzieren, um Diskriminierungen im Sinne von Ungleichbehandlung vorzubeugen. Dies ist zweifelsohne manchmal eine schwierige Gratwanderung und erfordert von den Eltern unendlich viel Geduld und sehr viel pädagogisches und psychologisches Geschick. Soziale Diskriminierung muß auch im Zusammenhang mit der von den Behörden festzustellenden Behinderteneigenschaft befürchtet werden.

Die Sonderstellung bzw. -behandlung des Familienmitgliedes mit Diabetes innerhalb der Familie ist auf ein Mindestmaß zu reduzieren, um Diskriminierungen im Sinne von Ungleichbehandlung vorzubeugen.

Schwerbehinderung bei Kindern und Jugendlichen mit Diabetes

Eine Behinderung im Sinne des 9. Sozialgesetzbuches (§ 2 SGB IX) liegt vor, wenn ein gesundheitlicher Schaden zu funktionellen Einschränkungen führt und diese Einschränkungen nicht nur vorübergehend sind und soziale Beeinträchtigungen zur Folge haben. Die Auswirkung der Funktionsbeeinträchtigung ist als Grad der Behinderung (GdB) festzustellen.

Festgestellt wird das Ausmaß einer Behinderung mit dem Grad der Behinderung (GdB).

Schwerbehinderte im Sinne des SGB IX sind Personen mit einem Grad der Behinderung von wenigstens 50 v.H.. Funktionsbeeinträchtigungen sind immer im Vergleich zum altersentsprechenden Stoffwechselgesunden zu beurteilen und beim Diabetes mellitus darin zu sehen, daß beispielsweise eine angepaßte Ernährung (Diät) eingehalten werden muß und daß meist mehrfach täglich Insulininjektionen verabreicht werden müssen und darüber hinaus regelmäßige Stoffwechselselbstkontrollen durchgeführt werden müssen und daß es stoffwechselbedingt auch zu Leistungseinschränkungen kommen kann. Weiterhin sind die psychischen Auswirkungen der chronischen Krankheit zu berücksichtigen. Komplikationen des Diabetes sind gesondert zu bewerten. Festgestellt wird das Ausmaß einer Behinderung mit dem Grad der Behinderung (GdB). Nach dem SGB IX liegt eine Schwerbehinderung dann vor, wenn der Grad der Behinderung (GdB) wenigstens 50 von Hundert beträgt. Bei Kindern und Jugendlichen mit Diabetes mellitus wird der Grad der Behinderung nach den „Anhaltspunkten für die ärztliche Gutachtertätigkeit im sozialen Entschädigungsrecht und nach dem Schwerbehindertengesetz“ meist mit 50 von Hundert festgestellt und bis zur Vollendung des 16. Lebensjahres mit dem Merkzeichen „H“ als Nachteilsausgleich gewährt. Das „H“ steht für Hilflosigkeit und wird beim Diabetes mellitus damit begründet, daß Kinder und Jugendliche mit Diabetes aufgrund des häufig vorhandenen Hypoglykämierisikos und aufgrund der Tatsache, daß sie die Hypoglykämien häufig nicht selbst erkennen können, immer auf die Hilfe ihrer Eltern angewiesen sind sowie aufgrund der Notwendigkeit zur verstärkten Überwachung der Kinder und deren Unselbständigkeit beim Umgang mit der chronischen Erkrankung. Bei diesen Kindern und Jugendlichen wird bei anerkannter Behinderung (ab einem GdB von 25) und Feststellung des Merkzeichens H ein pauschaler Steuerfreibetrag von 3.700.- € gewährt.

Ein Problem besteht darin, daß man einerseits den Diabetes mellitus nicht als Behinderung verstanden wissen möchte, andererseits werden beispielsweise krankheitsbedingte Mehraufwendungen oder Mehrkosten entweder steuerrechtlich gar nicht berücksichtigt oder teilweise nur durch Einzelnachweis anerkannt oder aber es wird ein pauschaler Steuerfreibetrag gewährt und steuerlich berücksichtigt - nämlich dann, wenn eine Schwerbehinderung festgestellt wurde. In jedem Fall setzt die behördliche Feststellung einer Schwerbehinderung voraus, daß beim zuständigen Versorgungsamt ein entsprechender Antrag gestellt wird. Und gerade darin besteht die Crux, daß einerseits dem jungen Menschen vermittelt werden möchte, daß auch mit Diabetes ein fast normales Leben geführt werden könne, daß aber andererseits zur Inanspruchnahme von Nachteilsausgleichen wie beispielsweise der steuerlichen Anerkennung von krankheitsbedingten Mehrkosten die Feststellung einer Behinderung/Schwerbehinderung voraussetzt.

Falls die Feststellung einer Schwerbehinderung nicht beantragt wird und der Steuerfreibetrag demzufolge nicht in Anspruch genommen werden kann, können Krankheitskosten im steuerrechtlichen Sinne als „außergewöhnliche Belastung" nach § 33 EStG (Einkommensteuergesetz) geltend gemacht werden, soweit sie die sogenannte zumutbare Belastung übersteigen. Eine außergewöhnliche Belastung liegt vor, wenn einem Steuerzahler zwangsläufig größere Aufwendungen als der überwiegenden Zahl der Steuerzahler gleicher Einkommensverhältnisse, gleicher Vermögensverhältnisse und gleichen Familienstandes entstehen. Die sogenannte zumutbare Belastung beträgt in Abhängigkeit von der Einkommenshöhe und dem Familienstand 1 - 4 % der Einkünfte, z.B. bei einem Steuerpflichtigen mit einem oder zwei Kindern bis 15.340.- € Einkommen = 2 %, über 15.340.- € bis 51.130,- € Einkommen = 3 % und bei einem Einkommen von mehr als 51.300.- € = 4 % der Gesamteinkünfte. Zu den außergewöhnlichen Belastungen zählen unter anderem

Falls die Feststellung einer Schwerbehinderung nicht beantragt wird und der Steuerfreibetrag demzufolge nicht in Anspruch genommen werden kann, können Krankheitskosten im steuerrechtlichen Sinne als „außergewöhnliche Belastung" nach § 33 EStG geltend gemacht werden.

nicht ersetzte Krankheits- und Kurkosten; hierunter fallen Kosten für Arzt, Krankenhaus, Zahnarzt, medizinische Heil- und Hilfsmittel, Medikamente und alle mit Krankheiten zusammenhängenden Aufwendungen wie Fahrtkosten zum Arzt und zum Krankenhaus. Gesetzlich ausgeschlossen sind jedoch Aufwendungen für Diätverpflegung.

Grundsätzlich müssen beim Antrag auf Feststellung einer Behinderung/Schwerbehinderung die beiden Seiten einer Medaille und zwar sowohl die Vorteile als auch insbesondere die Nachteile berücksichtigt werden. Einerseits können damit gewisse Nachteilsausgleiche ermöglicht werden wie z.B. die Inanspruchnahme eines Steuerfreibetrages, zumal die zum Teil erheblichen finanziellen und zeitlichen Mehraufwendungen zur Bewältigung der Stoffwechselstörung an keiner anderen Stelle Berücksichtigung und Anerkennung finden und z.B. auch steuerrechtlich völlig unberücksichtigt bleiben. Andererseits muß jedoch bedacht werden, daß mit einer anerkannten Schwerbehinderung ganz sicher Schwierigkeiten und Nachteile zu erwarten sind, beispielsweise bei jeder Bewerbung um einen Arbeitsplatz, bei der Arbeitsplatzsuche wie auch bei der Übernahme in das Beamtenverhältnis.

Darüber hinaus kann die Schwerbehinderteneigenschaft auch zu einer Beeinträchtigung des Selbstwertgefühls führen oder sich nicht mit dem Selbstbild in Einklang bringen lassen.

Wir empfehlen den Eltern von Kindern und Jugendlichen mit Diabetes mellitus, ihre Kinder möglichst *nicht* mit anerkannter Schwerbehinderung „ins Leben zu entlassen“. Der Heranwachsende wie auch der Erwachsene mit Diabetes mellitus, der die Vor- und auch die Nachteile kennt, kann dann selbst entscheiden, ob er die Schwerbehinderteneigenschaft beantragen möchte oder nicht.

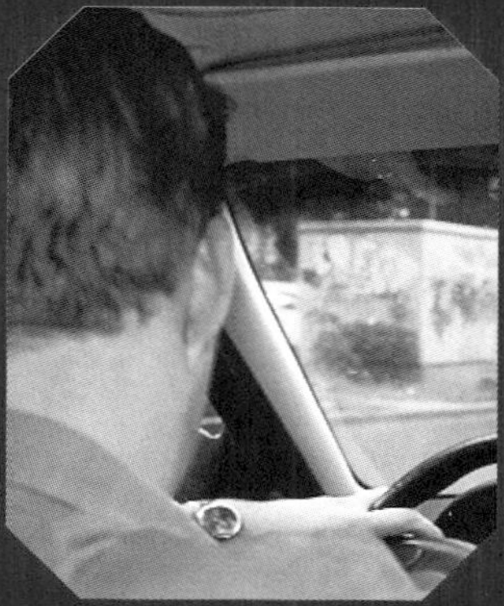

Diabetes mellitus und Führerschein

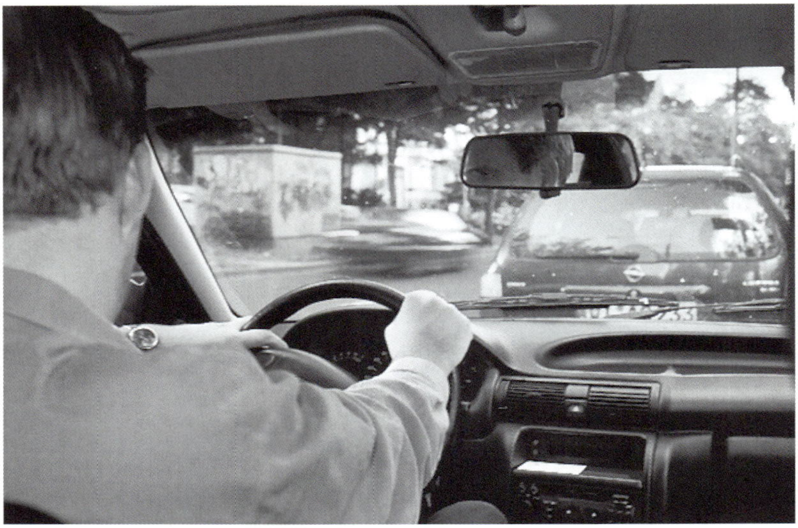

Der Erwerb der Fahrerlaubnis zum Führen von Kraftfahrzeugen im öffentlichen Straßenverkehr gehört zu den bedeutsamen Grundrechten eines jeden Menschen und ist auch für den Diabetiker von großer praktischer Bedeutung.

Die Teilnahme am öffentlichen Straßenverkehr bedarf einer gesetzlichen und normativen Regelung, um die öffentliche Sicherheit und Ordnung auf unseren Straßen zu gewährleisten. Mit der Teilnahme am Straßenverkehr unterwerfen sich Diabetiker wie Nichtdiabetiker den geltenden gesetzlichen Regelungen. Die Grundlagen des Straßenverkehrsrechts sind das Straßenverkehrsgesetz (StVG) als Rahmengesetz sowie die Straßenverkehrsordnung (StVO) und die Verordnung über die Zulassung von Personen zum Straßenverkehr (Fahrerlaubnis-Verordnung - FeV) und zur Änderung straßenverkehrs-rechtlicher Vorschriften.

Das Straßenverkehrsgesetz (StVG) regelt als Rahmengesetz die Zulassung von Kraftfahrzeugen sowie die Erteilung und Entziehung der Fahrerlaubnis durch die Verwaltungsbehörden und die Haftpflicht des Kraftfahrzeughalters, weiterhin die Einrichtung eines zentralen Fahrzeugregisters beim Kraftfahrt-Bundesamt sowie eines Verkehrszentralregisters (sog. Verkehrssünderkartei) und darüber hinaus Gebühren und Kosten. Die Straßenverkehrsordnung (StVO) regelt, wie sich der Verkehrsteilnehmer im Straßenverkehr zu verhalten hat.

Am 1. Januar 1999 ist die neue Verordnung über die Zulassung von Personen zum Straßenverkehr (Fahrerlaubnis-Verordnung - FeV) in Kraft getreten, die in Umsetzung der "EG-Richtlinie über den Führerschein" allgemeine Regelungen für die Teilnahme am Straßenverkehr sowie für das Führen von Kraftfahrzeugen und die neue (EG)-Einteilung der Fahrerlaubnisklassen beinhaltet. Weiterhin werden darin Maßnahmen wie die Entziehung oder Beschränkung der Fahrerlaubnis, die Anordnung von Auflagen und das Punktesystem sowie Register wie das Zentrale Fahrerlaubnisregister und das Verkehrszentralregister geregelt.

Die Fahrerlaubnis-Verordnung beinhaltet folgende allgemeine Regelungen für die Teilnahme am Straßenverkehr:

§ 1 Grundregel der Zulassung
Zum Verkehr auf öffentlichen-Straßen ist jeder zugelassen, soweit nicht für die Zulassung zu einzelnen Verkehrsarten eine Erlaubnis vorgeschrieben ist.

§ 2 Eingeschränkte Zulassung
(1) Wer sich infolge körperlicher oder geistiger Mängel nicht sicher im Verkehr bewegen kann, darf am Verkehr nur teilnehmen, wenn Vorsorge getroffen ist, daß er andere nicht gefährdet. Die Pflicht zur Vorsorge .... obliegt dem Verkehrsteilnehmer selbst oder einem für ihn Verantwortlichen.

§ 3 Einschränkung und Entziehung der Fahrerlaubnis
(1) Erweist sich jemand als ungeeignet oder nur noch bedingt geeignet zum Führen von Fahrzeugen oder Tieren, hat die Fahrerlaubnisbehörde ihm das Führen zu untersagen, zu beschränken oder die erforderlichen Auflagen anzuordnen.

(2) Rechtfertigen Tatsachen die Annahme, daß der Führer eines Fahrzeugs oder Tieres zum Führen ungeeignet oder nur noch bedingt geeignet ist, finden die Vorschriften der §§ 11 bis 14 entsprechend Anwendung.

§ 11 Eignung
(1) Bewerber um eine Fahrerlaubnis müssen die hierfür notwendigen körperlichen und geistigen Anforderungen erfüllen. Die Anforderungen sind insbesondere nicht erfüllt, wenn eine Erkrankung oder ein Mangel nach Anlage 4 oder 5 vorliegt, wodurch die Eignung oder die bedingte Eignung zum Führen von Kraftfahrzeugen ausgeschlossen wird. Außerdem dürfen die Bewerber nicht erheblich oder nicht wiederholt gegen verkehrsrechtliche Vorschriften oder

Die Fahrerlaubnis wird in folgenden Klassen erteilt:

Einteilung der Fahrerlaubnisklassen

Klasse A: Krafträder (Zweiräder, auch mit Beiwagen) mit einem Hubraum von mehr als 50 cm^3 oder mit einer durch die Bauart bestimmten Höchstgeschwindigkeit von mehr als 45 km/h

Klasse A1: Krafträder der Klasse A mit einem Hubraum von nicht mehr als 125 cm^3 und einer Nennleistung von nicht mehr als 11 kW (Leichtkrafträder)

Klasse B: Kraftfahrzeuge - ausgenommen Krafträder - mit einer zulässigen Gesamtmasse von nicht mehr als 3500 kg und mit nicht mehr als acht Sitzplätzen außer dem Führersitz (auch mit Anhänger mit einer zulässigen Gesamtmasse von nicht mehr als 750 kg oder mit einer zulässigen Gesamtmasse bis zur Höhe der Leermasse des Zugfahrzeugs, sofern die zulässige Gesamtmasse der Kombination 3500 kg nicht übersteigt)

Klasse C: Kraftfahrzeuge - ausgenommen Krafträder - mit einer zulässigen Gesamtmasse von mehr als 3500 kg und mit nicht mehr als acht Sitzplätzen außer dem Führersitz (auch mit Anhänger mit einer zulässigen Gesamtmasse von nicht mehr als 750 kg)

Klasse C1: Kraftfahrzeuge - ausgenommen Krafträder - mit einer zulässigen Gesamtmasse von mehr als 3500 kg, aber nicht mehr als 7500 kg und mit nicht mehr als acht Sitzplätzen außer dem Führersitz (auch mit Anhänger mit einer zulässigen Gesamtmasse von nicht mehr als 750 kg

Klasse D: Kraftfahrzeuge - ausgenommen Krafträder - zur Personenbeförderung mit mehr als acht Sitzplätzen außer dem Führersitz (auch mit Anhänger mit einer zulässigen Gesamtmasse von nicht mehr als 750 kg)

Klasse D1: Kraftfahrzeuge - ausgenommen Krafträder - zur Personenbeförderung mit mehr als acht und nicht mehr als 16 Sitzplätzen außer dem Führersitz (auch mit Anhänger mit einer zulässigen Gesamtmasse von nicht mehr als 750 kg

Klasse E in Verbindung mit Klasse B, C, C1, D oder D1: Kraftfahrzeuge der Klassen B, C, C1, D oder D1 mit Anhängern mit einer zulässigen Gesamtmasse von mehr als 750 kg (ausgenommen die in Klasse B fallenden Fahrzeugkombinationen);bei den Klassen C1E und D1E dürfen die zulässige Gesamtmasse der Kombination 12 000 kg und die zulässige Gesamtmasse des Anhängers die Leermasse des Zugfahrzeugs nicht übersteigen; bei der Klasse D1E darf der Anhänger nicht zur Personenbeförderung verwendet werden

Klasse M: Kleinkrafträder (Krafträder mit einer durch die Bauart bestimmten Höchstgeschwindigkeit von nicht mehr als 45 km/h und einer elektrischen Antriebsmaschine oder einem Verbrennungsmotor mit einem Hubraum von nicht mehr als 50 cm^3) und Fahrräder mit Hilfsmotor (Krafträder mit einer durch die Bauart bestimmten Höchstgeschwindigkeit von nicht mehr als 45 km/h und einer elektrischen Antriebsmaschine oder einem Verbrennungsmotor mit einem Hubraum von nicht mehr als 50 cm^3, die zusätzlich hinsichtlich der Gebrauchsfähigkeit die Merkmale von Fahrrädern aufweisen)

Klasse T: Zugmaschinen mit einer durch die Bauart bestimmten Höchstgeschwindigkeit von nicht mehr als 60 km/h und selbstfahrende Arbeitsmaschinen mit einer durch die Bauart bestimmten Höchstgeschwindigkeit von nicht mehr als 40 km/h, die jeweils nach ihrer Bauart zur Verwendung für land- oder forstwirtschaftliche Zwecke bestimmt sind und für solche Zwecke eingesetzt werden (jeweils auch mit Anhängern)

Klasse L: Zugmaschinen, die nach ihrer Bauart zur Verwendung für land- oder forstwirtschaftliche Zwecke bestimmt sind und für solche Zwecke eingesetzt werden mit einer durch die Bauart bestimmten Höchstgeschwindigkeit von nicht mehr als 32 km/h und Kombinationen aus diesen Fahrzeugen und Anhängern......sowie selbst-fahrende Arbeitsmaschinen und Flurförderzeuge mit einer durch die Bauart bestimmten Höchstgeschwindigkeit von nicht mehr als 25 km/h und Kombinationen aus diesen Fahrzeugen und Anhängern.

Strafgesetze verstoßen haben, so daß dadurch die Eignung ausgeschlossen wird. Bewerber um die Fahrerlaubnis der Klasse D oder D1 müssen auch die Gewähr dafür bieten, daß sie der besonderen Verantwortung bei der Beförderung von Fahrgästen gerecht werden.

(2) Werden Tatsachen bekannt, die Bedenken gegen die körperliche oder geistige Eignung des Fahrerlaubnisbewerbers begründen, kann die Fahrerlaubnisbehörde zur Vorbereitung von Entscheidungen über die Erteilung oder Verlängerung der Fahrerlaubnis oder über die Anordnung von Beschränkungen oder Auflagen die Beibringung eines ärztlichen Gutachtens durch den Bewerber anordnen.

Bedenken gegen die körperliche oder geistige Eignung bestehen insbesondere, wenn Tatsachen bekannt werden, die auf eine Erkrankung oder einen Mangel nach Anlage 4 oder 5 hinweisen. Die Behörde bestimmt in der Anordnung auch, ob das Gutachten von einem

1. für die Fragestellung (Absatz 6 Satz 1) zuständigen Facharzt mit verkehrsmedizinischer Qualifikation,
2. Arzt des Gesundheitsamtes oder einem anderen Arzt der öffentlichen Verwaltung oder
3. Arzt mit der Gebietsbezeichnung "Arbeitsmedizin" oder der Zusatzbezeichnung "Betriebsmedizin" erstellt werden soll. Die Behörde kann auch mehrere solcher Anordnungen treffen. Der Facharzt nach Satz 3 Nr. 1 soll nicht zugleich der den Betroffenen behandelnde Arzt sein.

(6) Die Fahrerlaubnisbehörde legt unter Berücksichtigung der Besonderheiten des Einzelfalls und unter Beachtung der Anlagen 4 und 5 in der Anordnung zur Beibringung des Gutachtens fest, welche Fragen im Hinblick auf die Eignung des Betroffenen zum Führen von Kraftfahrzeugen zu klären sind. Die Behörde teilt dem Betroffenen unter Darlegung der Gründe für die Zweifel an seiner Eignung und unter Angabe der für die Untersuchung in Betracht kommenden Stelle oder Stellen mit, daß er sich innerhalb einer von ihr festgelegten Frist auf seine Kosten der Untersuchung zu unterziehen und das Gutachten beizubringen hat. Der Betroffene hat die Fahrerlaubnisbehörde darüber zu unterrichten, welche Stelle er mit der Untersuchung beauftragt hat. Die Fahrerlaubnisbehörde teilt der untersuchenden Stelle mit, welche Fragen im Hinblick auf die Eignung des Betroffenen zum Führen von Kraftfahrzeugen zu

Anlage 4 (zu den §§ 11, 13 und 14)

Eignung und bedingte Eignung zum Führen von Kraftfahrzeugen

Vorbemerkung:

1. Die Aufstellung enthält häufiger vorkommende Erkrankungen und Mängel, die die Eignung zum Führen von Kraftfahrzeugen längere Zeit beeinträchtigen oder aufheben können.
2. Grundlage der Beurteilung, ob im Einzelfall Eignung oder bedingte Eignung vorliegt, ist in der Regel ein ärztliches Gutachten (§11 Abs.2 Satz 3).
3. Die nachstehend vorgenommenen Bewertungen gelten für den Regelfall. Kompensationen durch besondere menschliche Veranlagung, durch Gewöhnung, durch besondere Einstellung oder durch besondere Verhaltenssteuerungen und -umstellungen sind möglich.

Krankheiten, Mängel	Eignung oder bedingte Eignung		Beschränkungn/Auflagen bei bedingter Eignung	
	Klassen A, A1, B, BE, M, L, T	Klassen C, C1, CE, C1E, D, D1, DE, D1E, FdF	Klassen A, A1, B, BE, M, L, T	Klassen C, C1, CE, C1E, D, D1, DE, D1E, FdF
Zuckerkrankheit 5.1. Neigung zu schweren Stoffwechselentgleisungen	nein	nein	—	—
5.2. Bei erstmaliger Stoffwechseleinstellung oder neuer Einstellung	ja nach Einstellung	ja nach Einstellung	—	—
5.3. Bei ausgeglichener Stoffwechsellage unter Therapie mit Diät oder oralen Antidiabetika	ja	ja, Ausnahmsweise bei guter Stoffwechselführung ohne Unterzuckerung über etwa 3 Monate	—	Nachuntersuchung
5.4. Mit Insulin behandelte Diabetiker	ja	wie 5.3.	—	regelmäßige Kontrollen

klären sind und übersendet ihr die vollständigen Unterlagen, soweit sie unter Beachtung der gesetzlichen Verwertungsverbote verwendet werden dürfen. Die Untersuchung erfolgt auf Grund eines Auftrages durch den Betroffenen.

(7) Steht die Nichteignung des Betroffenen zur Überzeugung der Fahrerlaubnisbehörde fest, unterbleibt die Anordnung zur Beibringung des Gutachtens.

(8) Weigert sich der Betroffene, sich untersuchen zu lassen oder bringt er der Fahrerlaubnisbehörde das von ihr geforderte Gutachten nicht fristgerecht bei, darf sie bei ihrer Entscheidung auf die Nichteignung des Betrof-

Anlage 5 (zu § 11 Abs. 9, §48 Abs. 4 und 5)

Eignungsuntersuchungen für Bewerber und Inhaber der Klassen C, C1, D, D1 und der zugehörigen Anhängerklassen E sowie der Fahrerlaubnis zur Fahrgastbeförderung

1. Bewerber um die Erteilung oder Verlängerung einer Fahrerlaubnis der Klassen C, C1, CE, C1E, D, D1, DE, D1E sowie der Fahrerlaubnis zur Fahrgastbeförderung müssen sich untersuchen lassen, ob Erkrankungen vorliegen, die die Eignung oder die bedingte Eignung ausschließen. Sie haben hierüber einen Nachweis gemäß dem Muster dieser Anlage vorzulegen

2. Bewerber um die Erteilung oder Verlängerung einer Fahrerlaubnis der Klassen D, D1, DE, D1E sowie einer Fahrerlaubnis zur Fahrgastbeförderung müssen außerdem besondere Anforderungen hinsichtlich:

a) Belastbarkeit,

b) Orientierungsleistung,

c) Konzentrationsleistung,

d) Aufmerksamkeitsleistung,

e) Reaktionsfähigkeit

erfüllen.

....

3. Die Nachweise nach Nummer 1 und 2 dürfen bei Antragstellung nicht älter als ein Jahr sein.

fenen schließen. Der Betroffene ist hierauf bei der Anordnung nach Absatz 6 hinzuweisen.

(9) Unbeschadet der Absätze 1 bis 8 haben die Bewerber um die Erteilung oder Verlängerung einer Fahrerlaubnis der Klassen C, C1, CE, C1E, D, D1, DE oder D1E zur Feststellung ihrer Eignung der Fahrerlaubnisbehörde einen Nachweis nach Maßgabe der Anlage 5 vorzulegen.

Diese hier umfänglich dargestellten Gesetze und Verordnungen gelten als normative Regelungen für die Teilnahme am Straßenverkehr gleichermaßen für alle Teilnehmer - Diabetiker und Nichtdiabetiker, um die öffentliche Sicherheit und Ordnung auf unseren Straßen zu gewährleisten. Im folgenden soll auf die Besonderheiten des Straßenverkehrsteilnehmers mit Diabetes mellitus eingegangen werden.

Der Straßenverkehrsteilnehmer mit Diabetes mellitus

Grundsätzlich können beim Diabetes mellitus sowohl therapiebedingte Nebenwirkungen als auch krankheitsbedingte Komplikationen zu einer Beeinträchtigung der Fahrtauglichkeit bis hin zur Fahruntauglichkeit sowie auch zu einer Einschränkung der Eignung zum Führen bestimmter Fahrzeugklassen bis hin zur Ungeeignetheit führen und zwar folgende:

- schwere akute Stoffwechselentgleisungen,
- labile Stoffwechsellage,
- Hypoglykämien, insbesondere
- Hypoglykämien mit Wahrnehmungsstörungen
- die diabetische Neuropathie
- die diabetische Nephropathie,

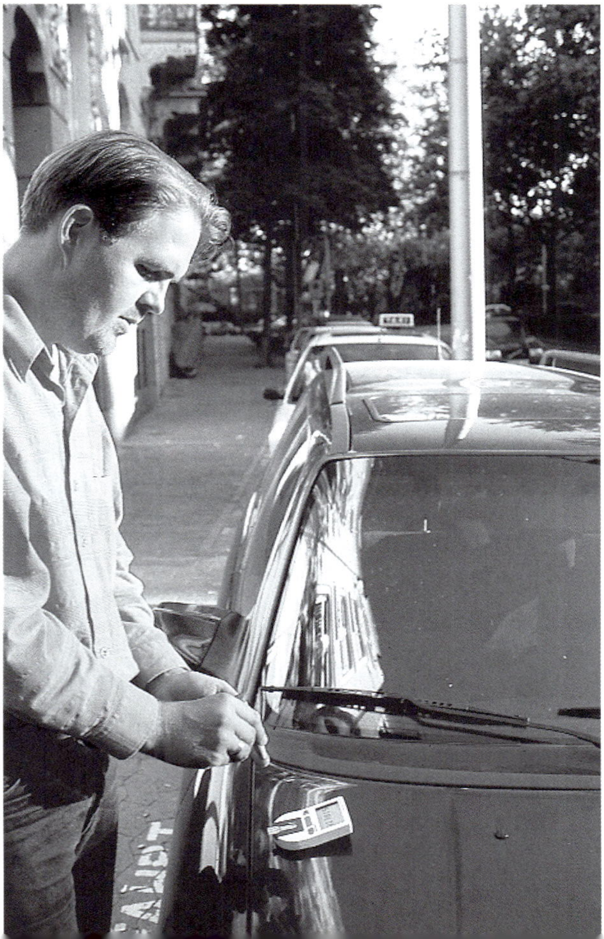

- die diabetische Retinopathie,
- das Glaukom,
- die kardiale und zerebrale Angiopathie,
- die Hypertonie.

Durch diese krankheits- oder therapiebedingten Nebenwirkungen bzw. Komplikationen ist der Diabetes mellitus von verkehrsmedizinischer Bedeutung.

Generell sind Diabetiker, die keine Krankheitszeichen zeigen und erwarten lassen, zum Führen von Kraftfahrzeugen geeignet. Dieses gilt für den größten Teil aller Diabetiker.

Generell sind Diabetiker, die keine Krankheitszeichen zeigen und erwarten lassen, zum Führen von Kraftfahrzeugen geeignet.

Die Voraussetzungen zum sicheren Führen von Kraftfahrzeugen können jedoch eingeschränkt oder ausgeschlossen sein, wenn durch unzureichende Behandlung, durch Nebenwirkungen der Behandlung oder durch Komplikationen der Erkrankung verkehrsgefährdende Gesundheitsstörungen bestehen oder zu erwarten sind, die die Fahrtauglichkeit oder auch die Eignung zum sicheren Führen von Kraftfahrzeugen einschränken können. Diese Diabetiker bedürfen der individuellen Beurteilung der Kraftfahreignung mit der Frage, ob ihre Fähigkeiten den Mindestanforderungen zum Führen von Kraftfahrzeugen entsprechen.

In der Bundesrepublik Deutschland wird die Kraftfahrtauglichkeit bzw. die Kraftfahreignung nach den Richtlinien der „Begutachtungs-Leitlinien zur Kraftfahreignung" beurteilt, die der Gemeinsame Beirat für Verkehrsmedizin und Verkehrspsychologie beim Bundesministerium für Verkehr und beim Bundesministerium für Gesundheit - bearbeitet von H. Lewrenz, Hamburg und B. Friedel, Bergisch-Gladbach - in Fortführung des Gutachtens Krankheit und Kraftverkehr und des Psychologischen Gutachtens Kraftfahreignung erarbeitet hat. Herausgegeben werden diese *Begutachtungs-Leitlinien von der Bundesanstalt für Straßenwesen, Brüderstraße 53, 51427 Bergisch-Gladbach* als Bericht der Bundesanstalt für Straßenwesen (Heft M 115) - erschienen im Februar 2000 - ISSN 0943-9315, ISBN 3-89701-464-5, der direkt beim *Wirtschaftsverlag NW, Bgm.-Schmidt-Straße 74 - 76, 27568 Bremerhaven,* bezogen werden kann.

Für die **„Begutachtungs-Leitlinien zur Kraftfahrereignung"** wurden vom Ausschuß Soziales der Deutschen Diabetes-Gesellschaft die auf der folgenden Seite abgedruckten Leitsätze erarbeitet. In den diesen Leitlinien werden Beurteilungsgrundsätze zu allen Erkrankungen/Behinde-

Zuckerkrankheit (Diabetes mellitus)

Leitsätze:

- Wer als Diabetiker zu schweren Stoffwechselentgleisungen mit Hypoglykämien (1) mit Kontrollverlust, Verhaltensstörungen oder Bewußtseinsbeeinträchtigungen oder Hyperglykämien (2) mit ausgeprägten Symptomen, wie z.B. Schwäche, Übelkeit, Erbrechen oder Bewußtseinsbeeinträchtigungen, neigt, ist nicht in der Lage, den gestellten Anforderungen zum Führen von Kraftfahrzeugen gerecht zu werden.
- Wer nach einer Stoffwechseldekompensation erstmals oder wer überhaupt neu eingestellt wird, ist so lange nicht in der Lage, den gestellten Anforderungen zum Führen von Kraftfahrzeugen gerecht zu werden, bis die Einstellphase durch Erreichen einer ausgeglichenen Stoffwechsellage (incl. der Normalisierung des Sehvermögens) abgeschlossen ist.
- Bei ausgeglichener Stoffwechsellage sind im Umgang mit der Erkrankung informierte Diabetiker, die mit Diät, oralen Antidiabetika oder mit Insulin behandelt werden, in der Lage, Kraftfahrzeuge der Gruppe 1 (Klassen A, A1, B, BE, M, L, T) sicher zu führen.
- Wer als Diabetiker mit Insulin behandelt wird, ist in der Regel nicht in der Lage, den gestellten Anforderungen zum Führen von Kraftfahrzeugen der Gruppe 2 (Klassen C, C1, CE, C1E, D, D1, DE, D1E, Fahrerlaubnis zur Fahrgastbeförderung) gerecht zu werden. Ausnahmen setzen außergewöhnliche Umstände voraus, die in einem ausführlichen Gutachten im einzelnen zu beschreiben sind. Regelmäßige Nachbegutachtungen im Abstand von höchstens 2 Jahren sind erforderlich.
- Diabetiker, die mit oralen Antidiabetika vom Sulfonylharnstofftyp behandelt werden, sind in der Lage den gestellten Anforderungen zum Führen von Kraftfahrzeugen der Gruppe 2 (Klassen C, C1, CE, C1E, D, D1, DE, D1E, Fahrerlaubnis zur Fahrgastbeförderung) gerecht zu werden, wenn vor der Genehmigung eine gute Stoffwechselführung ohne Hypoglykämien über etwa 3 Monate vorlag. Nachbegutachtungen sind im Abstand von höchstens 3 Jahren erforderlich.

(1) Blutzuckererniedrigung unter den Normalbereich

(2) Blutzuckererhöhung über den Normalbereich

Für die „Begutachtungs-Leitlinien zur Kraftfahrereignung“ wurden vom Ausschuß Soziales der Deutschen Diabetes-Gesellschaft diese Leitsätze erarbeitet.

rungen/Mängeln, die verkehrsmedizinische und verkehrspsychologische Bedeutung haben, aufgezeigt. Sie sollen dem ärztlichen und psychologischen Gutachter als Entscheidungshilfe für den Einzelfall dienen.

Die Leistung des Gutachters besteht darin, die rechtlichen Folgen ableitbar zu machen.

Wenn der Gutachter jedoch unter besonderen, von der Regel abweichenden Umständen des Einzelfalls ein Abweichen von den aufgeführten Beurteilungsgrundsätzen für gerechtfertigt hält, muß er seine Beurteilung sehr ausführlich und mit entsprechenden Hinweisen auf die zugrunde gelegte Fachliteratur begründen. Die Leistung des Gutachters besteht darin, die rechtlichen Folgen ableitbar zu machen. Das Gutachten ist damit eine Entscheidungshilfe, die der Rechtsinstanz begründende Aussagen über das künftige Verhalten eines Fahrerlaubnisinhabers oder Fahrerlaubnisbewerbers ermöglichen soll, insbesondere soll es aufzeigen, welche Gefahren von gegebenen Krankheiten, Defekten, Leistungsmängeln oder anderen Sachverhalten ausgehen. Die Beurteilung der Sachlage durch den zuständigen Gutachter muß daher in dieser Hinsicht klar, folgerichtig, widerspruchsfrei und verständlich - auch für den Auftraggeber - sein. Die rechtlichen Folgerungen selbst treffen nur:

a) die Verwaltungsbehörden und
b) die Gerichte.

Wichtig ist, daß der Fahrerlaubnisinhaber oder Fahrerlaubnisbewerber in der Regel auch der Auftraggeber der Begutachtung und damit auch Vertragspartner und Kostenschuldner des Gutachtens bzw. der begutachtenden Stelle ist. Ebenso ist von Bedeutung, daß ihm, dem Betroffenen, auch die Auswahl des Gutachters bzw. der begutachtenden Stelle im Rahmen der Vorgaben der Verwaltungsbehörde zusteht und daß er - nicht die Behörde - auch Anspruch auf die Aushändigung des Gutachtens hat und der Gutachter dieses nur mit ausdrücklicher Zustimmung des Auftraggebers unmittelbar der Behörde oder Dritten zuleiten darf, da sonst gegen die ärztliche Schweigepflicht gemäß § 203 StGB gehandelt wird.

Der Beirat für Verkehrsmedizin hat in seiner Begründung dieser Leitsätze ausgeführt, daß nach verkehrsmedizinischen und nicht nach klinischen Aspekten drei Gruppen von Diabetikern entsprechend ihrer Behandlungsart und Kontrollbedürftigkeit unterschieden werden können:

I. Nur mit Diät sowie mit Diät und Medikamenten zur Besserung der Insulinresistenz (Biguanide, Insulinsensitizer) und/oder Pharmaka zur Resorptionsverzö-

gerung von Nährstoffen behandelte Diabetiker:
Diabetiker dieser Gruppe können uneingeschränkt am öffentlichen Straßenverkehr teilnehmen.

II. Mit Diät und oralen Antidiabetika vom Sulfonylharnstofftyp behandelte Diabetiker:
Diabetiker dieser Gruppe sind eher selten durch Hypoglykämien gefährdet. Sie können in der Regel uneingeschränkt den gestellten Anforderungen zum Führen eines Kraftfahrzeugs gerecht werden.

II. Mit Diät und Insulin, auch mit Insulin und oralen Antidiabetika behandelte Diabetiker:
Diabetiker dieser Gruppe sind vom Grundsatz her hypoglykämiegefährdet. Sie sind deshalb in der Regel nicht in der Lage, den gestellten Anforderungen zum Führen von Kraftfahrzeugen der Gruppe 2 gerecht zu werden. Kraftfahrzeuge der Gruppe 1 (Klassen A, A1, B, BE, M, L, T) und auch der Unterklassen C1, C1E können sie jedoch führen, wenn davon auszugehen ist, daß sie auftretende Hypoglykämien und Hyperglykämien bemerken und erfolgreich behandeln können. In der Regel setzt dieses Stoffwechselkontrollen voraus.

In den „Begutachtungs-Leitlinien zur Kraftfahrereignung" wird besonders auf die Gefährdung der Diabetiker im Straßenverkehr durch Hypoglykämien eingegangen, die bei allen insulinbehandelten Diabetikern vorkommen können. Es wird darin ausgeführt, daß die Hypoglykämie in der Regel rechtzeitig erkannt und behandelt werden kann; der Betroffene erkennt sie an Warnzeichen wie Schweißausbruch, Zittern, Herzklopfen, Blässe, Heißhunger, Sehstörungen, Konzentrationsstörung und/oder anderen Symptomen. Für Diabetiker, bei denen sich hypoglykämiebedingt Bewußtseinsveränderungen oder Verhaltensstörungen so plötzlich oder ohne typische Warnzeichen einstellen, daß der Betroffene keine Gegenmaßnahmen ergreifen kann, gilt der erste Leitsatz. Diese Diabetiker sind nicht geeignet zum Führen von Kraftfahrzeugen, es sei denn, daß sie durch geeignete Maßnahmen wie z.B. durch Therapieänderung, Wahrnehmungstraining und/oder Blutzuckerselbstkontrollen vor und während jeder Fahrt derartige Hypoglykämien zuverlässig verhindern können. Durch solche geeignete Maßnahmen kann im Einzelfall die Kraftfahreignung wieder hergestellt werden. In Deutschland wird seit geraumer Zeit ein Blutglukose-Wahrnehmungs-Training©(BGAT) zur Prävention (Vorbeugung) schwerer Hypoglyk-

Informationen zum BGAT-Trainingsprogramm und eine Liste von BGAT-Trainern (Diabetologen, Psychologen, Diabetesberater/Innen sind erhältlich bei Frau Prof. Dr. G. Fehm-Wolfsdorf, Fleischhauerstraße 26, 23552 Lübeck.

ämien angeboten, welches in USA von Dr. Cox und Kollegen als Blood-Glucose-Awareness-Training© entwickelt und 1994 veröffentlicht wurde. Dieses strukturierte, intensive Trainingsprogramm zur Verbesserung der Hypoglykämie-Wahrnehmung, zur Früherkennung von Hypoglykämien und zur Vermeidung schwerer Hypoglykämien wird ambulant und stationär von mehreren Diabetes-Zentren angeboten. Es ist insbesondere auch geeignet für langjährige Typ-1-Diabetiker mit Hypoglykämie-Wahrnehmungsstörungen z.B. bei fehlender Gegenregulation bei Unterzuckerungen.

Im Hinblick auf die vom Grundsatz her vorhandene Hypoglykämiegefährdung werden insulinbehandelte Diabetiker nach der Fahrerlaubnis-Verordnung und nach den „Begutachtungs-Leitlinien zur Kraftfahrereignung“ vom Führen von Kraftfahrzeugen der Gruppe 2 (LKW und Omnibusse) mit Ausnahme der Unterklasse C1 und C1E sowie vom Führen von Fahrzeugen, die der Fahrgastbeförderung dienen, in der Regel ausgeschlossen, jedoch sind Ausnahmen möglich. Nur in sehr außergewöhnlichen Fällen wird einem insulinbehandelten Diabetiker aufgrund eines ausführlichen Gutachtens und vorbehaltlich einer regelmäßigen Kontrolle und einer regelmäßigen Nachbegutachtung die Fahrerlaubnis zum Führen von Kraftfahrzeugen der Klassen C, CE, D, D1, DE, D1E und die Fahrerlaubnis zur Fahrgastbeförderung erteilt werden.

- Die **hyperglykämische Stoffwechselentgleisung**, die bis zum Präkoma oder Koma diabeticum führen kann, geht mit vermehrter Erschöpfbarkeit, psychischer Verlangsamung und im späten Stadium mit schwerem Krankheitsgefühl und ausgeprägten Symptomen einher. Sie macht den Betroffenen fahruntauglich. Eine gesonderte verkehrsmedizinische Beurteilung erfordern im Zusammenhang mit dem Diabetes die krankheitsbedingten Komplikationen, vor allem die Retinopathia diabetica (Veränderungen am Augenhintergrund verursacht durch die Zuckerkrankheit). Bei einer Retinopathia diabetica kommt es auf das Sehvermögen an, das dann regelmäßig überprüft werden sollte.
- Weitere Komplikationen wie die **Nephropathia diabetica**, **kardiale und zerebrale Angiopathien**, die **Hypertonie**, die **Neuropathia diabetica** oder andere können von sich aus über eine Einschränkung der Organfunktion die Voraussetzungen zur Bewältigung der gestellten Anforderungen zum Führen von Kraftfahrzeugen einschränken oder

aufheben. Ihre Beurteilung muß den Beurteilungsgrundsätzen folgen, die für diese Krankheitsgruppen vorgesehen sind.
Nach der Häufigkeit von Hypoglykämien bei insulinbehandelten Diabetikern wäre eine überdurchschnittliche Rate von Verkehrsunfällen zu erwarten. Diesbezügliche Untersuchungen zur Unfallhäufigkeit von Diabetikern haben jedoch in den letzten Jahren gezeigt, daß Diabetiker keine höhere Frequenz von Verkehrsunfällen aufweisen als Nichtdiabetiker. Dies deutet darauf hin, daß insulinbehandelte Diabetiker das durch ihre Insulintherapie a priori gegebene erhöhte Risiko durch besonders umsichtiges Verhalten im Straßenverkehr wieder ausgleichen.
In diesem Zusammenhang erscheint es noch einmal besonders wichtig, auf die Pflicht zur Vorsorge, die jeder einzelne Straßenverkehrsteilnehmer hat, daß er andere nicht gefährdet sowie auf die Notwendigkeit zur Schulung der Diabetiker, insbesondere auch hinsichtlich straßenverkehrsrelevanter Sachverhalte und Fragen hinzuweisen.

Für Ärzte, die Diabetiker behandeln, schulen und beraten, ist es auch zum Schutz vor straf- und zivilrechtlichen Konsequenzen bedeutsam, den Patienten mit Diabetes mellitus neben der allgemeinen Schulung auch über mögliche Beeinträchtigungen der Fahrtauglichkeit und Fahrtüchtigkeit und der Kraftfahreignung aufzuklären. Es ist dabei zu empfehlen, den insulinbehandelten Diabetikern "Ratschläge für insulinbehandelte Kraftfahrer" zu übergeben und diese Übergabe auch in der Patientenakte zu dokumentieren oder sich dies schriftlich bestätigen zu lassen.

Für insulinbehandelte Diabetiker ist es besonders wichtig, die unten aufgeführten Ratschläge für insulinbehandelte Kraftfahrer zu kennen und auch zu beachten, denn der Diabetiker wird bei einem verschuldeten Straßenverkehrsunfall strafrechtlich zur Verantwortung gezogen, wenn er subjektiv dafür verantwortlich zu machen ist, d.h. wenn er zur Zeit des Unfalls unter Störungen litt, die er hätte kennen und vermeiden können. Eine Minderung der Einsichts- und Willensfähigkeit gemäß §§ 20 und 21 StGB (Strafgesetzbuch) kann nur dann eventuell in Frage kommen, wenn der Diabetiker vor Antritt einer Fahrt bzw. vor dem Eintritt des Schadensfalles alles im Sinne von Vorsorge getan hat, um Hypoglykämien zu vermeiden, rechtzeitig zu erkennen oder zu behandeln.

Untersuchungen zur Unfallhäufigkeit von Diabetikern haben jedoch in den letzten Jahren gezeigt, daß Diabetiker keine höhere Frequenz von Verkehrsunfällen aufweisen als Nichtdiabetiker.

Ratschläge für insulinbehandelte Kraftfahrer

Insulinbehandelte Diabetiker, die als Kraftfahrer am Straßenverkehr teilnehmen, müssen zur eigenen Sicherheit und zur Sicherheit anderer Verkehrsteilnehmer die folgenden Ratschläge kennen und auch beachten:

1. Im Fahrzeug immer ausreichende Mengen von schnell wirksamen Kohlenhydraten (z. B. Traubenzucker, Würfelzucker) griffbereit halten (auch der Beifahrer sollte den Aufbewahrungsort kennen).
2. Blutzuckerteststreifen im Fahrzeug mitführen.
3. Bei Hypoglykämie oder Verdacht auf Hypoglykämie Fahrt nicht antreten.

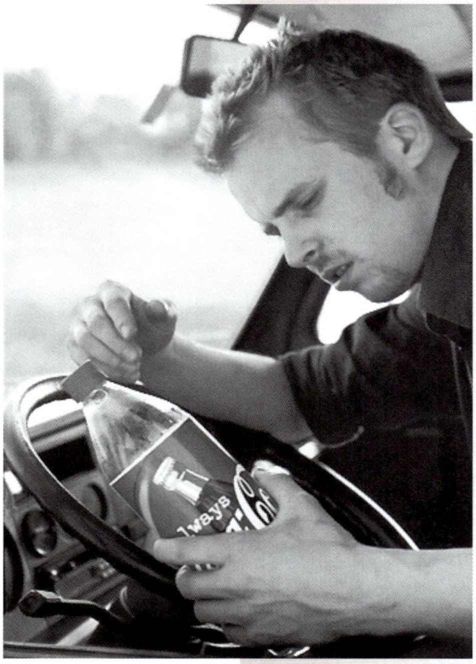

4. Bei Hypoglykämiezeichen und beim geringsten Verdacht auf Hypoglykämie Fahrt sofort unterbrechen, schnell wirksame Kohlenhydrate nehmen und abwarten, bis die Hypoglykämie sicher überwunden ist.
5. Gewohnte Tagesverteilung der Mahlzeiten und der Insulininjektionen einhalten.
6. Vor Antritt einer Fahrt nie mehr Insulin spritzen und nie weniger essen und nie losfahren, ohne etwas gegessen zu haben (z. B. kleine Kohlenhydratmenge).
7. Vor Antritt einer längeren Fahrt aus Sicherheitsgründen und auch aus juristischen Gründen eine Blutzuckerselbstkontrolle durchführen und Ergebnis protokollieren.
8. Bei längeren Fahrten jeweils nach etwa zwei Stunden Pausen einlegen und eine bestimmte Menge Kohlenhydrate essen.
9. Lange Nachtfahrten möglichst vermeiden.
10. Die Fahrtgeschwindigkeit aus eigenem Entschluß begrenzen.
11. Vor und während einer Fahrt keinen Alkohol trinken (auch kein Diätbier).
12. Diabetikerausweis, Insulin und Insulinspritzen und gegebenenfalls Glukagon mitführen.
13. Regelmäßig ärztliche Kontrollen und eine halbjährliche Untersuchung der Sehleistung durchführen lassen.

Meldung an die Verkehrsbehörde/ Fahrerlaubnisbehörde

Da der Diabetes mellitus nicht zu den meldepflichtigen Erkrankungen zählt, ist ein vorgegebener Meldeweg an eine Behörde nicht vorgesehen. Zur Meldung an die Fahrerlaubnisbehörde kann es kommen, wenn beispielsweise ein Diabetiker einen Unfall verursacht hat und bei der Unfallaufnahme durch die Polizei sich Hinweise für eine Hypoglykämie wie bei der Notwendigkeit einer notärztlichen Behandlung ergeben oder wenn bei der Klärung der Schuldfrage der Diabetes mellitus erwähnt und z.B. auf eine tatsächliche oder vermeintliche Hypoglykämie als Unfallursache hingewiesen wird. Diese Erkenntnisse führen nach polizeilicher Vernehmung und Protokollierung automatisch zu einer Meldung an die Fahrerlaubnisbehörde, die daraufhin Eignungszweifel zum Führen von Kraftfahrzeugen bei dem Betroffenen feststellen wird und eine ärztliche Begutachtung anordnen wird. Diese Tatsache muß auch jenen Diabetikern bewußt sein, die eine Hypoglykämie als Schutzbehauptung wegen einer Ordnungswidrigkeit oder nach einem verschuldeten Unfall benutzen, um für sich selbst eine Minderung der Einsichts- und Schuldfähigkeit geltend zu machen. Im Einzelfall kann dies auch den Entzug der Fahrerlaubnis zur Folge haben.

Also Vorsicht vor unbedachten Äußerungen, Meldungen und Hinweisen auf den Diabetes bei Polizei, Ämtern und Behörden.

Rechtlich problematisch ist die Meldung an die Fahrerlaubnisbehörde durch den behandelnden/betreuenden Arzt beispielsweise im Falle eines inkooperativen, uneinsichtigen Diabetikers, der jegliche ärztliche Empfehlungen mißachtet. Dabei ist eine Güter- und Pflichtenabwägung zum Schutze eines höherwertiges Rechtsgutes vorzunehmen. Der behandelnde Arzt ist hierbei zum Schutz des persönlichen Lebens- und Geheimnisbereiches seines Patienten gemäß § 203 StGB (Strafgesetzbuch) zur Verschwiegenheit verpflichtet. Die Offenbarung eines Patientengeheimnisses kann demzufolge nur dann erfolgen, wenn im Sinne einer befugten Offenbarung der Patient den Arzt von der Schweigepflicht entbunden hat oder wenn ein ausreichender Rechtfertigungsgrund für eine Offenbarung vorliegt. Ein Rechtfertigungsgrund für eine Offenbarung kann z.B. in der Meldepflicht bei meldepflichtigen Erkrankungen gemäß § 6 Infektionsschutzgesetz oder auch bei Straftaten im Interesse der Verbrechensverhinderung gemäß §§ 138/139 StGB bestehen. Eine befugte Offenbarung kann auf der Grundlage des § 34 StGB erfolgen, wenn damit ein höherwertiges Rechtsgut (Leben, Leib, Freiheit, Ehre, Eigentum) geschützt werden kann. Bei dieser Güterabwägung muß allerdings immer der Grundsatz der Verhältnismäßigkeit berücksichtigt werden. Es muß dabei konkret erkennbar sein, daß durch die Beibehaltung des Schweigens ein größerer Schaden entsteht als durch Geheimnisbruch (Offenbarung). Folgende Rechtsgüter werden in diesem Zusammenhang als besonders schützenswert angesehen: Leben, Leib, Freiheit, Ehre und Eigentum. Die Offenbarung des Geheimnisses ist allerdings nur dann gerechtfertigt, wenn sie das letzte Mittel der Gefahrenabwehr darstellt und eventuell vorhandene andere Möglichkeiten bereits ausgeschöpft wurden. Im Falle eines uneinsichtigen, inkooperativen Diabetikers könnten andere Mittel zur Gefahrenabwehr in Schulungs- und Therapiemaßnahmen und evtl. in Verhaltenstrainingsmaßnahmen bestehen, um beispielsweise bei Hypoglykämiewahrnehmungsstörungen eine Hypoglykämie besser und sicherer erkennen zu können. Die Durchführung solcher Maßnahmen sollte immer dokumentiert werden.

Die Wertigkeit des Rechtsgutes der Unverletzlichkeit des persönlichen Geheimnisses wird in der Rechtsprechung so hoch eingeschätzt, daß die Offenbarung des Geheimnisses durch Meldung an die Fahrerlaubnisbehörde nur als Ultima ratio angesehen werden darf.

Rechtlich umstritten ist die Praxis der Regelanfragen von Fahrerlaubnisbehörden nach dem Vorliegen von Erkrankungen (die sog. Gesundheitsfragen), beispielsweise auch nach dem Vorliegen einer Zuckerkrankheit im Zusammenhang mit dem Antrag auf Erteilung einer Fahrerlaubnis der Klassen A und B (Krafträder und Kraftfahrzeuge bis 3500 kg). Hier sehen wir den Verhältnismäßigkeitsgrundsatz nicht gewahrt, und die daraus resultierenden behördlichen Auflagen bedeuten für viele Menschen mit Diabetes mellitus ungerechtfertigte Benachteiligungen, Diskriminierungen und Diskreditierungen. Der Ausschuß SOZIALES der Deutschen Diabetes-Gesellschaft hat sich deshalb Anfang

1997 an das Bundesverkehrsministerium mit der Bitte gewandt, diese Regelanfragen fallen zu lassen. Im Antwortschreiben des Bundesverkehrsministeriums vom 09. September 1997 wurde dem Ausschuß SOZIALES der DDG folgendes mitgeteilt: "Für Regelanfragen der Straßenverkehrsbehörden bei Antragstellern besteht keine Rechtsgrundlage, sie sind unzulässig, wenn der Behörde kein konkreter Anlaß vorliegt, der Zweifel an der Eignung begründet. Dementsprechend besteht für den Betroffenen keine Verpflichtung nach dem Straßenverkehrsgesetz oder der Straßenverkehrs-Zulassungs-Ordnung zur Beantwortung von Fragen zum Gesundheitszustand. Lediglich beim Antrag auf Erteilung der Fahrerlaubnis der Klasse 2 und der Fahrerlaubnis zur Fahrgastbeförderung ist dies möglich im Rahmen der Befragung durch den Arzt bei der ärztlichen Untersuchung." Diese Aussage ist eindeutig und bedeutet für Antragsteller mit Diabetes mellitus auf Erteilung einer Fahrerlaubnis die unzulässigen Fragen zum Gesundheitszustand nicht beantworten zu müssen. Hingegen müssen sich Bewerber um die Erteilung oder Verlängerung einer Fahrerlaubnis der Klassen C, C1, CE, C1E, D, D1, DE, D1E sowie der Fahrerlaubnis zur Fahrgastbeförderung ärztlich untersuchen lassen, ob Erkrankungen vorliegen, die die Eignung oder die bedingte Eignung ausschließen. Sie haben hierüber einen Nachweis, eine Bescheinigung über die ärztliche Untersuchung, der Fahrerlaubnisbehörde vorzulegen.

Die legitime Diskriminierung - die juristisch begründete Benachteiligung, Ungleichbehandlung oder Schlechterstellung von Diabetikern aufgrund von gesetzlichen Bestimmungen, Eignungsrichtlinien, Verordnungen oder Erlassen - betrifft beispielsweise das Führen von Kraftfahrzeugen der Gruppe 2 (LKW, Omnibusse und Fahrzeuge zur Fahrgastbeförderung), das den mit Insulin behandelten Diabetikern auf Grund des niemals auszuschließenden Hypoglykämierisikos und der dadurch gegebenen Fremdgefährdung bisher nicht zugänglich war. Der Beirat für Verkehrsmedizin hat dazu ausgeführt, daß im Straßenverkehrsrecht grundsätzlich höhere gesundheitliche Anforderungen an Führer von Kraftfahrzeugen gestellt werden, die mit ihrer Tätigkeit berufliche Verpflichtungen übernehmen und dabei gleichzeitig ein besonders hohes Maß an Verantwortung

Die Fahrerlaubnisangelegenheiten sind ein praktisches Beispiel für eine legitime wie auch für eine illegitime Diskriminierung der Straßenverkehrsteilnehmer mit Diabetes mellitus.

und Sicherheit gegenüber der Allgemeinheit oder auch gegenüber Fahrgästen nachzuweisen haben. Eine Gefährdung Dritter durch einen kraftfahrenden Diabetiker, der zu Hypoglykämien neigt, konnte deswegen nicht hingenommen werden.

Mit der Umsetzung der EG-Richtlinie in einzelstaatliches Recht - der neuen Fahrerlaubnis-Verordnung - soll auch die Eignung zum Führen von Kraftfahrzeugen der Gruppe 2 allerdings nur in sehr außergewöhnlichen Fällen auf Grund eines ausführlichen Gutachtens attestiert werden können. Damit wird deutlich, daß eine merkbare Liberalisierung eingetreten ist, allerdings wird auch eindeutig auf die Eigenverantwortung der Diabetiker hingewiesen und von Diabetikern eine regelmäßige Überwachung und Kontrolle seiner Stoffwechsellage erwartet.

Jeder Verkehrsteilnehmer hat sich so zu verhalten, daß kein Anderer geschädigt, gefährdet oder mehr als nach den Umständen unvermeidbar, behindert oder belästigt wird.

Die bislang zu beobachtende illegitime Diskriminierung - die Benachteiligung, Schlechterstellung und Ungleichbehandlung von Diabetikern ohne Rechtsgrundlage - betraf häufig die Auflagen und Beschränkungen, die ein Fahrerlaubnisbewerber mit Diabetes mellitus bei der Erteilung oder auch bei der Wiedererteilung oder ein Fahrerlaubnisinhaber bei der Verlängerung der Fahrerlaubnis zu erfüllen hatte. Hier bot sich für die Fahrerlaubnisbehörden ein sehr großer Ermessensspielraum an, der mancherorts bis hin zur Auflage der Begutachtung bei einer medizinisch-psychologischen Untersuchungsstelle ausgeschöpft wurde. Diese für Diabetiker diskriminierende Eignungsbegutachtung wurde zu Recht vor Jahren abgeschafft. Wenn neuere Untersuchungen zeigen, daß kraftfahrende Diabetiker nicht häufiger Verkehrsunfälle verursachen als Nichtdiabetiker, dann kann daraus geschlossen werden, daß Diabetiker offenbar durch besonders umsichtiges Verhalten im Straßenverkehr das mögliche stoffwechselbedingte Risiko wieder kompensieren.

Deshalb soll an dieser Stelle auch noch einmal auf § 1 der Straßenverkehrs-Ordnung hingewiesen werden, der folgenden Wortlaut hat:

(1) Die Teilnahme am Straßenverkehr erfordert ständige Vorsicht und gegenseitige Rücksicht.

(2) Jeder Verkehrsteilnehmer hat sich so zu verhalten, daß kein Anderer geschädigt, gefährdet oder mehr als nach den Umständen unvermeidbar, behindert oder belästigt wird.

Für den Verkehrsteilnehmer mit Diabetes mellitus, der die Pflicht zur Vorsorge im Sinne des § 2 der Fahrerlaubnis-Verordnung selbst hat, kann dies nur bedeuten, dafür Sorge zu tragen, daß das stoffwechselbedingte Risiko bei der Teilnahme am Straßenverkehr durch konsequente Stoffwechselkontrollen und Stoffwechselselbstkontrollen sowie durch umsichtiges Verhalten im Straßenverkehr so weit wie möglich minimiert wird.

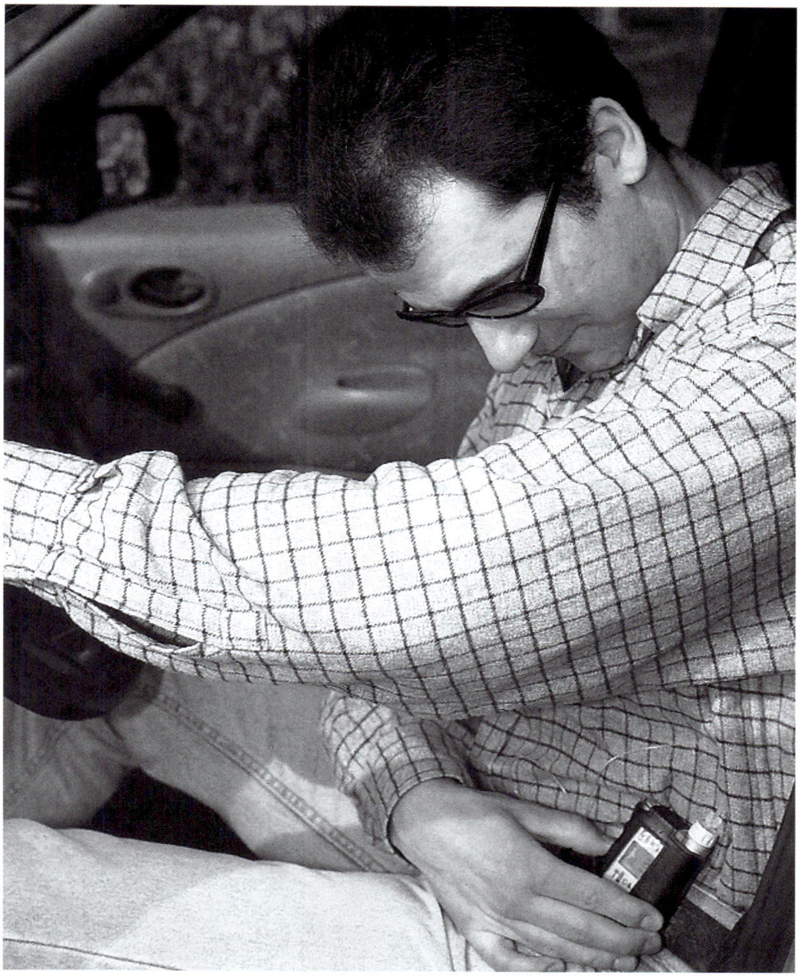

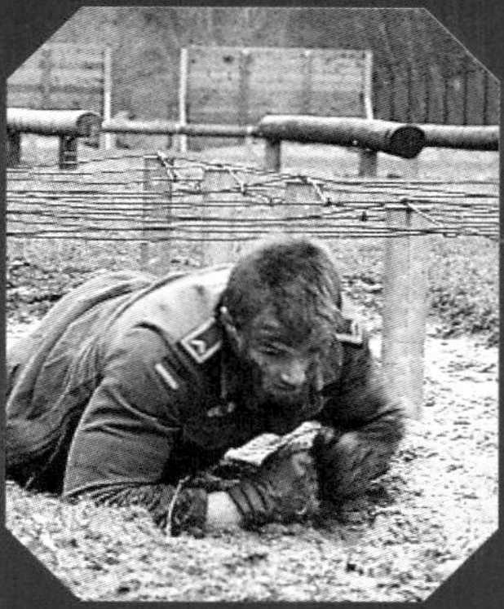

Diabetes mellitus, Wehrdienst und Zivildienst

50

Nach den derzeitig gültigen Bestimmungen gelten Wehrpflichtige mit Diabetes mellitus unabhängig vom Schweregrad der Erkrankung in der Bundesrepublik Deutschland für den Wehrdienst im Frieden als nicht tauglich bzw. nicht wehrdienstfähig.
Die Beurteilung erfolgt nach den „Bestimmungen für die Durchführung der ärztlichen Untersuchung bei Musterung und Dienstantritt von Wehrpflichtigen, Annahme und Einstellung von freiwilligen Bewerbern sowie bei der Entlassung von Soldaten" der Zentralen Dienstvorschrift ZDV 46/1.

Nach den derzeitig gültigen Bestimmungen gelten Wehrpflichtige mit Diabetes mellitus in Deutschland für den Wehrdienst als nicht wehrdienstfähig.

Auch die Zivildienstpflichtigen und Zivildienstleistenden werden nach der gleichen zentralen Dienstvorschrift ZDV 46/1 untersucht und ihre Einsatzfähigkeit in Aufgaben des Zivildienstes an den Anforderungen der Bundeswehr gemäß § 7 Zivildienstgesetz gemessen und festgestellt. Für Zivildienstpflichtige und Zivildienstleistende mit Diabetes mellitus wird gemäß Fehler 10 Grad VI die Beurteilung lauten: nicht zivildienstfähig.

Bei Berufssoldaten und Soldaten auf Zeit, die an Diabetes mellitus erkranken, entscheidet ein truppenärztliches Gutachten über die weitere Verwendungsfähigkeit.

Bei Berufssoldaten und Soldaten auf Zeit, die an Diabetes mellitus erkranken, entscheidet ein truppenärztliches Gutachten über die weitere Verwendungsfähigkeit. Dabei wird der zuständige Truppenarzt in Abhängigkeit von der Ausgangssituation bzw. -position und vom Typ des Diabetes sowie unter Berücksichtigung der notwendigen Therapieform - Verwendungseinschränkungen oder auch - Verwendungsausschlüsse feststellen.

Der Phantom- oder Tornado-Pilot wird beim Auftreten eines insulinpflichtigen Typ-1-Diabetes (IDDM) aufgrund von Bundeswehrvorschriften seine Tätigkeit als Flugzeugführer nicht weiter ausüben können, und ebenso wird der in der Marine bislang tätige Kampfschwimmer beim Auftreten eines Typ-1-Diabetes nicht weiter tätig sein können. In beiden Fällen muß dies jedoch nicht sogleich Wehrdienstunfähigkeit bedeuten, vielmehr wird nach truppenärztlicher Feststellung der Verwendungseinschränkung eine Versetzung an eine angemessene Dienststelle möglich sein. Ebenso wird der bislang im höheren Stabsdienst des Heeres tätige Offizier beim Auftreten eines Typ-1- oder Typ-2-Diabetes keine Verwendungseinschränkung erfahren müssen. Soldaten auf Zeit können bei truppenärztlicher Feststellung von Verwendungsausschlüssen vorzeitig aus ihrem Dienstverhältnis entlassen werden.

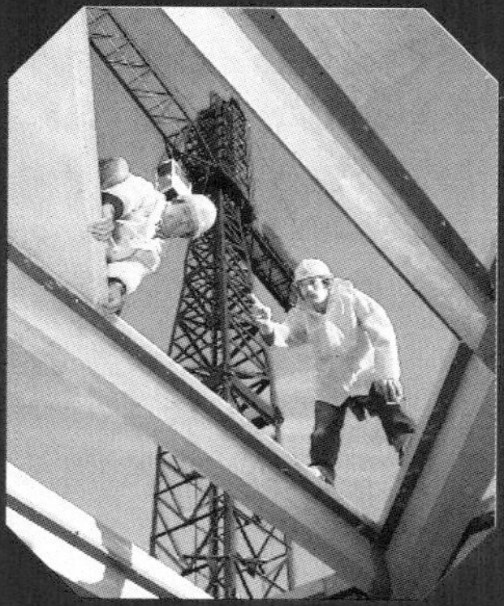

Diabetes mellitus und Beruf

Berufswahl und Berufsausübung des Diabetikers

Bei der Wahl eines geeigneten Berufes für den Diabetiker sind grundsätzlich und in erster Linie die individuelle Leistungsfähigkeit mit intellektuellen und praktischen Fähigkeiten, Interessen, Neigung, Begabung und Schulausbildung zu berücksichtigen. Wichtig ist in jedem Fall eine abgeschlossene Schulausbildung. Nach vorausgegangener individueller Berufsberatung sollten möglichst der Hausarzt, der Diabetologe und der Arbeitsamtsarzt bei der Beurteilung der Eignung eines Diabetikers für einen Beruf zusammenarbeiten.

Der Diabetes mellitus steht als Kriterium für die Berufswahl nicht an erster Stelle.

Die Möglichkeiten und Erfolge der modernen Diabetestherapie mit dem Ziel der normoglykämienahen Einstellung führt bei vielen Diabetikern, insbesondere bei solchen mit intensivierter Insulintherapie, zu Stoffwechselbefunden, die denen Stoffwechselgesunder schon recht nahe kommen. Bei dieser Therapie nimmt die Diabetikerschulung eine Schlüsselstellung ein. Der Diabetiker wird motiviert, Therapieentscheidungen selbst zu tragen und übernimmt damit einen bedeutenden Teil der Verantwortung. Dadurch wird er befähigt, bei guter Schulung insbesondere auch im Berufsleben den Anforderungen durch mehr Flexibilität und Anpassungsvermögen gerecht zu werden.

Dieser Fortschritt in der modernen Diabetesbehandlung ermöglicht vielen Diabetikern den Zugang zu Berufen, die vor Jahren noch auf den sogenannten „Negativ-Listen" zu finden waren. Überhaupt haben sich diese „Positiv-Listen" und „Negativ-Listen" mit für Diabetiker besonders geeigneten oder ungeeigneten Berufen nicht bewährt, offenbar weil dabei der Diabetes mellitus als Kriterium für die Berufswahl an erster Stelle stand. Lebenspraktische Beispiele zeigen jedoch, daß Diabetiker in Berufen, die auf den Negativ-Listen standen, hervorragende Leistungen erbracht haben.

Die vom Ausschuß SOZIALES der Deutschen Diabetes-Gesellschaft erarbeiteten „Empfehlungen zur Beratung bei Berufswahl und Berufsausübung von Diabetikern“ vom Mai 1999 sind nachfolgend wiedergegeben. Sie enthalten grundsätzliche Empfehlungen sowie einschränkende Bedingungen hinsichtlich der Wahl und Ausübung von Berufen:

Empfehlungen zur Beratung bei Berufswahl und Berufsausübung von Diabetikern der Deutschen Diabetes-Gesellschaft (Mai 1999)

I. Grundlagen

Die Zuckerkrankheit (Diabetes mellitus) ist eine lebenslang bestehende Stoffwechselstörung, die je nach individuellen Erfordernissen durch adäquate Ernährung, Tabletteneinnahme, Insulininjektionen, Regelung der körperlichen Belastung, selbst durchgeführte Stoffwechselkontrollen mit Adaptation der therapeutischen Maßnahmen und ärztlichen Ratschlägen und Kontrollen erfolgreich behandelt werden kann. Die Behandlung erfordert von dem Diabetiker ein besonderes Maß an Kenntnissen über seine Erkrankung, an Motivation zur optimalen Selbstbehandlung und damit verbunden an Disziplin und Selbstverantwortung.

Diabetiker ohne andere schwerwiegende Erkrankungen oder ausgeprägte Diabetesfolgeerkrankungen können nahezu alle Berufe und Tätigkeiten ausüben, zu denen sie nach Neigung, Begabung, praktischen Fähigkeiten und Ausbildung geeignet sind. Eine abgeschlossene berufliche Ausbildung ist für jeden Diabetiker anzustreben.

Wahl und Ausübung eines Berufes oder einer Tätigkeit können für einzelne Diabetiker durch bestimmte Bedingungen des Berufes und/oder des Diabetes eingeschränkt sein. Deshalb sind einige Berufe für den Diabetiker nicht oder weniger gut geeignet. Mit diesen Empfehlungen werden die für die Beratung von Diabetikern anzustellenden Überlegungen dargestellt. Sie sollen eine sachliche Einschätzung der Möglichkeiten sowohl für die Betroffenen selbst als auch für den großen Kreis ihrer potentiellen Arbeitgeber ermöglichen und darüber hinaus ungerechtfertigten Diskriminierungen von Diabetikern in der Arbeitswelt entgegentreten.

Bei den meisten nachfolgend erwähnten Einschränkungen für bestimmte Berufe und Tätigkeitsfelder liegt keine absolute Ungeeignetheit für Diabetiker vor. Aufgrund individueller Besonderheiten der Erkrankung, Möglichkeiten der Kompensation und der großen Spannbreite unterschiedlicher Tätigkeiten in den einzelnen Berufsfeldern zeigen sich viele der hier angestellten Überlegungen im Einzelfall auch als überfürsorglich und damit für den Betroffenen nicht zutreffend. Daher muß die Beratung über Wahl und Ausübung eines Berufes für jeden Diabetiker individuell und in enger Kooperation mit einem diabetologisch erfahrenen Arzt und bei Bedarf auch mit dem Betriebsarzt erfolgen.

II. Berufliche Einschränkungen

Bedingungen, welche die Wahl und Ausübung eines Berufes oder einer Tätigkeit bei Diabetikern beeinflussen können, lassen sich gliedern in:
a) Selbst- und Fremdgefährdung durch plötzlich auftretende Unterzuckerungszustände (Hypoglykämien),
b) Beeinträchtigungen der Planbarkeit des Tagesablaufes und der Selbstkontrolle des Stoffwechsels,
c) Auftreten anderer Krankheiten und eine evtl. absehbare oder nicht ausschließbare Gefahr von plötzlichen Gesundheitsstörungen, die fremder Hilfe bedürfen,
d) Berufliche Expositionen, die das Auftreten von akuten oder chronischen Folgen des Diabetes begünstigen.

(a) Bei der Beratung von Diabetikern muß die Hypoglykämieneigung besonders berücksichtigt werden, da eine Hypoglykämie die Leistungsfähigkeit - meist nur für Minuten - vermindern und in seltenen Fällen auch zu einer Beeinträchtigung des Bewußtseins führen kann. Das Auftreten von Hypoglykämien kann daher bei manchen beruflichen Tätigkeiten andere Menschen oder den Diabetiker selbst gefährden. Das Risiko für das Auftreten von schweren Hypoglykämien kann durch Anpassung der Stoffwechseleinstellung und evtl. Hypoglykämietraining vermindert werden. Schwere Hypoglykämien können eine Gefahr bedeuten bei:

- Beruflicher Personenbeförderung oder beim Transport gefährlicher Güter (z.B. Piloten, Lokomotivführer, Omnibusfahrer, Lastkraftwagenfahrer)
- Waffengebrauch (z.B. Schutzpolizei)

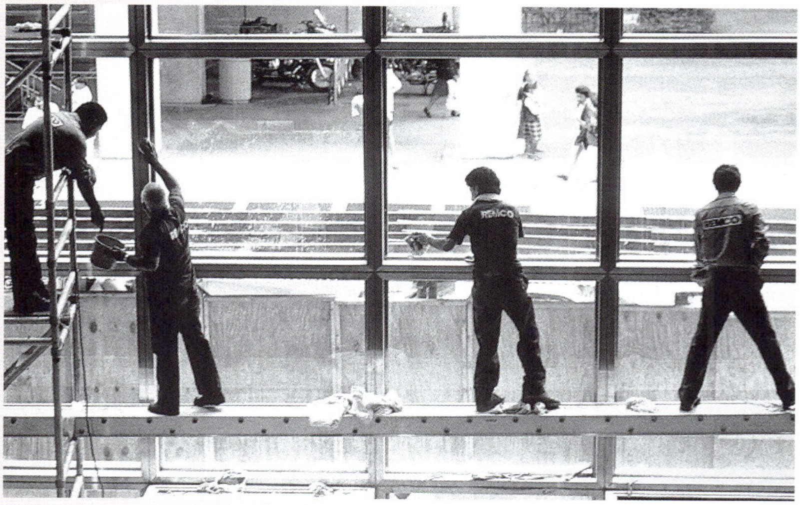

- Überwachungsfunktionen mit alleiniger Verantwortung für das Leben anderer. Dies gilt für Verkehrskontrollen und -lenkung des Straßen-, Schienen-, Wasser- und Luftverkehrs und für einen Teil der Leitstände im Industriebereich
- Arbeiten mit Absturzgefahr oder an anderen gefährlichen Arbeitsplätzen (Dachdecker, Gerüstbauer, Bauarbeiter an Hochbauten). Ähnlich zu bewerten sind Tätigkeiten an gefährlichen Maschinen, an Hochöfen und beim Stahlabstich
- Arbeiten im Überdruck

(b) Berufe und Tätigkeiten, bei deren Ausübung der Tagesablauf nicht ausreichend vorausplanbar ist, können eine adäquate Behandlung erschweren - etwa durch sehr unregelmäßige Essenszeiten, stark wechselnde körperliche Belastungen oder auch durch die Erschwerung der Stoffwechselselbstkontrolle. Das Risiko für Hypoglykämien ist bei Berufen größer, deren Arbeitsbedingungen eine jederzeitige Nahrungsaufnahme, z.B. bei Hitzearbeiten durch die vorgeschriebene Schutzkleidung, verhindern. Auch sind z.B. Arbeiten mit Wechselschicht für Diabetiker weniger geeignet. Für diese Berufe und Tätigkeiten gilt im besonderen Maße, daß eine gute Schulung des Patienten über seine Erkrankung und ihre Behandlung mit täglichen Stoffwechselselbstkontrollen und daraus abgeleiteten Konsequenzen manche der einschränkenden Bedingungen abmildern oder bedeutungslos machen können.

(c) Durch den Diabetes können Folgeerkrankungen an Augen, Nieren, Nerven und Schlagadern des Herzens, Gehirns und der Beine auftreten, die zu Funktionseinschränkungen führen. Sollten derartige Erkrankungen vorliegen, sind sie aufgrund der eingetretenen und der im weiteren Verlauf evtl. zu erwartenden Funktionseinschränkungen zu berücksichtigen. Auch wird man einem Diabetiker mit Neigung zu schweren Hypoglykämien oder ketoazidotischen Stoffwechselentgleisungen zu keiner Tätigkeit raten können, die weitab von jeglicher Zivilisation (d.h. auch ohne Möglichkeit einer notärztlichen Versorgung) erfolgt.

(d) Bei Berufen, die mit Exposition von starker Hitze (Verstärkung einer evtl. Exsikkose), von großem Überdruck (Verschlimmerung einer evtl. Retinopathie), von bestimmten chemischen Substanzen (Gefahr einer Neuropathie) oder von Infektionserregern (wegen der evtl. bestehenden höheren Infektanfälligkeit) einhergehen, können gesundheitliche Bedenken bestehen, die gegen die Aufnahme einer solchen Tätigkeit sprechen oder evtl. zusätzliche Schutzmaßnahmen bei Diabetikern wünschenswert erscheinen lassen.

Die Beratung des Diabetikers zur Berufswahl sollte sich vor allem an Neigung, Begabung und Fähigkeiten des Betroffenen orientieren.

II. Beratung

(1) Berufswahl

Die Beratung des Diabetikers zur Berufswahl sollte sich vor allem an Neigung, Begabung und Fähigkeiten des Betroffenen orientieren. Sie muß die geltenden Rechtsnormen und Richtlinien sowie andere Vorschriften berücksichtigen, wie z.B. die den Diabetes betreffenden berufsgenossenschaftlichen Grundsätze für arbeitsmedizinische Vorsorgeuntersuchungen oder Richtlinien wie die „Begutachtungs-Leitlinien zur Kraftfahrereignung" des Gemeinsamen Beirats für Verkehrsmedizin. Wünschenswert ist, daß Kenntnisse sowohl in der arbeitsmedizinischen Berufskunde als auch in der Diabetesbetreuung bei den Beratenden bestehen. Ratsam wäre deshalb die gemeinsame Beratung durch einen Arbeitsmediziner und einen Diabetologen. Zur Beratung in beruflichen Fragen stehen auch andere Stellen wie Arbeitsämter, Berufsgenossenschaften, Medizinischer Dienst der Rentenversicherungen, Werks- oder Betriebsärzte und evtl. auch die Deutsche Diabetes-Gesellschaft zur Verfügung.

In die Überlegungen bei der Berufsberatung sind sowohl die Vorteile als auch die Nachteile einzubeziehen, die sich aus der evtl. Inanspruchnahme des Schwerbehindertengesetzes ergeben.

In der Beratung sollten bestehende Berufswünsche vorrangig berücksichtigt werden. Wenn diese Berufe nicht realisierbar sind, so sollte überlegt werden, ob nicht ähnliche Berufe ohne bestehende Bedenken vorgeschlagen werden können. Sollten mehrere Berufe gleich gut geeignet sein und den Diabetiker gleich stark interessieren, sind die Berufe vorzuziehen, deren Ausübung am wenigsten durch typische chronische Folgeerkrankungen des Diabetes behindert werden können.

(2) Berufsausübung

Tritt der Diabetes bei einem Beschäftigten auf, der eine für seine Erkrankung ungeeignete Tätigkeit hat, so sollte als erstes überlegt werden, ob nicht durch eine Umsetzung im Betrieb die Erfahrung aufgrund der bisher ausgeübten Tätigkeit weiter verwertet werden kann. Wenn dieses nicht möglich ist, muß eine Beratung zum Berufswechsel mit nachfolgender Umschulung erfolgen. Es ist sicher erforderlich, bei diesen Überlegungen den jeweils zuständigen Betriebsarzt einzubeziehen. Bei Tätigkeiten, die erfahrungsgemäß die Behandlung des Diabetes erschweren, muß überlegt werden, ob zur Vermeidung eines sozialen Abstieges Einschränkungen in der Stoffwechselqualität hingenommen werden dürfen.

(3) Grundsätzliches

Bei dem Wunsch eines Diabetikers nach einem ungeeigneten Beruf sollten in der Beratung nicht die Behinderungen durch die Erkrankung in den Vordergrund gestellt, sondern eher die Gefahren betont werden, denen sich der Diabetiker in einem ungeeigneten Beruf unnötig aussetzt. Es ist auch darauf zu achten, dem Diabetiker nicht das Gefühl zu vermitteln, daß er durch seine Erkrankung nur einen Arbeitsplatz zweiter Klasse erhalten kann. Dafür ist es wünschenswert, daß dem Diabetiker auch die große Anzahl der möglichen Berufstätigkeiten im Beratungsgespräch vor Augen geführt wird.

Die vorangegangenen negativen Auflistungen sollten nicht den Eindruck erwecken, daß nur Einschränkungen bestehen. Die Erfahrung zeigt, daß von Diabetikern sehr viele Berufe hochqualifiziert ausgeübt werden. Durch die Flexibilisierung der Therapie, die in den letzten Jahren erfolgte, sind manche Berufe, die früher für Diabetiker nur sehr schwer durchführbar waren, durchaus in den Bereich des Möglichen gerückt. Es müssen daher in der Berufsberatung bei jedem Diabetiker die individuellen Kompensationsmöglichkeiten berücksichtigt werden.

Fulda, im Mai 1999

Ausschuß Soziales der Deutschen Diabetes-Gesellschaft
(Mitglieder: H. Finck (Vorsitzender), K.D. Becherer, W. Beischer, H. Bürger-Büsing, E. v. Kriegstein, L. Malcherczyk, K. Rinnert, A. Schmelzer)

Deutsche Diabetes-Gesellschaft - Der Vorstand
Prof. Dr. med. R.G. Bretzel, Präsident 1998/99

Es ist überzeugend, daß ein gut geschulter Diabetiker seinen Stoffwechsel auch den vielfältigen, sich häufig ändernden Anforderungen im Arbeits- und Berufsleben besser anzupassen vermag.

Bei der Beratung über Berufswahl und Berufsausübung von Diabetikern muß immer als Ziel im Vordergrund stehen, dem Diabetiker eine abgeschlossene berufliche Ausbildung nach Neigung, Begabung, körperlicher und geistiger Leistungsfähigkeit, praktischen Fähigkeiten und Schulausbildung zu ermöglichen. Weiterhin muß bei der Beratung über Berufswahl und -ausübung sowie bei der Arbeitsplatzsuche der Diabetiker entschieden darauf hingewiesen werden, daß Schulung und Kooperation in ganz besonderer Weise Berücksichtigung finden und von vielen Arbeitgebern besonders gewürdigt werden, da gut geschulte Diabetiker keine längeren Arbeitsausfallszeiten aufweisen als Stoffwechselgesunde. Insofern ist ein erheblicher Wandel im Arbeits- und Berufsleben eingetreten, wobei der Diabetikerschulung eine Schlüsselrolle zukommt. Es ist überzeugend, daß ein gut geschulter Diabetiker seinen Stoffwechsel auch den vielfältigen, sich häufig ändernden Anforderungen im Arbeits- und Berufsleben besser anzupassen vermag. Beispiele dafür, daß auf Schulung, Kooperation und Verantwortungsübernahme durch Stoffwechselselbstkontrollen besonderer Wert gelegt wird, sind die Empfehlungen zur Beschäftigung von Diabetikern im Betriebsdienst der Deutschen Bahn AG. Sie sehen vor, daß auch der gut geschulte und kooperative Diabetiker bei guter Stoffwechseleinstellung im Betriebsdienst der Deutschen Bahn tätig sein kann.

In diesem Sinne sind auch die Bemühungen der werksärztlichen Dienste der großen Automobilfirmen Audi/VW, BMW, Daimler-Chrysler, Opel, Ford u.a. zu nennen, die für Diabetiker ein besonderes Beratungs- und Betreuungsangebot anbieten.

Anhand solcher positiver Beispiele wird für viele Arbeitgeber deutlich, daß das vom Diabetiker erlernte disziplinierte Verhalten auf die Berufsausbildung und -ausübung übertragen wird. Diese Beispiele sind in der Lage, den Arbeitgebern, insbesondere unter Einbeziehung der werks- und betriebsärztlichen Dienste, ein positives Bild des Arbeitnehmers mit Diabetes mellitus zu vermitteln, der mit seinem disziplinierten Verhalten gelernt hat, mehr Verantwortung zu übernehmen und nicht zuletzt aufgrund des Diabetes als besonders zuverlässiger Arbeitnehmer angesehen und geschätzt werden kann.

Aus arbeitsmedizinischer Sicht gibt es im Sinne des Arbeitsschutzes und des Gesundheitsschutzes bei der Beschäftigung von Diabetikern gesetzliche Grundlagen, Richtlinien, Verordnungen und Eignungsvorschriften zu beachten:

- die Berufsgenossenschaftlichen Grundsätze für arbeitsmedizinische Vorsorgeuntersuchungen,
- das Arbeitssicherheitsgesetz,
- die Unfallverhütungsvorschrift (UVV) der Berufsgenossenschaften,
- die Gefahrstoffverordnung,
- Eignungsvorschriften für bestimmte Berufe und Bereiche wie die Deutsche Bahn AG oder den öffentlichen Dienst.

Berufsgenossenschaftliche Grundsätze für arbeitmedizinische Vorsorgeuntersuchungen

Die gewerblichen Berufsgenossenschaften haben nach dem Siebten Sozialgesetzbuch (SGB VII) den Auftrag, Unfälle, Berufskrankheiten und arbeitsbedingte Gesundheitsgefahren zu verhüten. Im Rahmen dieser Aufgabenstellung werden vom Hauptverband der gewerblichen Berufsgenossenschaften die „Berufsgenossenschaftlichen Grundsätze für arbeitsmedizinische Vorsorgeuntersuchungen" herausgegeben, die dem untersuchenden Arzt Hinweise für den Untersuchungsgang und die Beurteilung der Untersuchungsbefunde bei Arbeitnehmern geben, um ein möglichst einheitliches Vorgehen zu erreichen. Die Rechtspflicht, für arbeitsmedizinische Betreuung der Arbeitnehmer zu sorgen, ergibt sich aus der allgemeinen Fürsorgepflicht der Unternehmer. Auf Grund seiner Fürsorgepflicht und seiner Verantwortung für die Arbeitssicherheit und den Gesundheitsschutz der Arbeitnehmer hat der Unternehmer sicherzustellen, daß der Arbeitnehmer bei seiner Tätigkeit keine gesundheitlichen Schäden erleidet. Dabei liegen folgende Rechtsgrundlagen zugrunde: § 618 Bürgerliches Gesetzbuch (BGB), § 62 Handelsgesetzbuch (HGB), § 3 Arbeitsschutzgesetz (ArbSchG), § 2 Unfallverhütungsvorschrift (UVV), § 15 Siebtes Sozialgesetzbuch (SGB VII), §§ 3 und 6 Arbeitssicherheitsgesetz (ASiG), VBG 100 (Vorschriften der Berufsgenossenschaften, §§ 28 ff Gefahrstoff-Verordnung (GefStoffV) u.a.m.

Auf Grund seiner Fürsorgepflicht und seiner Verantwortung für die Arbeitssicherheit und den Gesundheitsschutz der Arbeitnehmer hat der Unternehmer sicherzustellen, daß der Arbeitnehmer bei seiner Tätigkeit keine gesundheitlichen Schäden erleidet.

Im Arbeitsschutzgesetz (ArbSchG) ist den Arbeitgebern als eine grundlegende Pflicht (§ 5) aufgegeben, die Arbeitsbedingungen in seinem Betrieb im Hinblick auf Gefährdungen für die Beschäftigten zu beurteilen und daraus Maßnahmen des Arbeitsschutzes abzuleiten. Arbeitsmedizinische Vorsorgeuntersuchungen sind deshalb als Maßnahme zur Gefährdungsbeurteilung zu verstehen. Für die in den Vorschriften der Berufsgenossenschaften (VBG 100) geforderten arbeitsmedizinischen Vorsorgeuntersuchungen sind als Auswahlkriterien für die spezielle arbeitsmedizinische Vorsorge die Berufsgenossenschaftlichen GRUNDSÄTZE (G 1 - G 45) formuliert worden. Bei der Gefährdungsbeurteilung kommt der Arbeitsmediziner/Betriebsarzt ohne Diagnosenennung oder Krankheitsbezeichnung, die der ärztlichen Schweigepflicht unterliegen, zu folgenden Beurteilungskriterien:

- keine gesundheitlichen Bedenken
- keine gesundheitlichen Bedenken unter bestimmten Voraussetzungen
- befristete gesundheitliche Bedenken
- dauernde gesundheitliche Bedenken.

Die ärztliche Bescheinigung über das Untersuchungsergebnis der arbeitsmedizinischen Vorsorgeuntersuchung, die dem Unternehmer vorgelegt wird, darf sich nur auf die medizinischen Befunde beziehen, die im Zusammenhang mit der Gefahrstoffexposition oder der gefährdenden Tätigkeit erhoben wurden, wegen der die spezielle arbeitsmedizinische Untersuchung durchgeführt wurde.

Bei den arbeitsmedizinischen Vorsorgeuntersuchungen können bei Arbeitnehmern mit Diabetes mellitus nach Einzelfallprüfung bei folgenden berufsgenossenschaftlichen GRUNDSÄTZEN gesundheitliche Bedenken geäußert werden:

- Die arbeitsmedizinische Vorsorgeuntersuchung nach dem Grundsatz G 25 bei Fahr-, Steuer- und Überwachungstätigkeiten berücksichtigt Tätigkeiten von Kran-, Bagger- und Brückenführern sowie Steuertätigkeiten für Förder- und Seilbahnen oder Walzstraßen und Überwachungstätigkeiten in Stellwerken und Leitständen.

Bei diesen Tätigkeiten bestehen dauernde gesundheitliche Bedenken:

- Bei Personen mit Diabetes mellitus mit erheblichen Schwankungen der Blutzuckerwerte, insbesondere mit Neigung zur Hypoglykämie.

Bei bestehenden gesundheitlichen Bedenken ist im Einzelfall zu überprüfen, ob dem Gesundheitsrisiko durch arbeitsplatzbezogene Bedingungen wie individuelle Maßnahmen des Arbeitsschutzes, technische und/oder Sicherheits-Hilfsmittel, Auflagen oder Befristungen begegnet werden kann und damit die gesundheitlichen Bedenken durch geeignete Maßnahmen eventuell zurückgestellt werden können.

Die arbeitsmedizinischen Vorsorgeuntersuchungen nach dem Grundsatz G 26 berücksichtigt Atemschutzgeräteträger - Feuerwehrleute bei der freiwilligen Feuerwehr, Berufsfeuerwehr, Betriebsfeuerwehr und Tätige im Zivil- und Katastrophenschutz, im Rettungswesen, im Betriebsschutz, in technischen Hilfswerken u.a.m..

Bei diesen Tätigkeiten bestehen dauernde gesundheitliche Bedenken:

- Bei Personen mit Stoffwechselkrankheiten soweit sie die Belastbarkeit stärker einschränken, z.B. Zuckerkrankheit und Störungen der Drüsen mit innerer Sekretion.

Für Atemschutzgeräteträger der Gruppe 3 stellt der Diabetes mellitus einen Ausschlußgrund dar. Die gesundheitlichen Bedenken können unter bestimmten Voraussetzungen jedoch zurückgestellt werden, wenn bei Ausübung der vorgesehenen Tätigkeit nicht mit einer Gefährdung für sie selbst oder Dritte zu rechnen ist oder ihnen eine Tätigkeit mit Atemschutzgerät einer weniger belastenden Gruppe oder eine Überwachungstätigkeit zugewiesen werden kann.

Die arbeitsmedizinischen Vorsorgeuntersuchungen nach dem Grundsatz G 30 - Hitzearbeiten - werden durchgeführt bei Tätigkeiten an Arbeitsplätzen, die mit Hitzeexposition einhergehen wie bei Arbeiten an Öfen der keramischen und Glasfertigungsindustrie, an Schmelzöfen und bei Ofenmaurern. Gesundheitliche Bedenken bestehen bei Personen mit Diabetes mellitus.

Die gesundheitlichen Bedenken können unter bestimmten Voraussetzungen wie z.B. durch verbesserte Arbeitsplatzverhältnisse, Verwenden zusätzlicher persönlicher Schutzausrüstungen oder durch verkürzte Nachuntersuchungsfristen zurückgestellt werden, so daß eine Beschäftigung oder Weiterbeschäftigung an einem Hitzearbeitsplatz möglich ist.

Die arbeitsmedizinischen Vorsorgeuntersuchungen nach dem Grundsatz G 31 - Überdruck - werden durchgeführt, um zu prüfen, ob bei Personen, die Arbeiten im Überdruck ausführen, keine gesundheitlichen Bedenken gegen die Tätigkeit bestehen. Als solche gelten Arbeiten in Druckluft mit einem Überdruck von mehr als 10 kPa (0,1 bar) sowie Arbeiten unter Wasser, bei denen der Beschäftigte über ein Tauchgerät mit der erforderlichen Atemluft versorgt wird.

Gesundheitliche Bedenken bestehen

- bei Personen mit Stoffwechselkrankheiten, insbesondere Zuckerkrankheit oder sonstigen Störungen der Drüsen mit innerer Sekretion, welche die Belastbarkeit stärker einschränken.

Zudem kann es bei Arbeiten im Überdruck zu einer Verschlimmerung einer evtl. bestehenden Retinopathia diabetica kommen. Eine Beschäftigung oder Weiterbeschäftigung ist unter bestimmten Voraussetzungen möglich, wenn unter Berücksichtigung der vorgesehenen Tätigkeit des Untersuchten nicht zu befürchten ist, daß er sich oder Dritte gefährdet.

Die arbeitsmedizinischen Vorsorgeuntersuchungen nach dem

Grundsatz G 41 - Arbeiten mit Absturzgefahr - werden durchgeführt bei Tätigkeiten an Freileitungen, Antennenanlagen, Brücken, Masten, Türmen und Schornsteinen, Schächten im Bergbau und bei Gerüstbauarbeiten u.a.m., um Gesundheitsstörungen (insbesondere Gleichgewichtsstörungen), die zu einer erhöhten Absturzgefahr führen können, frühzeitig zu erkennen. Bei dem zu untersuchenden Personenkreis bestehen dauernde gesundheitliche Bedenken bei Personen mit Stoffwechselkrankheiten, insbesondere medikamentös zu behandelndem Diabetes mellitus.

Die gesundheitlichen Bedenken können hierbei unter bestimmten Voraussetzungen wie durch technische Maßnahmen (Geländer, Seitenschutz) oder Sicherheitsgeschirre oder durch spezifische Auflagen oder durch verkürzte Nachuntersuchungsfristen zurückgestellt werden, wenn dadurch nicht zu befürchten ist, daß die betroffenen Personen sich selbst oder Dritte gefährden.

Weitere arbeitsmedizinische Vorsorgeuntersuchungen nach weiteren berufsgenossenschaftlichen Grundsätzen können bei Tätigkeiten an Arbeitsplätzen mit gesundheitsgefährdenden chemischen Substanzen mit der Beurteilung dauernder gesundheitlicher Bedenken einhergehen, wenn beispielsweise Diabetes-Folgeerkrankungen wie eine Neuropathia diabetica oder eine Nephropathia diabetica vorliegen. Auch in diesen Fällen ist im Einzelfall zu prüfen, ob unter bestimmten Voraussetzungen wie durch Verwenden persönlicher Schutzausrüstungen oder durch verbesserte Arbeitsplatzverhältnisse oder auch durch verkürzte Nachuntersuchungsfristen eine verantwortbare Weiterbeschäftigung möglich ist und insofern die Bedenken zurückgestellt werden können.

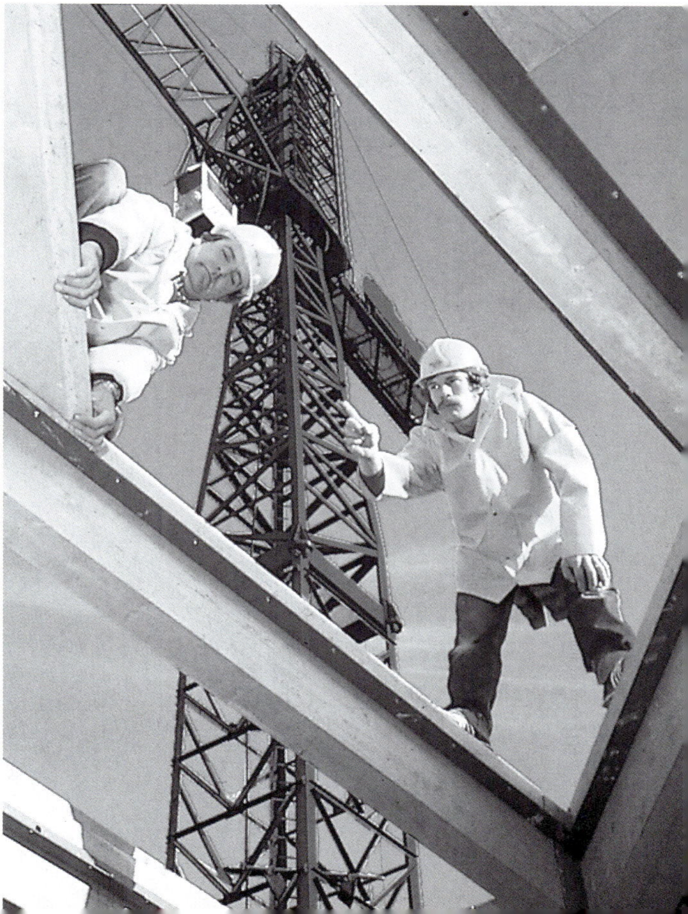

Einstellung und Beschäftigung von Diabetikern im öffentlichen Dienst

Für die Einstellung und Beschäftigung von Diabetikern im öffentlichen Dienst hat der Ausschuß SOZIALES der Deutschen Diabetes-Gesellschaft 1982 die nachfolgenden Richtlinien erarbeitet. Der Bundesminister des Inneren hat mit Rundschreiben vom 31.8.1982 (Az: DI 1-210107/5) diese Richtlinien empfehlend an die obersten Bundesbehörden weitergeleitet. Dabei wurde darauf hingewiesen, daß die Richtlinien für die Einstellung und Beschäftigung von nicht schwerbehinderten Diabetikern anzuwenden ist, während für schwerbehinderte Diabetiker diejenigen Maßstäbe gelten und anzuwenden sind, die allgemein bei der Einstellung von Schwerbehinderten in den öffentlichen Dienst zugrunde gelegt werden.

Für die Einstellung und Beschäftigung von Diabetikern im öffentlichen Dienst hat der Ausschuß SOZIALES der Deutschen Diabetes-Gesellschaft 1982 die nachfolgenden Richtlinien erarbeitet.

Richtlinien der Deutschen Diabetes-Gesellschaft zur Einstellung von Diabetikern in den öffentlichen Dienst

1. Der generelle Ausschluß des Diabetikers von pensionsberechtigten Anstellungen im Staatsdienst und vergleichbaren Institutionen ist aus medizinischen Gründen nicht gerechtfertigt.

2. Für die Einstellung in die genannten Tätigkeiten kommen alle arbeitsfähigen Diabetiker in Betracht, deren Stoffwechselstörung mit Diät allein, mit Diät und oralen Antidiabetika und/oder Insulin auf Dauer gut einstellbar ist. Durch eine gute Stoffwechselselbstkontrolle wird das Risiko für das Auftreten diabetesspezifischer Komplikationen verringert.

3. Diabetische Bewerber um solche Stellen sollten frei von diabetesspezifischen Komplikationen an Augen und Nieren sein. Die Feststellung solcher Befunde hat durch fachärztliche Augenhintergrunduntersuchung (Funduskopie) sowie durch den kompletten Harnstatus und die Bestimmung des Kreatininwertes im Serum zu erfolgen.

4. Diabetiker, die rein diätetisch behandelt werden, können jede Tätigkeit ausüben, zu der sie nach Vorbildung und Leistung auch sonst geeignet wären. Insulinbehandelte Diabetiker sollten nach Möglichkeit keine Tätigkeiten verrichten, die unregelmäßige Arbeitszeiten erfordern. Sie sollten ferner nicht zu Tätigkeiten herangezogen werden, die beim Eintritt hypoglykämischer Reaktionen Gefahren für sie selbst oder ihre Umwelt mit sich bringen, z. B. als Fahrer öffentlicher Verkehrsmittel.

5. Diabetische Bewerber müssen ein ärztliches Zeugnis vorweisen, aus dem die Qualität der Stoffwechselführung, der Nachweis regelmäßiger und langfristiger Stoffwechselkontrollen sowie die Bereitschaft zur Kooperation hervorgehen. Zur Beurteilung der Einstellungsqualität wer-

den die unter Punkt 6 genannten Grenzwerte für die Blutzuckerkonzentration zugrunde gelegt. Zusätzlich kann die Bestimmung des glykosylierten Hämoglobins (HbA_1 oder HbA_{1c}) herangezogen werden. Die Eignung des Bewerbers soll in der Regel durch ein fachärztliches Gutachten geklärt werden, das von einem diabetologisch erfahrenen Arzt oder in einer Diabetesklinik erstattet werden sollte (siehe Punkt 7).

6. Die Beurteilung der Qualität der Stoffwechselführung soll individuell erfolgen. Ein überwiegend ausgeglichener Stoffwechselzustand sollte dokumentiert sein. Für nicht mit Insulin behandelte Diabetiker ist überwiegend Harnzuckerfreiheit zu fordern, bei insulinbehandelten Diabetikern sollte die Mehrzahl der Harnproben zuckerfrei sein. Zur Beurteilung der Stoffwechsellage sind einzelne Blutzuckerwerte, besonders im Nüchternzustand, ungeeignet. Dasselbe gilt für die Untersuchung einer einzelnen Urinportion. Es ist erforderlich, wenigstens drei Blutzuckerwerte zu geeigneten Zeiten im Tagesverlauf zu messen. Die Maximalwerte sollten bei insulinbehandelten Diabetikern ein bis zwei Stunden nach den Mahlzeiten nicht wesentlich über 220 mg/dl Glukose liegen, bei diät- und tablettenbehandelten nicht über 160 mg/dl.

7. Untersuchungskatalog:

7.1. Körperliche Gesamtuntersuchung: unter anderem Blutdruckmessung, Palpation der Pulse an den typischen Stellen, Inspektion der Füße.

7.2. EKG, Röntgenuntersuchung der Lungen.

7.3. Laboruntersuchungen: Es werden nur solche Untersuchungen gefordert, die zur Beurteilung des Diabetes oder eventuell diabetesspezifischer Komplikationen notwendig sind. Bei pathologischen Werten ist vor einer Stellungnahme die Bestätigung durch Kontrollen erforderlich: - Kreatinin im Serum, - kompletter Harnstatus.

7.4. Ophthalmologische Untersuchung: Durch einen Ophthalmologen müssen diabetesspezifische Fundusveränderungen ausgeschlossen werden. Der Befund muß dokumentiert werden, bei sehr geringen Veränderungen sollte eine Nachuntersuchung nach mindestens einem halben Jahr erfolgen.

7.5. Stoffwechselkontrollen: Der Bewerber sollte regelmäßig ärztliche Stoffwechselkontrollen wahrnehmen und häusliche Stoffwechselselbstkontrollen durchführen.

Zur Beurteilung der Kooperationsbereitschaft dienen unter anderem die vom behandelnden Arzt bescheinigten Untersuchungsbefunde und die vom Bewerber dokumentierten Ergebnisse der regelmäßigen Stoffwechselselbstkontrollen.

April 1982 Deutsche Diabetes-Gesellschaft

Nach unseren Erfahrungen hat sich die Anwendung dieser Richtlinien mit dem besonderen Hinweis darauf, daß der generelle Ausschluß des Diabetikers von Anstellungen im Staatsdienst und vergleichbaren Institutionen aus medizinischen Gründen nicht gerechtfertigt ist, für Bewerber mit Diabetes mellitus um eine Stelle im öffentlichen Dienst vielfach bewährt. Auch an dieser Stelle sei noch einmal besonders darauf hingewiesen, daß der Schulung und der Motivation zur Durchführung regelmäßiger Stoffwechselselbstkontrollen sowie der Bereitschaft zur Kooperation des Stellenbewerbers besondere Bedeutung zukommt (siehe Punkt 5 und 6 der Richtlinien). Daher empfiehlt sich eine gute Vorbereitung mit Dokumentation der Befunde und Kontrollen einschließlich einer fachärztlichen Augenhintergrunduntersuchung (Funduskopie) vor der Einstellungsuntersuchung. Vielfach kann es hilfreich sein, die o.g. Richtlinien zur Untersuchung mitzunehmen, da diese mancherorts nicht bekannt sind oder nicht vorliegen.

Diese Richtlinien gelten für die Einstellung und Beschäftigung von nicht schwerbehinderten Diabetikern im öffentlichen Dienst, soweit nicht andere Dienstvorschriften gelten, wie z.B.

- die Polizeidienstvorschrift
- die Zentrale Dienstvorschrift der Bundeswehr
- die Diensttauglichkeitsvorschriften des Zolldienstes

Im öffentlichen Dienst gilt für den Polizeivollzugsdienst eine besondere Dienstvorschrift, die Polizeidienstvorschrift (PDV) 300, die die "ärztliche Beurteilung der Polizeidiensttauglichkeit und der Polizeidienstfähigkeit" regelt. Diese Dienstvorschrift gilt für die ärztliche Beurteilung der Polizeidiensttauglichkeit von Bewerbern für eine Laufbahn des Polizeivollzugsdienstes und für die ärztliche Beurteilung der Polizeidienstfähigkeit der Beamten im Dienst.

Der Polizeivollzugsdienst stellt besondere Anforderungen an die körperliche und geistige Leistungsfähigkeit sowie an die seelische Belastbarkeit der Polizeivollzugsbeamten. Die gesundheitliche Eignung für den Polizeivollzugsdienst ist deshalb nach besonderen Maßstäben zu beurteilen.

Vor der Einstellung in den Polizeivollzugsdienst wird die Polizeidiensttauglichkeit untersucht. Ein Bewerber für eine Laufbahn des Polizeivollzugsdienstes mit Diabetes mellitus wird als polizeidienstuntauglich beurteilt werden; beim Vorliegen eines Fehlers 2.12 („Stoffwechselkrankheiten, auch Diabetes einschließlich der latenten und subklinischen Form") ist eine Einstellung in den Polizeivollzugsdienst ausgeschlossen.

Bei einem im Polizeivollzugsdienst tätigen Beamten lauten die allgemeinen Beurteilungsgrundsätze: „Der Beamte genügt den besonderen gesundheitlichen Anforderungen des Polizeivollzugsdienstes, wenn seine körperliche, geistige und seelische Belastbarkeit die Verwendung im Außen- und Schichtdienst gestattet und den körperlichen Einsatz gegen Rechtsbrecher, die Anwendung unmittelbaren Zwanges sowie den Gebrauch von Waffen zuläßt, es sei denn, die auszuübende Tätigkeit erfordert bei Beamten auf Lebenszeit auf Dauer der genannten Voraussetzungen nicht mehr.

Beim Auftreten eines Diabetes mellitus bei einem im Polizeivollzugsdienst tätigen Beamten muß deshalb nicht sogleich Polizeidienstunfähigkeit festgestellt werden. Vielmehr wird im Einzelfall nach Alter, Diabetestyp und Therapieform über die weitere Dienstfähigkeit zu entscheiden sein.
Dienstrechtlich wird die Dienstfähigkeit nach den Beamtengesetzen der Bundesländer beurteilt. In einigen Bundesländern wird bei der Beurteilung der Polizeidienstfähigkeit auch die Möglichkeit von tätigkeitsbezogenen Einschränkungen betreffs Nachtdienst, Ermittlungsdienst, Außendiensttätigkeit, Führen von Dienstfahrzeugen, Führen von Schußwaffen, Teilnahme am Schießen/Schießausbildung, Tragen von Dienstkleidung und Teilnahme am Dienstsport eingeräumt, so daß nur im Ausnahmefall beim Auftreten eines Diabetes sogleich Dienstunfähigkeit festgestellt werden muß. Weiterhin kann bei Feststellung von Polizeivollzugsdienstunfähigkeit die Eignung für den allgemeinen Verwaltungsdienst gegeben sein. Das Bundesrechtsrahmengesetz regelt in § 26 Abs. 3 „Durch Gesetz kann bestimmt werden, daß von der Versetzung des Beamten in den Ruhestand wegen Dienstunfähigkeit abgesehen werden soll, wenn ihm ein anderes Amt derselben oder einer gleichwertigen Laufbahn mit mindestens dem gleichen Grundgehalt übertragen werden kann und wenn zu erwarten ist, daß er den gesundheitlichen Anforderungen des neuen Amtes genügt." Es liegt im Ermessensspielraum des Dienstherrn, auch eine innerbehördliche Umsetzung bzw. eine Versetzung des Beamten zu veranlassen, um

Beim Auftreten eines Diabetes mellitus bei einem im Polizeivollzugsdienst tätigen Beamten muß deshalb nicht sogleich Polizeidienstunfähigkeit festgestellt werden.

einem Verlust des Arbeitsplatzes und einer vorzeitigen Pensionierung entgegenzuwirken.

Bei der Untersuchung des Polizeibeamten auf Polizeidienstfähigkeit sieht die ärztliche Beurteilung die folgenden Kategorien vor:

- „gesundheitlich uneingeschränkt geeignet für den Polizeivollzugsdienst"

oder

- „gesundheitlich geeignet für den Polizeivollzugsdienst gemäß der beschriebenen Funktion" (Funktion ist präzise zu beschreiben)

oder

- „gesundheitlich nicht geeignet für den Polizeivollzugsdienst, geeignet für den allgemeinen Verwaltungsdienst; für Ausbildungsmaßnahmen gesundheitlich geeignet/nicht geeignet"

oder

- „gesundheitlich nicht geeignet für den Polizeivollzugsdienst und nicht geeignet für den allgemeinen Verwaltungsdienst".

In Abhängigkeit vom Diabetes-Typ und von der Therapie wird nach diesen ärztlichen Beurteilungskriterien die weitere Eignung für den Polizeivollzugsdienst zu beurteilen sein.

Die Zentrale Dienstvorschrift der Bundeswehr ZDV 46/1 mit Bestimmungen für die ärztliche Untersuchung bei Musterung und Dienstantritt von Wehrpflichtigen, Annahme und Einstellung von freiwilligen Bewerbern sowie bei der Entlassung von Soldaten ist die Dienstvorschrift für die Beurteilung der geistigen und körperlichen Tauglichkeit für den Wehrdienst. Sie wird im Kapitel „Diabetes und Wehrdienst" behandelt. Danach gelten Wehrpflichtige mit Diabetes mellitus als nicht tauglich bzw. nicht wehrdienstfähig.

Bei der Beurteilung der Zolldiensttauglichkeit gelten nur Bewerber als tauglich für den Grenzzolldienst, deren Gesundheitszustand und körperliche Veranlagung die Gewähr dafür bieten, daß sie uneingeschränkt und ohne Erleichterungen den Anforderungen der Laufbahn bis zum Erreichen der gesetzlichen Altersgrenze gewachsen sind. Bei Bewerbern mit Diabetes mellitus ist demnach Grenzzolldienstuntauglichkeit festzustellen.

Eignung für den Beruf des Krankenpflegers/der Krankenschwester

Das Krankenpflegegesetz (vom 4.6.1985) nennt in § 2 die Erlaubnisvoraussetzungen, die nicht gegeben sind, wenn der Antragsteller wegen eines körperlichen Gebrechens, wegen Schwäche seiner geistigen oder körperlichen Kräfte oder wegen einer Sucht zur Ausübung des Berufes unfähig oder ungeeignet ist. In den Erläuterungen wird ausgeführt: zu den die Nichteignung begründenden körperlichen oder geistigen Schwächen gehören z.B. ...... Erkrankungen, die eine Gefährdung von Patienten zur

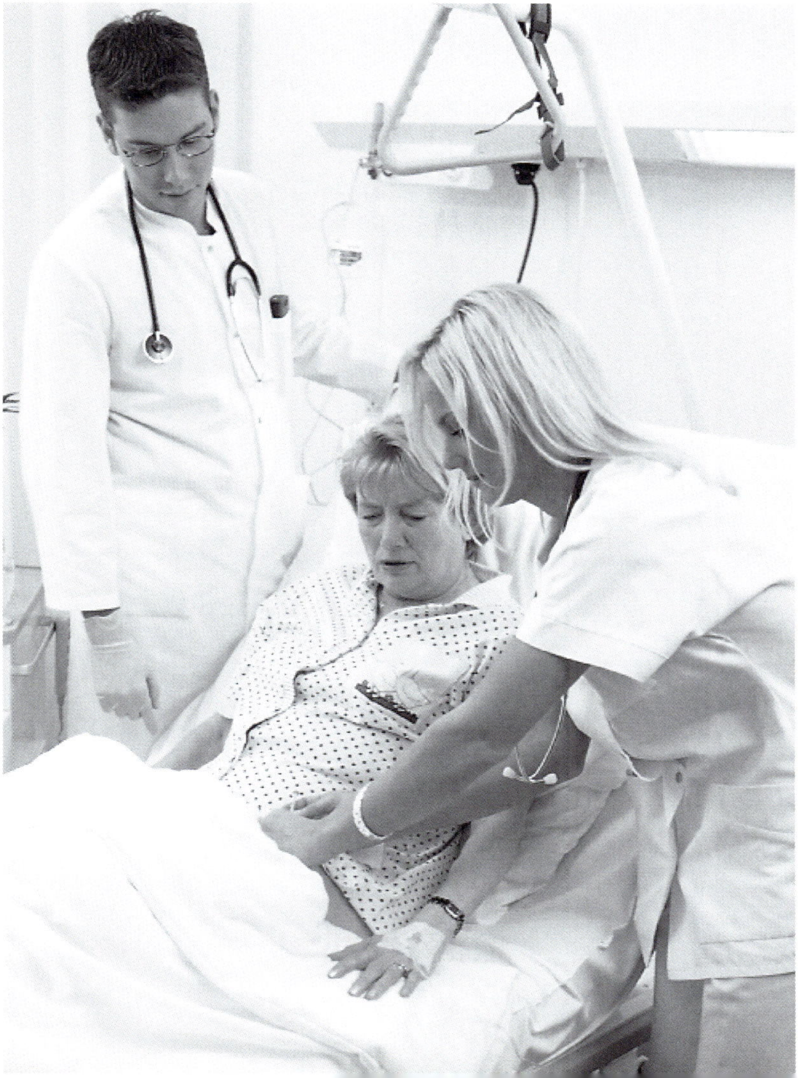

Vor der Entscheidung für den Beruf des Krankenpflegers/der Krankenschwester sollte jedoch nach diabetologischer Beratung die Frage der Eignung für Schicht- und Wechseldienst eingehend erörtert werden.

Folge haben können, z.B. wenn ein Schüler an einer chronischen Krankheit (Diabetes mellitus, Anfallsleiden) leidet und durch unangemessene Lebensweise Stoffwechselentgleisungen oder Anfälle provoziert.

Im Umkehrschluß bedeutet dies, daß sich bei einem gut geschulten, motivierten Diabetiker mit angemessener Lebensweise eine Nichteignung für den Beruf des Krankenpflegers/der Krankenschwester nicht feststellen läßt.

Die berufliche Rehabilitation

Beim Auftreten eines Diabetes mellitus bei einem Berufstätigen werden zur Wiedereingliederung verschiedene Maßnahmen einzuleiten sein und zwar zunächst

- die medizinische Rehabilitation,
- die ambulante oder stationäre Behandlung des Diabetikers mit Stoffwechseleinstellung und eingehender Schulung, insbesondere auch im Hinblick auf die weitere Berufsausübung sowie
- die berufliche Rehabilitation, die Wiedereingliederung in das Berufsleben. Dabei ist das Ziel, den Diabetiker in seinen bislang ausgeübten Beruf bzw. seinen bisherigen Arbeitsplatz wieder einzugliedern, wenn die Diabetestherapie mit den beruflichen Bedingungen vereinbar ist bzw. wenn die berufliche Situation mit den Therapiemöglichkeiten vereinbar ist.

Weitergehende berufliche Rehabilitationsmaßnahmen sind angezeigt, wenn der Berufstätige mit neu manifestiertem Diabetes mellitus eine für seine Erkrankung ungeeignete Tätigkeit ausübt oder auch, wenn die Therapiemaßnahmen und/oder diabetesbedingte Komplikationen die Wiedereingliederung in den bislang ausgeübten Beruf erschweren oder unmöglich machen.

Dabei kommen in Betracht:

- die innerbetriebliche Umsetzung - unter Einschaltung des betriebs-/werksärztlichen Dienstes wird ein angemessener Arbeitsplatz im gleichen Unternehmen gesucht, wenn beispielsweise aufgrund des Gesundheitsrisikos nach erfolgter arbeitsmedizinischer Untersuchung der Arbeitnehmer aus einem Expositionsbereich herausgenommen werden muß; in diesem Fall muß der Unternehmer nach Möglichkeiten suchen, den Betroffenen auf einem anderen Arbeitsplatz einzusetzen; wenn eine innerbetriebliche Umsetzung nicht praktikabel ist, kommt

- die innerbetriebliche Qualifizierungsmaßnahme in Betracht, d.h. für einen neuen Arbeitsplatz im selben Betrieb/Unternehmen ist eine innerbetriebliche Umschulung mit Erfüllung gewisser Qualitätsstandards notwendig; auch bei dieser Maßnahme ist die vorherige Einschaltung des betriebs-/werksärztlichen Dienstes angezeigt; meist wird ein solches Angebot nur in größeren Unternehmen offeriert werden können.

Wenn alle Möglichkeiten ausgeschöpft sind, die höchstwahrscheinlich ohnehin nur in großen Unternehmen gegeben sind, stellt sich die Frage, ob der Unternehmer eine Kündigung rechtfertigen kann. Die Kündigung kann nach § 1 Abs. 2 Kündigungsschutzgesetz (KSchG) sozial ungerechtfertigt sein, wenn der Arbeitnehmer an einem anderen Arbeitsplatz im selben Betrieb oder in einem anderen Betrieb des Unternehmens weiterbeschäftigt werden kann oder wenn die Weiterbeschäftigung des Arbeitnehmers nach zumutbaren Umschulungs- oder Fortbildungsmaßnahmen möglich ist oder wenn eine Weiterbeschäftigung des Arbeitnehmers unter geänderten Arbeitsbedingungen möglich ist und der Arbeitnehmer sein Einverständnis hiermit erklärt hat. Die Rechtsprechung hat hierzu betont, daß die Möglichkeiten einer innerbetrieblichen Umsetzung besonders sorgfältig zu prüfen sind. Der Betriebsrat hat in solchen Fällen ein Anhörungsrecht sowie ein Widerspruchsrecht gemäß § 102 Betriebsverfassungsgesetz.

Wenn die bisher dargestellten beruflichen Rehabilitationsmaßnahmen nicht zu dem gewünschten Ziel der Wiedereingliederung des Diabetikers geführt haben,

kommt als nächste Maßnahme

- die Umschulung in einem Berufsförderungswerk in Betracht. Für Berufstätige, die wegen Art und Schwere ihrer Erkrankung ihre ausgeübte Tätigkeit nicht weiter ausüben und auch keine innerbetriebliche Umsetzung/Umschulung erfahren können und die aufgrund von Krankheit oder Unfall auf einen Berufswechsel angewiesen sind, gibt es die Möglichkeit der Umschulung in Berufsförderungswerken. Dort werden sowohl vorbereitende Maßnahmen zur Berufsfindung und Arbeitserprobung als auch Vorbereitungslehrgänge auf die geplante Tätigkeit sowie die Rehabilitationsmaßnahme selbst durchgeführt. Diese Maßnahmen haben eine dauerhafte Wiedereingliederung in das Berufsleben zum Ziel. Kostenträger dieser Maßnahmen sind nach dem Arbeitsförderungsgesetz die Rentenversicherungen und andere zuständige Kostenträger.

Die Hypoglykämie als besonderes Problem im Arbeitsleben

Das besondere Problem der Hypoglykämiegefahr, die bei allen mit Insulin behandelten, aber auch (eher selten) bei mit oralen Antidiabetika behandelten Diabetikern gegeben ist bzw. sein kann, sei hier gesondert erwähnt.

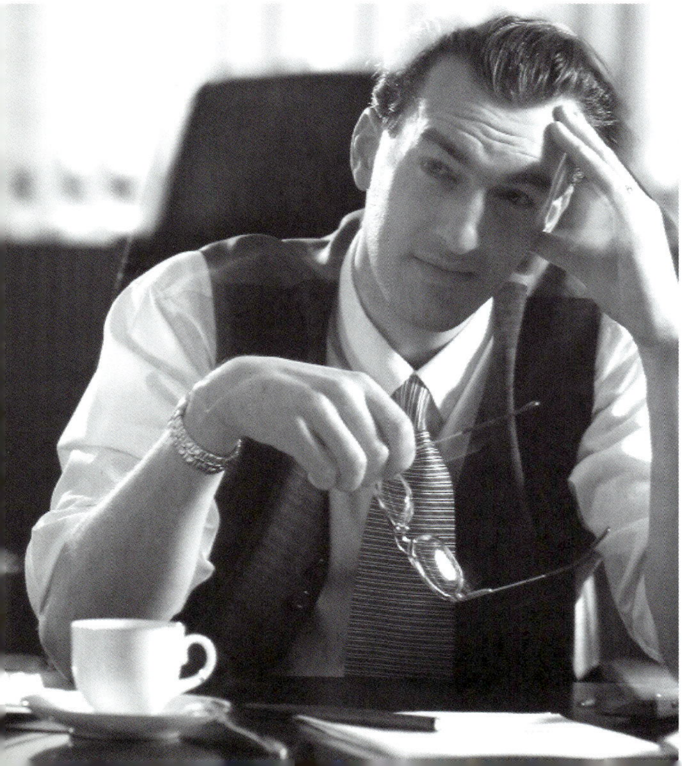

Das Risiko der Hypoglykämiegefährdung führt wie oben erwähnt zum Ausschluß der Ausübung bestimmter Berufe bzw. Tätigkeiten und zwar der beruflichen Personenbeförderung, des Waffengebrauchs, von Überwachungsfunktionen, von Arbeiten mit Absturzgefahr und Arbeiten im Überdruck. Die Hypoglykämieneigung kann aber auch in Berufen und bei Tätigkeiten, die nicht mit einer Gefährdung anderer Menschen einhergeht, zu einem besonderen Problem werden, zumal sie meist mit einer passageren - meist nur Minuten dauernden - Verminderung der Leistungsfähigkeit einhergeht und in seltenen Fällen auch zu einer Beeinträchtigung des Bewußtseins führen kann. In vielen Fällen wird die Hypoglykämie zum Ärgernis für den Betroffenen selbst oder auch für das soziale Umfeld, in seltenen Fällen kann sie evtl. sogar zur Kündigung führen, in einigen Fällen sind rechtliche - zivil- und strafrechtliche, arbeitsrechtliche und haftungsrechtliche - Bereiche tangiert. Es ist sicher unbestritten, daß die Hypoglykämie viele Bereiche des täglichen Lebens der Menschen mit Diabetes mellitus berührt.

Aus diesen Gründen müssen die Betroffenen eine eingehende Schulung zur Hypoglykämieproblematik erfahren, sie müssen „ihre" Symptome der Unterzuckerung sicher kennenlernen, evtl. auch durch eine provozierte Hypoglykämie, sie müssen lernen, diese rasch und konsequent zu behandeln und sie müssen wissen, daß man durch eine Hypoglykämieprophylaxe z.B. durch Gabe zusätzlicher Kohlenhydrate vor absehbarer vermehrter körperlicher Betätigung bei Sport, Spiel und Arbeit auch einer Unterzuckerung vorbeugen kann.

Durch Schulung, Schulung, Schulung sowie durch konsequente rasche Behandlung und durch regelmäßige Blutzuckerselbstkontrollen und ggf. durch vorbeugende Maßnahmen müssen Hypoglykämien so weit wie möglich vermieden werden. Weiterhin ist zu überlegen, ob nicht auch vertrauliche Mitarbeiter soweit über das Problem der Unterzuckerung aufgeklärt und instruiert werden, daß sie im Notfall rasche Hilfe leisten können.

Es gibt aber auch Diabetiker, bei denen sich hypoglykämiebedingt Bewußtseinsveränderungen oder Verhaltensstörungen so plötzlich und/oder ohne typische Warnzeichen einstellen, daß der Betroffene keine Gegenmaßnahmen mehr ergreifen kann. Müdigkeit, Konzentrationsschwäche, Unruhe oder Agitiertheit werden verkannt und nicht als Symptome einer Unterzuckerung erkannt, gelegentlich machen Diabetiker im Zustand der Unterzuckerung den Eindruck von Geisteskranken oder Betrunkenen. Diabetiker mit Hypoglykämie-Wahrnehmungsstörungen müssen insbesondere auch im Berufs- und Arbeitsleben mit benachteiligenden Folgen rechnen (Arbeitsplatz, Führerschein!). Es müssen geeignete Maßnahmen eingeleitet werden - Therapieänderung, Wahrnehmungstraining, häufigere Blutzuckerselbstkontrollen - damit derartige Hypoglykämien zuverlässig verhindert werden können.

In Deutschland wird seit geraumer Zeit ein Blutglukose-Wahrnehmungs-Training (BGAT)© zur

Informationen zum BGAT-Trainingsprogramm und eine Liste von BGAT-Trainern (Diabetologen, Psychologen, Diabetesberater-/Innen sind erhältlich bei Frau Prof. Dr. G. Fehm-Wolfsdorf, Fleischhauerstraße 26 23552 Lübeck

Vorbeugung schwerer Hypoglykämien angeboten, welches in USA als Blood-Glucose-Awareness-Training© entwickelt und 1994 veröffentlicht wurde. Dieses strukturierte, intensive Trainingsprogramm zur Verbesserung der Hypoglykämie-Wahrnehmung, zur Früherkennung von Hypoglykämien und zur Vermeidung schwerer Hypoglykämien wird ambulant und stationär von mehreren Diabetes-Zentren angeboten. Es ist insbesondere auch geeignet für langjährige Typ-1-Diabetiker mit Hypoglykämie-Wahrnehmungsstörungen z.B. bei fehlender Gegenregulation bei Unterzuckerungen.

Leistungseinschränkungen im Berufs- und Arbeitsleben beim Auftreten von Diabetes-Folgeerkrankungen

Diabetiker ohne andere schwerwiegende Erkrankungen oder ausgeprägte Diabetes-Folgeerkrankungen können nahezu alle Berufe und Tätigkeiten ausüben, zu denen sie nach Neigung, Begabung, praktischen und intellektuellen Fähigkeiten und Ausbildung geeignet sind, sie sind voll leistungsfähig und sie können bei intensivierter Behandlung selbst Schichtarbeit und Akkordarbeit leisten. Durch den Diabetes bedingt können jedoch Folgeerkrankungen an Augen, Nieren, Nerven und an den Schlagadern des Herzens, Gehirns und der Beine auftreten, die zu Funktionseinschränkungen führen, die die Leistungsfähigkeit auch im Beruf teilweise erheblich einschränken können.

Beim Auftreten einer Retinopathia diabetica (Augenhintergrundsveränderungen) wird beim Nachweis von Mikroaneurysmen zunächst keine Einschränkung des Leistungsvermögens vorliegen. Beim Nachweis von Gefäßproliferationen und Exsudaten wird man mit Rücksicht auf die Blutungsgefahr von schweren körperlichen Arbeiten mit Heben und Tragen von Lasten abraten. Regelmäßige augenärztliche Kontrolluntersuchungen sind anzuraten, dabei sind im Hinblick auf die Fahrtauglichkeit und auf die Bildschirmtauglichkeit zusätzliche Untersuchungen notwendig.

Die Nephropathia diabetica (Nierenveränderungen) schränkt zunächst das Leistungsvermögen des Diabetikers nicht wesentlich ein, erst im Stadium der dekompensierten Insuffizienz mit Kreatininwerten über 8 mg/dl ist die körperliche Belastbarkeit und die Leistungsfähigkeit drastisch reduziert.

Die Neuropathia diabetica (Veränderungen am Nervensystem) führt zunächst bei überwiegendem Betroffensein der sensiblen Fasern zu keiner wesentlichen Leistungseinbuße; beim Vollbild der Polyneuropathia diabetica mit autonomer Neuropathie und Betroffensein auch der motorischen Fasern besteht meist Erwerbsunfähigkeit.

Der diabetische Fuß stellt die häufigste Ursache zur Berentung von Diabetikern dar; es besteht zumindest zeitweise Berufs- bzw. Erwerbsunfähigkeit.

Die Diskriminierung von Diabetikern im Berufs- und Arbeitsleben

Die Diskriminierung im Sinne von Benachteiligung, Ungleichbehandlung, Sonderbehandlung und Schlechterstellung von Diabetikern sehen wir im beruflichen Umfeld als

- legitime Diskriminierung
- illegitime Diskriminierung
- Selbstdiskriminierung

Eine legitime Diskriminierung und im juristischen Sinne begründbare Ungleichbehandlung liegt dann vor, wenn es aufgrund von gesetzlichen Bestimmungen, Eignungsrichtlinien oder Verordnungen zur Ungleichbehandlung und Benachteiligung für Diabetiker kommt.

Auch wird insulinbehandelten Diabetikern die berufliche Personenbeförderung aufgrund des Hypoglykämierisikos mit Fremdgefährdung nicht erlaubt.

Die Unfallverhütungsvorschriften der Berufsgenossenschaften (UVV) beispielsweise untersagen Diabetikern aus Haftungsgründen jede Beschäftigung an Arbeitsplätzen, wo es durch Fehlhandlungen zu Selbst- oder Fremdgefährdung kommen kann.

Die Polizeidienstvorschrift (PDV 300) läßt bei bestehendem Diabetes mellitus Polizeidienstuntauglichkeit feststellen.

Eine illegitime Diskriminierung liegt vor, wenn dem Diabetiker ohne juristische Begründung Nachteile aufgrund des Diabetes entstehen, beispielsweise wenn bei gleichen Eignungsvoraussetzungen für einen Arbeitsplatz, bei gleich qualifizierender Ausbildung der Bewerber mit Diabetes mellitus benachteiligt und schlechter gestellt wird, sobald der Diabetes dem potentiellen Arbeitgeber bekannt wird. Allerdings ist eine illegitime Diskriminierung nur in den seltensten Fällen auch zu beweisen.

Die Selbst-Diskriminierung im Berufsleben kann dort beobachtet werden, wo versucht wird, den Diabetes zu benutzen und sekundären Krankheitsgewinn zu erzielen, beispielsweise durch Extra-Pausenzeiten oder auch als Erklärung für häufigere Fehlzeiten oder zur Freistellung von bestimmten Arbeiten.

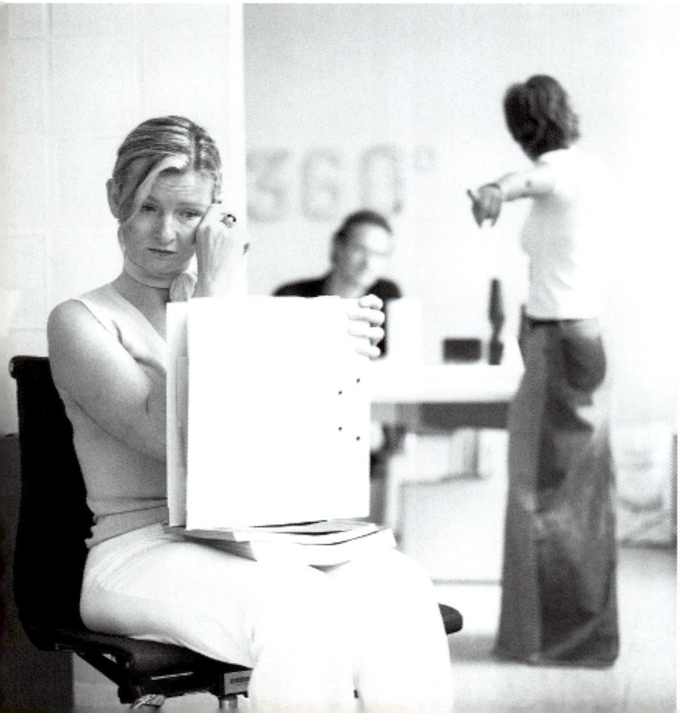

Schließlich kann sich sogar die Anerkennung als Schwerbehinderter im Sinne von Selbst-Diskriminierung mit entsprechender Stigmatisierung und vermindertem Selbstwertgefühl sowie unzweifelhaft wesentlichen Nachteilen im Berufsleben ungünstig auswirken.

Aus diesen Gründen und mit dem Wissen um die vielfach zu beobachtende Diskriminierung empfehlen wir, daß Menschen mit Diabetes und insbesondere Bewerber um einen Arbeitsplatz nicht von sich aus den Diabetes offenbaren. Dazu gibt es keine Verpflichtung. Die Fragen des Arbeitgebers nach dem Gesundheitszustand des Bewerbers, die die Persönlichkeitssphäre besonders stark berühren, sind grundsätzlich nur dann rechtmäßig und erlaubt, wenn diese im Zusammenhang mit dem einzugehenden Arbeitsverhältnis stehen und wenn es bei dem zu besetzenden Arbeitsplatz auf ein bestimmtes Leistungsvermögen des Bewerbers ankommt.

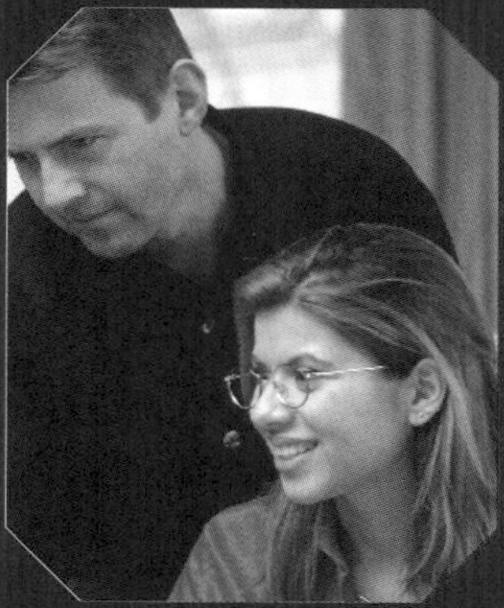

Ausbildungsförderung

Ausbildung ist das Erlernen und Ausformen bestimmter Fähigkeiten, also vorwiegend eine Aufgabe der beruflichen Bildung. Sie ist sowohl Voraussetzung für den sozialen Aufstieg des Einzelnen als auch für das Funktionieren der Wirtschaft und Gesellschaft.

Ausbildungsförderung ist die finanzielle staatliche Zuwendung von Mitteln des Bundes und der Länder für in Ausbildung befindliche Jugendliche, wenn dem Auszubildenden die für seinen Lebensunterhalt und seine Ausbildung erforderlichen Mittel nicht zur Verfügung stehen. Das heißt, es steht kein eigenes Vermögen oder Einkommen oder das der Eltern oder des Ehegatten, was im allgemeinen angerechnet wird, zur Verfügung. Die gesetzliche Grundlage ist das Bundesausbildungsförderungsgesetz, allgemein bekannt als BAföG. In einigen Bundesländern gibt es zusätzliche Regelungen, wonach Schüler gefördert werden, die keine Leistungen nach dem BAföG bekommen können (z. B. Gymnasiasten, die bei den Eltern wohnen).

Wer hat Anspruch auf BAföG?

BAföG können erhalten:

- Studierende an allen Arten von Hochschulen, Höheren Fachschulen und Akademien,
- Schüler weiterführender allgemeinbildender Schulen und Berufsfachschulen ab Klasse 10 und Schüler von Fach- und Fachoberschulklassen ohne abgeschlossene Berufsausbildung, sofern sie aus bestimmten Gründen notwendigerweise nicht bei ihren Eltern wohnen können,
- Schüler von Abendschulen oder Kollegs,
- Schüler ohne abgeschlossene Berufsausbildung in Fach- und Berufsschulklassen, die in einem mindestens zweijährigen Bildungsgang zu einem berufsqualifizierenden Abschluß führen,
- Schüler an Berufsaufbauschulen,
- Schüler in Fachoberschul- und Fachschulklassen, deren Besuch eine abgeschlossene Berufsausbildung voraussetzt.

Wo und wie ist der Antrag zu stellen?

- Studierende wenden sich an das Studentenwerk der Hochschule, an der der oder die Studierende immatrikuliert ist,
- Auszubildende an Abendgymnasien, Kollegs, höheren Fachschulen und Akademien an das Amt für Ausbildungsför-

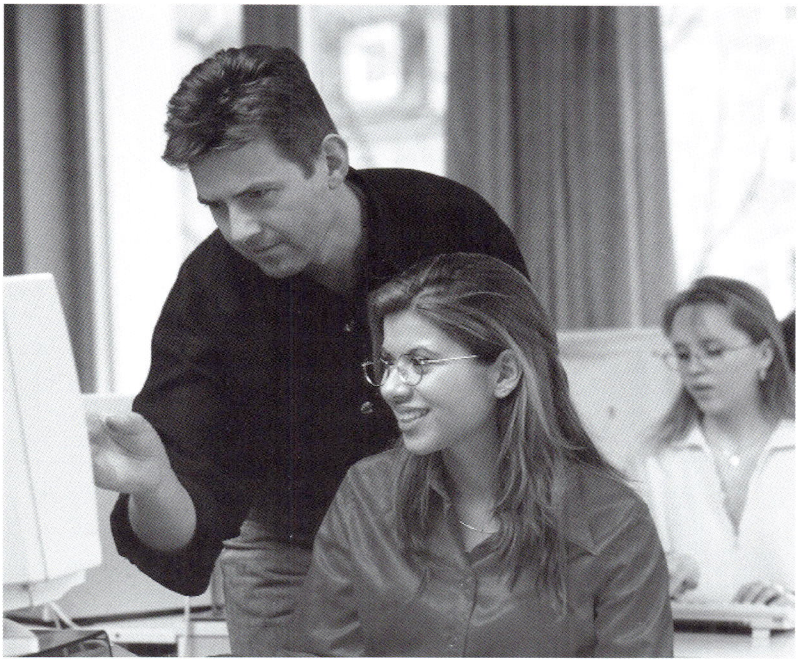

Ausbildungsförderung ist die finanzielle staatliche Zuwendung von Mitteln des Bundes und der Länder für in Ausbildung befindliche Jugendliche, wenn dem Auszubildenden die für seinen Lebensunterhalt und seine Ausbildung erforderlichen Mittel nicht zur Verfügung stehen.

derung, in dessen Bezirk sich die Ausbildungsstätte befindet,
- alle anderen an das Amt für Ausbildungsförderung der Stadt-/ Kreisverwaltung am Wohnort der Eltern.

Der Antrag auf BAföG-Leistungen muß in jedem Fall schriftlich erfolgen. Formblätter und Informationsmaterial gibt es beim zuständigen Amt für Ausbildungsförderung. Die Bearbeitung dauert in der Regel einige Zeit. Stellen Sie daher Ihren Antrag möglichst früh.

Förderungsarten und Dauer

Die Förderung erfolgt für Schüler vollständig durch Zuschuß. Studierende an höheren Fachschulen, Akademien und Hochschulen erhalten die Ausbildungsförderung während der Regelstudienzeit je zur Hälfte als Zuschuß und als zinsloses Staatsdarlehen. Ausbildungsförderung wird für die Dauer der Ausbildung bzw. bei Ausbildungs- und Studiengängen, für die eine Förderungshöchstdauer festgelegt wurde, grundsätzlich bis zum Ablauf der Förderungshöchstdauer geleistet. In den Fällen, in denen die Voraussetzungen für eine Förderung über die Förderungshöchstdauer hinaus vorliegen, erhalten Studierende Ausbildungsförderung prinzipiell in Form eines verzinslichen Bankdarlehens.

Freibeträge sind abhängig vom Familienstand und der Zahl der Familienmitglieder.

Grundsätzlich gelten für Schüler und Studierende unterschiedliche Bedarfssätze. Auf diese Bedarfssätze werden persönliches Einkommen und Vermögen, das der Eltern, aber auch das des Ehepartners angerechnet, sofern bestimmte Freibeträge überschritten werden. Diese Freibeträge sind abhängig vom Familienstand und der Zahl der Familienmitglieder.

Ausnahmen:

- Wer bei Beginn eines Ausbildungsabschnittes das 30. Lebensjahr vollendet hat, bekommt nur in besonderen Fällen BAföG. Dies ist z. B. der Fall, wenn jemand seine Hochschulzugangsberechtigung aufgrund seiner beruflichen Qualifikation erlangt hat oder persönliche Umstände, wie die Erziehung von Kindern, den rechtzeitigen Beginn der Ausbildung verhindert haben. Bei Beginn des Ausbildungsabschnitts nach Vollendung des 30. Lebensjahres erfolgt die Förderung elternunabhängig.
- Elternunabhängige Förderung erhalten Sie auch, wenn Sie nach Vollendung des 18. Lebensjahres vor Beginn des Ausbildungsabschnittes fünf Jahre erwerbstätig waren, der Aufenthaltsort der Eltern nicht bekannt ist oder die Eltern im Ausland leben und dort rechtlich oder tatsächlich gehindert sind, Unterhalt im Inland zu zahlen.
- Bei Schülern und Schülerinnen von Abendgymnasien oder Kollegs wird nur das eigene Einkommen und Vermögen sowie das des Ehepartners berücksichtigt.
- Auch wenn Sie Ihren Lebensunterhalt durch eine Erwerbstätigkeit bereits eine gewisse Zeit, drei Jahre nach einer mindestens dreijährigen berufsqualifizierenden Ausbildung bzw. bei einer kürzeren Ausbildung entsprechend länger, selbst bestritten haben, wird nur Ihr eigenes Einkommen und Vermögen sowie das des Ehepartners berücksichtigt.
- Wenn Eltern den Unterhaltsbetrag, der auf den Bedarfssatz angerechnet worden ist, nicht oder zum Teil leisten, erhalten Auszubildende die Ausbildungsförderung als Vorausleistung.

Muß das BAföG zurückgezahlt werden?

Während die Rückzahlung des

verzinslichen Bankdarlehens bereits sechs Monate nach Ende des Studiums beginnt, ist der Rückzahlungsbeginn des zinslosen Staatsdarlehens erst fünf Jahre nach Ablauf der Förderungshöchstdauer.

Die Tilgungsfrist erstreckt sich mit monatlichen Mindestraten von 102,- € über längstens 20 Jahre. Ist sowohl verzinsliches Bankdarlehen als auch zinsloses Staatsdarlehen zurückzuzahlen, verlängert sich die Tilgungsfrist auf maximal 22 Jahre. Für die Rückzahlung des Staatsdarlehens bestehen besondere soziale Rückzahlungsbedingungen und Erlaßmöglichkeiten. So wird bei niedrigem Einkommen die Rückzahlung auf Antrag ausgesetzt.

Die Einkommensgrenze für eine Freistellung von der Rückzahlungsverpflichtung liegt für Alleinstehende derzeit bei 754,- €. Sie erhöht sich, wenn der Ehe-

Die Einkommensgrenze für eine Freistellung von der Rückzahlungsverpflichtung liegt für Alleinstehende derzeit bei 754,- €.

Weitere Informationen erhalten Sie auch unter der Internetadresse **www.bafoeg.bmbf.de**

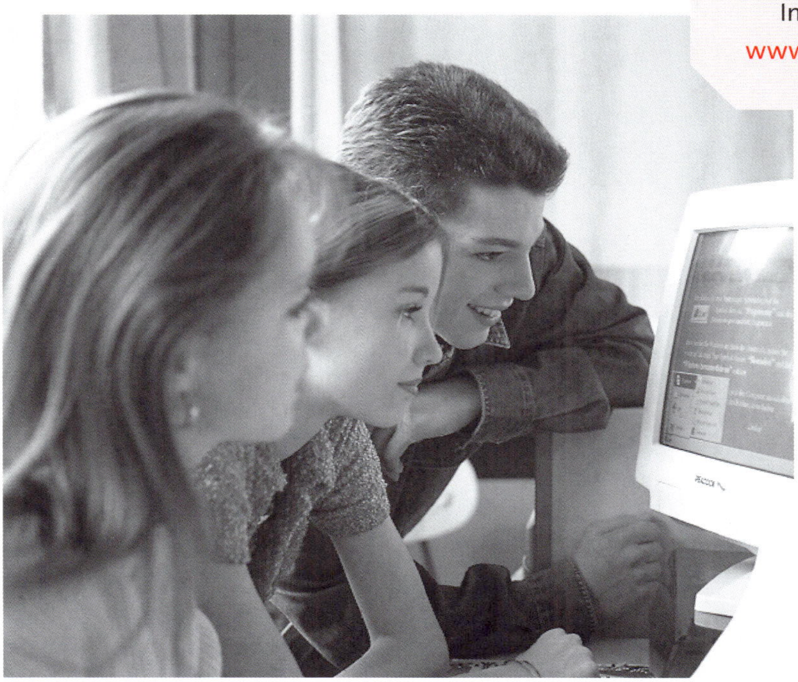

partner oder Kinder mit zu versorgen sind.

Einen Darlehenserlaß können Darlehensnehmer erhalten, wenn sie:

- nicht oder nur in geringfügigem Umfang erwerbstätig sind, ein Kind bis zu zehn Jahren pflegen und erziehen oder ein behindertes Kind betreuen,
- zu den in einem Examenslehrgang 30 v. H. besten der Prüfungsabsolventen gehören und längstens innerhalb von 12 Monaten nach dem Ende der Förderungshöchstdauer die Abschlußprüfung bestanden haben,
- das Studium mindestens zwei bzw. vier Monate vor Ende der Förderungshöchstdauer erfolgreich abgeschlossen haben, in diesem Fall werden Ihnen 1.023,- € bzw. 2.556,- € erlassen,
- das Darlehen ganz oder teilweise vor Fälligkeit tilgen.

In Ausnahmefällen wird auch eine Ausbildung im Ausland nach dem BAföG gefördert.

Ausbildungshilfe in besonderen Fällen

In Ausnahmefällen wird auch eine Ausbildung im Ausland nach dem BAföG gefördert. Für eine maximal zweieinhalbjährige Ausbildung im Ausland im Rahmen einer Inlandsausbildung werden Sie gefördert, wenn besondere Voraussetzungen vorliegen.

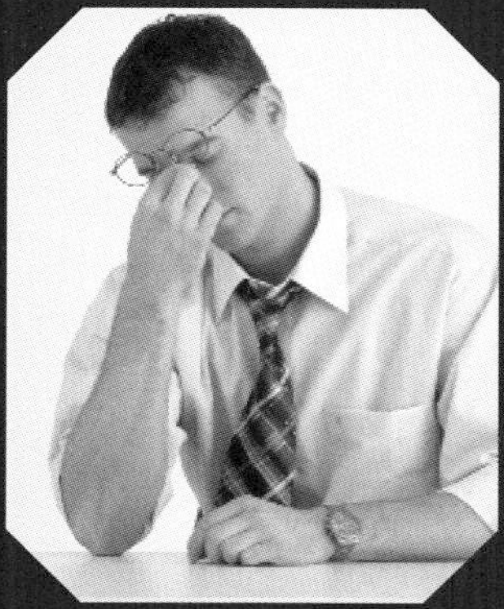

Probleme im Arbeitsleben

In den letzten Jahren hat sich die Arbeitsmarktsituation in der Bundesrepublik, insbesondere in Ostdeutschland, zunehmend verschärft. Zahlreiche Arbeitsplätze sind gefährdet. Um so wichtiger ist es, sich auch im Arbeitsrecht etwas auszukennen. Mit den nachfolgenden Kapiteln soll ein Überblick über wichtige aktuelle Sachverhalte unserer Arbeitswelt vermittelt werden. Es geht um Informationen von der Ausbildung über Lohnfortzahlung bei Krankheit bis zum Rentenantrag. Sie erhalten auch Hinweise, wo Sie nachschlagen und wo Sie nachfragen können. Denn nur wer seine Rechte und Pflichten kennt, kann Chancen besser nutzen und auch anderen Tips zur Selbsthilfe geben, wie man sein Recht einschätzen und durchsetzen kann.

Allgemeines zum Arbeitsrecht

Das Recht der Arbeit gehört zu den bestimmenden Elementen der modernen Industriegesellschaft. Gerechte arbeitsrechtliche Bestimmungen sind die Grundlage sozialer Sicherheit und des sozialen Friedens. Das Arbeitsrecht ist ein Sonderrecht der unselbständigen Arbeitnehmer, die wirtschaftlich von einem Arbeitgeber abhängig sind.

Der „Schutzgedanke" des Arbeitsrechtes hat zu zahlreichen rechtlichen Bestimmungen geführt, die sich teilweise überschneiden. Jahrzehntelange Bestrebungen, sämtliche, das Arbeitsleben betreffenden Gesetze zu einem Gesetz zusammenzuführen, haben noch zu keinem Ergebnis geführt. Das gilt auch für die zahlreichen Gesetze, die Arbeitsschutzbestimmungen beinhalten.

Einige dieser Gesetze sind:

Recht der Berufsausbildung
- Berufsbildungsgesetz (BBiG)
- Handwerksordnung (HandwO)
- Arbeitsförderungsgesetz (AFG)

Recht des Arbeitsverhältnisses
- Tarifvertragsrecht (TVG)
- Bürgerliches Gesetzbuch (BGB)
- Handelsgesetzbuch (HGB)
- Gewerbeordnung (GewO)
- Handwerksordnung (HandwO)
- Gesetz über die Gleichbehandlung von Männern und

Frauen am Arbeitsplatz (Arbeitsrecht EG-Anpassungsgesetz)
- Mindesturlaubsgesetz für Arbeitnehmer (Bundesurlaubsgesetz, BUrlG)
- Gesetz über die Fortzahlung des Arbeitsentgelts an Feiertagen und im Krankheitsfalle (Entgeltfortzahlungsgesetz)
- Kündigungsschutzgesetz (KSchG)
- Gesetz zur Förderung von Vorruhestandsleistungen (Vorruhestandsgesetz, VRG)
- Beschäftigungsförderungsgesetz (BeschFG)

Recht des Arbeitsschutzes und besonderer Personengruppen
- Arbeitszeitordnung (AZO)
- Verordnung über gefährliche Stoffe (GefStoffV)
- Gesetz zum Schutz der erwerbstätigen Mutter (Mutterschutzgesetz)
- Gesetz zur Sicherung der Eingliederung Schwerbehinderter in Arbeit, Beruf und Gesellschaft (Schwerbehindertengesetz - SchwbG)

Wegen dieser zum Teil konkurrierenden Gesetzgebung sowie deren Kurzlebigkeit ist im Arbeits- und Sozialrecht das Richterrecht als Rechtsquelle geradezu erforderlich, das insbesondere von den Arbeitsgerichten entwickelt wird. Unter Richterrecht sind die von der Rechtsprechung entwickelten Rechtsgrundsätze zu verstehen. Das gilt auch, wenn die Gerichte Rechtsfortbildung betreiben oder Gesetzesnormen auslegen, weil der Gesetzgeber ganze Bereiche nicht geregelt hat. Für die Austragung von Streitigkeiten zwischen den Tarifvertragsparteien und zwischen Arbeitgebern und Arbeitnehmern sind die Gerichte für Arbeitssachen - die Arbeitsgerichte, Landesarbeitsgerichte und das Bundesarbeitsgericht - zuständig.

Chronisch Kranke und Behinderte in der Arbeitswelt

In unserer Leistungsgesellschaft haben Menschen mit angeschlagener Gesundheit im Arbeitsleben oft das Nachsehen. Die Zahl der arbeitslosen Schwerbehinderten steigt immer noch von Jahr zu Jahr. Die Arbeitgeber zahlen lieber eine monatliche Ausgleichsabgabe von 102,- €, als die gesetzlich vorgeschriebene Beschäftigungsquote für Schwerbehinderte zu erfüllen. Diabetiker sind nur in einem relativ geringen Umfang im Arbeits- und Berufsleben mit Problemen belastet. Die nachfolgenden Informationen sollen außer einer Kurzübersicht über

In unserer Leistungsgesellschaft haben Menschen mit angeschlagener Gesundheit im Arbeitsleben oft das Nachsehen.

relevante Bestimmungen zugleich eine Hilfe sein, wie manchem Einzelproblem nachgegangen werden kann. Vorweg darf auf das Kapitel „Das Schwerbehindertenrecht - Überblick für Diabetiker" verwiesen werden.

Was sollte man über eine Bewerbung um einen Arbeits- oder Ausbildungsplatz wissen?

Die Bewerbungsunterlagen hat der Arbeitgeber sorgfältig zu behandeln und aufzubewahren.

Pflichten des Arbeitgebers: Der Arbeitgeber hat bei der Einstellungsverhandlung (Vorstellungsgespräch) insbesondere die Pflicht, den künftigen Arbeitnehmer über die Anforderungen zu unterrichten, die der in Aussicht gestellte Arbeitsplatz abverlangt, ob überdurchschnittliche Anforderungen gestellt werden oder besondere gesundheitliche Belastungen zu erwarten sind.

Die Bewerbungsunterlagen hat der Arbeitgeber sorgfältig zu behandeln und aufzubewahren. Er hat sie dem Bewerber unverzüglich wieder auszuhändigen, sobald feststeht, daß ein Arbeitsvertrag nicht zustande kommt oder soweit sie im Falle eines Vertragsabschlusses für den Arbeitgeber nicht mehr von Bedeutung sind.

Einen Personalfragebogen, den ein nicht eingestellter Bewerber auf Verlangen des Arbeitgebers ausgefüllt hat und der auch Angaben über die Privat- und Intimsphäre enthält (z. B. Angaben über den Gesundheitszustand), muß der Arbeitgeber auf Verlangen des Bewerbers vernichten.

Offenbarungspflichten des Arbeitnehmers

Der Arbeitnehmer hat bei der Einstellungsverhandlung gewisse Offenbarungspflichten. So hat er von sich aus den Arbeitgeber über Tatsachen zu unterrichten, die ihn für eine Stelle ungeeignet erscheinen lassen.

Der Arbeitnehmer ist verpflichtet, Fragen des Arbeitgebers, an deren Beantwortung der Arbeitgeber wegen des zu begründenden Arbeitsverhältnisses ein berechtigtes Interesse hat, wahrheitsgemäß zu beantworten. Im einzelnen gilt folgendes:

Berufliche Fähigkeiten: Fragen nach beruflichen und fachlichen Fähigkeiten, Kenntnissen und Erfahrungen sowie nach dem bisherigen beruflichen Werdegang, nach Prüfungs- und Zeugnisnoten dürfen uneingeschränkt gestellt werden.

Fragen nach dem Gesundheitszustand

Die Fragen nach dem Gesundheitszustand berühren die Persönlichkeitssphäre besonders stark. Deshalb sind Fragen nach früheren Erkrankungen nur insoweit zulässig, wie an ihrer Beantwortung für die Arbeit und für die übrigen Arbeitnehmer ein berechtigtes Interesse besteht. Hier kommt es auf den Einzelfall an.

Wegen bestehender Krankheiten richtet sich der Umfang des Fragerechts des Arbeitgebers danach, ob diese im Zusammenhang mit dem einzugehenden Arbeitsverhältnis stehen. Im wesentlichen beschränkt sich daher das Fragerecht des Arbeitgebers auf folgende Punkte:

- Liegt eine Krankheit oder Beeinträchtigung des Gesundheitszustandes vor, durch die die Eignung für die vorgesehene Tätigkeit auf Dauer oder in periodisch wiederkehrenden Abständen eingeschränkt ist?
- Liegen ansteckende Krankheiten vor, die zwar nicht die Leistungsfähigkeit beeinträchtigen, jedoch Kollegen oder Kunden gefährden?

Wenn ein Diabetiker sich nicht gerade um eine Stelle als Verkehrspilot, Omnibusfahrer oder um eine sonstige besonders gefahrgeneigte Arbeitsstelle bewirbt, muß er in seiner schriftlichen Bewerbung nicht aus eigenem Antrieb auf seine Zuckerkrankheit hinweisen. Es ist jedoch dringend zu raten, sich für das Vorstellungsgespräch eine aktuelle Bescheinigung seines Arztes mitzunehmen.

Es ist jedoch dringend zu raten, sich für das Vorstellungsgespräch eine aktuelle Bescheinigung seines Arztes mitzunehmen.

Das Attest sollte kurz und bündig feststellen, daß der Arzt den Bewerber längere Zeit kennt, dieser ein gut geschulter sowie zuverlässiger Diabetiker ist und daß er ihn für die angestrebte Tätigkeit (Arbeitsstelle) für geeignet hält. Diese Bescheinigung sollte er erst dann dem Arbeitgeber aushändigen, wenn die Frage nach dem Diabetes mellitus ins Gespräch kommt. Dadurch kann der Bewerber seine Chance, eingestellt zu werden, erheblich verbessern, zumal es sich bei Personalchefs herumspricht, daß Diabetiker sehr sorgfältige Arbeit-

Das Attest sollte kurz und bündig feststellen, daß der Arzt den Bewerber längere Zeit kennt, dieser ein gut geschulter sowie zuverlässiger Diabetiker ist und daß er ihn für die angestrebte Tätigkeit (Arbeitsstelle) für geeignet hält.

nehmer sind, die in aller Regel weniger Fehltage aufweisen als die sogenannten Gesunden.

Ärztliche Einstellungsuntersuchungen - psychologische Tests

Falls diese Untersuchungen nicht gesetzlich vorgeschrieben sind (wie z. B. im Lebensmittelbereich, bei Jugendlichen oder in der Unfallverhütung), braucht der Bewerber diese nicht vornehmen zu lassen. Er riskiert allerdings, daß er nicht eingestellt wird. Psychologische Tests dürfen nur mit ausdrücklicher Zustimmung des Bewerbers und nur von Fachpsychologen in dem Umfang vorgenommen werden, wie sie für die angestrebte Tätigkeit vorgesehen sind. Auch dürfen bei derartigen Tests und ärztlichen Untersuchungen z. B. keine Fragen nach zurückliegenden Erkrankungen oder Erkrankungen von Verwandten gestellt werden.

Psychologische Tests dürfen nur mit ausdrücklicher Zustimmung des Bewerbers und nur von Fachpsychologen in dem Umfang vorgenommen werden, wie sie für die angestrebte Tätigkeit vorgesehen sind.

Abschluß des Arbeitsvertrages

Unter einem Arbeitsverhältnis wird das Rechtsverhältnis zwischen dem einzelnen Arbeitnehmer und seinem Arbeitgeber verstanden. Der Arbeitnehmer ist danach vor allem zur Leistung von Arbeit für den Arbeitgeber, der Arbeitgeber vor allem zur Lohn-/Gehaltszahlung verpflichtet. Diese Verpflichtungen werden durch einen Arbeitsvertrag begründet. Eine bestimmte Form ist nicht vorgeschrieben; er könnte auch mündlich vereinbart werden. Dringend anzuraten ist aber, einen Arbeitsvertrag schriftlich abzuschließen. So können unangenehme Streitigkeiten von vornherein verhindert werden.

Abschluß eines Ausbildungsvertrages

Für die Ausbildung von Minderjährigen unter 18 Jahren bedarf der Berufsausbildungsvertrag der Zustimmung der gesetzlichen Vertreter, im Regelfall der Eltern. Auf das Berufsausbildungsverhältnis finden die Sonderregelungen des Berufsbil-

dungsgesetzes und ergänzend die allgemeinen Vorschriften des Arbeitsrechts Anwendung.
Zum Schutz des Auszubildenden ist vor Beginn der Ausbildung der wesentliche Inhalt des Vertrages schriftlich festzulegen. Der Auszubildende weiß so vom ersten Tag der Berufsbildung an, welche Rechte und Pflichten er hat. Für den Ausbildungsvertrag gibt es eine Probezeit. Sie beträgt höchstens drei Monate.

Das Ausbildungsverhältnis endet mit dem Ablauf der vereinbarten Ausbildungszeit oder vor deren Ablauf, wenn der Auszubildende vorher die Abschlußprüfung besteht. Leider bleibt es dem auszubildenden Betrieb überlassen, ob er nach erfolgreicher Beendigung des Ausbildungsverhältnisses seinen ehemaligen „Azubi" als Arbeitnehmer übernimmt.

Tips für die - Bewerbung um einen Ausbildungsplatz

Teenager träumen von einem exotischen Beruf. Ein Blick auf den Arbeitsmarkt verdeutlicht, wie schnell Träume verfliegen und Berufsziele von der Realität eingeholt werden können. Junge Diabetiker haben da grundsätzlich ein realistischeres Selbstbewußtsein, wodurch sie ihr Berufsziel leichter erreichen.

Einige Tips zum Bewerbungsschreiben und zum Vorstellungsgespräch:

- Zur Einstimmung könnten Sie ja die vorausgehenden Themen „Was sollte man über eine Bewerbung um einen neuen Arbeitsplatz wissen?" und folgendes lesen. Vor allem die Überlegungen des Absatzes „Gesundheitszustand" könnten vielleicht auch für Sie eine nützliche Information und Anregung sein.
- Ihre Bewerbungsunterlagen sind die Visitenkarte für die Personalchefs. Sie müssen deshalb das bestmögliche Bild von Ihnen vermitteln. Fehler bei der schriftlichen Bewerbung können da im Rennen um den Ausbildungs- oder Arbeitsplatz bereits das Aus bedeuten. Eine komplette Bewerbung besteht aus folgenden Bausteinen:
- Bewerbungsschreiben
- tabellarischer Lebenslauf
- Paßfoto - der/die Bewerber/in sollte auf dem Foto möglichst vertrauenserweckend und interessant, aber nicht extravagant erscheinen
- Zeugnisse (die zwei letzten)
- Bescheinigungen über Prakti-

Das Bewerbungsschreiben soll das Interesse des Lesers wecken.

ka, Ferienjobs und eventuell über ehrenamtliche Tätigkeiten, wenn diese die Ausbildung nicht beeinträchtigen.

- Das Bewerbungsschreiben soll das Interesse des Lesers wecken. Einfach Musterbriefe abschreiben und nur den eigenen Namen einfügen, ist nicht zu empfehlen. Auch sollte es nie länger als eine Seite sein. Da jede Bewerbung möglichst persönlich wirken soll, darf man keine Kopien (Ausnahme: Zeugnisse) verwenden.

Probezeit

In der Regel wird der Arbeitsvertrag auf unbestimmte Zeit abgeschlossen.

Auch wenn mit dem Bewerber ein Arbeitsvertrag ohne Befristung abgeschlossen wird, kann eine Probezeit bis zu sechs Monaten vereinbart werden. Innerhalb dieser Probezeit können sowohl Arbeitgeber als auch Arbeitnehmer ohne Angabe von Gründen das Arbeitsverhältnis kündigen. Besteht das Arbeitsverhältnis nach Ablauf der Probezeit weiter, gelten die arbeitsvertraglich festgelegten Kündigungsfristen bzw. die verstärkten gesetzlichen Kündigungsfristen, wie z. B. nach dem § 16 des Schwerbehindertengesetzes.

Der befristete Arbeitsvertrag - Kettenarbeitsvertrag

In der Regel wird der Arbeitsvertrag auf unbestimmte Zeit abgeschlossen. Es gibt aber auch Fälle, in denen der Arbeitsvertrag auf Zeit abgeschlossen wird. Das gilt z. B. bei Saisonarbeiten, bei Aushilfsarbeiten von Studenten in den Semesterferien und bei Arbeitsverträgen zur Vertretung eines erkrankten Arbeitnehmers. Diese Arbeitsverträge enden durch Zeitablauf, ohne daß sie gekündigt werden müssen. Grundsätzlich nimmt der befristete Arbeitsvertrag dem Arbeitnehmer den Schutz der zwingenden Kündigungsschutzvorschriften. Deshalb ist nach der Rechtsprechung die Befristung eines Arbeitsvertrages dann rechtswidrig, wenn der Arbeitgeber dadurch die Kündigungsschutzvorschriften absichtlich umgeht, obwohl kein sachlicher Grund für eine Befristung des Arbeitsvertrages vorliegt. Werden mehrere befristete Arbeitsverträge aneinandergereiht, liegt ein Kettenarbeitsvertrag vor. Je öfter das Arbeitsverhältnis verlängert wird, um so deutlicher wird, daß die Befristung sachlich und damit auch rechtlich nicht gerechtfertigt war.

Tarifvertrag

Der Tarifvertrag stützt sich auf das Tarifvertragsgesetz und dient zur Regelung der Arbeitsbedingungen. Tarifverträge können auf Arbeitnehmerseite von den Gewerkschaften, auf Arbeitgeberseite sowohl von Arbeitgeberverbänden als auch vom einzelnen Arbeitgeber abgeschlossen werden. Nach dem Inhalt sind Lohn- und Gehalts-, Rahmen- und Manteltarifverträge zu unterscheiden. Für die Arbeitsbeziehungen in der Bundesrepublik Deutschland sind Tarifverträge von zentraler Bedeutung. Rund 90% sämtlicher Arbeitsverhältnisse werden durch Tarifverträge gestaltet. Die wichtigste Wirkung der Tarifverträge besteht darin, daß der einzelne Arbeitnehmer bei der Aushandlung der Arbeitsbedingungen nicht allein gegenüber dem Arbeitgeber auftreten muß. Der Tarifvertrag dient damit der Chancengleichheit zwischen Arbeitnehmer- und Arbeitgeberseite.

Die Tarifverträge führen aber auch zu einer Überschaubarkeit der Personalkosten und damit zur Ordnung des Arbeitslebens. Auszubildende und leitende Angestellte können von den üblichen Tarifverträgen ausgenommen werden.

Urlaub

Jeder Arbeitnehmer hat in jedem Kalenderjahr Anspruch auf bezahlten Erholungsurlaub. Bezahlt bedeutet, unter Fortzahlung des Lohns, der dem durchschnittlichen Verdienst entspricht, den der Arbeitnehmer in den letzten 13 Wochen vor Urlaubsbeginn erhielt.

Die gesetzliche Mindestdauer beträgt 24 Werktage (= vier Wochen) im Kaldenderjahr.

Für Jugendliche beträgt der Urlaub jährlich
- mindestens 30 Werktage, wenn der Jugendliche noch nicht 16 Jahre alt ist,
- mindestens 27 Werktage, wenn er noch nicht 17 Jahre alt ist,
- mindestens 25 Werktage, wenn er noch nicht 18 Jahre alt ist.

Durch Tarifverträge erreichen fast alle tariflich erfaßten Arbeitnehmer fünf Wochen und mehr. Schwerbehinderte (nicht Gleichgestellte) können einen zusätzlichen bezahlten Urlaub von einer Woche im Jahr in Anspruch nehmen. Bei der zeitlichen Festlegung sind die Urlaubswünsche des einzelnen Beschäftigten im Rahmen eines Urlaubsplanes zu berücksichtigen. Der Arbeitgeber ist befugt, Betriebsferien anzuordnen. Dabei hat er jedoch die Interessen der Arbeitnehmer angemessen zu berücksichtigen.

Der Arbeitgeber ist befugt, Betriebsferien anzuordnen.

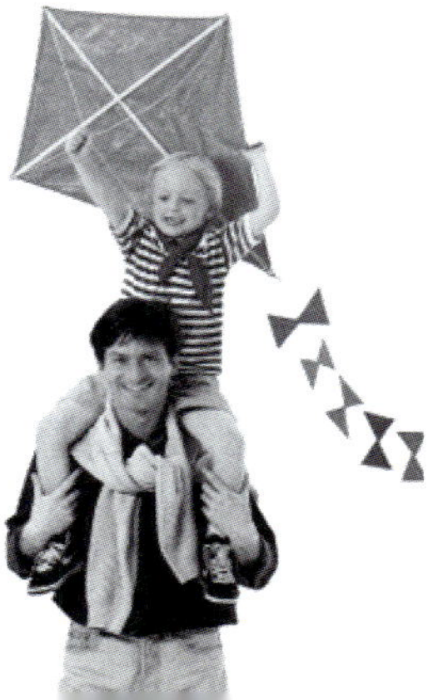

Arbeitsunfähigkeit während des Urlaubes

Krankheitstage während des Urlaubs werden auf den Urlaub nicht angerechnet, wenn der Arbeitnehmer arbeitsunfähig war. Die Zahl der Tage der Arbeitsunfähigkeit ist vom Arzt zu bescheinigen. Dieses ärztliche Attest ist unverzüglich dem Arbeitgeber vorzulegen. Der Urlaub darf vom Arbeitnehmer nicht selbständig um die Krankheitstage verlängert werden. Erkrankt der Arbeitnehmer vor dem Urlaubsbeginn, muß der Urlaub verschoben und neu festgesetzt werden.

Arbeitsunfähigkeitsbescheinigung

Die ordnungsgemäß ausgestellte ärztliche Arbeitsunfähigkeitsbescheinigung hat einen hohen Beweiswert (BAG, Urt. v. 15. 7. 1992 - 5 AZR 312/91). Mit diesem Urteil setzt das Bundesarbeitsgericht (BAG) seine bisherige Rechtsprechung zum Beweiswert von Arbeitsunfähigkeitsbescheinigungen fort. Der Arbeitgeber, der eine ärztliche Arbeitsunfähigkeitsbescheinigung nicht gegen sich gelten lassen will, muß im Rechtsstreit Umstände darlegen und beweisen, die zu ernsthaften und begründeten Zweifeln an der behaupteten krankheitsbedingten Arbeitsunfähigkeit Anlaß geben. Liegen solche Umstände vor und sind sie gegebenenfalls bewiesen, ist eine Würdigung aller Umstände erforderlich, die für oder gegen die Erkrankung in der fraglichen Zeit sprechen.

Im Ausland ausgestellte Arbeitsunfähigkeitsbescheinigungen haben nur dann den gleichen Beweiswert, wenn der ausländische Arzt zwischen einer einfachen Erkrankung und einer mit Arbeitsunfähigkeit verbundenen Krankheit unterscheidet. Wird der Arbeitnehmer im Ausland krank, so ist er verpflichtet, dem Betrieb die Arbeitsunfähigkeit, deren voraussichtliche Dauer und die Adresse am Aufenthaltsort mitzuteilen.

Bei unfallbedingter Arbeitsunfähigkeit, die durch einen anderen verursacht wurde (Fremdverschulden), hat der Arbeitgeber gegenüber dem Schädiger oder dessen Haftpflichtversicherung einen Anspruch auf Ersatz.

Das Entgeltfortzahlungsgesetz im einzelnen

Entgeltzahlung im Krankheitsfall

Die volle und zwingende Lohnfortzahlung bei Krankheit in Höhe von 100% des Nettoarbeitsentgelts ist ein Kernstück der sozialen Sicherung. Darüber hinaus verbessert diese volle Lohnfortzahlung bei Krankheit nicht nur die allgemeine Situation der Arbeitnehmer, sie verbessert besonders die Lage der chronisch Kranken oder schwerbehinderten Beschäftigten (z. B. mit Diabetes), die häufiger krank sein können und somit öfter auf die finanziellen Leistungen durch das Lohnfortzahlungsgesetz angewiesen sind.

Wer hat Anspruch?

Grundsätzlich haben alle Arbeitnehmer und Auszubildenden in der Bundesrepublik Deutschland - unabhängig vom Umfang der wöchentlich oder monatlich zu leistenden Arbeitszeit - Anspruch auf Entgeltfortzahlung durch den Arbeitgeber bis zu einer Dauer von sechs Wochen. Dieser Anspruch besteht allerdings nur, wenn die Arbeitsunfähigkeit infolge Krankheit ohne Verschulden des Arbeitnehmers eingetreten ist. Der Anspruch auf Entgeltfortzahlung besteht erst, wenn das Arbeitsverhältnis vier Wochen ununterbrochen bestanden hat.

Was ist Krankheit?

Krankheit ist eine körperliche oder geistige Beeinträchtigung, die eine Heilbehandlung erforderlich macht und/oder zu einer Arbeitsunfähigkeit führt.

Arbeitsunfähig wiederum ist ein Arbeitnehmer, wenn er die arbeitsvertraglich vereinbarte Arbeitsleistung als Folge der Krankheit nicht mehr erbringen oder ihm diese nicht zugemutet werden kann. Dies ist bereits der Fall, wenn die Gefahr besteht, daß sich die Krankheit verschlimmert oder ein Rückfall eintritt.

Unverschuldete - Arbeitsunfähigkeit

Anspruch auf Entgeltfortzahlung hat nur, wer die Arbeitsunfähigkeit nicht selbst verschuldet hat. Eigenes Verschulden im Sinne des Gesetzes liegt vor, wenn die Arbeitsunfähigkeit auf einen gröblichen Verstoß gegen das von einem verständigen Menschen im eigenen Interesse zu erwartende Verhalten zurückzuführen ist.

Wichtig: Selbstverschuldete Arbeitsunfähigkeit liegt nur dann vor, wenn ein vorwerfbares Verhalten vorliegt. Unachtsamkeit allein genügt nicht, um den Anspruch auf Entgeltfortzahlung zu verlieren.

Selbstverschuldete Arbeitsunfähigkeit liegt zum Beispiel vor bei

- Verletzungen durch einen Verkehrsunfall infolge Trunkenheit oder sonst grob fahrlässigen Verhaltens im Straßenverkehr,
- Verletzungen durch einen Arbeitsunfall infolge vorsätzlicher oder grob fahrlässiger Verstöße gegen Unfallverhütungsvorschriften,
- Verletzungen bei einer besonders gefährlichen oder die Kräfte des Arbeitnehmers übersteigenden Nebentätigkeit.

Mehrfacherkrankungen

Wird ein Arbeitnehmer mehrmals arbeitsunfähig, gilt:

Jede auf einer neuen Krankheit beruhende Arbeitsunfähigkeit begründet grundsätzlich auch einen neuen Anspruch auf Entgeltfortzahlung durch den Arbeitgeber von sechs Wochen. Wird der Arbeitnehmer also nach Ende der ersten Arbeitsunfähigkeit aufgrund einer anderen Krankheit erneut arbeitsunfähig, so beginnt ein neuer Bezugszeitraum von sechs Wochen.

Wichtig: War ein Arbeitnehmer vor der erneuten Arbeitsunfähigkeit mindestens sechs Monate nicht wegen derselben Krankheit arbeitsunfähig, entsteht ein neuer Anspruch auf Entgeltfortzahlung von bis zu sechs Wochen. Außerdem besteht ein Anspruch auf Entgeltfortzahlung für alle Arbeitnehmer von bis zu sechs Wochen, wenn zwar die Frist von sechs Monaten nicht erfüllt ist, seit Beginn der ersten Erkrankung aber zwölf Monate vergangen sind.

Höhe des im Krankheitsfall zu zahlenden Arbeitsentgelts

Die Höhe des Entgeltfortzahlungsanspruchs richtet sich nach der Vergütung, die der Arbeitnehmer normalerweise (ohne Arbeitsunfähigkeit) erhalten hätte.

Kurzarbeit und Krankheit

Fällt die Arbeitsunfähigkeit ganz oder teilweise in eine betriebliche Kurzarbeitsperiode, so ist bei der Entgeltfortzahlung von der entsprechend verkürzten Arbeitszeit auszugehen.

Festlegung der Höhe des fortzuzahlenden Arbeitsentgelts durch Tarifvertrag

Die Tarifvertragsparteien können die Bemessungsgrundlage für das bei Krankheit fortzuzahlende Arbeitsentgelt abweichend von den gesetzlichen Regeln festlegen. Sie können eine andere Berechnungsmethode einführen oder auch bestimmte Vergütungsbestandteile von der Entgeltfortzahlung ausnehmen. Arbeitgeber und Arbeitnehmer, die nicht tarifgebunden sind, können im Geltungsbereich eines solchen Tarifvertrags vereinbaren, daß die tarifvertragliche Regelung über die Entgeltfortzahlung im Krankheitsfall anzuwenden ist.

Die Anzeige- und Nachweispflichten des Arbeitnehmers

Benachrichtigungspflicht

Jeder Arbeitnehmer muß seinem Arbeitgeber die Arbeitsunfähigkeit sowie die voraussichtliche Dauer unverzüglich anzeigen. Dies kann ohne Einhaltung einer bestimmten Form geschehen. Im allgemeinen erfolgt sie fernmündlich oder mündlich.

Der Arbeitnehmer ist nicht verpflichtet, den Arbeitgeber über die Art der Erkrankung und die Krankheitssymptome zu unterrichten.

Bescheinigung über die Arbeitsunfähigkeit

Dauert die Arbeitsunfähigkeit länger als drei Kalendertage, so ist der kranke Arbeitnehmer verpflichtet, dem Arbeitgeber spätestens ab dem darauffolgenden Arbeitstag eine ärztliche Bescheinigung vorzulegen. Aus der Bescheinigung muß auch die voraussichtliche Dauer der Arbeitsunfähigkeit hervorgehen.

Krankheit im Ausland

Erkrankt ein Arbeitnehmer im Ausland (z. B. im Urlaub), ist er ebenfalls verpflichtet, dem Arbeitgeber unverzüglich die Arbeitsunfähigkeit, deren voraussichtliche Dauer und den genauen Aufenthaltsort (Adresse) schnellstmöglich mitzuteilen. Entstehende Kosten der schnellstmöglichen Nachricht (z. B. Telefon, Telegramm) hat der Arbeitgeber zu tragen. Neben dem Arbeitgeber muß ein in der gesetzlichen Krankenversicherung versicherter Arbeitnehmer auch seine Krankenkasse umgehend über die Arbeitsunfähigkeit sowie die voraussichtliche Dauer informieren.

Wer es versäumt, eine Arbeitsunfähigkeit seinem Arbeitgeber mitzuteilen, verstößt gegen eine grundlegende arbeitsvertragliche Pflicht.

Verletzung der Anzeige- und Nachweispflicht

Wer es versäumt, eine Arbeitsunfähigkeit seinem Arbeitgeber mitzuteilen, verstößt gegen eine grundlegende arbeitsvertragliche Pflicht. Dies kann weitreichende Folgen haben:

- Zeigt der Arbeitnehmer dem Arbeitgeber die Arbeitsunfähigkeit verspätet an, hat dies zunächst keinen Einfluß auf die Entgeltfortzahlung. Unter Umständen kann dies aber später zu Schadenersatzansprüchen des Arbeitgebers führen, zum Beispiel wenn dadurch mittelbar Regreß- oder Reklamationsforderungen eines Dritten gegenüber dem Arbeitgeber entstehen.
- Wenn der Arbeitnehmer mehrfach seiner Anzeige- und Nachweispflicht nicht nachkommt, kann nach vorausgegangener Abmahnung eine Kündigung des Arbeitsverhältnisses unter bestimmten Umständen gerechtfertigt sein.

Verweigerung der Entgeltfortzahlung

Der Arbeitgeber kann die Fortzahlung im Krankheitsfall dann verweigern, wenn er trotz Vorlage einer ärztlichen Arbeitsunfähigkeitsbescheinigung begründete Zweifel an der Arbeitsunfähigkeit hat. Der Arbeitgeber muß diese Zweifel an der Erkrankung des Arbeitnehmers vor Gericht belegen bzw. beweisen (z. B. Nebentätigkeit während der Krankheit).

Entgeltfortzahlungspflicht bei Kuren

Arbeitnehmer haben einen Anspruch auf Entgeltfortzahlung bis zur Dauer von sechs Wochen, die sie in einer Rehabilitationsbzw. Vorsorgeklinik verbringen. Voraussetzung ist jedoch, daß die Aufenthalte medizinisch notwendig sind und von einem Träger der Sozialversicherung oder einem sonstigen Sozialleistungsträger bewilligt werden. Die gesundheitlichen Maßnahmen müssen in jedem Fall stationär durchgeführt werden.

Anspruch auf Feiertagsentgelt

Arbeitszeiten, die wegen eines gesetzlichen Feiertages ausfallen, muß der Arbeitgeber dem Arbeitnehmer in der Höhe bezahlen, die dieser ohne den Arbeitsausfall erhalten hätte.

Wichtig: Der Anspruch auf Feiertagsbezahlung besteht unabhängig von der Dauer des Arbeitsverhältnisses und des Umfangs der zu leistenden Arbeitszeit.

Keinen Anspruch auf Bezahlung für den Feiertag hat, wer am letzten Arbeitstag vor oder am ersten Arbeitstag nach dem Feiertag unentschuldigt nicht zur Arbeit erschienen ist (Blaumacher).

Feiertag und Urlaub

Fällt der Feiertag in einen vereinbarten Erholungsurlaub, hat der Arbeitnehmer, der an diesem Feiertag nicht zur Arbeit verpflichtet gewesen wäre, Anspruch auf Feiertagsbezahlung, da die Arbeitszeit an diesem Tag ausschließlich wegen des Feiertags ausfällt. Der Feiertag darf nicht auf den Urlaub angerechnet werden.

Regelungen durch Arbeits- oder Tarifverträge

Von den Regelungen des Entgeltfortzahlungsgesetzes kann grundsätzlich weder durch kollektiv- noch durch einzelvertragliche Vereinbarungen zum Nachteil der Arbeitnehmer abgewichen werden.

Wichtig: In Tarif- oder Arbeitsverträgen dürfen jedoch von den Vorschriften des Gesetzes abweichende Regelungen getroffen werden, wenn diese Abweichungen zugunsten des Arbeitnehmers ausfallen.

Abmahnung

Eine Abmahnung ist die Vorstufe einer verhaltensbedingten Kündigung oder anderer arbeitsrechtlicher Maßnahmen (Versetzung, Änderungskündigung usw.). Dadurch soll dem Arbeitnehmer die Chance gegeben werden, Mängel im Verhalten oder in der Leistung abzustellen, wie z. B. wiederholtes Zuspätkommen. Personenbedingte Gründe (z. B.

häufige Krankheitszeiten) können nicht abgemahnt werden.

Eine Abmahnung muß den Grund konkret beinhalten. Sie muß für den Wiederholungsfall arbeitsrechtliche Folgen androhen.

Abfindung - eine versüßte Kündigung

Eine 50jährige Diabetikerin, seit 25 Jahren zu Typ 1 zählend, gilt seit 1975 als „schwerbehindert" im Sinne des Schwerbehindertenrechts (SGB IX), was ihrem Arbeitgeber bekannt ist. Das angesehene Unternehmen, bei dem sie seit 16 Jahren mit gutem Erfolg als kaufmännische Angestellte arbeitet, geriet innerhalb weniger Monate in erhebliche wirtschaftliche Schwierigkeiten. Der Umsatz sank, und die Auftragseingänge gingen deutlich zurück. „Meine Firma steht nun vor der unangenehmen Aufgabe, den 'Personalkörper' im kaufmännischen Sektor 'schlanker' zu machen. Ich soll nicht entlassen werden. Mir wird ein Aufhebungsvertrag angeboten. Wenn ich mitmache, will man mir eine Abfindung von 13.000,- € zahlen. Außerdem machte man mir den Vorschlag, ich solle doch versuchen, eine 'Erwerbslosenrente' zu erhalten. Was soll ich tun?"

Der angebotene Abfindungsbetrag erscheint verlockend, liegt aber unter dem möglichen steuerfreien Höchstbetrag. Sozialversicherungsrechtlich ist zu beachten, daß diese Abfindung auf das zu erwartende Arbeitslosengeld angerechnet wird, wenn das Arbeitsverhältnis wegen Zahlung einer Abfindung ohne Einhaltung einer der ordentlichen Kündigungsfrist entsprechenden Frist beendet wird. Im vorliegenden Falle würde die Kündigungsfrist sechs Monate betragen.

Diese Frist ist unabhängig davon, ob tatsächlich gekündigt worden ist oder das Arbeitsverhältnis aufgrund eines Aufhebungsvertrages endet. Wer danach mit Arbeitslosigkeit rechnen muß, sollte sich beim Arbeitsamt vorher über die Auswirkungen auf das Arbeitslosengeld erkundigen (Sperrzeit usw.?). Der Aufhebungsvertrag ist nicht selten eine elegante Form der Kündigung, die durch das Angebot einer Abfindungssumme versüßt wird, zumal die Erfahrung lehrt, daß die Entlassung eines Schwerbehinderten aus betrieblichen Gründen rechtlich schwierig sein kann. Da der Grad dieser diabetesbedingten Behinderung 50 beträgt, gilt die Frau als schwerbehindert.

Der § 85 ff. des SGB IX bietet Schwerbehinderten einen wesentlich stärkeren Kündigungsschutz zum Erhalt des Arbeitsplatzes, als es das allgemeine Kündigungsschutzgesetz vermag. Das würde z. B. auch bedeuten, daß der Arbeitgeber für diese Kündigung die schriftliche Zustimmung des Integrationsamtes, das am Sitz der Bezirksregierung den Dienst zu leisten hat, beantragen müßte. Darüber hinaus müssen auch der Betriebsrat und der Schwerbehinderten-Vertrauensmann beteiligt werden.

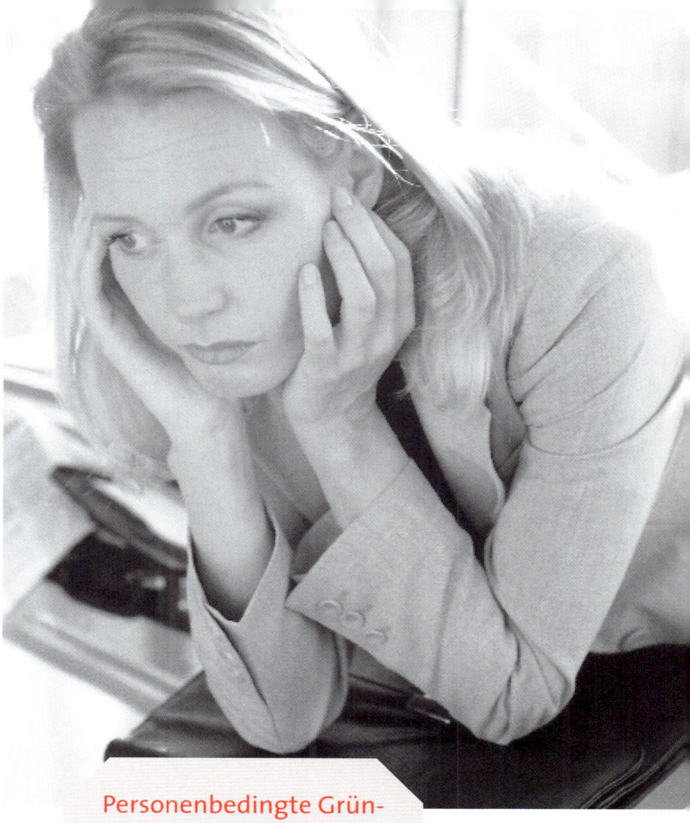

Personenbedingte Gründe (z. B. häufige Krankheitszeiten) können nicht abgemahnt werden.

Wegen dieser Kündigungsschutzbestimmungen, der 16 Jahre langen soliden Arbeitsleistung für die Firma, der unterdurchschnittlichen Fehltage und mit Rücksicht auf die noch in Ausbildung befindlichen zwei Kinder ist es verständlich, wenn diese Diabetikerin hinsichtlich der Annahme des angebotenen Aufhebungsvertrages zögert. Durch Unterzeichnung dieses Vertrages wären auch alle eventuellen berechtigten Forderungen aus dem Arbeitsverhältnis und aus seiner Beendigung, seien diese bekannt oder unbekannt, für immer abgegolten. Somit würde sie freiwillig ihren weitreichenden Kündigungsschutz und die damit verbundenen Rechte aufgeben, wonach vorwiegend aus sozialen Gründen ein gesetzlicher Bestandschutz eines Arbeitsverhältnisses gewährt wird. Das gilt auch dann, wenn zwar dringende betriebliche Erfordernisse Entlassungen notwendig machen, der Arbeitgeber aber bei der Auswahl des gekündigten Arbeitnehmers soziale Gesichtspunkte nicht oder nicht genügend berücksichtigt hat. Es wäre auch zu prüfen, ob eine Weiterbeschäftigung an einem anderen Arbeitsplatz, eventuell nach einer zumutbaren Umschulungs- oder Fortbildungsmaßnahme, erfolgen könnte.

Vorher wäre auch zu klären, wie es um Ansprüche aus der betrieblichen Altersversorgung bestellt ist. Erkundigen sollte man sich ebenso über vereinbarte Regelungen von Urlaubsansprüchen und zum Freizeitausgleich.

Die Bestimmungen des sicherlich vorhandenen Sozialplanes sollten mit dem Angebot des Abfindungsvertrages verglichen werden. Insbesondere müßte auch berücksichtigt werden, daß sich die Arbeitnehmerin bereits in einem fortgeschrittenen Lebensalter befindet, wodurch zumal in der heutigen Zeit die Gefahr einer Langzeitarbeitslosigkeit erhöht wäre.

Zu der Frage nach einer „Erwerbslosenrente" ist festzustellen, daß es diese Rentenart nicht gibt. Der geschilderten Sachlage entsprechend hat man wohl an eine Frührente wegen Erwerbsunfähigkeit gedacht. Diese Renten sind jedoch erst dann durchsetzbar, wenn der/die Antragsteller/in trotz großer Anstrengung nicht mehr regelmäßig arbeiten kann. Der ärztliche Gutachter muß zu dem zusammenfassenden Ergebnis kommen, daß der Rentenantragsteller bestenfalls nur noch auf Kosten seiner Restgesundheit arbeiten kann (könnte). Der Arbeitgeber hat hierauf keinerlei Einfluß. Die vorgezogene Rente wird wie jede gesetzliche Rente auf Antrag des Versicherten entweder durch die Bundesversicherungsanstalt für Angestellte in Berlin bzw. durch die jeweils örtlich oder sachlich zuständige Rentenversicherungsanstalt bewilligt. Berücksichtigt man die positiven Angaben zur Arbeitsfähigkeit, dann würde ein entsprechender Antrag derzeitig keinen Erfolg haben.

Bei einem älteren schwerbehinderten Arbeitnehmer (etwa um das 58. Lebensjahr) wäre zu prüfen, ob dieser mindestens 35 Versicherungsjahre nachweisen kann, ob die Bestimmungen des Vorruhestandes anwendbar sind, wie es um die Dauer von Arbeitslosengeld und somit um die Möglichkeit eines vorgezogenen Altersruhegeldes ab dem 63. Lebensjahr bestellt ist.

Empfehlung: Sollte die Arbeitnehmerin, entsprechend ihrer Sach- und Rechtslage, das Angebot einer (einmaligen) Abfindung nicht annehmen und danach gekündigt werden, müßte sie umgehend veranlassen, daß für sie Kündigungsschutzklage zum Arbeitsgericht erhoben wird. Das hat zwingend innerhalb von drei Wochen zu erfolgen. Sie sollte für die Vertretung ihrer Interessen Rechtsschutz bei ihrer Versicherung oder Gewerkschaft beantragen oder einen Rechtsanwalt beauftragen, der sich auf Arbeitsrecht spezialisiert hat.

Änderungen der Steuerfreibeträge für Abfindungen

Für Abfindungen, die wegen einer vom Arbeitgeber veranlaßten oder gerichtlich ausgesprochenen Auflösung des Dienstverhältnisses gezahlt werden, ist der Steuerfreibetrag reduziert worden:

- Allgemein besteht Steuerfreiheit für einen Betrag von höchstens 8.181,- € (bisher 12.271,- €).
- Wenn der Arbeitnehmer das 50. Lebensjahr vollendet und das Dienstverhältnis mindestens 15 Jahre bestanden hat, beträgt der Höchstbetrag 10.226,- € (bisher 15.339,- €).
- Nach Vollendung des 55. Lebensjahres und einer Dienstzeit von mindestens 20 Jahren sind höchstens 12.271,- € (bisher 18.406,- €) steuerfrei.

Abfindungen werden für den Verlust des Arbeitsplatzes und damit für Zeiten nach dem Ende des Arbeitsverhältnisses gezahlt. Dies hat nach geltender Rechtsprechung zur Folge, daß es sich nicht um beitragspflichtiges Arbeitsentgelt im Sinne der Sozialversicherung handelt. Die Einschränkung der Steuerfreiheit wirkt sich im Beitragsrecht der Sozialversicherung somit nicht aus.

Kündigung

Was kann ich dagegen tun?

Wir leben in einer Zeit steigender Arbeitslosigkeit. Wer weiß schon, ob und wann man wieder einen passenden Job findet? Diese Sorge macht sich breit, weil gleichzeitig die Beschäftigung behinderter Menschen in den letzten Jahren überproportional sinkt, sogar im Bereich der öffentlichen Arbeitgeber. Angesichts solcher überraschender Verhaltensweisen in unserer Arbeitswelt ist es nur verständlich, daß Kündigungen nicht auf die leichte Schulter genommen werden dürfen. Deshalb soll am Beispiel eines 38jährigen Diabetikers, der sich als Betriebswirt bei einer renommierten Firma durchgesetzt hat, dargestellt

Abfindungen werden für den Verlust des Arbeitsplatzes und damit für Zeiten nach dem Ende des Arbeitsverhältnisses gezahlt.

werden, was er gegen eine eventuelle Kündigung tun muß und kann. Er gilt im Sinne des Schwerbehindertengesetzes (SchwbG) nicht als „schwerbehindert", obwohl es sich bei ihm seit 20 Jahren um einen Typ-1-Diabetes mellitus, der schwer einstellbar ist, handelt. Bislang hat er bewußt auf einen Antrag auf Feststellung der Schwerbehinderung (mindestens 50%) verzichtet.

Wer weiß schon, ob und wann man wieder einen passenden Job findet?

Dieses Verhalten war vorteilhaft, denn er hatte einen problemlosen Zugang zu einer erfolgreichen Berufsausbildung.

Antrag auf Feststellung der Schwerbehinderung beim Versorgungsamt

Nun erscheint es angezeigt, zumindest vorsorglich einen solchen Antrag an das zuständige Versorgungsamt zu stellen, weil der § 85 des SGB IX dem schwerbehinderten Arbeitnehmer einen wesentlich besseren Kündigungsschutz für den Erhalt eines Arbeitsplatzes bietet, als das allgemeine Kündigungsschutzgesetz (KSchG) es vermag. Das gilt auch für leitende Angestellte. Der Kündigungsschutz nach anderen Gesetzen bleibt durch das SGB IX unberührt.

Aber Achtung: Nur dann, wenn der gekündigte Arbeitnehmer dem Arbeitgeber innerhalb einer angemessenen Frist mitteilt, daß er bereits vor der Kündigung den Antrag beim Versorgungsamt auf Feststellung seiner Schwerbehinderten-Eigenschaft gestellt hat oder daß er bereits einen solchen Bescheid besitzt, kann der besondere Kündigungsschutz des § 86 helfend eingreifen. Als angemessener Zeitraum, innerhalb dessen dem Arbeitgeber die entsprechende Mitteilung zu machen ist, gilt eine Ein-Monats-Frist nach Aussprechen der Kündigung. Diese erforderliche Information kann auch einem Vertreter des Arbeitgebers gegeben werden, der kündigungsberechtigt ist.

Gleichstellungsantrag beim Arbeitsamt?

Personen, deren Grad der Behinderung mit weniger als 50, aber wenigstens 30 vom Versorgungsamt festgestellt wurde, können auf Antrag beim zuständigen Arbeitsamt einem Schwerbehinderten gleichgestellt werden. Die Gleichstellung tritt rückwirkend mit dem Tag des Antragseinganges beim Arbeitsamt ein. Sie kann einen wirksamen Schutz vor krankheitsbedingten Kündigungen bieten. Im vorliegenden Falle wäre aber ein solcher Antrag mit einem dicken Fragezeichen zu versehen, weil zugleich dem Arbeitsamt die Ermächtigung erteilt werden müßte, bei dem Arbeitgeber zu ermitteln, ob tatsächlich ein Risiko zur Entlassung besteht. Somit könnte der Arbeitgeber nun erstmals zu der Überlegung kommen, diesen Mitarbeiter auf eine beabsichtigte Liste der zu Entlassenden zu setzen.

Der besondere Kündigungsschutz

Schwerbehinderten und Gleichgestellten kann nur mit Zustimmung der Hauptfürsorgestelle gekündigt werden. Wenn also der Arbeitgeber eine solche Kündigung beabsichtigt, muß er diese bei der Hauptfürsorgestelle beantragen; daneben muß er auch den Betriebsrat/Personalrat und die Schwerbehindertenvertretung beteiligen. Der Kündigungsschutz erstreckt sich auf alle Kündigungsarten.

Schwerbehinderten und Gleichgestellten kann nur mit Zustimmung des Integrationsamtes gekündigt werden.

Öffentlicher Dienst

Für Arbeiter und Angestellte im öffentlichen Dienst gelten die Vorschriften des § 85 uneingeschränkt. Bei Beamten kann dieser Kündigungsschutz nicht angewendet werden, da das Beamtenverhältnis kein Arbeits-, sondern ein öffentlich-rechtliches Dienst- und Treueverhältnis ist. Demzufolge endet dieses nicht durch Kündigung, sondern durch Entlassung, eine vorzeitige Versetzung in den Ruhestand bzw.

mit Rechtskraft einer bestimmten strafrechtlichen Verurteilung. Vorher sind jedoch der Vertrauensmann der Dienststelle, die den Beamten beschäftigt, und das Integrationsamt zu hören.

Eine Kündigung, ohne daß der Arbeitgeber den Betriebsrat/Personalrat vorher angehört hat, ist unwirksam.

Kontaktaufnahme

Eine Kündigung, ohne daß der Arbeitgeber den Betriebsrat/Personalrat vorher angehört hat, ist unwirksam. Verzichten Sie deshalb nicht auf Kontakt mit diesem Gremium, auch wenn Ihnen im Einzelfall das erforderliche Gespräch schwerfallen sollte. Nur ein Widerspruch des Betriebsrates bringt jemandem, dem gekündigt werden soll, einen handfesten Vorteil, und zwar das Recht, mindestens bis zum Ende des Kündigungsschutzprozesses weiterbeschäftigt zu werden. Beantragen Sie wegen der Klage kostenlosen Rechtsschutz bei Ihrer Gewerkschaft bzw. bei Ihrer Rechtsschutzversicherung. Andernfalls ist die Inanspruchnahme eines Rechtsanwaltes, der sich im Arbeitsrecht auskennt, zu empfehlen.

Entscheidung des Integrationsamtes

Das Integrationsamt, das sich in der Regel jeweils am Sitz der Bezirksregierung befindet, prüft und bewertet den Antrag des Arbeitgebers. Dazu ist u. a. erforderlich, daß sie neben dem Arbeitgeber auch den Schwerbehinderten, den Betriebsrat/Personalrat und die Schwerbehindertenvertretung anhören muß. Bei betriebsbedingten Kündigungen hat sie die Zustimmung zu versagen, wenn eine Weiterbeschäftigung auf anderen Arbeitsplätzen möglich ist.

Auch bei einer betriebswirtschaftlich notwendigen Rationalisierung müssen Arbeitsmöglichkeiten für Schwerbehinderte bestehen. Wird ein Betrieb oder Betriebsteil oder eine Dienststelle auf Dauer stillgelegt, muß das Integrationsamt prüfen, ob Möglichkeiten der Versetzung, Umschulung oder Weiterqualifizierung bestehen.

Erteilt das Integrationsamt einem Arbeitgeber die Zustimmung zur ordentlichen Kündigung eines Schwerbehinderten, kann dieser gemäß § 88 (3) SGB IX die Kündigung nur innerhalb eines Monats nach förmlicher Zustellung des Zustimmungsbescheides erklären (Bundesarbeitsgericht, Urt. v. 16. 10. 1991 - 2 AZR 332/91). Eine Ausnahme von diesem Erfordernis vorheriger Zustellung sieht das Bundesarbeitsgericht (BAG) für den Fall einer außerordentlichen (fristlosen) Kündigung vor, wenn die HFSt ihre Entscheidung mündlich oder fernmündlich bekanntgegeben hat (BAG, Urt. v. 15. 11. 1990).

Kündigungsschutzklage beim Arbeitsgericht

Wird die Kündigung durch den Arbeitgeber ausgesprochen und will man geltend machen, daß die Kündigung rechtswidrig ist, muß innerhalb von drei Wochen nach Zugang der Kündigung beim Arbeitsgericht Kündigungsschutzklage erhoben werden.

Achtung: Diese Frist sollte auch dann eingehalten werden, wenn der Arbeitgeber vorschriftswidrig die Zustimmung des Integrationsamtes nicht eingeholt hat oder wenn die Zustimmung des Integrationsamtes angefochten worden ist, sonst verliert man die Klagemöglichkeit vor dem Arbeitsgericht und damit die gerichtliche Überprüfung der Kündigung.

Kündigungsschutz und Kündigungsfristen

Jede Art von Kündigung ist eine einseitige Willenserklärung, die dazu bestimmt ist, ein Dauerverhältnis zu beenden. Endet ein Arbeitsverhältnis, so ist das für den überwiegenden Teil der Arbeitnehmer der Verlust der einzigen Einnahmequelle und damit der Existenzgrundlage. Die sogenannte ordentliche Kündigung ist das „normale" Mittel zur einseitigen Beendigung eines unbefristeten Arbeitsverhältnisses. Sie bedarf jedoch der sozialen Rechtfertigung und ist nur unter Einhaltung bestimmter Kündigungsfristen möglich.

Wichtig: Das Kündigungsschutzgesetz schränkt allein Kündigungen des Arbeitsverhältnisses durch den Arbeitgeber ein. Die gesetzlichen Kündigungsfristen gelten dagegen für Kündigungen durch den Arbeitgeber wie durch den Arbeitnehmer. Der Kündigungsschutz läßt sich deshalb unterteilen in einen

- allgemeinen und
- einen besonderen Kündigungsschutz.

Besondere Festlegungen zum Kündigungsschutz finden sich zum Beispiel im Betriebsverfassungsgesetz, im Sprecherausschußgesetz, im Arbeitsplatzschutzgesetz sowie im SGB IX, im Mutterschutzgesetz, im Bundeserziehungsgeldgesetz, im Berufsbildungsgesetz und in Tarifverträgen. Sie werden hier nur gestreift.

Für den allgemeinen Kündigungsschutz sind das Kündigungsschutzgesetz und die Kündigungsfristen geschaffen worden - sie werden auf den folgenden Seiten vorgestellt.

Allgemeiner Kündigungsschutz

Der Kreis der Begünstigten

Der allgemeine Kündigungsschutz gilt für alle Arbeitnehmer, auf die folgende zwei Bedingungen zutreffen:

- Sie sind zum Zeitpunkt der Kündigung länger als sechs Monate ohne Unterbrechung in demselben Unternehmen oder derselben Verwaltung beschäftigt (§ 1 KSchG),
- Ihr Betrieb oder die Verwaltung beschäftigt regelmäßig mehr als fünf Arbeitnehmer.

Sozial ungerechtfertigte Kündigungen

Kündigungen werden gegen Arbeitnehmer aus ganz verschiedenen Gründen ausgesprochen. Das kann z. B. Fehlverhalten sein, Verletzungen des Arbeitsvertrages, Diebstahl oder die Tatsache, daß ein Arbeitnehmer dauerhaft seine Arbeitsaufgaben vernachlässigt. In der Regel muß dieser Kündigung eine Abmahnung vorausgehen. Darin beanstandet der Arbeitgeber beispielsweise Leistungsmängel und weist darauf hin, daß im Wiederholungsfall mit einer Kündigung zu rechnen ist.

Eine Kündigung ist jedoch sozial ungerechtfertigt im Sinne des Kündigungsschutzgesetzes und damit unwirksam, wenn sie nicht durch diese bestimmten Gründe bedingt ist.

Wichtig: Nach der Rechtsprechung des Bundesarbeitsgerichts gilt bei allen Kündigungen der Grundsatz der Verhältnismäßigkeit. Dieser Grundsatz besagt, daß eine Kündigung, die das Arbeitsverhältnis beendigen (also nicht nur ändern) soll, als äußerstes Mittel erst in Betracht kommt, wenn keine Möglichkeit zu einer anderen Beschäftigung, unter Umständen auch mit schlechteren Arbeitsbedingungen, besteht. Die Änderungskündigung hat also Vorrang vor einer Kündigung, die das Arbeitsverhältnis beendigt.

Klage gegen sozial ungerechtfertigte Kündigungen

Ein Arbeitnehmer kann gegen eine sozial ungerechtfertigte Kündigung vor Gericht klagen. Er muß dies innerhalb von drei Wochen nach Zugang der Kündigung vor dem zuständigen Arbeitsgericht tun (§ 4 KSchG). Man spricht dann von einer

Kündigungsschutzklage. Der Arbeitnehmer muß in der Kündigungsschutzklage beantragen, das Arbeitsgericht solle feststellen, daß das Arbeitsverhältnis durch die Kündigung nicht aufgelöst ist, weil die Kündigung sozial ungerechtfertigt ist. Das muß er dann im einzelnen durch Tatsachen begründen.

Wichtig: Wird die Klage gegen eine sozial ungerechtfertigte Kündigung nicht rechtzeitig, also innerhalb von drei Wochen, vor dem Arbeitsgericht geltend gemacht, so gilt die Kündigung von Anfang an als rechtswirksam.

Wichtiger Hinweis: Gibt es in dem Betrieb einen Betriebsrat, so muß der Arbeitgeber diesen vor einer Kündigung anhören (§ 102 Betriebsverfassungsgesetz). Der Arbeitgeber hat dem Betriebsrat die Gründe für die Kündigung mitzuteilen. Diese Festlegung gilt für ordentliche Kündigungen ebenso wie für fristlose Kündigungen, Änderungskündigungen oder Kündigungen in der Probezeit. Findet die Anhörung nicht oder nicht ordnungsgemäß statt, ist die Kündigung unwirksam.

Was passiert nach der Kündigung?

Klagt der Arbeitnehmer gegen Kündigung und es läuft das Verfahren beim Arbeitsgericht, muß er nach Ablauf der ordentlichen Kündigungsfrist in der Regel das Unternehmen oder die Verwaltung verlassen.

Er muß sich dann beim Arbeitsamt arbeitslos melden oder eine neue Beschäftigung bei einem anderen Arbeitgeber aufnehmen. Der Fortgang des Kündigungsschutzprozesses ist davon nicht berührt.

Die Kündigungsfristen im einzelnen (Regelungen des § 622 BGB)

Probezeit

In einer vereinbarten Probezeit kann das Arbeitsverhältnis mit einer Frist von zwei Wochen gekündigt werden. Dauert die Probezeit länger als sechs Monate, was freilich selten ist, gilt nicht mehr die Kündigungsfrist von zwei Wochen, sondern die Grundkündigungsfrist von vier Wochen zum Fünfzehnten oder zum Ende eines Kalendermonats.

Grundkündigungsfrist

Das Arbeitsverhältnis eines Arbeiters oder Angestellten kann mit einer Frist von vier Wochen (also von 28 Tagen, nicht etwa einem Monat) zum Fünfzehnten des Monats oder zum Ende des Kalendermonats gekündigt werden. Man spricht hier von der Grundkündigungsfrist, im Unterschied zu verlängerten Kündigungsfristen nach mindestens zweijähriger Betriebszugehörigkeit nach Vollendung des 25. Lebensjahres.

Die fristlose Kündigung

Eine fristlose Kündigung, die in § 626 BGB geregelt ist, beendet ein Arbeitsverhältnis ohne Beachtung der gesetzlichen oder tariflichen Kündigungsfristen.

Sie kann nur innerhalb von zwei Wochen erfolgen. Die Frist beginnt mit dem Zeitpunkt, in dem der Kündigungsberechtigte von den für die Kündigung maßgebenden Tatsachen Kenntnis erlangt.

Fristlos kündigen können sowohl Arbeitgeber als auch Arbeitnehmer. Dafür muß es „wichtige" Gründe geben. Ein wichtiger Grund zur fristlosen Kündigung ist jeder Grund, der dem Kündigenden die Fortsetzung des Arbeitsverhältnisses bis zum nächsten ordentlichen Kündigungstermin nach Treu und Glauben unzumutbar macht. Dabei darf das Verhalten des Arbeitgebers oder des Arbeitnehmers nicht isoliert betrachtet werden, sondern nur im Zusammenhang mit der bisherigen Entwicklung des Arbeitsverhältnisses und den gesamten Umständen des Einzelfalls.

Hinweis: Wie bei ordentlichen ist auch bei fristlosen Kündigungen eine Kündigungsschutzklage innerhalb von drei Wochen zu erheben - wenn der Arbeitnehmer die Kündigung für unwirksam hält. Im Gerichtsprozeß hat der Arbeitgeber die Kündigung zu rechtfertigen, er muß die Gründe beweisen. Alle anderen arbeitsrechtlichen Schritte wie eine Abmahnung oder auch eine Versetzung sollten einer fristlosen Kündigung vorangegangen sein.

Noch ein wichtiger Hinweis: Für Diabetiker könnte der verstärkte Kündigungsschutz nach dem Schwerbehindertengesetz hilfreich sein. Dazu siehe auch die Kapitel „Schwerbehindertenrecht" und „Wie setze ich mein Recht durch?"

Fristlos kündigen können sowohl Arbeitgeber als auch Arbeitnehmer. Dafür muß es „wichtige" Gründe geben.

Verlängerte Kündigungsfristen

Wenn ein Arbeitgeber einem Arbeitnehmer kündigen möchte, der auf eine längere Betriebszugehörigkeit zurückblicken kann, sind längere Kündigungsfristen als die Grundkündigungsfrist einzuhalten:

- nach 2jähriger Betriebszugehörigkeit
  1 Monat zum Monatsende
- nach 5jähriger Betriebszugehörigkeit
  2 Monate zum Monatsende
- nach 8jähriger Betriebszugehörigkeit
  3 Monate zum Monatsende
- nach 10jähriger Betriebszugehörigkeit
  4 Monate zum Monatsende
- nach 12jähriger Betriebszugehörigkeit
  5 Monate zum Monatsende
- nach 15jähriger Betriebszugehörigkeit
  6 Monate zum Monatsende
- nach 20jähriger Betriebszugehörigkeit
  7 Monate zum Monatsende

Berücksichtigt wird dabei die Betriebszugehörigkeit des Arbeitnehmers von seinem 25. Lebensjahr an. Es zählt auch eine Beschäftigung in einem anderen Betrieb des Unternehmens.

Von dieser Regelung unberührt ist die Kündigung durch den Arbeitnehmer: Er hat sich nur an die Grundkündigungsfrist oder die vereinbarte Kündigungsfrist zu halten.

„Ich kündige!"?

Dazu muß man gute Gründe haben, denn wer selbst kündigt, läuft Gefahr, daß ihm das Arbeitsamt vorerst seinen Anspruch auf Arbeitslosengeld sperrt. Das kann dazu führen, daß man bis zu zwölf Wochen ohne Einkommen auskommen muß. Wer „vorsätzlich" oder „grob fahrlässig" sein Arbeitsverhältnis kündigt oder seine Arbeitslosigkeit durch „vertragswidriges" Verhalten selbst verschuldet hat, riskiert diese Sperrzeit. Hinzu kommt, daß Sperrzeiten grundsätzlich auch die Dauer des Anspruches auf Arbeitslosengeld verkürzen.

Die Gründe für eine Kündigung oder die Ablehnung einer Bildungsmaßnahme sollte man sich genau überlegen.

Wenn man jedoch für seine Kündigung einen wichtigen Grund, wie z. B. einen Wohnortwechsel wegen Heirat oder unzumutbaren Arbeitsbedingungen angeben kann, treten diese Kürzungen nicht ein. Falls das Arbeitsamt gegen den Arbeitslosen entschieden hat, ohne vorher ordentlich den Sachverhalt geprüft zu haben, kann dieser gegen den Bescheid Widerspruch einlegen und gegebenenfalls Klage beim Sozialgericht erheben. Widerspruch und Klage müssen jeweils innerhalb eines Monats erfolgen.
Eine achtwöchige Sperrzeit wird verhängt, wenn man eine vom Arbeitsamt angebotene Arbeit nicht annimmt. Arbeitslose müssen jede „zumutbare" Arbeit annehmen, die ihnen das Arbeitsamt anbietet. So gilt es z. B. als zumutbar, daß man bereits nach Ablauf von vier Monaten der Arbeitslosigkeit in Jobs vermittelt werden kann, bei denen man nur 80 % des letzten Verdienstes erreicht. Dieselbe Sperrzeit gilt auch, wenn man sich weigert, an einer zumutbaren Bildungsmaßnahme teilzunehmen, die die Vermittlungsaussichten verbessern könnte, oder diese abbricht.

Die Gründe für eine Kündigung oder die Ablehnung einer Bildungsmaßnahme sollte man sich daher genau überlegen. Der Anspruch auf Arbeitslosengeld erlischt vollständig, wenn zweimal eine Sperrzeit von acht oder zwölf Wochen verhängt worden ist.

Arbeitsamt

Ein Arbeitsamt ist die unterste Verwaltungsstelle der Bundesanstalt für Arbeit. Zu seinen Aufgaben zählen u. a.

- Berufsberatung
- Arbeitsvermittlung
- Förderung der beruflichen Bildung
- Gewährung von Leistungen zur Erhaltung und Schaffung von Arbeitsplätzen

Kurzarbeitergeld, Arbeitslosengeld, Arbeitslosenhilfe.

Auch auf die Arbeits- und Berufsförderung von Behinderten und chronisch Kranken (z. B. Diabetiker) darf hingewiesen werden. Arbeitgeber können unter bestimmten Voraussetzungen Zuschüsse zu den Lohnkosten behinderter und älterer Arbeitnehmer erhalten, die zusätzlich eingestellt und beschäftigt werden.

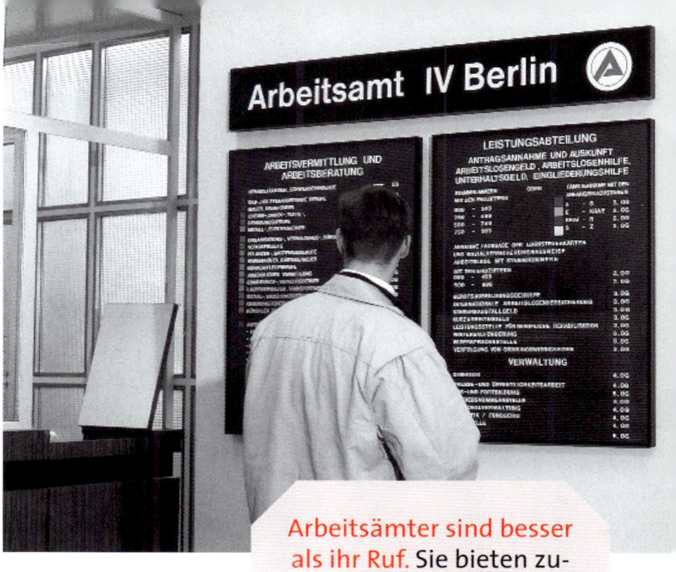

Arbeitsämter sind besser als ihr Ruf. Sie bieten zumindest Informationen und aktuelle Tips, auf die insbesondere junge Leute nicht verzichten sollten.

Arbeitsbescheinigung

Diese Bescheinigung ist vom Arbeitgeber nach Beendigung eines Beschäftigungsverhältnisses auszustellen. Sie gibt über Art und Dauer des Arbeitsverhältnisses, über die Höhe des Verdienstes und eventueller Abfindungen sowie über den Grund des Ausscheidens Auskunft. Die Arbeitsbescheinigung ist für den Antrag auf Arbeitslosengeld und Arbeitslosenhilfe erforderlich.

Teilzeit-Arbeit?

Die offizielle Zahl der gemeldeten Arbeitslosen betrug im 1. Halbjahr 2002 ca. 4,3 Millionen. Darüber hinaus gibt es über 2 Millionen verdeckte Arbeitslose. Dabei handelt es sich hauptsächlich um Menschen, die die Hoffnung aufgegeben haben, einen geeigneten Arbeitsplatz zu finden. So ist es nicht verwunderlich, wenn auch die Politik nach einer besseren Verteilung von Arbeit sucht und deshalb z.B. ein Aktionsprogramm zur Schaffung von mehr Teilzeitarbeitsplätzen beschlossen hat.

Dabei stützt man sich auch auf Forschungsprojekte, wonach durch Ausschöpfung der Teilzeitarbeit 1,5 Millionen Menschen zusätzlich beschäftigt werden könnten. Mit flexiblen Arbeitszeiten ließen sich zusätzlich Maschinenlaufzeiten verlängern, und die Arbeitsplätze könnten individueller gestaltet werden. Laut weiteren Umfragen sollen 30% der Deutschen bereit sein, kürzer zu arbeiten und damit auch weniger zu verdienen.

Laut Umfragen sollen 30% der Deutschen bereit sein, kürzer zu arbeiten und damit auch weniger zu verdienen.

So ist z. B. ein beruflich gut situierter Mann, der sich auch für eine überschaubare Zukunft finanziell gut abgesichert fühlt, auf eine Teilzeitarbeit umgestiegen, damit seine Frau endlich ihre Hausfrauenarbeit mit einer Halbzeitbeschäftigung im medizinischen Dienst ergänzen kann. Wie schön, wenn man sich das leisten kann.

Wer allerdings seinen laufenden Lebensunterhalt nur aus dem Einkommen seiner Vollbeschäftigung (ganztags) zu bestreiten in der Lage ist, dem ist anzuraten, nicht sein Vollzeitarbeitsverhältnis aufzugeben bzw. nicht freiwillig in eine Halbzeitbeschäftigung zu wechseln. Vor allem Diabetikerinnen, die allein auf sich gestellt sind, sollten sich über den folgenschweren Schritt in eine Teilzeitarbeit reichlich Gedanken machen. Diese Überlegungen dürfen sich aber keineswegs auf das sogenannte Arbeitsleben beschränken.

Wichtig ist es, sich Klarheit darüber zu verschaffen, ob man z. B. Gefahr läuft, durch einen angenehmen Teilzeit-Job seine zukünftige Rente erheblich zu schmälern.

Ebenso wichtig ist es, sich Klarheit darüber zu verschaffen, ob man z. B. Gefahr läuft, durch einen angenehmen Teilzeit-Job seine zukünftige Rente erheblich zu schmälern. Es gibt bereits Fälle genug, wo auf diese Weise der Rentenanspruch unter den Sozialhilfebetrag (Armutsgrenze) absank.

Leichter gesagt als getan, wird mancher denken. Zumal dann, wenn der „verflixte Zucker" einem am Arbeitsplatz bereits schwer zusetzt und man deshalb seinen Arbeitstag mit dem dazugehörigen Streß nur noch mit großer Kraftanstrengung durchsteht. Aber gerade in einem solchen Fall ist abzuraten, in ein Teilarbeitsverhältnis zu flüchten.

Wesentlich vernünftiger ist es, dann mit seinem Arzt ein vertrauensvolles Gespräch über die Frage eines Antrages auf eine vorgezogene Rente (Erwerbsunfähigkeitsrente) zu führen. Mit großer Wahrscheinlichkeit wird der Arzt, der seinen Patienten jahrelang kennt, bereits festgestellt haben, daß dessen Gesundheit auf Dauer so stark vermindert ist und er deshalb „nur noch auf Kosten seiner (Rest-)Gesundheit" arbeitet. Eine ärztliche Bescheinigung über diesen Zustand würde einen Antrag auf eine vorgezogene Rente zum Erfolg führen. Näheres dazu siehe Kapitel „Rentenversicherung".

Erziehungsgeld und Elternzeit

Das neue Bundeserziehungsgeldgesetz gilt für Eltern mit Kindern ab dem Geburtsjahrgang 2001 ebenso für Adoptionen. Es enthält verbesserte Regelungen zum Erziehungsgeld und zum Erziehungsurlaub, der nun Elternzeit heißt. Damit verbessern sich deutlich die Voraussetzungen für die gemeinsame partnerschaftliche Betreuung ihres Kindes ohne eine wesentliche Einschränkung ihrer gleichzeitigen Berufstätigkeit.

Neu ist :

- das Angebot eines höheren monatlichen Erziehungsgeldes bei einer kürzeren Laufzeit,
- die Möglichkeit einer gemeinsamen Elternzeit von Vater und Mutter (der Begriff „Erziehungsurlaub“ wurde durch die bessere Bezeichnung „Elternzeit“ ersetzt),
- die mögliche Übertragung einer restlichen Elternzeit mit Zustimmung des Arbeitgebers auf die Zeit zwischen dem dritten und achten Lebensjahr des Kindes,
- der grundsätzliche Anspruch auf Teilzeitarbeit während der Elternzeit.

Zum wesentlichen Inhalt des Bundeserziehungsgeldgesetzes in seiner neuen Fassung:

I. Verbesserungen beim Erziehungsgeld

Die Verbesserungen gelten für Kinder, die vom 1. Januar 2001 an geboren wurden.

Einkommensgrenzen

Unverändert bleiben die Einkommensgrenzen für die ersten sechs Lebensmonate von 51.129,- € für Eltern mit einem Kind und von 38.346,- € für Alleinerziehende mit einem Kind. Ab dem siebten Lebensmonat des Kindes erhöhen sich die Einkommensgrenzen für das ungekürzte Erziehungsgeld wie folgt:

- für Eltern mit einem Kind von 15.032,- € auf 16.464,-€: + 9,5 %
- für Alleinerziehende mit einem Kind von 12.118,- € auf 13.498,- € + 11,4 %.

Für jedes weitere Kind erhöht sich der Betrag dieser Einkommensgrenzen um 2.454,- € (statt bisher um 2.147,- €): + 14 %.

Diese Erhöhung der Einkommensgrenzen für ein weiteres Kind steigt für Geburten im Jahre 2002 auf 2.797,- €, für Geburten ab 2003 auf 3.139,- €. Insgesamt steigen die Einkommensgrenzen ab dem siebten Lebensmonat des Kindes - je nach Familiengröße und unter Berücksichtigung der stufenweise weiteren Anhebung des Kinderzuschlags bis 2003 - um rd. 10 bis 24 %.

Bei einem Einkommen bis zur Einkommensgrenze wird das Erziehungsgeld nicht gekürzt, bei einem Einkommen oberhalb der Einkommensgrenze verringert sich das Erziehungsgeld ab dem siebten Lebensmonat stufenweise bis auf Null.

Erziehungsgeld und Budget-Angebot

Das monatliche ungekürzte Erziehungsgeld beträgt grundsätzlich 600,- DM (wobei das Mutterschaftsgeld der gesetzlichen Krankenkasse angerechnet wird), und es wird bis zum zweiten Geburtstag des Kindes gezahlt. Eltern, die nur ein Jahr Elternzeit nehmen wollen, werden vom neuen Budget-Angebot profitieren. Sie erhalten ein monatliches Erziehungsgeld von bis zu 460,- €, ebenfalls unter Anrechnung des Mutterschaftsgeldes.

Arbeitslosengeld, andere Entgeltersatzleistungen und Erziehungsgeld

Bisher schloß ein auch noch so geringes Arbeitslosengeld ein gleichzeitiges Erziehungsgeld aus. Eine Entgeltersatzleistung war neben dem Erziehungsgeld nur möglich, wenn die vorausgegangene Beschäftigung 19 Wochenstunden nicht überstieg. Jetzt gilt grundsätzlich für alle Entgeltersatzleistungen, einschließlich des Arbeitslosengeldes, die gleiche Regelung. Sie spielen für das Erziehungsgeld keine Rolle, werden also auch nicht angerechnet, wenn die vorausgegangene Beschäftigung 30 Wochenstunden nicht überstieg. Die zu ihrer Berufsbildung Beschäftigten erhalten, so wie bisher, Erziehungsgeld neben einer Entgeltersatzleistung unabhängig von deren Höhe.

Berücksichtigung des steuerlichen Pauschbetrages für jedes behinderte Kind in der Familie

Das alte Bundeserziehungsgeldgesetz berücksichtigte bei der Berechnung des Einkommens nur die Behinderung eines anderen Kindes in der Familie, nicht aber die Behinderung des Kindes, für das die Eltern Erziehungsgeld beantragten.

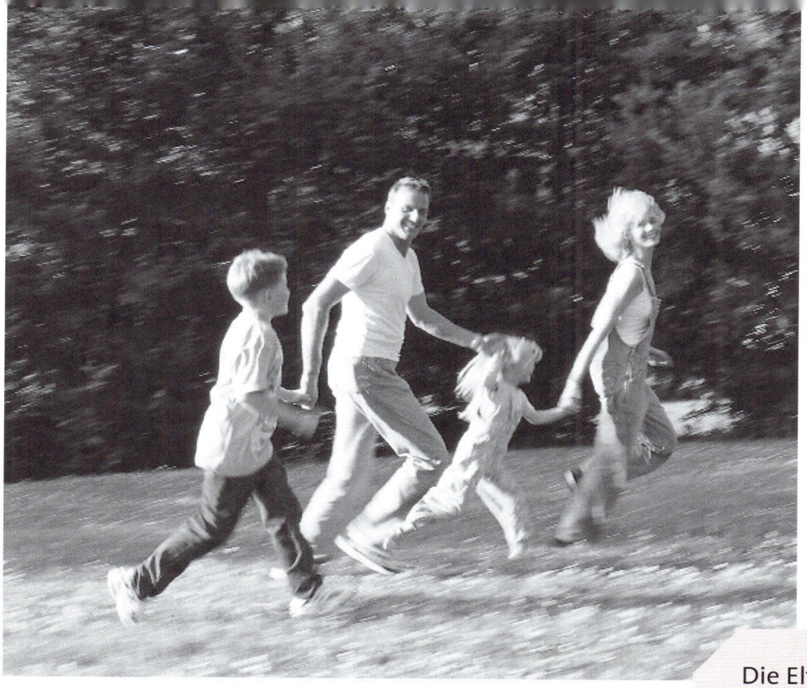

Die Eltern können jetzt ihre Elternzeit ganz oder zeitweise gemeinsam nehmen. Bisher konnten sie sich nur abwechseln.

II. Das Wichtigste zur neuen Elternzeit

Der Begriff „Erziehungsurlaub“ wurde durch die angemessenere Bezeichnung Elternzeit ersetzt.

Mögliche gemeinsame Elternzeit

Die Eltern können jetzt ihre Elternzeit ganz oder zeitweise gemeinsam nehmen. Bisher konnten sie sich nur abwechseln. Unverändert bleibt die mögliche Gesamtdauer von bis zu drei Jahren Elternzeit für ein Kind, also sowohl bei gemeinsamer Inanspruchnahme als auch bei der alleinigen Nutzung durch einen Elternteil. Möglich wird aber jetzt z. B. eine gemeinsame Elternzeit vom ersten Tag bis zu einer Dauer von insgesamt drei Jahren. Die Elternzeit kann in bis zu vier Abschnitte aufgeteilt werden, bisher waren es nur drei.

Flexibles drittes Jahr

Ebenfalls neu ist die Übertragbarkeit von bis zu einem Jahr Elternzeit auf den Zeitraum zwischen dem dritten und achten Geburtstag des Kindes, z. B. während des ersten Schuljahres. Der Arbeitgeber muß aber der Übertragung zustimmen.

Zulässige Teilzeitarbeit während der Elternzeit

Die Grenze für die zulässige Teilzeitarbeit während der Elternzeit erweitert sich von bisher 19 auf bis zu 30 Wochenstunden. Bei der gemeinsamen Elternzeit sind also insgesamt 60 Stunden Erwerbsarbeit möglich, wenn Vater und Mutter jeweils 30 Stunden erwerbstätig sind. Damit läßt sich das Familieneinkommen wesentlich besser als bisher auch in der Elternzeit sichern. Vater und Mutter brauchen nicht mehr zu befürchten, während der Elternzeit ihre berufliche Qualifikation einzubüßen.

Anspruch auf Teilzeitarbeit in der Elternzeit und auf Rückkehr zur vorherigen Arbeitszeit nach Ablauf der Elternzeit

Ein wichtiger Fortschritt ist der neue grundsätzliche Anspruch auf Verringerung der Arbeitszeit in der Elternzeit, wenn der Arbeitgeber mehr als 15 Arbeitnehmerinnen und Arbeitnehmer beschäftigt und er dem Anspruch auf Teilzeitarbeit im Einzelfall keine dringenden betrieblichen Gründe entgegensetzen kann. Zu den weiteren Voraussetzungen gehört, daß es sich um eine Teilzeitarbeit im Rahmen von 15 bis 30 Wochenstunden handelt. Soweit nichts anderes vereinbart wurde, gilt nach Ablauf der Elternzeit wieder die vorherige Arbeitszeit.

Anmeldefristen

Die Anmeldefrist für die neue Elternzeit beträgt grundsätzlich acht Wochen. Wenn die Elternzeit für den Vater unmittelbar nach der Geburt des Kindes oder für die Mutter nach Ablauf der Mutterschutzfrist beginnen soll, reicht aber eine rechtzeitige Anmeldung von sechs Wochen vorher aus. Eine Anmeldefrist von acht Wochen gilt auch für den Anspruch auf Teilzeitarbeit während der Elternzeit.

Ergänzende Informationen zum Bundeserziehungsgeldgesetz

Das Erziehungsgeld ist für jeweils ein Lebensjahr des Kindes bei der zuständigen Erziehungsgeldstelle zu beantragen, wo es auch die Antragsformulare gibt. Für das zweite Lebensjahr ist ein neuer Antrag notwendig. Bei der Berechnung des Einkommens für eine evtl. Kürzung des Erziehungsgeldes ist das aktuelle Einkommen maßgebend. Eltern, die in einer eheähnlichen Lebensgemeinschaft leben, werden Verheirateten gleichgestellt.
Der Anspruch auf Elternzeit setzt ein bestehendes Arbeitsverhältnis voraus, und er richtet sich an den Arbeitgeber. Während der Elternzeit besteht Kündigungsschutz.

Erziehungsgeld und Elternzeit sind im Bundeserziehungsgesetz geregelt

Mit dem verbesserten Bundeserziehungsgeldgesetz werden Müttern, aber ganz besonders auch Vätern neue Möglichkeiten zur individuellen Lebensgestaltung angeboten. Beide Eltern können sich sowohl der Betreuung ihres Kindes als auch ihrem Beruf widmen, ohne befürchten zu müssen, zu wenig gemeinsame Zeit für ihr Kind zu haben oder ihre berufliche Zukunft zu gefährden. Die Hinweise auf die Möglichkeiten der Elternzeit (Erziehungsurlaub) können auch für Eltern eines Kindes mit Diabetes – zumal wenn die Eltern selbst mit dem „verflixten Zucker" zu tun haben – von Interesse sein.

Und was noch wissenswert ist: Sollte Ihr Antrag auf Erziehungsgeld abgelehnt werden, können Sie dagegen innerhalb eines Monats schriftlich Widerspruch einlegen. Wird Ihrem Widerspruch nicht entsprochen, so erhalten Sie einen Widerspruchsbescheid, gegen den Sie innerhalb eines Monats eine Klage beim Sozialgericht einreichen müssen.

Eltern, die in einer eheähnlichen Lebensgemeinschaft leben, werden Verheirateten gleichgestellt.

Anspruch auf Teilzeitarbeit und befristete Arbeitsverträge

Flexibilität wird heutzutage in vielen Stellenangeboten von den zukünftigen Mitarbeitern verlangt. Flexibel müssen aber auch Arbeitgeber reagieren, denn immer mehr Arbeitnehmerinnen und Arbeitnehmer möchten gern ihre Arbeitszeit frei gestalten, um Beruf und Familie besser miteinander verbinden zu können.

Seit Januar 2001 ist das neue „Gesetz über Teilzeitarbeit und befristete Arbeitsverträge" in Kraft. So können z.B. Arbeitnehmer/innen, die sich im Erziehungsurlaub befinden, einen Antrag auf Teilzeitarbeit nach Ende des Erziehungsurlaubs stellen. Aber auch ältere Arbeitnehmer, die z.B. Schwierigkeiten wegen eines Diabetes haben, jedoch noch nicht Rentner werden möchten, können ab dem 58. Lebensjahr einen befristeten Teilzeitarbeitsvertrag abschließen.

Wichtige Teile des neuen Gesetzes zur Teilzeitarbeit

§ 1 Zielsetzung

Ziel des Gesetzes ist, Teilzeitarbeit zu fördern, die Voraussetzungen für die Zulässigkeit befristeter Arbeitsverträge festzulegen und die Diskriminierung von teilzeitbeschäftigten und befristet beschäftigten Arbeitnehmern zu verhindern.

§ 2 Begriff des teilzeitbeschäftigten Arbeitnehmers

(1) Teilzeitbeschäftigt ist ein Arbeitnehmer, dessen regelmäßige Wochenarbeitszeit kürzer ist als die eines vergleichbaren vollzeitbeschäftigten Arbeitnehmers. Ist eine regelmäßige Wochenarbeitszeit nicht vereinbart, so ist ein Arbeitnehmer teilzeitbeschäftigt, wenn seine regelmäßige Arbeitszeit im Durchschnitt eines bis zu einem Jahr reichenden Beschäftigungszeitraums unter der eines vergleichbaren vollzeitbeschäftigten Arbeitnehmers liegt. Vergleichbar ist ein vollzeitbeschäftigter Arbeitnehmer des Betriebes mit derselben Art des Arbeitsverhältnisses und der gleichen oder einer ähnlichen Tätigkeit.

§ 4 Verbot der Diskriminierung

(1) Ein teilzeitbeschäftigter Ar-

beitnehmer darf wegen der Teilzeitarbeit nicht schlechter behandelt werden als ein vergleichbarer vollzeitbeschäftigter Arbeitnehmer, es sei denn, daß sachliche Gründe eine unterschiedliche Behandlung rechtfertigen. Einem teilzeitbeschäftigten Arbeitnehmer ist Arbeitsentgelt oder eine andere teilbare geldwerte Leistung mindestens in dem Umfang zu gewähren, der dem Anteil seiner Arbeitszeit an der Arbeitszeit eines vergleichbaren vollzeitbeschäftigten Arbeitnehmers entspricht.

(2) Ein befristet beschäftigter Arbeitnehmer darf wegen der Befristung des Arbeitsvertrages nicht schlechter behandelt werden als ein vergleichbarer unbefristet beschäftigter Arbeitnehmer, es sei denn, daß sachliche Gründe eine unterschiedliche Behandlung rechtfertigen. Einem befristet beschäftigten Arbeitnehmer ist Arbeitsentgelt oder eine andere teilbare geldwerte Leistung, die für einen bestimmten Bemessungszeitraum gewährt wird, mindestens in dem Umfang zu gewähren, der dem Anteil seiner Beschäftigungsdauer um Bemessungszeitraum entspricht. Sind bestimmte Beschäftigungsbedingungen von der Dauer des Bestehens des Arbeitsverhältnisses in demselben Betrieb oder Unternehmen abhängig, so sind für befristet beschäftigte Arbeitnehmer dieselben Zeiten zu berücksichtigen wie für unbefristet beschäftigte Arbeitnehmer, es sei denn, daß eine unterschiedliche Berüksichtigung aus sachlichen Gründen gerechtfertigt ist.

§ 5 Benachteiligungsverbot

Der Arbeitgeber darf einen Arbeitnehmer nicht wegen der Inanspruchnahme von Rechten nach diesem Gesetz benachteiligen.

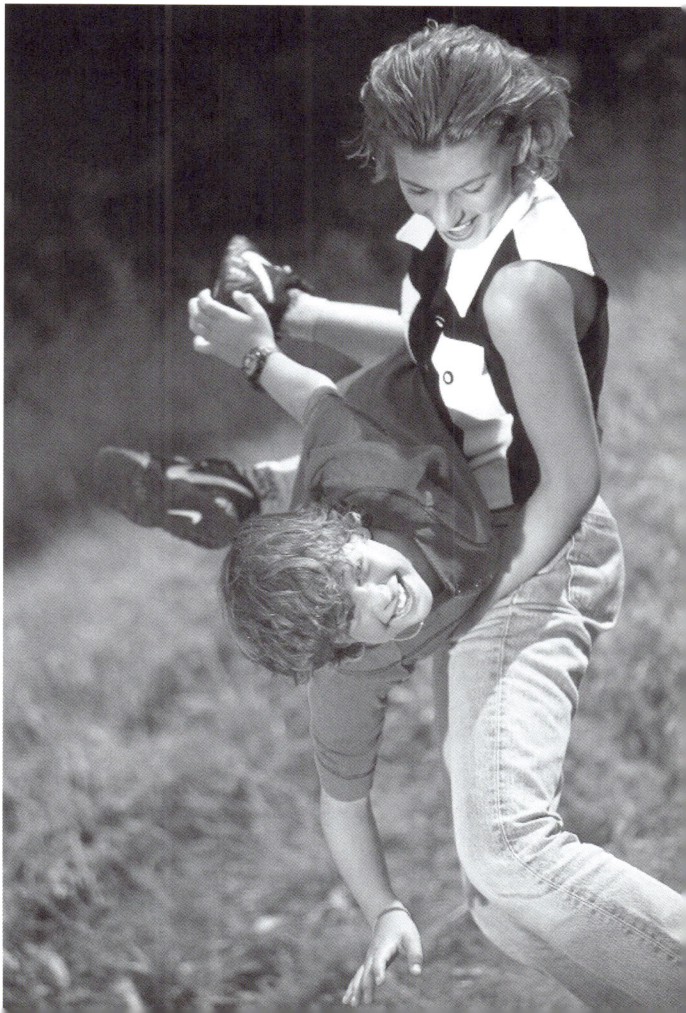

§ 6 Förderung von Teilzeitarbeit

Der Arbeitgeber hat den Arbeitnehmern, auch in leitenden Positionen, Teilzeitarbeit nach Maßgabe dieses Gesetzes zu ermöglichen.

§ 7 (1) Der Arbeitgeber hat einen Arbeitsplatz, den er öffentlich oder innerhalb des Betriebes ausschreibt, auch als Teilzeitarbeitsplatz auszuschreiben, wenn sich der Arbeitsplatz hierfür eignet.

(2) Der Arbeitgeber hat einen Arbeitnehmer, der ihm den Wunsch nach einer Veränderung von Dauer und Lage seiner vertraglich vereinbarten Arbeitszeit angezeigt hat, über entsprechende Arbeitsplätze zu informieren, die im Betrieb oder Unternehmen besetzt werden sollen.

§ 8 Verringerung der Arbeitszeit

(1) Ein Arbeitnehmer, dessen Arbeitsverhältnis länger als sechs Monate bestanden hat, kann verlangen, daß seine vertraglich vereinbarte Arbeitszeit verringert wird.

(2) Der Arbeitnehmer muß die Verringerung seiner Arbeitszeit und den Umfang der Verringerung spätestens drei Monate vor deren Beginn geltend machen. Er soll dabei die gewünschte Verteilung der Arbeitszeit angeben.

(3) Der Arbeitgeber hat mit dem Arbeitnehmer die gewünschte Verringerung der Arbeitszeit mit dem Ziel zu erörtern, zu einer Vereinbarung zu gelangen. Er hat mit dem Arbeitnehmer Einvernehmen über die von ihm festzulegende Verteilung der Arbeitszeit zu erzielen.

§ 9 Verlängerung der Arbeitszeit

Der Arbeitgeber hat einen teilzeitbeschäftigten Arbeitnehmer, der ihm den Wunsch nach einer Verlängerung seiner vertraglich vereinbarten Arbeitszeit angezeigt hat, bei der Besetzung eines entsprechenden freien Arbeitsplatzes bei gleicher Eignung bevorzugt zu berücksichtigen, es sei denn, daß dringende betriebliche Gründe oder Arbeitszeitwünsche anderer teilzeitbeschäftigter Arbeitnehmer entgegenstehen.

§ 10 Aus- und Weiterbildung

Der Arbeitgeber hat Sorge zu tragen, daß auch teilzeitbeschäftigte Arbeitnehmer an Aus- und Weiterbildungsmaßnahmen zur Förderung der beruflichen Entwicklung und Mobilität teilnehmen können.

§ 11 Kündigungsverbot

Die Kündigung eines Arbeitsverhältnisses wegen der Weigerung eines Arbeitnehmers, von einem Vollzeit- in ein Teilzeitarbeitsverhältnis oder umgekehrt zu wechseln, ist unwirksam. Das Recht zur Kündigung des Arbeitsverhältnisses aus anderen Gründen bleibt unberührt.

§ 12 Arbeit auf Abruf

(1) Arbeitgeber und Arbeitnehmer können vereinbaren, daß der Arbeitnehmer seine Arbeitsleistung entsprechend dem Arbeitsanfall zu erbringen hat (Arbeit auf Abruf). Die Vereinbarung muß eine bestimmte Dauer der wöchentlichen und täglichen Arbeitszeit festlegen. Wenn die Dauer der wöchentlichen Arbeitszeit nicht festgelegt ist, gilt eine Arbeitszeit von zehn Stunden als vereinbart. Wenn die Dauer der täglichen Arbeitszeit nicht festgelegt ist, hat der Arbeitgeber die Arbeitsleistung des Arbeitnehmers jeweils für mindestens drei aufeinander folgende Stunden in Anspruch zu nehmen.

§ 14 Zulässigkeit der Befristung von Arbeitsverträgen

(1) Die Befristung eines Arbeitsvertrages ist zulässig, wenn sie durch einen sachlichen Grund gerechtfertigt ist. Ein sachlicher Grund liegt insbesondere vor, wenn

- der betriebliche Bedarf an der Arbeitsleistung nur vorübergehend besteht,
- die Befristung im Anschluß an eine Ausbildung oder ein Studium erfolgt, um den Übergang des Arbeitnehmers in eine Anschlußbeschäftigung zu erleichtern,
- der Arbeitnehmer zur Vertretung eines anderen Arbeitnehmers beschäftigt wird,
- die Eigenart der Arbeitsleistung die Befristung rechtfertigt.

§ 15 Ende des befristeten Arbeitsvertrages

(1) Ein kalendermäßig befristeter Arbeitsvertrag endet mit Ablauf der vereinbarten Zeit.

(4) Ist das Arbeitsverhältnis für die Lebenszeit einer Person oder für längere Zeit als fünf Jahre eingegangen, so kann es von dem Arbeitnehmer nach Ablauf von fünf Jahren gekündigt werden. Die Kündigungsfrist beträgt sechs Monate.

§ 17 Anrufung des Arbeitsgerichts

Will der Arbeitnehmer geltend

machen, daß die Befristung eines Arbeitsvertrages rechtsunwirksam ist, so muß er innerhalb von drei Wochen nach dem vereinbarten Ende des befristeten Arbeitsvertrages Klage beim Arbeitsgericht auf Feststellung erheben, daß das Arbeitsverhältnis auf Grund der Befristung nicht beendet ist.

§ 18 Information über unbefristete Arbeitsplätze

Der Arbeitgeber hat die befristet beschäftigten Arbeitnehmer über entsprechende unbefristete Arbeitsplätze zu informieren, die besetzt werden sollen. Die Information kann durch allgemeine Bekanntgabe an geeigneter, den Arbeitnehmern zugänglicher Stelle im Betrieb und Unternehmen erfolgen.

Antworten auf Fragen zur Teilzeit

Warum ein neues Gesetz?

Das neue Gesetz über Teilzeitarbeit und befristete Arbeitsverträge hat das zum 31.12.2000 ausgelaufene Beschäftigungsförderungsgesetz abgelöst. Grundlage des Gesetzes sind Rahmenvereinbarungen der europäischen Sozialpartner über Teilzeitarbeit und über befristete Arbeitsverträge, die die Bundesregierung nun in deutsches Recht umgesetzt hat.

Was sind die Kernpunkte des Gesetzes?

Kernpunkte sind der gesetzlich verankerte Anspruch auf Teilzeitarbeit und weitere Regelungen zur Förderung der Teilzeitarbeit. Außerdem werden zum ersten Mal befristete Arbeitsverhältnisse zusammenfassend auf eine gesicherte Rechtsgrundlage gestellt.

Was bedeutet Anspruch auf Teilzeit?

Einen grundsätzlichen Anspruch

auf Teilzeitarbeit haben Arbeitnehmer, deren Arbeitsverhältnis mehr als sechs Monate bestanden hat und deren Arbeitgeber in der Regel mehr als 15 Arbeitnehmer beschäftigt. Die Arbeitnehmer müssen ihren Wunsch auf eine geringere Arbeitszeit drei Monate vorher ankündigen. Das Gesetz macht keine Vorgaben, wie die Arbeitszeit verkürzt werden muß. Arbeitnehmer und Arbeitgeber suchen einvernehmlich und gemeinsam nach einer Lösung, die den Interessen beider Partner gerecht wird. Im Einzelfall kann der Arbeitgeber den Wunsch auf Teilzeit aus betrieblichen Gründen ablehnen, z.B. durch Fehlen einer Ersatzkraft.

Müssen Arbeitnehmer ihren Wunsch begründen und ihren Antrag auf Teilzeitarbeit schriftlich stellen?

Eine Begründung des Wunsches ist nicht notwendig, sie erleichtert dem Arbeitgeber jedoch die Entscheidung. Ebenso ist die Schriftform zu empfehlen, weil der Arbeitnehmer dadurch seinen Antrag nachweisen kann.

Wann muß der Arbeitgeber über einen Antrag auf Teilzeitarbeit entscheiden?

Der Arbeitgeber muß dem Arbeitnehmer spätestens einen Monat vor dem gewünschten Teilzeitbeginn schriftlich mitteilen, ob er der Teilzeit zustimmt oder nicht. Unterläßt er dies, verringert sich die Arbeitszeit automatisch, d.h. allein aufgrund des Gesetzes in dem vom Arbeitnehmer gewünschten Umfang.

Was kann der Arbeitnehmer unternehmen, wenn der Arbeitgeber eine Verringerung seiner Arbeitszeit ablehnt?

Ist der Arbeitnehmer mit der Ablehnung seines Teilzeitwunsches durch den Arbeitgeber nicht einverstanden, kann er vor dem zuständigen Arbeitsgericht klagen. Das Gericht prüft, ob die Ablehnung in diesem Einzelfall zu Recht erfolgt ist. Der Arbeitgeber muß das Vorliegen betrieblicher Gründe für seine Ablehnung beweisen.

Werden die Arbeitgeber durch die Neuregelung belastet?

Die neue Teilzeitregelung belastet die Arbeitgeber nicht, denn flexible Arbeitszeiten sind wirtschaftlich, wie Beispiele von Unternehmen in Deutschland und Europa beweisen. Wer weniger arbeitet oder seine Arbeitszeit verteilt, ist produktiver, effizienter und motivierter. Für Unternehmen bedeutet das höhere Produktivität, geringere

Fehlzeiten und eine geringere Fluktuation.

Können Arbeitnehmerinnen bzw. Arbeitnehmer in Erziehungsurlaub (seit 1.1.2001 Elternzeit genannt) einen Antrag auf Teilzeitarbeit nach Ende des Erziehungsurlaubs stellen oder müssen sie erst wieder sechs Monate beim Arbeitgeber tätig sein?

Auch diese Arbeitnehmerinnen bzw. Arbeitnehmer können grundsätzlich einen entsprechenden Antrag auf Teilzeitarbeit spätestens drei Monate vor dem Wunschtermin stellen, wenn ihr Arbeitsverhältnis bereits mindestens sechs Monate besteht. Dabei zählt die Elternzeit mit, weil das Arbeitsverhältnis in dieser Zeit fortbesteht.

Antworten auf Fragen zu befristeten Arbeitsverträgen

Wie lange können befristete Arbeitsverträge ohne Sachgrund gelten?

Ein befristeter Arbeitsvertrag ohne Sachgrund darf die Dauer von zwei Jahren nicht überschreiten. Ein zunächst für eine kürzere Dauer abgeschlossener Arbeitsvertrag kann bis zur Gesamtdauer von zwei Jahren höchstens dreimal verlängert werden. Durch Tarifvertrag kann die Anzahl der Verlängerungen oder die Höchstdauer der Befristung abweichend festgelegt werden.

Woran sollten Sie bei Abschluß eines befristeten Arbeitsvertrages denken?

Die Befristung des Arbeitsvertrages bedarf der Schriftform. Aus der schriftlichen Vereinbarung muß sich die Dauer der Befristung zweifelsfrei entnehmen lassen. Anzugeben ist die Terminierung oder der Zweck der Befristung. Fehlt die schriftliche Vereinbarung, gilt der Arbeitsvertrag als unbefristet. Auch die Verlängerung eines befristeten Arbeitsvertrages muß schriftlich erfolgen. In jedem Fall sind die Unterschriften von Arbeitgeber und Arbeitnehmer notwendig. Für die Vereinbarung der anderen Vertragsbedingungen ist die Schriftform nicht zwingend erforderlich. Der Arbeitgeber ist aber verpflichtet, dem Arbeitnehmer einen schriftlichen Nachweis über die wesentlichen Vertragsbedingungen auszuhändigen. Der Nachweis wird bei Arbeitsverträgen über Aushilfstätigkeiten bis zu einem Monat nicht benötigt.

Haben befristet beschäftigte Arbeitnehmer auch Anspruch auf Weihnachts- oder Urlaubsgeld?

Befristet beschäftigte Arbeitnehmer dürfen nicht schlechter behandelt werden als andere Arbeitnehmer. Die Ausnahme: sachliche Gründe liegen vor. Auf Arbeitsentgelt oder andere teilbare geldwerte Leistungen, die für einen bestimmten Bemessungszeitraum gewährt werden, haben befristet beschäftigte Arbeitnehmer mindestens in dem Umfang einen Anspruch, der dem Anteil ihrer Beschäftigungsdauer am Bemessungszeitraum entspricht.

Was ist mit älteren Arbeitnehmern?

Mit Arbeitnehmern ab dem 58. Lebensjahr können befristete Arbeitsverträge ohne sachlichen Befristungsgrund auch für mehr als zwei Jahre abgeschlossen und mehr als dreimal verlängert werden.

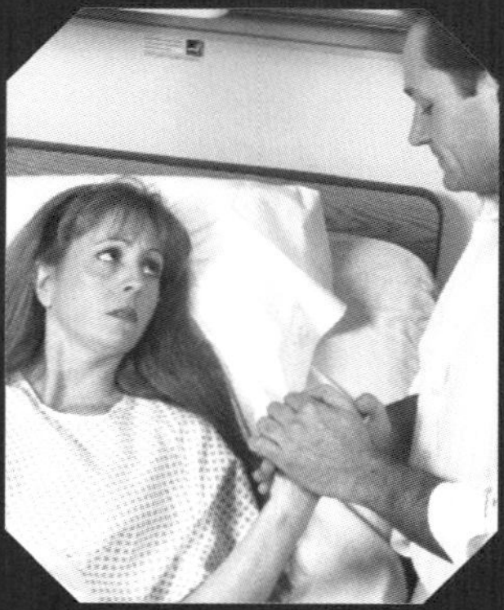

Krankenversicherungen

Gesetzliche Krankenversicherung

In Deutschland gibt es keinen staatlichen Gesundheitsdienst, sondern ein Zusammenwirken von staatlich unabhängigen Krankenkassen, Heilberufen, Krankenhäusern und anderen Leistungserbringern sowie deren Vereinigungen auf Landes- und Bundesebene. Aufgabe des Staates dabei ist es vor allem, für dieses Zusammenspiel die Rahmenbedingungen festzulegen. Die konkrete Ausgestaltung dieses Rahmens ist aber Sache der Beteiligten selbst. Neben den gesetzlichen und privaten Krankenversicherungen sowie den öffentlichen Gesundheitsdiensten sind auch freie gemeinnützige Organisationen, wie z. B. der Deutsche Diabetiker Bund, an der Ausgestaltung des deutschen Gesundheitswesens beteiligt.

Rund 90% der Bevölkerung sind gesetzlich krankenversichert.

Das Gesundheitswesen wird nicht nur durch den Staat gestaltet, sondern partnerschaftlich durch eine Vielzahl von Beteiligten, wie:

- Länder und Kommunen,
- gesetzliche Kranken-, Pflege-, Renten- und Unfallversicherungen und ihre Selbstverwaltungen,
- die privaten Krankenversicherer,
- die Beschäftigten des Gesundheitswesens und ihre Vertretungen, wie z. B. die Kassenärztlichen bzw. kassenzahnärztlichen Vereinigungen sowie Landeskrankenhausgesellschaften,
- freie gemeinnützige Organisationen und
- Selbsthilfegruppen, wie z. B. der Deutsche Diabetiker Bund.

Die gesetzliche Krankenversicherung ist der älteste Zweig der Sozialversicherung. Rund 90% der Bevölkerung sind gesetzlich krankenversichert. Gesundheit lassen wir uns etwas kosten: Für die gesetzliche Krankenversicherung bringen die Beitragszahler über 130 Milliarden Euro im Jahr auf. Die gesetzliche Krankenversicherung kommt für die notwendige medizinische und pflegerische Hilfe auf und zahlt den versicherten Beschäftigten Krankengeld, um soziale Not zu verhindern. Sie leistet ihren Beitrag zur Sicherung der Familie und des ungeborenen Lebens durch die beitragsfreie Familienversicherung, Leistungen wie die häuslichen Krankenpflege- und Haushaltshilfen, durch Leistungen bei der Schwangerschaft und Mutterschaft sowie Krankengeld bei Erkrankungen eines Kindes.

Solidarität und Eigenverantwortung

Besonderes Kennzeichen der gesetzlichen Krankenversicherung ist der solidarische Ausgleich zwischen Gesunden und Kranken, Jungen und Alten, Besserverdienenden und sozial Schwächeren sowie zwischen Ledigen und Familien mit Kindern. Der Anspruch auf Leistungen der gesetzlichen Krankenversicherung besteht unabhängig von der Höhe der gezahlten Beiträge und richtet sich ausschließlich nach dem Maß des Erforderlichen. Im Gegensatz zur privaten Krankenversicherung darf die gesetzliche Krankenversicherung niemandem, der die gesetzlichen Voraussetzungen erfüllt, die Versicherung und die entsprechenden Leistungen verweigern oder kürzen.

Die Beiträge zur gesetzlichen Krankenversicherung werden grundsätzlich je zur Hälfte vom Versicherten selbst und von seinem Arbeitgeber entrichtet, bei Rentnern der gesetzlichen Rentenversicherung tragen die Rentenversicherung und der pflichtversicherte Rentner jeweils die Hälfte (paritätische Finanzierung). Freiwillig versicherte Rentner erhalten einen Beitragszuschuß der Rentenversicherung in Höhe des halben allgemeinen durchschnittlichen Beitragssatzes der gesetzlichen Krankenversicherung. Selbständige, die freiwilliges Mitglied der gesetzlichen Krankenversicherung sind, müssen sowohl den eigenen als auch den Arbeitgeberanteil selbst tragen; dafür bieten die gesetzlichen Krankenversicherungen eigene Tarife für Selbständige an, die gerade für langjährige Diabetiker oft unter den Tarifen der privaten Krankenversicherungen, die meist Diabetiker mit teueren Aufschlägen belegen, liegen können. Näheres dazu können Sie dem Artikel „Zur privaten Krankenversicherung“ entnehmen.
Ausdruck des Solidaritätsprinzips sind auch die beitragsfreie Familienmitversicherung von nicht erwerbstätigen Ehe- bzw. Lebenspartnern im Sinne des Lebenspartnerschaftsgesetzes und Kindern sowie Leistungen der gesetzlichen Krankenversicherung bei Schwangerschaft und Mutterschaft.

Die Beiträge zur gesetzlichen Krankenversicherung werden grundsätzlich je zur Hälfte vom Versicherten selbst und von seinem Arbeitgeber entrichtet.

Vielfalt und Wahlfreiheit

Die gesetzliche Krankenversicherung ist durch das Selbstverantwortungsprinzip geprägt. Es verschafft den Beteiligten unmittelbare Mitwirkungsmöglichkeiten an der Ausgestaltung der Gesundheitssicherung. Es soll zur Sozialpartnerschaft und zum Sozialfrieden beitragen. Leider ist dieser Sinn z. B. der Sozialwahlen in den letzten Jahren bei immer weniger Versicherten im Bewußtsein.

Ärzte und Krankenhäuser sind zur Teilnahme an Maßnahmen der Qualitätssicherung verpflichtet.

Es gibt weder eine Einheitskasse noch ein Einheitskrankenhaus. Prinzip ist vielmehr Vielfalt bei den Leistungserbringern und den Versicherungsträgern sowie Wahlfreiheit der Versicherten, so daß Versicherte auf die Bedingungen der Versicherungen auch über Angebot und Nachfrage Einfluß nehmen können. Ausnahmen bilden nur die Bundesknappschaft, die landwirtschaftlichen Krankenkassen sowie die Seekrankenkasse, die ausschließlich Beschäftigten dieser Branchen offenstehen. Betriebs- und Innungskrankenkassen können sich über Satzungsbeschlüsse für alle Versicherten öffnen.

Wirtschaftlichkeit und Qualität

Die Leistungen der gesetzlichen Krankenversicherung müssen ausreichend, wirtschaftlich und zweckmäßig sein. Die Kassenärztlichen Vereinigungen kümmern sich um die wirtschaftliche Arbeitsweise ihrer Mitglieder, Krankenkassen prüfen die Wirtschaftlichkeit der Leistungserbringer, und die Aufsichtsbehörden der Länder und des Bundes überprüfen die wirtschaftliche Haushaltsführung der Krankenkassen.

Ärzte und Krankenhäuser sind zur Teilnahme an Maßnahmen der Qualitätssicherung verpflichtet. Durch eine Arbeitsgemeinschaft der Spitzenverbände der Krankenkassen, der niedergelassenen Ärzte und der Krankenhäuser werden einheitliche Regelungen zur Sicherung der Qualität geschaffen. Über den therapeutischen Nutzen von neuen Untersuchungs- und Behandlungsmethoden entscheidet der Bundesausschuß der Ärzte und Krankenkassen, in dem Vertreter der Ärzte, der Krankenkassen und unabhängige Wissenschaftler beraten. Deren Kooperation ist zwar (derzeitig) schwierig, sie ist aber unverzichtbar.

Wer ist gesetzlich krankenversichert?

Man kann der gesetzlichen Krankenversicherung als Pflichtversicherter, freiwillig Versicherter oder Familienversicherter angehören.

Pflichtversicherung

Arbeitnehmer und Angestellte mit einem Bruttoeinkommen unterhalb der sich jährlich ändernden Beitragsbemessungsgrenze sind in der gesetzlichen Krankenversicherung pflichtversichert. Dazu gehören Auszubildende, Studenten und Meisterschüler im Handwerk sowie Rentner, wenn bestimmte Vorversicherungszeiten erfüllt sind. Auch Bezieher von Arbeitslosengeld und -hilfe, land- und forstwirtschaftliche Unternehmer und ihre mitarbeitenden Familienangehörigen sowie Altenteiler in der Landwirtschaft, Künstler und Publizisten sind gesetzlich krankenversichert.
Die Beiträge richten sich grundsätzlich nach den beitragspflichtigen Einnahmen bis zur Beitragsbemessungsgrenze. Die Beitragsbemessungsgrenze wird zu Beginn jeden Jahres festgesetzt und orientiert sich an der Beitragsbemessungsgrenze für die gesetzliche Rentenversicherung.

Freiwillige Versicherung

Wenn die monatliche Beitragsbemessungsgrenze - im Jahresdurchschnitt betrachtet - überschritten wird oder wenn Sie

Seit 1. Januar 2002 gelten in der Krankenversicherung folgende Beitragsbemessungsgrenzen:

Kalendertag:	112,50 €
Woche:	787,50 €
Monat:	3.375,- €
Jahr:	40.500,- €

selbständig arbeiten, scheiden Sie aus der Pflichtversicherung aus. Sie können sich nur dann in der gesetzlichen Krankenversicherung freiwillig versichern lassen, wenn Sie vorher ununterbrochen mindestens 12 Monate oder in den letzten 5 Jahren vor dem Ausscheiden mindestens 24 Monate versichert gewesen waren. Die Beiträge richten sich nach dem gesamten Einkommen. Beitragspflichtig sind unter anderem auch Zinseinnahmen, Mieteinkünfte, Versorgungsbezüge - allerdings nur bis zur Beitragsbemessungsgrenze.

Familienversicherte

Familienversichert sind der Ehegatte bzw. der Lebenspartner im Sinne des Lebenspartnerschaftsgesetzes und die Kinder - jedoch nur, wenn sie ihren Wohnsitz oder gewöhnlichen Aufenthalt in Deutschland haben und mit ihrem monatlichen Einkommen eine bestimmte Einkommensgrenze nicht überschreiten. Obwohl Familienversicherte keine eigenen Beiträge zahlen, können sie ihre Ansprüche unabhängig vom Beitragszahler, bei dem sie mitversichert sind, geltend machen.

Kinder sind bis zur Vollendung des 18. Lebensjahres familienversichert. Die Altersgrenze erhöht sich auf das 23. Lebensjahr, wenn das Kind nicht erwerbstätig ist, und auf das 25. Lebensjahr plus der Dauer einer Dienstpflicht, wenn es sich in Schul- oder Berufsausbildung befindet oder ein freiwilliges soziales oder „ökologisches" Jahr leistet. Als Kinder gelten auch Stiefkinder, Enkel sowie Pflegekinder, die der Beitragszahler überwiegend unterhält.

Behinderte Kinder sind unter bestimmten Voraussetzungen ohne Altersgrenze familienversichert, wenn sie wegen körperlicher, geistiger oder seelischer Behinderung außer Stande sind, sich selbst zu unterhalten.

Behinderte Kinder sind unter bestimmten Voraussetzungen ohne Altersgrenze familienversichert.

Ist ein Elternteil nicht in der gesetzlichen Krankenversicherung versichert und liegt sein Bruttoeinkommen über der Beitragsbemessungsgrenze, sind seine Kinder nicht familienversichert, solange er mehr verdient als der in der gesetzlichen Krankenversicherung versicherte Ehegatte. Kinder müssen in diesem Fall gesondert versichert werden. Dies sollten Sie unbedingt berücksichtigen, wenn Sie sich privat versichern wollen und gleichzeitig Kinder haben oder planen.

Rechte der Versicherten und Patientenschutz

Bei allen Fragen zu Leistungen Ihrer gesetzlichen Krankenversicherung ist die Geschäftsstelle Ihrer Krankenkasse der Ansprechpartner für Informationen und Beratung. Sie haben dort einen Anspruch auf Information, und auf Anfrage teilt Ihnen Ihre Krankenkasse auch mit, welche Leistungen abgerechnet wurden.

Sind Sie mit einer Entscheidung Ihrer Krankenkasse nicht einverstanden, können Sie Widerspruch einlegen. Bei ablehnendem Widerspruchsbescheid können Sie Klage beim zuständigen Sozialgericht erheben. (Siehe dazu auch Kapitel: „Wie setze ich mein gutes Recht durch?")

Der Versicherte kann seinen Arzt unter den zugelassenen Medizinern frei wählen. Bei welcher Krankenkasse Sie sich versichern wollen, können Sie selbst entscheiden, wenn die gesetzlichen und z.T. auch die satzungsrechtlichen Voraussetzungen bestehen.

Alle Informationen über die Gesundheit eines Versicherten unterliegen strengen Datenschutzbestimmungen. Die Krankenakte ist Eigentum des Arztes oder des Krankenhauses. Der Patient hat jedoch ein Anrecht auf Einsicht und kann seine Krankenakte kopieren. Der Arzt unterliegt einer strengen Schweigepflicht, er darf keine Informationen über den Gesundheitszustand oder Behandlungen an Dritte weitergeben, ohne vorher die Einwilligung des betroffenen Patienten eingeholt zu haben.

Patienten müssen über ihre jeweilige Behandlung so aufgeklärt werden, daß sie selbst entscheiden können, ob eine bestimmte Behandlung gewünscht wird oder nicht. Ein Patient hat das Recht, eine nicht notwendige oder sinnlose Behandlung abzulehnen.

Ärzte, Krankenhäuser und Hersteller unterliegen dem Haftungsrecht. Bei Behandlungsfehlern oder Schädigungen durch Arzneimittel und Medizinprodukte haben Patienten einen Anspruch auf eine angemessene Entschädigung.

Beratung für Versicherte und Patienten leisten neben den gesetzlichen Krankenversicherungen und den Ärzte- und Zahnärzteorganisationen die Gesundheitsämter der Kommunen. Ratschläge können Sie auch von Verbraucherberatungsstellen oder speziellen Verbänden, wie dem Deutschen Diabetiker Bund (DDB), erhalten.

Kassenarten, Kassenwahl und Wettbewerb der Krankenkassen

Gesetzlich versichern kann man sich derzeit bei etwa 450 Krankenkassen – Ersatzkassen, Ortskrankenkassen, Innungskrankenkassen, Betriebskrankenkassen, landwirtschaftlichen Krankenkassen, Bundesknappschaft und Seekrankenkasse.

Alle Informationen über die Gesundheit eines Versicherten unterliegen strengen Datenschutzbestimmungen.

Die gesetzliche Krankenversicherung steht fast allen Mitgliedern ohne Zulassungsbeschränkungen offen mit Ausnahme der Bundesknappschaft, der Landwirtschaftlichen Krankenkassen sowie der Seekrankenkasse, die ausschließlich für versicherungspflichtige Bergleute, Landwirte und Seeleute zuständig sind.

Die Mitgliedschaft in einer Krankenkasse kann zum Ablauf des übernächsten Kalendermonats nach Eingang der Kündigung beendet werden. Voraussetzung ist, daß die Mitgliedschaft bis zum

Ende der Kündigungsfrist mindestens 18 Monate bestanden hat. Darüber hinaus sind außerordentliche Kündigungen möglich, wenn der Beitragssatz erhöht wird.

Um die Wettbewerbsbedingungen zwischen den Krankenkassen und die Beitragsbelastung der Versicherten gerechter zu gestalten, gibt es seit 1994 einen begrenzten finanziellen Lastenausgleich, den Risikostrukturausgleich. Vereinfacht dargestellt geht es darum, daß Kassen mit vielen jungen, gesunden und gut verdienenden Mitgliedern solche Kassen mit einem Risikostrukturausgleich finanziell unterstützen, deren Mitgliederstruktur deutlich ungünstiger ist und die ungünstige Risiko- und Versichertenstrukturen aufweisen.

Kassenwahlfreiheit für die Versicherten einerseits bedeutet zugleich Wettbewerb zwischen den Krankenkassen andererseits.

Disease-Management-Programme

Das Gesundheitssystem der Bundesrepublik Deutschland gilt als vorbildlich. Dennoch deuten internationale Studien darauf hin, daß die Gelder in unserem Gesundheitswesen effizienter eingesetzt werden könnten. Insbesondere chronisch Kranke leiden vielfach unter einer Fehl-, Unter- oder Überversorgung – dies wurde auch vom ‚Sachverständigenrat im Gesundheitswesen' bestätigt. Deshalb sollen sich die Reformbemühungen im Gesundheitswesen in der nächsten Stufe der Gesundheitsreform auf die Behandlung chronischer Erkrankungen konzentrieren. Als Rezept für die Verbesserung der Versorgungsqualität chronisch Kranker gelten die sogenannten Disease-Management-Programme (DMP). Diese werden für bestimmte Krankheiten aufgrund aktueller wissenschaftlicher Erkenntnisse mit ärztlichem Sachverstand entwickelt – z. B. auch für Diabetes mellitus. Sie sind eine Art medizinisches TÜV-Siegel, das für Qualitätsnormen und Behandlungskriterien steht. Behandlungs-Leitlinien sind das Herzstück der Disease-Management-Programme und gewährleisten damit die Integration des medizinisch-wissenschaftlichen Fortschritts in den Behandlungsalltag. Die Patienten erfahren durch gezielte und verständliche Informationen mehr über ihre Krankheit und lernen, was sie selbst zur Verbesserung und Linderung beitragen können und wie Komplikationen vermieden werden können. Die Krankenkassen organisieren die Disease-Management-Programme und sie erhalten mehr Geld für Patientinnen und Patienten, die sich in die Programme einschreiben. Für den Erfolg von Disease-Management-Programmen in Deutschland müssen die Patienten aktiv mitwirken: Sie müssen zur Teilnahme begeistert und zur Einschreibung gewonnen werden. Damit prägt erstmals die Suche nach der besseren Versorgungsqualität den Wettbewerb in der gesetzlichen Krankenversicherung. Für die Disease-Management-Programme kommen ab 2002 folgende Krankheiten in Frage: Diabetes, Asthma, Koronare Herzkrankheit und Brustkrebs.

Versicherungsschutz im Ausland

Private Absicherung notwendig

Grundsätzlich werden die Sachleistungen der Krankenkassen nur im Inland erbracht. Eine Kostenerstattung, also die nachträgliche Bezahlung einer Arztrechnung aus dem Ausland nach Vorlage bei der Krankenkasse, ist in der Regel bei Erkrankungen während eines Auslandsaufenthalts ausgeschlossen. Deshalb sollte sich, wer ins Ausland verreist, vorher gegen Krankheit oder Unfall privat absichern. Anders ist es bei Aufenthalten in Ländern der Europäischen Union.

„Auslandskrankenschein"

Für alle Länder der Europäischen Union sowie einen Teil der Länder, mit denen Sozialversicherungsabkommen bestehen, gibt es einen „Auslandskrankenschein". Er gilt z. B. auch für die Schweiz, die Türkei und Tunesien, nicht aber für die europäischen Kleinstaaten wie z. B. Monaco. Für die USA gilt er ebenfalls nicht. Wer ins Ausland reist, sollte sich vorher bei seiner Krankenkasse erkundigen und sich vor Reisebeginn den „Auslandskrankenschein" besorgen oder sich durch eine private Auslandsreisekrankenversicherung absichern.

Kann eine private Auslandsreisekrankenversicherung wegen Alters oder aufgrund einer Vorerkrankung wie z. B. Diabetes nicht abgeschlossen werden, übernimmt die gesetzliche Krankenkasse für längstens sechs Wochen im Jahr die Kosten von unverzüglich notwendigen Behandlungen bei privaten Auslandsreisen. Eine entsprechende Regelung gilt auch für Auslandsaufenthalte, die aus schulischen oder Studiengründen erforderlich sind - und zwar ohne die Beschränkung auf sechs Wochen.

Arbeitnehmer, die vorübergehend für ihren Arbeitgeber im Ausland tätig sind und während dieser Zeit erkranken, erhalten für sich und ihre Familienangehörigen die Kassenleistungen von ihrem Arbeitgeber. Die Krankenkasse erstattet dem Arbeitgeber die Kosten in bestimmter Höhe.

Wenn eine dem allgemein anerkannten Stand der medizinischen Erkenntnisse entsprechende Behandlung nur außerhalb der Bundesrepublik Deutschland möglich ist, können die Kosten für die Behandlung einer Krankheit ganz oder teilweise übernommen werden.

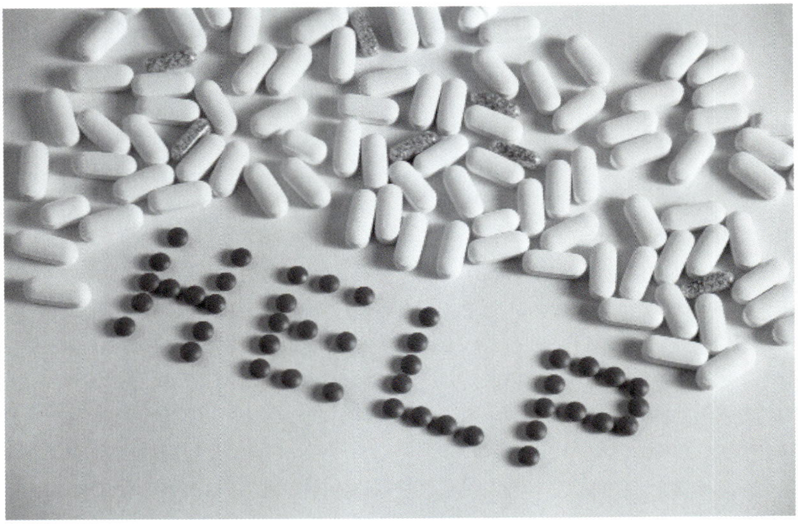

Die Leistungen der gesetzlichen Krankenversicherung von A bis Z

Ärztliche Behandlung

Das Vertrauensverhältnis zwischen Arzt und Patient ist der Kern unseres freiheitlichen Gesundheitswesens.
Fühlt sich ein Versicherter krank, sucht er mit seiner Krankenversichertenkarte den Vertragsarzt seines Vertrauens auf.

Versicherte erhalten ärztliche Behandlung grundsätzlich als Sachleistung, d. h. ohne eigene Zahlung an den Arzt, wenn sie dem Arzt ihre Krankenversichertenkarte als Versicherungsnachweis vorlegen. Freiwillig Versicherte können statt der Sachleistung die Kostenerstattung wählen. Die Voraussetzungen dafür sind mit der jeweiligen Krankenkasse zu klären. Grundsätzlich können nur Ärzte aufgesucht werden, die für die gesetzliche Krankenversicherung zugelassen sind.

Arzneimittel

Für jedes zu Lasten der gesetzlichen Krankenkassen verordnete Arzneimittel haben die Versicherten in Abhängigkeit von der Packungsgröße eine gesetzliche Zuzahlung in Höhe von 4,-, 4,50 oder 5,- € pro Packung zu leisten; die Zuzahlung darf die Kosten des Mittels nicht überschreiten.

Die Härtefallregelungen stellen sicher, daß niemand durch die Zuzahlung bei Arzneimitteln finanziell überfordert wird. Kinder und Jugendliche sind grundsätzlich von Zuzahlungen befreit, ebenso Menschen mit geringen Einkommen unterhalb einer bestimmten Einkommensgrenze (siehe Härtefallregelungen). Chronisch Kranke (wie z. B. Diabetiker) werden besonders entlastet (siehe Chronisch Kranke). Für eine Reihe von Arzneimitteln gibt es Festbeträge. Sie wurden eingeführt, um eine Senkung der Arzneimittelpreise zu erreichen. Die Festbeträge werden so bestimmt, daß eine wirtschaftliche Arzneimitteltherapie bei medizinischer Versorgungsqualität möglich ist. Der Arzt hat weiterhin Auswahlmöglichkeiten zwischen therapeutisch gleichwertigen und qualitativ anerkannten Arzneimitteln. Verordnet der Arzt dem Patienten ein Arzneimittel, dessen Preis über dem Festbetrag liegt, so muß der Versicherte diesen Differenzbetrag zusätzlich zur gesetzlichen Zuzahlung entrichten.

Für eine Reihe von Arzneimitteln gibt es Festbeträge. Sie wurden eingeführt, um eine Senkung der Arzneimittelpreise zu erreichen.

Der Arzt ist gesetzlich verpflichtet, den Versicherten vor einer solchen Verordnung auf diese Zuzahlungspflicht aufmerksam zu machen.

Aut-idem-Regelung

Mit dem Inkrafttreten des Arzneimittel-Ausgabenbegrenzungsgesetzes (AABG) am 23. Februar 2002 gilt die Aut-idem-Regelung. Danach haben die Apotheken, wenn der Arzt nicht selbst ein preisgünstiges Arzneimittel verschreibt, ein preisgünstiges wirkstoffgleiches Arzneimittel statt des verordneten Arzneimittels abzugeben, das „mit den verordneten in Wirkstärke und Packungsgröße identisch sowie für den gleichen Indikationsbereich zugelassen ist und ferner die gleiche oder eine austauschbare Darreichungsform besitzt."

Nicht alle Arzneimittel werden von den gesetzlichen Krankenkassen bezahlt

Kosten für
- Arzneimittel zur Anwendung bei geringfügigen Gesundheitsstörungen (Ausnahme: Kinder bis zu 18 Jahren)
- Arzneimittel wie z. B. zur Anwendung bei Erkältungskrankheiten, Abführmittel oder
- Arzneimittel gegen Reisekrankheit sowie
- Mund- und Rachentherapeutika (ausgenommen bei Pilzinfektionen)

werden nicht von den Krankenkassen übernommen.

Mit einer Negativliste werden Medikamente, deren therapeutischer Nutzen nicht nachgewiesen ist oder deren Wirkung aufgrund der Vielzahl ihrer Wirkstoffe nicht sicher beurteilt werden kann, von der Erstattung ausgeschlossen. Die Einführung der Negativliste hat zur qualitativen Verbesserung der Arzneimittelversorgung beigetragen.

Die Apotheker stellen nicht nur die Versorgung mit Medikamenten rund um die Uhr an 365 Tagen im Jahr sicher, sondern informieren auch über die abgegebenen Arzneimittel. Der Beipackzettel enthält wichtige Informationen und sollte vom Patienten in jedem Fall gelesen werden. Jedoch: Zumindest der „normale Patient" ist in der Regel oft damit überfordert.

Chronisch Kranke (z. B. Menschen mit Diabetes)

Chronisch Kranke, die wegen derselben Krankheit in Dauerbehandlung sind und ein Kalenderjahr lang Zuzahlungen in Höhe von mindestens 1 % des jährlichen Brutto-Familien-Einkommens geleistet haben, sind danach von Zuzahlungen zu Arznei-, Verband- und Heilmitteln sowie Fahrkosten befreit.

Die Zuzahlungsbefreiung gilt nur für den chronisch Kranken selbst. Für die Familienangehörigen gilt weiterhin die Belastungsgrenze von 2 %. Da die Belastungen durch einen chronisch kranken Angehörigen völlig entfallen, besteht kein Grund mehr eine solche Familie anders zu behandeln als Familien ohne ein chronisch krankes Familienmitglied.

Zum Sammeln der Zuzahlungsbelege erhalten Versicherte von ihren Krankenkassen oder in Apotheken Hefte, in denen die Zuzahlungen bescheinigt werden können.

Bei vielen chronischen Erkrankungen sind Selbsthilfegruppen eine große Hilfe. Die gesetzlichen Krankenkassen können solche Selbsthilfegruppen unterstützen, die medizinisch sinnvolle Arbeit leisten. Diese mögliche Unterstützung wird z. B. auch von Institutionen des Deutschen Diabetiker Bundes zu wenig genützt.

Fahrkosten

Fahrkosten zur ambulanten Behandlung werden grundsätzlich nicht erstattet (Ausnahme siehe nachfolgende Übersicht).

Die Krankenkassen übernehmen jedoch die Fahrkosten für alle Versicherten oberhalb von 13,- € je einfache Fahrt in den folgenden Fällen:

- bei Fahrten zur stationären Behandlung und zurück,
- bei Rettungsfahrten,
- bei einem Krankentransport, bei dem der Versicherte während der Fahrt eine fachliche Betreuung oder die medizinische Einrichtung des Krankenwagens benötigt oder weil dies aufgrund seines Zustandes zu erwarten ist,
- zu ambulanten sowie zu vor- und nachstationären Behandlungen, wenn dadurch ein voll- oder teilstationärer Krankenhausaufenthalt vermieden oder verkürzt wird.

Bei Fahrkosten gelten die Härtefallregelungen sowie die Sonderregelung für chronisch Kranke.

Gesundheitsförderung

Gesundheitsförderung, Krankheitsverhütung, Krankheitsbehandlung und Rehabilitation sind gleichgewichtige Aufgaben der gesetzlichen Krankenversicherung.

Die Versicherten sind für ihre Gesundheit mitverantwortlich. Durch eine gesundheitsbewußte Lebensführung durch frühzeitige Beteiligung an gesundheitlichen Vorsorgemaßnahmen sowie durch aktive Mitwirkung an Krankenbehandlung und Rehabilitation sollen sie dazu beitragen, den Eintritt von Krankheit und Behinderung zu vermeiden oder ihre Folgen zu überwinden.

Die Krankenkassen haben den Versicherten dabei zu helfen. Dies geschieht durch Aufklärung, Beratung und die entsprechenden Leistungen, aber auch durch die Förderung von Selbsthilfegruppen, die die Selbsthilfe stärken.

Härtefallregelungen

Die Härtefallregelungen in der gesetzlichen Krankenversicherung sorgen dafür, daß niemand aus finanziellen Gründen auf Leistungen der gesetzlichen Krankenversicherung verzichten muß und daß niemand unzumutbar finanziell belastet wird. Kinder unter 18 Jahren sind von Zuzahlungen für Arznei-, Verband-, Heil- und Hilfsmittel und bei stationären Vorsorge- und Rehabilitationskuren sowie von der 14tägigen Zuzahlung im Krankenhaus befreit.

Die Härtefallregelungen in der gesetzlichen Krankenversicherung sorgen dafür, daß niemand aus finanziellen Gründen auf Leistungen der gesetzlichen Krankenversicherung verzichten muß.

Bei geringem Einkommen sind Versicherte von der gesetzlichen Zuzahlung zu Arznei-, Verband-, Heil- und Hilfsmitteln, Fahrkosten, Zahnersatz sowie zu stationären Vorsorge- und Rehabilitationskuren vollständig befreit (Sozialklausel). Die Einkommensgrenzen werden für jedes Jahr entsprechend der allgemeinen Einkommensentwicklung neu festgesetzt. Dies gilt für Versicherte, deren monatliches (Familien-)Bruttoeinkommen 2002 die folgenden Grenzen nicht überschreitet:

Zu den Hilfsmitteln gehören auch Blutzuckermeßgeräte und Teststreifen.

Alleinstehende	938,- €
mit 1 Angehörigen	1.289,75 €
mit 2 Angehörigen	1.524,25 €
mit 3 Angehörigen	1.758,75 €
mit 4 Angehörigen	1.993,25 €
mit 5 Angehörigen	2.227,75 €
für jeden weiteren Angehörigen	234,50 €

Zu den Angehörigen zählen der Ehe- bzw. Lebenspartner sowie die familienversicherten Kinder, wenn sie in einem gemeinsamen Haushalt leben.Für Arznei- und Verbandmittel gelten die höheren Härtefallgrenzen der alten Länder auch in den neuen Ländern.

Vollständig befreit - und zwar unabhängig vom Einkommen - ist

- wer laufende Hilfe zum Lebensunterhalt nach dem Bundessozialhilfegesetz, der Kriegsopferfürsorge, Arbeitslosenhilfe, Ausbildungsförderung nach dem Bundesausbildungsförderungsgesetz sowie im Rahmen der Arbeitsförderung oder nach den Regelungen für die Arbeits- und Berufsförderung Behinderter Leistungen erhält,

- wer in einem Heim oder einer ähnlichen Einrichtung von der Sozialhilfe oder der Kriegsopferfürsorge versorgt wird.

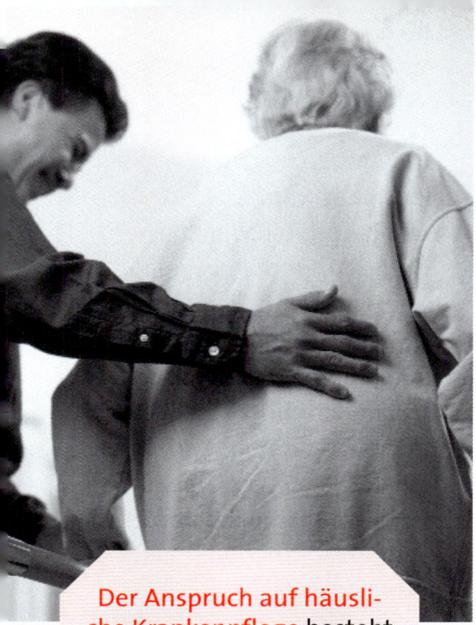

Der Anspruch auf häusliche Krankenpflege besteht nur, soweit eine im Haushalt lebende Person den Kranken nicht im erforderlichen Umfang pflegen und versorgen kann.

Für chronisch Kranke gelten besondere Befreiungsregelungen (siehe Chronisch Kranke).

Kein Versicherter muß mehr als 2 % seines Jahresbruttoeinkommens als Eigenbeteiligungen für Arznei-, Verband- und Heilmittel sowie Fahrkosten leisten (Überforderungsklausel).

Die Zuzahlung während des Krankenhausaufenthaltes ist auf höchstens 14 Tage im Jahr begrenzt - einschließlich einer notwendigen Anschlußheilbehandlung. Diese Zuzahlung ist nicht in die Härtefallregelung einbezogen und daher auch von denen zu leisten, die ansonsten durch die Sozialklausel vollständig befreit sind. Kinder und Jugendliche bis zu 18 Jahren sind auch von dieser Zuzahlung befreit.

Für den Eigenanteil beim Zahnersatz gibt es eine gleitende Härtefallregelung. Zuzahlungen für Zahnersatz müssen nur bis zum dreifachen Unterschiedsbetrag zwischen der Härtefallgrenze für die vollständige Befreiung von Zuzahlungen und den monatlichen Bruttoeinnahmen geleistet werden.

Die Härtefallregelungen knüpfen an das Familienbruttoeinkommen an. Deshalb kommt es darauf an, wie viele Personen dem gemeinsamen Haushalt angehören und von dem Familienbruttoeinkommen leben müssen - denn für jeden Familienangehörigen wird auch ein Freibetrag berücksichtigt. Er beträgt 2002 für den ersten Angehörigen jährlich 4.221,- € und für jeden weiteren Angehörigen 2.814,- €.

Wie wird abgerechnet?

In Apotheken und bei den Krankenkassen gibt es Hefte, in denen die Zuzahlungen quittiert werden können. Bei regelmäßig anfallenden Zuzahlungen kann die Rückerstattung monatlich oder vierteljährlich erfolgen.

Sonst gilt für die Abrechnung der Zuzahlungen das Kalenderjahr. Die Entscheidung über den Abrechnungszeitraum liegt bei den einzelnen Krankenkassen.

Wer von Zuzahlungen befreit ist, kann sich von der Krankenkasse eine Befreiungsbescheinigung geben lassen. Ansprechpartner für alle Fragen zu Zuzahlungen ist die jeweilige Krankenkasse.

Häusliche Krankenpflege

Wenn durch häusliche Krankenpflege ein Krankenhausaufenthalt vermieden oder verkürzt werden kann oder dadurch die ärztliche Behandlung gesichert wird, übernimmt die Krankenkasse für einen Zeitraum von bis zu vier Wochen die Kosten je Krankheitsfall für Pflege sowie die hauswirtschaftliche Versorgung im erforderlichen Umfang. In begründeten Ausnahmefällen kann die häusliche Krankenpflege auch für einen längeren Zeitraum bewilligt werden. Der Anspruch auf häusliche Krankenpflege besteht nur, soweit eine im Haushalt lebende Person den Kranken nicht im erforderlichen Umfang pflegen und versorgen kann. Ansonsten sind Pflegeleistungen Aufgabe der Pflegeversicherung.

Der Versicherte kann unter den zugelassenen Krankenhäusern grundsätzlich frei wählen.

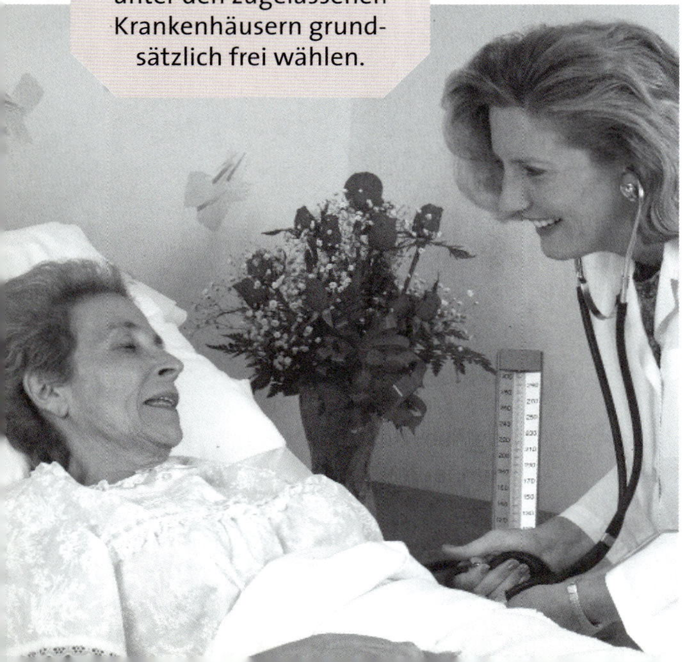

Haushaltshilfe

Wenn ein Versicherter ins Krankenhaus oder zu einer Rehabilitationsmaßnahme muß und dadurch der Haushalt nicht weitergeführt werden kann, stellt die Krankenkasse unter bestimmten Voraussetzungen eine Haushaltshilfe.

Heilmittel

Zu den Heilmitteln zählen physikalisch-therapeutische Verordnungen wie z. B. Massagen, Bäder sowie Krankengymnastik, Logopädie und Ergotherapie.

Versicherte, die das 18. Lebensjahr vollendet haben, müssen 15 % der Kosten selber tragen. Auch hier gelten die Härtefallregelungen.

Hilfsmittel

Hilfsmittel sichern den Erfolg einer Krankenbehandlung oder gleichen eine Behinderung aus. Zu den Hilfsmitteln gehören z. B. Blutzuckermeßgeräte und Teststreifen, Hörgeräte, aber auch Prothesen oder Rollstühle.
Um Wirtschaftlichkeitsreserven auszuschöpfen und einen wirksamen Preiswettbewerb auszulösen, haben Krankenkassen Festbeträge festzulegen. Die Krankenkasse trägt - ebenso wie bei Arzneimitteln - die Kosten eines Hilfsmittels bis zum Festbetrag.

Drei Gruppen von Hilfsmitteln, nämlich Bandagen, Einlagen und Hilfsmittel zur Kompressionstherapie, erfordern eine 20%ige Zuzahlung des Versicherten zu den Kosten, die die Krankenkasse übernimmt. Es gilt die Sozialklausel; Kinder sind von der gesetzlichen Zuzahlung befreit.

Bei Brillen übernimmt die Krankenkasse die Kosten für Gläser in Höhe der auf Landesebene festgelegten Festbeträge; für Gestelle werden keine Kosten übernommen. Ein Anspruch auf neue Gläser besteht bei einer Veränderung der Sehstärke um mindestens 0,5 Dioptrien. Für Kinder bis zu 14 Jahren gilt diese Einschränkung für neue Gläser nicht. Die Kosten für Kontaktlinsen trägt die Krankenkasse nur in medizinisch notwendigen Ausnahmefällen. Auch für Kontaktlinsen gibt es Festbeträge. Wer sich für Kontaktlinsen entscheidet, obwohl eine Brille ausreicht, erhält von der Krankenkasse einen Zuschuß in Höhe des Festbetrages für die erforderlichen Brillengläser. Pflegemittel für Kontaktlinsen werden nicht bezahlt.

Krankengeld

(siehe nachfolgende Kapitel)

Gesetzlich vorgesehen ist, daß der Arbeitgeber bei Arbeitsunfähigkeit für sechs Wochen Lohn oder Gehalt weiterzahlt. Anschließend zahlt die Krankenkasse 70% des regelmäßig erzielten Bruttoarbeitsentgelts bis zur Beitragsbemessungsgrenze, jedoch nicht mehr als 90% des letzten Nettoarbeitsentgelts. Krankengeld ist einschließlich Lohn- oder Gehaltsfortzahlung auf 78 Wochen innerhalb von drei Jahren beschränkt.

Wenn ein Kind unter 12 Jahren nach ärztlichem Zeugnis gepflegt werden muß, gibt es für den pflegenden erwerbstätigen Elternteil, der deshalb seiner Arbeit fernbleiben muß, Krankengeld bis zu 10 Tage pro Jahr für jedes gesetzlich versicherte Kind.

Zu den Leistungen zählt weiter das Mutterschaftsgeld für Krankenkassenmitglieder regelmäßig für sechs Wochen vor und acht Wochen nach der Geburt - bei Mehrlings- und Frühgeburten für die ersten 12 Wochen nach der Entbindung.

Bei Alleinerziehenden verdoppelt sich der Anspruch auf höchstens 20 Tage. Bei mehreren versicherten Kindern ist der Anspruch auf insgesamt 25 Arbeitstage, bei Alleinerziehenden auf 50 Arbeitstage pro Kalenderjahr begrenzt.

Krankenhaus

Der Versicherte kann unter den zugelassenen Krankenhäusern grundsätzlich frei wählen. Dabei müssen aber zwei Kriterien beachtet werden. Das Krankenhaus muß für die Behandlung des Patienten geeignet sein sowie leistungsfähig und wirtschaftlich arbeiten.

Der einweisende Arzt berücksichtigt daher bei seiner Verordnung in der Regel die nächst erreichbaren Krankenhäuser, die diese Voraussetzungen erfüllen. Wählt der versicherte Patient ohne zwingenden Grund ein anderes als das in der ärztlichen Einweisung genannte Krankenhaus, kann ihm die Krankenkasse die Mehrkosten ganz oder teilweise auferlegen.

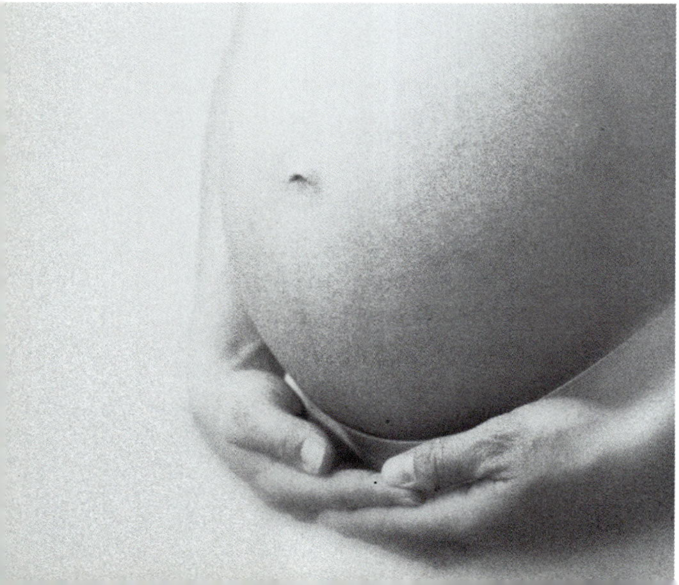

Bei einem Krankenhausaufenthalt sind 9,- € für höchstens 14 Tage insgesamt im Jahr zu zahlen. Kinder und Jugendliche unter 18 Jahren zahlen nichts zu. Die Begrenzung der Zuzahlung auf jährlich 14 Tage gilt unabhängig davon, wie oft ein Krankenhausaufenthalt notwendig wird. Anschließende Anschlußheilbehandlungen zählen bei den 14 Tagen mit.

Mutterschaft/Schwangerschaft

Zu den Leistungen bei Schwangerschaft und Mutterschaft gehören die ärztliche Betreuung einschließlich der Schwangerenvorsorge bei Schwangerschaftsbeschwerden und in Zusammenhang mit der Entbindung sowie:

- die Versorgung mit Arznei-, Verband- und Heilmitteln ohne Zuzahlung,
- Hebammenhilfe,
- stationäre Entbindung im Krankenhaus oder einer anderen Einrichtung mit Anspruch auf Unterkunft, Pflege und Verpflegung für die Zeit nach der Entbindung bis zu sechs Tagen ohne Zuzahlung,

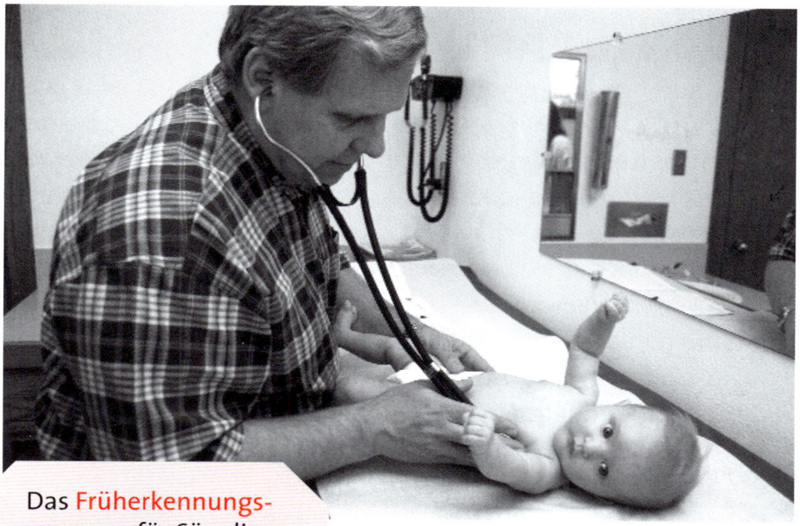

Das **Früherkennungsprogramm für Säuglinge und Kleinkinder umfaßt neun ärztliche Untersuchungen**

- häusliche Pflege und Haushaltshilfe, die wegen Schwangerschaft oder Entbindung erforderlich sind, soweit eine im Haushalt lebende Person diese Aufgaben nicht erfüllen kann.

Zu den Leistungen zählt weiter das Mutterschaftsgeld für Krankenkassenmitglieder regelmäßig für sechs Wochen vor und acht Wochen nach der Geburt - bei Mehrlings- und Frühgeburten für die ersten 12 Wochen nach der Entbindung.

Wie hoch die Leistung ist, richtet sich nach dem durchschnittlichen Entgelt der letzten drei Monate bzw. der letzten 13 Wochen vor Beginn der gesetzlichen Schutzfrist. Maximal zahlt die Krankenkasse 13,- € je Kalendertag. Der Arbeitgeber zahlt für die Zeit der Schutzfrist den Differenzbetrag zum durchschnittlichen Nettolohn dazu.

Prävention

Prävention durch Vorsorge und Früherkennung ist ein wichtiger Bestandteil unseres Gesundheitswesens.

Zum Beispiel verhindert die Impfvorsorge den Ausbruch von Krankheiten. Früherkennung trägt dazu bei, Krankheiten bereits im Entstehen zu erkennen. Erst dadurch kann rechtzeitig etwas unternommen werden, um die Krankheit zu verhindern oder zumindest ihre Folgen zu lindern. Hierzu gehören:

- Schutzimpfungen (nicht jedoch bei privaten Auslandsreisen).
- Gesundheitsuntersuchung ab dem 35. Lebensjahr alle zwei Jahre.
- Früherkennung bei Kindern. Das Früherkennungsprogramm für Säuglinge und Kleinkinder umfaßt neun ärztliche Untersuchungen in der Zeit von der Geburt bis zum 6. Lebensjahr zu festgelegten Zeitpunkten sowie eine weitere Untersuchung zu Beginn der Pubertät.
- Krebsvorsorge. Frauen vom Beginn des 20. Lebensjahrs, Männer vom Beginn des 45. Lebensjahrs an können sich zur Früherkennung von Krebserkrankungen einmal jährlich untersuchen lassen.
- Kuren (s. Vorsorge- und Rehabilitationsleistungen).
- Zahnmedizinische Vorsorge. Die präventive Betreuung zur Vermeidung von Zahnerkrankungen umfaßt die Gruppen- und Individualprophylaxe und reicht von der Schwangerschaft bis zum Erwachsenenalter. Damit können die häufigsten Zahnschäden - Karies und Parodontalerkrankungen - bei entsprechender Eigenvorsorge und regelmäßiger Inanspruchnahme zahnmedizinischer Dienste vermieden bzw. kann das Fortschreiten entstandener Schäden verhindert werden.
- Schwangerschaft und Mutterschutz. Während der Schwangerschaft sowie bei und nach der Entbindung haben versicherte Mütter Anspruch auf ärztliche Betreuung und Hebammenhilfe. Die Schwangere erhält von ihrem Arzt oder ihrer Hebamme einen Mutterpaß, der einen genauen Terminplan für die derzeit 10 Schwangerschaftsuntersuchungen enthält und in den alle wichtigen Ergebnisse der Vorsorgeuntersuchungen eingetragen werden.

Psychotherapeutische Behandlung

Seit Januar 1999 ist die Versorgung mit psychotherapeutischen Leistungen einheitlich gesetzlich geregelt. Die Versicherten können ohne vorhergehende Konsultation eines Arztes oder Genehmigung durch die Krankenkasse zugelassene, nichtärztliche Psychotherapeuten in Anspruch nehmen.

Für die Versorgung der Versicherten stehen damit neben den psychotherapeutisch tätigen Ärzten approbierte Psychologische Psychotherapeuten und Kinder- und Jugendlichenpsychotherapeuten, die Jugendliche bis zum 21. Lebensjahr behandeln dürfen, zur Verfügung.

Qualitätssicherung

Die medizinische und pflegerische Behandlung muß dem anerkannten Stand der Wissenschaft folgen und dem Fortschritt in der Medizin Rechnung tragen. Die Ausgaben der Krankenkassen berücksichtigen auch Leistungsaufwendungen der an der gesundheitlichen Versorgung Beteiligten für die Sicherung der Qualität der Leistungserbringung. Sie beteiligen sich an der Finanzierung der ärztlichen Weiterbildung.

Selbsthilfegruppen

Selbsthilfegruppen, wie z. B. der Deutsche Diabetiker Bund, leisten einen entscheidenden Beitrag zur Hilfe zur Selbsthilfe von Patienten. Selbsthilfegruppen unterstützen die Vorsorge, sichern den notwendigen Informationsfluß und helfen bei der Krankheitsbewältigung. Die Krankenkassen können daher die Arbeit von Selbsthilfegruppen unterstützen.

Sterbegeld

Als Zuschuß zu den Bestattungskosten zahlt die Krankenversicherung ein Sterbegeld, wenn die Versicherung schon am 1. Januar 1989 bestanden hat.

Vorsorge- und Rehabilitationsleistungen

Ambulante und stationäre Vorsorgeleistungen (insbesondere Kuren) sind in der Regel Aufgabe der gesetzlichen Krankenversicherung, während Rehabilitationsleistungen (zur Vermeidung von Erwerbsunfähigkeit oder Erwerbsminderung) hauptsächlich Aufgabe der Rentenversicherung sind.

Bei medizinischen Vorsorge- und Rehabilitationsleistungen, die ambulant durchgeführt werden, trägt die Krankenkasse nur einen Teil der Kosten, während Krankenversicherung und Rentenversicherung bei stationären Rehabilitationsmaßnahmen die Kosten mit Ausnahme der Zuzahlungen voll übernehmen.

Selbsthilfegruppen, wie z. B. der DBB, leisten einen entscheidenden Beitrag zur Hilfe zur Selbsthilfe von Patienten.

Stationäre Vorsorge- und Rehabilitationsmaßnahmen dauern in der Regel drei Wochen und können nach vier Jahren wiederholt werden. In medizinisch dringend erforderlichen Fällen sind eine Verlängerung der Maßnahme und auch eine frühere Wiederholung möglich.

Die Zuzahlung beträgt pro Kalendertag 9,- €. Bei Mütterkuren und Anschlußrehabilitationen ist der Zuzahlungsbetrag 9,- €.

Bei der Anschlußrehabilitation nach einer stationären Maßnahme oder bestimmten, von den Spitzenverbänden der Krankenkassen festgestellten Indikationen (z. B. Sucht, psychische Erkrankung) ist die verminderte Zuzahlung auf höchstens 14 Tage einschl. der Krankenhauszuzahlung begrenzt.

Kinder und Geringverdiener sind von der Zuzahlung bei stationären Vorsorge- und Rehabilitationsleistungen, Mütterkuren und Anschlußrehabilitationen befreit.

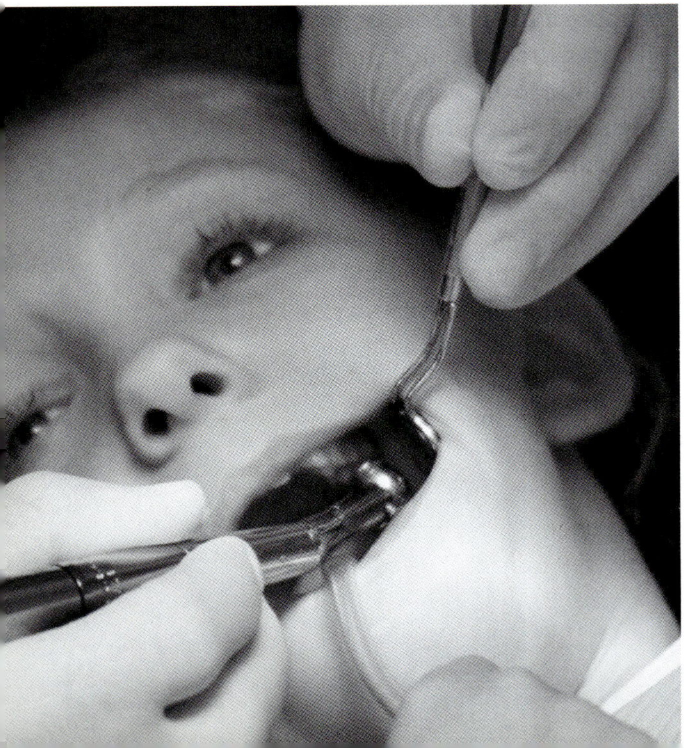

Zahnärztliche Behandlung

Die zahnmedizinischen Leistungen umfassen die Behandlung der Zahn-, Mund- und Kieferkrankheiten sowie die Vorsorge und den Zahnersatz. Notwendige kieferorthopädische Behandlungen für Versicherte werden in der Regel bis zum 18. Lebensjahr übernommen. Die Krankenkasse trägt einen Anteil in Höhe von 50% der Kosten des medizinisch notwendigen Zahnersatzes. Bei regelmäßigen Vorsorgeuntersuchungen erhöht sich der Anteil auf 60% bis maximal 65% (Bonus).

Geringverdienende, die unter die Sozialklausel fallen, erhalten medizinisch notwendigen Zahnersatz ohne eigene Zuzahlung. Für alle anderen gilt eine gleitende Härtefallregelung. Die maximale Zuzahlung ist auf das Dreifache des Betrages begrenzt, um den das Bruttoeinkommen die zur vollständigen Zuzahlungsbefreiung maßgebende Einkommensgrenze überschreitet.

Zur Privaten Krankenversicherung (PKV)

Im Gegensatz zur Gesetzlichen Krankenversicherung (GKV), die im Regelfall eine Pflichtversicherung ist und zur Sozialversicherung zählt, wird eine PKV freiwillig mit einem Versicherungsunternehmen abgeschlossen. Es gibt eine Krankheitskostenversicherung, die im Rahmen der Versicherungsbedingungen und des gewählten Tarifes die Kosten infolge von Krankheit abdeckt. Als Ergänzung zur Krankenkostenversicherung bestehen Krankenhauskosten- und Krankenhaustagegeldversicherung.

Die Gesundheitsreformgesetze haben die PKV zur aggressiven Werbung motiviert, die auch bei Diabetikern den Wunsch erweckt, von der GKV in eine PKV zu wechseln.
Dazu folgende Hinweise und Überlegungen:

Die Kalkulation der PKV-Beiträge erfolgt ausschließlich nach den Risikogesichtspunkten der einzelnen versicherten Person. Deshalb wird bei chronischen Erkrankungen, also auch beim Diabetes mellitus, ein Risikozuschlag erhoben, der auf der Grundlage eines umfangreichen ärztlichen Zeugnisses über Art und Umfang der vorliegenden Erkrankungen in den letzten zehn Jahren berechnet wird und nicht selten 100% übersteigt.

Oft wird Diabetikern grundsätzlich die Aufnahme in eine PKV aus versicherungsmedizinischen Gründen abgelehnt. Hier handelt es sich um eine gravierende Benachteiligung von Diabetikern. Offensichtlich lassen sich Versicherungsmathematiker immer noch von Statistiken leiten, die dank des medizinischen Fortschritts und der Selbstkontrolle der Diabetiker längst der Vergangenheit angehören.

Oft wird Diabetikern grundsätzlich die Aufnahme in eine PKV aus versicherungsmedizinischen Gründen abgelehnt.

Ein Vergleich der Beitragshöhen von PKV und GKV ist nur möglich, wenn ein einheitlicher Leistungsumfang gegeben ist, was für den Laien nur schwer feststellbar sein dürfte. Außerdem muß bedacht werden, daß mit einem GKV-Beitrag alle Familienmitglieder mitversichert sind, während der PKV-Beitrag jeweils

Was ist vor Abschluß eines Versicherungsvertrages zu beachten?

- Wer die Wahl zwischen gesetzlicher und privater Krankenversicherung hat, sollte sich vorher gründlich informieren und beide Möglichkeiten prüfen. Dabei sind der Familienstand, die Familienplanung und die Höhe des Einkommens besonders wichtige Punkte.
- Bei Krankenversicherungen ist es sinnvoll, zunächst einen Antrag auf Probe zu stellen. Fordern Sie von den zuständigen Versicherungen einen Antragsvordruck an und streichen Sie den Satz, der zur Einhaltung einer Antragsbindefrist verpflichtet.
- Vergleichen Sie zwischen Angeboten ähnlicher Gesellschaften. Dabei sind die in der Regel schwerverständlichen Versicherungsbedingungen besonders zu prüfen.
- Lassen Sie sich nicht zu einer vorschnellen Unterschrift eines Versicherungsvertrages verleiten, weil man sich vielleicht irgendwie unter Druck befindet, wenn z. B. der Versicherungsvertreter (Agent) ein Bekannter, Kollege oder gar Verwandter ist.
- Wer sich auf den Rat anderer nicht verlassen will, kann sich direkt an jede Versicherungsgesellschaft wenden. Geben Sie dabei aber nicht zu erkennen, daß Sie vorerst nur deren Produkt mit denen anderer Versicherungsgesellschaften vergleichen möchten. Warum? Ähnliche Vergleiche (Qualitätsbeurteilung) der „Stiftung Warentest" lehnten unlängst große Versicherungen verärgert ab.
- Auf den Besuch eines Versicherungsvertreters sollte man sich vorbereiten. Stellen Sie sich vorher eine Checkliste zusammen, auf der die für Sie wichtigsten Punkte für das Gespräch festgelegt sind.
- Zur vorvertraglichen Anzeigepflicht: Bei einer Kranken-, Lebens- und Unfallversicherung sind die Fragen nach Erkrankungen der letzten zehn Jahre und früher gestellten Anträgen korrekt zu beantworten. Ein Verstoß gegen die vorvertragliche Anzeigepflicht kann nachträglich den Versicherungsschutz ausschließen. Und der Versicherer kann den Vertrag wegen arglistiger Täuschung (BGB § 123) anfechten.

Nochmals zur Abwägung: Wer jung und kerngesund ist, nicht verheiratet und ohne Kinder ist sowie über ein gutes Arbeitseinkommen verfügt, ist bei einer PKV gut aufgehoben. Das gilt auch für Beamte/Innen im Zusammenhang mit den Beihilfevorschriften.

Wer jedoch diese Kriterien nicht (mehr) ausweisen kann, muß mit erheblichen Mehrkosten (tarifliche Beiträge) rechnen. Das gilt insbesondere für Diabetiker. Aber auch alte Menschen sind permanent steigenden Beiträgen ausgesetzt. Nicht selten nutzen sie fragwürdige Fluchtwege in die Gesetzliche Krankenversicherung.

für eine Person gilt. Rechtsstreitigkeiten mit einer PKV wegen Ablehnung eines Kostenerstattungsantrages, für die Sozialgerichte nicht zuständig sind, sind nicht nur kostenträchtig, sondern auch risikoreich und können sehr lange dauern.

Grundsätzlich ist deshalb empfehlenswert, sich bei Rechtsstreitigkeiten mit einer PKV vorher hilfesuchend an das *Bundesaufsichtsamt für das Versicherungswesen, Ludwigkirchplatz 3-4, 10719 Berlin,* zu wenden.

Der Bitte (Beschwerde) um Abhilfe, weil z. B. die PKV die Kostenerstattung für eine Insulin-Infusionspumpe ablehnte, sollte eine ärztliche Bescheinigung (eines Diabetologen) beigefügt werden. Daraus muß hervorgehen, daß die Insulinpumpe notwendig ist.

Es empfiehlt sich auch, zeitgleich eine Ablichtung der Beschwerde sowohl an die PKV als auch an die Geschäftsführung des *„Verbandes der Privaten Krankenversicherung", Postfach 51 10 40, Bayenthalgürtel 26, 50968 Köln*, zu senden. Dadurch wird die Versicherung angeregt, ihren bisherigen ablehnenden Standpunkt dem Diabetiker gegenüber zu korrigieren.

Für junge Diabetiker muß noch manche Benachteiligung durch die derzeitigen Verhaltensweisen der Versicherungsgesellschaften beseitigt werden. Das gilt z. B. aber auch für die veraltete Struktur der Beihilfe-Verordnungen für Beamte, wodurch sich (immer noch) eine starke finanzielle Benachteiligung bei der Übernahme in den Beamtenstatus ergeben kann.

Abschließend ein positiver Hinweis:

Das Versicherungsgesetz zur Harmonisierung des europäischen Versicherungsrechts soll bei den Privaten Krankenversicherungen den Anstieg von Versicherungsbeiträgen für ältere Menschen mindern. Heilbehandlungskosten sollen in die langfristige Prämienkalkulation einbezogen werden.

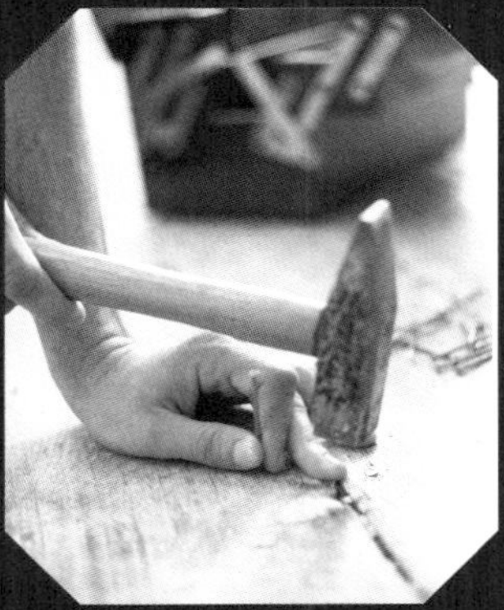

Unfallversicherungen

Gesetzliche Unfallversicherung

Die Unfallversicherung ist ein diffuser Bereich des Sozialrechts, der für einen normalen Menschen ungeordnete und verschwommene Versicherungsleistungen beinhaltet. Von einer Versicherung erwartet man klaren Schutz.

Die nachfolgenden Hinweise sollen Ihnen behilflich sein, sich über die Tatsachen dieser Versicherung eine reales Bild zu machen.

Die gesetzliche Unfallversicherung ist ein Zweig der Sozialversicherung. Sie ist hervorgegangen aus der früheren Haftpflicht der Unternehmer zur Gewährleistung einer wirtschaftlichen Sicherstellung der Arbeitnehmer gegenüber den Folgen eines Arbeitsunfalles oder einer Berufskrankheit. Versicherungspflicht besteht für alle aufgrund eines Arbeits-, Dienst- oder Ausbildungsverhältnisses Beschäftigten.

Ausgenommen sind Beamte und Personen, für die beamtenrechtliche Unfallfürsorgevorschriften gelten. Die Mittel für die gesetzliche Unfallversicherung werden durch Beiträge der Unternehmer aufgebracht.

Seit 1971 sind auch Schüler an allgemeinbildenden Schulen und Studenten an wissenschaftlichen Hochschulen sowie Kinder in Kindergärten dem Schutz der gesetzlichen Unfallversicherung unterstellt.
Schließlich sind alle Personen versichert, die für Körperschaften, Anstalten oder Stiftungen des öffentlichen Rechts oder deren Verbände ehrenamtlich tätig sind. Den gleichen Schutz haben auch Pflegepersonen bei der Pflege eines Pflegebedürftigen in häuslicher Umgebung, wenn diese wenigstens 14 Stunden wöchentlich erfolgt.

1996 ist das Recht der gesetzlichen Unfallversicherung in das Siebte Buch des Sozialgesetzbuches (SGB VII) eingeordnet worden.

Die Aufgaben im einzelnen

Die Unfallversicherung soll

- mit allen geeigneten Mitteln Arbeitsunfälle und Berufskrankheiten sowie arbeitsbedingte Gesundheitsgefahren verhüten,

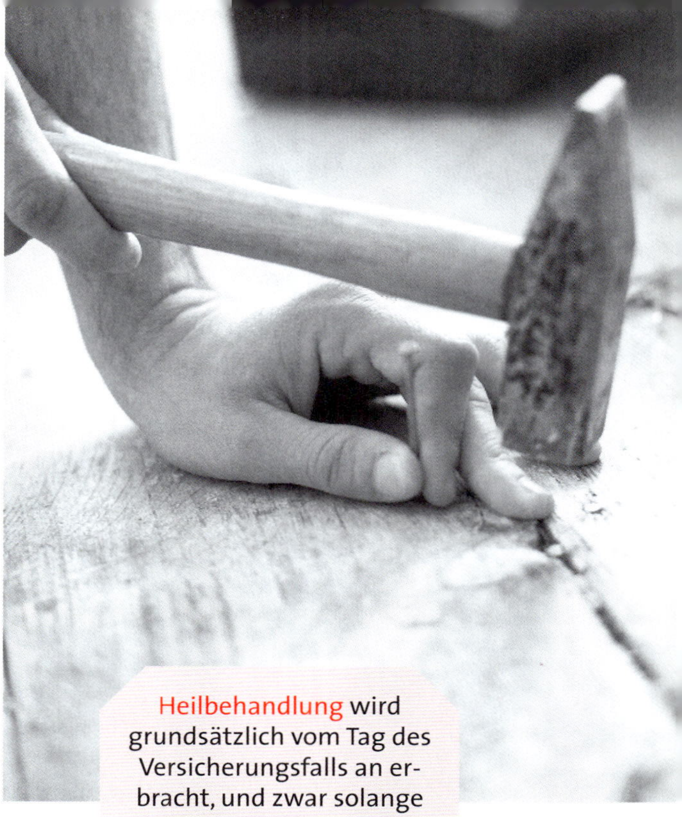

Heilbehandlung wird grundsätzlich vom Tag des Versicherungsfalls an erbracht, und zwar solange sie entweder eine Beseitigung oder Besserung des Gesundheitsschadens erwarten läßt, oder andere besondere Maßnahmen erforderlich sind, um eine Verschlimmerung zu verhüten oder seine Folgen zu mildern.

- nach Eintritt von Arbeitsunfällen und Berufskrankheiten die Gesundheit und Leistungsfähigkeit der Versicherten mit allen geeigneten Mitteln wiederherstellen,

- die Versicherten oder ihre Hinterbliebenen durch Geldleistungen entschädigen.

Leistungen der Unfallversicherung

Nach Eintritt des Versicherungsfalles (Arbeitsunfall, Berufskrankheit) haben die Versicherten Ansprüche auf die verschiedenen Leistungen der Unfallversicherung. Diese ersetzt den durch den Versicherungsfall verursachten Gesundheitsschaden. Hilfeleistenden Personen, die versichert sind, werden auf Antrag die erlittenen Sachschäden sowie die Aufwendungen ersetzt, die sie den Umständen nach für erforderlich halten durften. Die Entschädigung weiterer Sachschäden ist ausgeschlossen. Schmerzensgeld wird nicht gezahlt.

Medizinische Leistungen

Heilbehandlung wird grundsätzlich vom Tag des Versicherungsfalls an erbracht, und zwar solange sie entweder eine Beseitigung oder Besserung des Gesundheitsschadens erwarten läßt, oder andere besondere Maßnahmen erforderlich sind, um eine Verschlimmerung zu verhüten oder seine Folgen zu mildern. Die Heilbehandlung umfaßt insbesondere die Erstversorgung, ärztliche und zahnärztliche Behandlung einschließlich der Versorgung mit Zahnersatz, Versorgung mit Arznei-, Verband- und

Heilmitteln (einschließlich Krankengymnastik, Bewegungstherapie usw.), Versorgung mit Hilfsmitteln, häuslicher Krankenpflege und medizinische Rehabilitation. Jeder Unfallverletzte soll zunächst einem Durchgangsarzt vorgestellt werden, der auf Unfallverletzungen spezialisiert ist. Das Recht der Versicherten auf freie Arztwahl bleibt hierfür unberührt.

Jeder Unfallverletzte soll zunächst einem Durchgangsarzt vorgestellt werden, der auf Unfallverletzungen spezialisiert ist. Das Recht der Versicherten auf freie Arztwahl bleibt hierfür unberührt.

Berufsfördernde Leistungen zur Rehabilitation

Diese Leistungen dienen dazu, Verletzte oder an einer Berufskrankheit Erkrankte nach ihrer Leistungsfähigkeit und unter Berücksichtigung ihrer Eignung, Neigung und bisherigen Tätigkeit möglichst auf Dauer einzugliedern. Diese Leistungen umfassen insbesondere Maßnahmen zur Erhaltung oder Erlangung des Arbeitsplatzes. Von besonderer Bedeutung ist die berufliche Anpassung, Fortbildung, Ausbildung und Umschulung. Berufsfördernde Leistungen können auch zum beruflichen Aufstieg erbracht werden. Auch Lehrgangskosten und Prüfungsgebühren werden erstattet.

Leistungen der Pflegebedürftigkeit

Sind Versicherte infolge des Versicherungsunfalls so hilflos, daß sie für die gewöhnlichen und regelmäßigen Verrichtungen des täglichen Lebens in erheblichem Umfang fremder Hilfe bedürfen, haben sie Anspruch auf Leistungen der Pflegebedürftigkeit. Die Pflege besteht in der Zahlung von Pflegegeld. Auf Antrag kann statt dessen eine Pflegekraft gestellt (Hauspflege) oder Unterhalt und Pflege in einer geeigneten Einrichtung erbracht werden (Heimpflege). Die Entschädigungsleistungen der Unfallversicherung wegen Pflegebedürftigkeit gehen den Leistungen der Pflegeversicherung vor.

Geldleistungen während der Heilbehandlung und der beruflichen Rehabilitation

Verletztengeld

Während der Heilbehandlung erhalten Versicherte Verletztengeld solange sie infolge des Versicherungsfalles arbeitsunfähig sind oder wegen einer Heilbehandlung eine ganztägige Erwerbstätigkeit nicht ausüben können.

Verletztengeld wird auch für die Zeit bis zum Beginn der berufsfördernden Leistungen zur Rehabilitation erbracht. Auch im Falle einer Wiedererkrankung an den Folgen des Versicherungsfalles wird Verletztengeld gezahlt.

Auch eine berufstätige Mutter hat Anspruch auf Verletztengeld, wenn sie wegen der Betreuung ihres bei einem Versicherungsfall (z. B. Schulunfall) verletzten Kindes ihre Tätigkeit vorübergehend unterbricht. Die Dauer des Verletztengeldes ist auf 78 Wochen begrenzt. Die Höhe bestimmt sich grundsätzlich entsprechend den Vorschriften des Krankengeldes. Es beträgt jedoch 80% des erzielten regelmäßigen Arbeitsentgelts und Arbeitseinkommens, darf aber nicht das Nettoarbeitsentgelt übersteigen.

Übergangsgeld

Übergangsgeld wird gezahlt, wenn Versicherte berufsfördernde Leistungen erhalten und wegen dieser Leistungen eine ganztägige Erwerbstätigkeit nicht ausüben können. Das Übergangsgeld beträgt für Versicherte, die ein Kind haben 75% der Bemessungsgrundlage. Dasselbe gilt im Fall der Pflegebedürftigkeit der Versicherten oder ihres Ehegatten, mit dem sie in häuslicher Gemeinschaft leben. Sind die Versicherten selbst pflegebedürftig, ist weiter Voraussetzung, daß ihr Ehegatte sie pflegt und deshalb eine Erwerbstätigkeit nicht ausübt. Bei den übrigen Versicherten beträgt das Übergangsgeld 68%. Verletztengeld und Übergangsgeld werden mit dem Anpassungssatz der Rentenversicherung und damit entsprechend der wirtschaftlichen Entwicklung von Löhnen und Gehältern erhöht. Darüber zahlt die Unfallversicherung für Rehabilitanden unter bestimmten Voraussetzungen Beiträge zur Kranken-, Pflege-, Rentenversicherung und an die Bundesanstalt für Arbeit. Damit ist auch für eine umfassende soziale Sicherung gesorgt.

Auch eine berufstätige Mutter hat Anspruch auf Verletztengeld, wenn sie wegen der Betreuung ihres bei einem Versicherungsfall (z. B. Schulunfall) verletzten Kindes ihre Tätigkeit vorübergehend unterbricht.

Renten, Beihilfen, - Abfindungen

Renten

Die wichtigste Form der Entschädigungsleistungen ist die Rente. Sie soll die durch Versicherungsfall bedingte dauerhafte Beeinträchtigung der Versicherten, ihre Erwerbsfähigkeit auf dem allgemeinen Arbeitsmarkt nutzbringend zu verwenden, ausgleichen. Voraussetzung für den Anspruch auf diese Rente ist, daß die Erwerbsfähigkeit um mindestens 20% über die 26. Woche nach dem Unfall (Berufskrankheit) gemindert ist.

Für unfallverletzte Kinder und Jugendliche gelten diese Grundsätze sinngemäß. Für sie ist die Rente weniger ein Ausgleich für die augenblicklich entfallende Arbeitsmöglichkeit; sie ist vielmehr im Hinblick auf die künftige wirtschaftliche Existenzsicherung von erheblicher Bedeutung.

Berechnungsgrundlage für diese Renten

Die Geldleistungen werden aus den vollen zwölf Kalendermonaten vor dem Arbeitsunfall berechnet. Bei Berufskrankheiten gilt für die Berechnung des Jahresarbeitsverdienstes, wenn es für den Berechtigten günstiger ist, als Zeitpunkt des Versicherungsfalls der letzte Tag, an dem der Versicherte in einem Unternehmen Arbeiten verrichtet hat, die nach ihrer Art nach geeignet waren, die Berufskrankheit zu verursachen.

Die Rente beträgt zwei Drittel des Jahresarbeitsverdienstes, wenn Versicherte ihre Erwerbsfähigkeit verloren haben (Vollrente).

Zur Berechnung der „Rente" für unfallverletzte Kinder und Jugendliche gelten folgende Prozente der Bezugsgröße:

- Bis zur Vollendung des 6. Lebensjahres 25%
- ab Vollendung des 6. Lebensjahres bis Vollendung des 15. Lebensjahres 33 1/3%
- ab Vollendung des 15. Lebensjahres bis Vollendung des 18. Lebensjahres 40%
- ab Vollendung des 18. Lebensjahres 60%.

Die Bezugsgröße ist das durchschnittliche Arbeitsentgelt aller Versicherten der Rentenversicherung der Arbeiter und Angestellten im vorvergangenen Kalenderjahr. Das Bundesministerium für Arbeit und Sozialordnung gibt die Bezugsgröße jährlich bekannt.

Höhe der Rente

Die Rente beträgt zwei Drittel des Jahresarbeitsverdienstes, wenn Versicherte ihre Erwerbsfähigkeit verloren haben (Vollrente). Ist die Erwerbsfähigkeit durch die Folgen des Versicherungsfalls eingeschränkt, beträgt die Rente den Teil der Vollrente, der dem Grad der Minderung der Erwerbsfähigkeit entspricht (Teilrente). In bestimmten Fällen werden zur Rente besondere Zulagen gezahlt.

Abfindung von Renten

Ist unter Berücksichtigung der

besonderen Verhältnisse des Einzelfalls zu erwarten, daß nur eine Rente in Form der vorläufigen Entschädigung zu zahlen ist, können Versicherte durch eine Gesamtvergütung in Höhe des voraussichtlichen Rentenaufwandes abgefunden werden.

Werden Versicherte nach Gewährung einer Abfindung zu Schwerverletzten, lebt auf Antrag der Anspruch auf Rente in vollem Umfang wieder auf. Die Abfindungssumme wird auf die Rente angerechnet, so weit sie die Summe der Rentenbeträge übersteigt, die dem Versicherten während des Abfindungszeitraums zugestanden hätte.

Leistungen an Hinterbliebene

Sterbegeld und Überführungstransport

Ist der Tod des Versicherten durch einen Versicherungsfall eingetreten, so ist ein Sterbegeld in Höhe von einem Siebtel der geltenden Bezugsgröße zu leisten. Im Jahr 2000 waren das in Westdeutschland 7.680,- DM, Ost 6.240,- DM. Die Kosten für die Überführung werden nur übernommen, wenn der auswärtige Tod im Zusammenhang mit der versicherten Tätigkeit steht.

Witwen- und Witwerrente

Diese Rente beträgt jährlich 30% des Jahresarbeitsverdienstes des Verstorbenen. Sie wird bis zum Tod oder bis zur Wiederverheiratung gewährt. Eine Erhöhung auf 40% erfolgt, wenn die/der Berechtigte das 45. Lebensjahr vollendet hat, solange er berufs- oder erwerbsunfähig ist oder in waisenrentenberechtigtes Kind erzieht. Wenn der Bezieher dieser Rente ein eigenes Einkommen hat, so kann dieses bis zu 40% auf die Rente angerechnet werden. Dabei sind unterschiedliche Freibeträge zu berücksichtigen.

Abfindung der Witwenrente

Bei der ersten Wiederheirat erhält die Witwe eine Abfindung in Höhe des 24fachen Betrages dieser Rente.

Waisenrente

Jedes Kind erwirbt einen selbständigen Anspruch auf eine Waisenrente. Auch Stiefkinder, Pflegekinder sowie Enkel, die im Haushalt der Versicherten aufgenommen oder von ihnen überwiegend unterhalten wurden, sind rentenberechtigt. Waisenrente wird bis zum 18. Lebensjahr gezahlt, darüber hinaus bis zum 27. Lebensjahr, wenn die Waise sich in Schul- oder Berufsausbildung befindet. Diese Rente beträgt jährlich 20% der Halbwaisen, bei Vollwaisen 30% des Jahresarbeitsverdienstes des Verstorbenen.

Elternrente

Hinterlassen Verstorbene ihre Eltern, die sie wesentlich aus ihrem Arbeitsverdienst unterstützt haben, so erhalten die Eltern eine Rente von 20% des Arbeitsverdienstes für ein Elternteil und 30% für ein Elternpaar.

Berufskrankheiten – Was Sie darüber wissen sollten

Bei Berufskrankheiten hat jeder Beschäftigte das Recht auf Leistungen aus der gesetzlichen Unfallversicherung. Weil das Berufskrankenrecht für viele „ein Buch mit sieben Siegeln" ist, soll Ihnen ein Überblick über die Grundsätze des Berufskrankheitenverfahrens gegeben werden, damit Sie gegebenenfalls Ihre Rechte besser wahrnehmen können.

Was ist eine Berufskrankheit?

Nicht jede Erkrankung, die durch Arbeit, „den Beruf" entsteht, ist eine Berufskrankheit. Als Berufskrankheit gilt eine Erkrankung erst dann, wenn Erkenntnisse darüber vorliegen, daß sie durch besondere berufliche Einwirkungen verursacht wird, denen bestimmte Personengruppen in erheblich höherem Maße ausgesetzt sind als die übrige Bevölkerung. Aus dieser Formulierung der gesetzlichen Unfallversicherung ist schon die Absicht zu erkennen, nur einen bestimmten Teil von Erkrankungen zu bezeichnen und eventuell zu entschädigen. So fällt z. B. nur ein sehr kleiner Teil der Rückenerkrankungen, die unter der erwachsenen Bevölkerung sehr verbreitet sind und deshalb auch oft als sogenannte „Volkskrankheit" bezeichnet werden, unter bestimmten Bedingungen unter das Berufskrankenrecht (bandscheibenbedingte Erkrankung der Lendenwirbelsäule oder der Halswirbelsäule).

Allerdings werden im Gesetz selbst keine Berufskrankheiten benannt. Liegen wissenschaftliche Erkenntnisse vor, daß eine Krankheit eine Berufskrankheit ist, wird diese in die Berufskrankheitenliste (Bk-Liste) aufgenommen.

Zwei Dinge sollten beachtet werden:

- Die vorhandene Krankheit muß nicht mit dem erlernten Beruf zusammenhängen, versichert ist immer die ausgeübte Tätigkeit.
- Auch wenn die Berufskrankheit in der Bk-Liste aufgeführt ist, bekommt man die Leistung nicht einfach auf Antrag. Bei jedem Antrag wird geprüft, ob es sich um eine Berufskrankheit im Sinne der gesetzlichen Vorschriften handelt.

Wie läuft das Verfahren ab?

Im Berufskrankheitenverfahren werden generell zwei Sachverhalte geprüft:

- Besteht ein Zusammenhang zwischen der schädigenden Einwirkung und der versicherten Tätigkeit?
- Besteht ein Zusammenhang zwischen der schädigenden Einwirkung und der Krankheit?

Wird die erste Frage eindeutig mit nein beantwortet, wird in der Regel kein medizinisches Gutachten in Auftrag gegeben. Das Verfahren wird dann mit einer Ablehnung beendet.

Meldung der Berufskrankheit

Unternehmer und Ärzte (inklusive Betriebsärzte) sind verpflichtet, den Verdacht auf eine Berufskrankheit der zuständigen Berufsgenossenschaft zu melden. Auch die Krankenkassen können das tun. Darüber hinaus haben Betroffene, Verwandte, Kollegen und Betriebsräte das Recht, eine Berufskrankheit der Berufsgenossenschaft zu melden. Trotzdem ist ratsam, den behandelnden Arzt zu bitten, eine Verdachtsmeldung auszustellen.

Die Erhebung der Arbeitsgeschichte

Hiermit ist gemeint, daß alle relevanten Belastungen während der versicherten Tätigkeit zusammengestellt werden müssen. Die Erhebung der Arbeitsgeschichte muß nicht nur für den Betrieb, in dem der Betroffene zuletzt tätig war, vorgenommen werden, sondern für dessen gesamtes Erwerbsleben. Diese Erhebung wird Arbeitsanamnese genannt.

Diese Untersuchung ist entscheidend für den Erfolg des Verfahrens. Die eigene Schilderung sollte so detailliert wie möglich sein. Sie haben auch das Recht, Kollegen und ehemalige Kollegen zu nennen, die eine Stellungnahme zu den Bedingungen an Ihrem Arbeitsplatz abgeben können.

Das medizinische Gutachten

Hat die Erhebung der Arbeitsgeschichte ergeben, daß die schädigende Einwirkung mit der versicherten Tätigkeit im Zusammenhang steht, ist die Berufsgenossenschaft verpflichtet, dem Antragsteller meist drei Gutachter zur Auswahl zu nennen. Als Antragsteller weiß man in der Regel nicht, welchen Gutachter man wählen soll, da ist eine Beratung sehr wichtig. Das Gutachten soll klären, ob ein Zusammenhang zwischen den schädigenden Einwirkungen und der Erkrankung besteht. Also z. B. kann die Belastung beim Heben und Tragen zu der festgestellten Wirbelsäulenschädigung führen?

Wird Ihr Antrag auf Anerkennung einer Berufskrankheit abgelehnt, können Sie innerhalb der Widerspruchsfrist von einem Monat schriftlich Widerspruch einlegen.

Der Gutachter wird sich in der Regel an die in der Akte befindlichen Angaben zur Arbeitsanamnese halten. Sie haben das Recht eine Kopie des Gutachtens von der Berufsgenossenschaft anzufordern. Überprüfen Sie das über Sie erstellte Gutachten gründlich:

- ob Ihre eigenen Angaben richtig wiedergegeben wurden
- ob es Widersprüche zwischen den Diagnosen der behandelnden Ärzte und der Diagnose des Gutachters gibt,
- und ob diese ausreichend begründet sind.

Bei Mängeln in dem Gutachten sollten Sie diese schriftlich an die Berufsgenossenschaft übermitteln. Dies kann wichtig für die Anerkennung sein.

Das Widerspruchsverfahren

Wird Ihr Antrag auf Anerkennung einer Berufskrankheit abgelehnt, können Sie innerhalb der Widerspruchsfrist von einem Monat schriftlich Widerspruch einlegen. Am besten ist es, den Widerspruch ohne Begründung sofort einzureichen (um die Frist zu wahren) und darauf hinzuweisen, daß die Begründung später nachgereicht wird. Damit gewinnen Sie Zeit, um in Ruhe eine schlüssige Begründung entwerfen zu können.

Verfahren vor den Sozialgerichten

Hat Ihr Widerspruch keinen Erfolg, kann – ebenfalls innerhalb von einem Monat – Klage beim Sozialgericht erhoben werden. Das Gerichtsverfahren selbst ist kostenfrei. Je besser eine Klage begründet ist, desto größer sind die Erfolgsaussichten

Ihre Krankheit wird nicht als Berufskrankheit anerkannt – was dann?

In diesem Fall werden

- alle medizinischen Leistungen von der gesetzlichen Krankenversicherung,
- die notwendigen Rehabilitationsmaßnahmen von der Rentenversicherung und den Arbeitsämtern
- Rentenleistungen von der gesetzlichen Rentenversicherung

erbracht. Sind Sie so schwer erkrankt oder hatten Sie einen schweren Unfall, daß Sie Ihren Lebensunterhalt nicht mehr oder nur eingeschränkt durch die eigene Erwerbstätigkeit sichern können, können Sie eine Rente wegen verminderter Erwerbsfähigkeit beantragen. Hierbei spielt es, anders als in der Unfallversicherung, keine Rolle, wodurch die Krankheit hervorgerufen wurde. Es wird lediglich geprüft, ob das Leistungsvermögen im gesetzlich geforderten Umfang eingeschränkt ist. Seit 2001 gibt es hierzu neue Vorschriften. Der Antrag auf eine verminderte Erwerbsfähigkeit sollte parallel zum Berufskrankheits-Anerkennungsverfahren gestellt werden. Werden beide Leistungen (Rente aus der Unfallversicherung und aus der Rentenversicherung) bewilligt, erfolgt eine Anrechnung hinsichtlich der Höhe der Leistungen.

Und noch ein Hinweis: Unabhängig davon, ob es sich um eine Berufskrankheit handelt oder nicht, sollten Sie einen Antrag auf Schwerbehinderung beim zuständigen Versorgungsamt stellen. Wird Ihnen ein Grad der Behinderung von mindestens 50% zuerkannt, haben Sie das Recht, die Nachteilsausgleiche als Schwerbehinderten (z. B. Steuerermäßigung) in Anspruch zu nehmen. Ebenfalls besteht die Möglichkeit, die Altersrente bereits mit 63 Jahren zu erhalten.

Bei einem Grad von 30% ist es möglich, einen sogenannten „Antrag auf Gleichstellung“ mit Schwerbehinderten beim zuständigen Arbeitsamt zu stellen. Dadurch erhält man ein verstärktes Kündigungsschutzrecht.

Tips für das Vorgehen

Wegen der vielseitigen gesetzlichen Vorschriften für ein Berufskrankheitenverfahren ist es wichtig, daß Sie sich kompetente Hilfe verschaffen, das gilt sowohl für den juristischen als auch für den medizinischen Bereich. So kann z. B. auch die Rechtsabteilung einer Gewerkschaft ein wichtiger Ansprechpartner sein. Aber auch die Unterstützung durch Familie, Freunde und einen Betriebsrat ist wichtig, zumal solche Verfahren viel Zeit und Energie kostet.

Jeder kann eine Meldung über den Verdacht auf eine Berufskrankheit vornehmen. Es ist durchaus sinnvoll, den behandelnden Arzt zu bitten, dies zu tun.

Viele Verfahren scheitern daran, daß die beruflichen Belastungen nicht ausreichend ermittelt werden. Es ist wichtig, daß Sie Ihre Arbeitsbedingungen so genau und umfassend wie möglich schildern.

Falls Sie von guten, unabhängigen Gutachtern gehört haben, sollten Sie Ihren Gutachterwunsch der Berufsgenossenschaft äußern.

Falls Sie sich unsicher fühlen, kann es ratsam sein, eine Person des Vertrauens zum Gutachtertermin mitzunehmen.

Machen Sie unbedingt von Ihrem Recht auf Akteneinsicht Gebrauch (§ 25 SGB X). Es ist auch möglich, anderen Personen eine Vollmacht zur Akteneinsicht zu erteilen. Das kann jede Person des Vertrauens sein, auch ein Mitarbeiter des Deutschen Diabetiker Bundes.

Falls Sie einen Widerspruch einlegen, sollte dieser gut begründet sein. Ohne fachliche Beratung wird das in vielen Fällen sehr schwierig sein.

In einem Sozialgerichtsverfahren besteht der Anspruch auf einen eigenen Gutachter (§ 109 S. 66). In der Regel muß dieses Gutachten vorfinanziert werden. Die Kosten können nach Abschluß des Verfahrens auf Antrag wieder erstattet werden. Bedenken Sie auf jeden Fall das Risiko, diese Kosten eventuell ganz übernehmen zu müssen.

Sie haben das Recht in einem Sozialgerichtsverfahren Zeugen zu benennen. Das kann wichtig sein, falls Probleme bei der Beurteilung der Belastungssituation am Arbeitsplatz existieren.

Liste der Berufskrankheiten

Berufskrankheiten sind Krankheiten, die die Bundesregierung durch Rechtsverordnung mit Zustimmung des Bundesrates als Berufskrankheiten bezeichnet und die Versicherte infolge einer den Versicherungsschutz begründenden Tätigkeit erleiden. Die Bundesregierung wird ermächtigt, in der Rechtsverordnung solche Krankheiten als Berufskrankheiten zu bezeichnen, die nach den Erkenntnissen der medizinischen Wissenschaft durch besondere Einwirkungen verursacht sind.

Nr.	Krankheiten
1	Durch chemische Einwirkungen verursachte Krankheiten
11	Metalle oder Metalloide, z. B.
1101	Erkrankungen durch Blei oder seine Verbindungen
1102	Erkrankungen durch Quecksilber oder seine Verbindungen
1103	Erkrankungen durch Chrom oder seine Verbindungen
12	Erstickungsgase
1201	Erkrankungen durch Kohlenmonoxid
1202	Erkrankungen durch Schwefelwasserstoff
13	Lösemittel, Schädlingsbekämpfungsmittel (Pestizide) und sonstige chemische Stoffe
1301	Schleimhautveränderungen, Krebs oder andere Neubildungen der Harnwege durch aromatische Amine
1313	Hornhautschädigungen des Auges durch Benzochinon
1316	Erkrankungen der Leber durch Dimethyldormamid
2	Durch physikalische Einwirkungen verursachte Krankheiten
21	Mechanische Einwirkungen
2101	Erkrankungen der Sehnenscheiden oder des Sehnengleitgewebes sowie der Sehnen- oder Muskelansätze, die zur Unterlassung aller Tätigkeiten gezwungen haben, die für die Entstehung, die Verschlimmerung oder das Wiederaufleben der Krankheit ursächlich waren oder sein können
2102	Meniskusschäden nach mehrjährigen andauernden oder häufig wiederkehrenden, die Kniegelenke überdurchschnittlich belastenden Tätigkeiten
2108	Bandscheibenbedingte Erkrankungen der Lendenwirbelsäule durch langjähriges Heben oder Tragen schwerer Lasten oder durch langjährige Tätigkeiten in extremer Rumpfbeugehaltung, die zur Unterlassung aller Tätigkeiten gezwungen haben, die für die Entstehung, die Ver-

schlimmerung oder das Wiederaufleben der Krankheit ursächlich waren oder sein können, z. B. im Pflegedienst

2109 Bandscheibenbedingte Erkrankungen der Halswirbelsäule durch langjähriges Tragen schwerer Lasten auf der Schulter, die zur Unterlassung aller Tätigkeiten gezwungen haben

2110 Bandscheibenbedingte Erkrankungen der Lendenwirbelsäule durch langjährige, vorwiegend vertikale Einwirkung von Ganzkörperschwingungen im Sitzen, die zur Unterlassung aller Tätigkeiten gezwungen haben

23 Lärm

2301 Lärmschwerhörigkeit

24 Strahlen

2401 Grauer Star durch Wärmestrahlung

2402 Erkrankungen durch ionisierende Strahlen

3 Durch Infektionserreger oder Parasiten verursachte Krankheiten sowie Tropenkrankheiten

3101 Infektionskrankheiten, wenn der Versicherte im Gesundheitsdienst, in der Wohlfahrtspflege oder in einem Laboratorium tätig oder durch eine andere Tätigkeit der Infektionsgefahr in ähnlichem Maße besonders ausgesetzt war

3102 Von Tieren auf Menschen übertragbare Krankheiten

4 Erkrankungen der Atemwege und der Lungen, des Rippenfells und Bauchfells

41 Erkrankungen durch anorganische Stäube

4101 Quarzstaublungenerkrankung (Silikose)

4102 Quarzstaublungenerkrankung in Verbindung mit aktiver Lungentuberkulose (Siliko-Tuberkulose)

4103 Asbeststaublungenerkrankung (Asbestose) oder durch Asbeststaub verursachte Erkrankung der Pleura

4104 Lungenkrebs oder Kehlkopfkrebs

in Verbindung mit Asbeststaublungenerkrankung (Asbestose),

in Verbindung mit durch Asbeststaub verursachter Erkrankung der Pleura oder

bei Nachweis der Einwirkung einer kumulativen Asbestfaserstaub-Dosis am Arbeitsplatz

42 Erkrankungen durch organische Stäube

4203 Adenokarzinome der Nasenhaupt- und Nasennebenhöhlen durch Stäube von Eichen- oder Buchenholz

5 Hautkrankheiten

5101 Schwere oder wiederholt rückfällige Hauterkrankungen, die zur Unterlassung aller Tätigkeiten gezwungen haben

5102 Hautkrebs oder zur Krebsbildung neigende Hautveränderungen durch Ruß, Rohparaffin, Teer, Anthrazen, Pech oder ähnliche Stoffe

Diese Auflistung beinhaltet nur einen Teil der amtlichen „Liste der Berufs-Krankheiten", die laufend durch neue Berufskrankheiten ergänzt wird.

Arbeitsunfälle: Junge Berufstätige leben gefährlich

Etwa 1,2 Millionen Arbeitsunfälle, zu denen auch Wegeunfälle (Straßenverkehr) gehören, werden den Berufsgenossenschaften jährlich gemeldet. Bei etwa jedem dritten meldepflichtigen Unfall sind die Versicherten jünger als 30 Jahre. Allerdings erleidet diese Altersgruppe nur selten schwere Arbeitsunfälle, die zur Zahlung von Unfallrenten führen. Daher spielt auch eine Rolle, daß die medizinische Rehabilitation bei jüngeren Verletzten meist günstiger verläuft.

Junge Berufstätige sollten sich daher möglichst früh mit Sicherheit und Gesundheitsschutz auseinandersetzen. Verantwortlich für die sichere Gestaltung von Arbeitsplätzen ist der Arbeitgeber. Dabei berät ihn der Technische Aufsichtsdienst der Berufsgenossenschaft. Sicheres und gesundes Arbeiten setzt eben voraus, daß die Mitarbeiter die vorgeschriebenen Sicherheitsmaßnahmen berücksichtigen. Kommt es trotz aller Präventivmaßnahmen zu einem Arbeitsunfall oder einer Berufskrankheit, sorgen die Berufsgenossenschaften für die optimale medizinische und soziale Rehabilitation. Bei bleibenden gesundheitlichen Beeinträchtigungen werden die Betroffenen mit einer Rente finanziell entschädigt.

Wie ist die Unfallversicherung organisiert?

Die Unfallversicherung wird von 35 gewerblichen Berufsgenossenschaften, 20 Landwirtschaftlichen und 39 Unfallversicherungsträgern der öffentlichen Hand (z. B. Gemeindeunfallversicherungsträgern usw. durchgeführt. Den Unfallversicherungsträgern der öffentlichen Hand ist die Durchführung der Unfallversicherung für die Arbeitnehmer der unmittelbaren Staatsverwaltung aber auch für bestimmte weitere Personengruppen (z. B. für Lebensretter, Kinder in Tageseinrichtungen, Schüler und Studenten) gesetzlich übertragen. Die Versicherten müssen darüber unterrichtet werden, welcher Versicherungsträger für sie zuständig ist. Die Berufsgenossenschaften, die Gemeindeunfallversicherungsverbände und die Unfallkassen sind Körperschaften des öffentlichen Rechts. Alle diese Institutionen stehen unter staatlicher Aufsicht.

Beratungsstellen, Auskunft

Die Unfallversicherung ist verpflichtet, aufzuklären, zu beraten und Auskunft zu geben. Hierbei handelt es sich nicht um eine Nebenleistung; diese Verpflichtung ist eine wichtige Dienstleistung für die Bevölkerung.

Aufklärung ist die allgemeine Unterrichtung der Bevölkerung über soziale Rechte und Pflichten. Verpflichtet sind nach dem Sozialgesetzbuch die Leistungsträger, ihre Verbände und die öffentlichrechtlichen Vereinigungen.

Beratung ist das individuelle Gespräch mit dem Einzelnen zur gezielten und umfassenden Unterrichtung über seine Rechte.

Auskunft ist die individuelle und gezielte Beantwortung von Fragen des einzelnen in erster Linie durch den für die Erfüllung seines Leistungsanspruches zuständigen Leistungsträgers (Versicherung). In jedem Fall muß der zuständige Leistungsträger genannt werden. Auskunftsstellen sind alle Kranken- und Pflegekassen sowie die Versicherungsämter z. B. bei der jeweiligen Stadtverwaltungsbehörde. Sonstige Beratungsstellen bestehen bei Gewerkschaften und Arbeitgebervereinigungen. Auch private Rentenberater sind in Fragen der Unfallversicherung beratend tätig.

Rechtsschutz

Für Streitigkeiten auf dem Gebiet der Unfallversicherung sind die Sozialgerichte zuständig.

Zur privaten Unfallversicherung für Kinder in Kindergärten, Schüler und Studenten

Nicht selten wünschen sich Eltern von Kindern mit Diabetes für diese verständlicherweise eine private Unfallversicherung. Aber wenn ein Unfall eintritt, ist davon auszugehen, daß diese Versicherung die vertragliche Leistung ablehnt. Die privaten Unfallversicherungen begründen ihre Verweigerung generell mit der Behauptung, daß der Diabetes durch eine Unterzuckerung der Verursacher des Unfalls war. 10 Jahre und länger kann ein

Rechtsstreit dauern, bis man diesen vor Gerichten vielleicht gewinnt. Und was nicht übersehen werden darf: Für diesen Rechtsweg sind nicht Sozialgerichte zuständig. Deshalb besteht ein hohes Kostenrisiko!

Noch ein sehr wichtiger Hinweis: Wer beim Vertragsabschluß verschweigt, daß der/die Versicherte eine chronische Krankheit (z. B. Diabetes) hat, bekommt gar nichts (Ausschlußklausel). Falls Sie dennoch eine private Unfallversicherung haben möchten, müssen Sie sich vorher von der Hauptstelle der Versicherung schriftlich bestätigen lassen, daß der Diabetes keine Leistung ausschließt.

Zum gesetzlichen Unfallversicherungsschutz für Kinder in Kindergärten, Schüler und Studenten

Alle diese Kinder stehen (nach § 2 Abs. 1 Nr. 8 des Sozialgesetzbuches VII) automatisch unter Unfallschutz, wenn der Unfall im Zusammenhang mit der vorschulischen, schulischen oder Hochschulausbildung steht. Es besteht kein Schutz durch die Unfallversicherung, wenn der Unfall in der privaten Sphäre eintritt. Deshalb steht der Schüler oder Student nicht unter dem Schutz der gesetzlichen Unfallversicherung, wenn er sich bei Erledigung der Aufgaben in der eigenen Wohnung verletzt. Sieht die Schule jedoch vor, daß in deren Räumen Hausaufgaben erledigt werden können, so besteht Unfallversicherungsschutz für alle im Zusammenhang damit stehenden Tätigkeiten.

Dieser Zusammenhang besteht auch außerhalb des räumlichen Zusammenhangs der Schule: Verlangt ein Lehrer von Schülern, für den Biologieunterricht Beobachtungsmaterial aus der Natur zu besorgen (z. B. Tümpelwasser oder Heu), so stehen die dazu unternommenen Wege unter Unfallversicherungsschutz. Auch wenn sich ein Schüler entgegen einer ausdrücklichen Weisung der Schulleitung vom Schulgelände entfernt, um sich in einem benachbarten Laden Lebensmittel zu besorgen, ist gleichfalls Schutz durch die Unfallversicherung gegeben. Dieser Schutz gilt auch, wenn ein Schüler während eines Schullandheimaufenthaltes bei einer Kissenschlacht aus dem Stockwerksbett stürzt.
Auch die Schüler von Privatschulen stehen unter dem Schutz, wenn die Privatschulen Bildungsangebote allgemeinbildenden Charakters vorsehen, und die dort erworbenen Abschlüsse denen der allgemeinbildenden Schulen gleichstehen.

Wer beim Vertragsabschluß verschweigt, daß der/die Versicherte eine chronische Krankheit (z. B. Diabetes) hat, bekommt gar nichts (Ausschlußklausel).

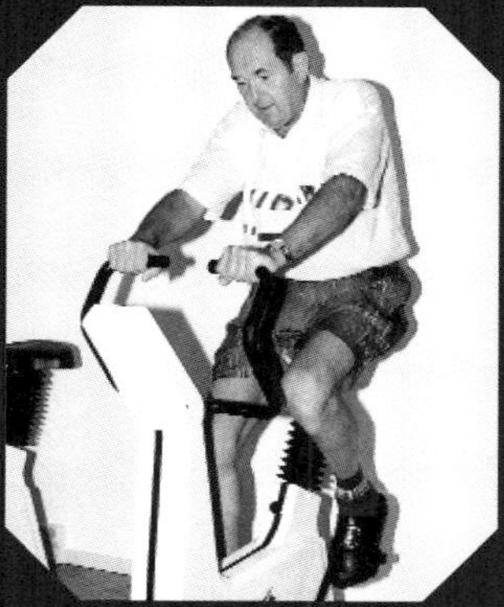

Rehabilitation - Wiedereingliederung in Arbeit und Beruf

Rehabilitation (Reha) ist die allgemeine Bezeichnung für alle Maßnahmen des Staates oder privater Institutionen, durch die Menschen, denen infolge einer Behinderung oder einer chronischen Krankheit (wie Diabetes) Absonderung aus dem gesellschaftlichen Lebenszusammenhang droht, wieder eingegliedert werden (sollen). In der Sozialmedizin umfaßt Reha vornehmlich Regelungen, die der Wiederherstellung der Erwerbsfähigkeit eines Behinderten dienen, wodurch dieser wieder fähig wird, seine Arbeitskraft im allgemeinen Erwerbsleben wirtschaftlich zu verwerten. Reha will aber auch Hilfe zur Selbsthilfe sein, um vor allem eine optimale Eingliederung in die Gesellschaft zu ermöglichen. Deshalb kommt es darauf an, die Betroffenen entsprechend zu informieren und für sie den Verlauf eines Reha-Verfahrens überschaubar zu machen.

Die nachfolgenden Hinweise fassen wesentliche gesetzliche Grundlagen für Rehabilitationen aus dem System der sozialen Sicherheit zusammen und ermöglichen eine Orientierung über das weite Leistungsspektrum. Es ist jedoch empfehlenswert, die konkreten Förderbedingungen im Einzelfall mit dem jeweils zuständigen Amt, z. B. der gesetzlichen Krankenversicherung oder dem Arbeitsamt, zu klären und rechtzeitig den entsprechenden Antrag zu stellen.

Überblick über Rehabilitation im System der Sozialen Sicherheit

I. Auf welche Rechtsgrundlagen kann man zurückgreifen?

Wer körperlich, geistig oder seelisch behindert ist oder wem eine solche Behinderung droht, hat unabhängig von der Ursache der Behinderung - wie z. B. auch eine chronische Krankheit - ein Recht auf die Hilfe, die notwendig ist, um

1. die Behinderung abzuwenden, zu beseitigen, zu bessern, ihre Verschlimmerung zu verhüten oder ihre Folgen zu mildern,

2. ihm einen seinen Neigungen und Fähigkeiten entsprechenden Platz in der Gemeinschaft, insbesondere im Arbeitsleben, zu sichern (§ 10 SGB 1).

Die Rehabilitation wird von den Trägern der „Sozialen Sicherheit" im Rahmen ihrer Hauptaufgabenstellung wahrgenommen.

Dabei besteht ein enger Zusammenhang zwischen der Rehabilitation und den anderen Grundaufgaben der jeweiligen Trägergruppe. So sind verbunden:

- Krankenbehandlung und Eingliederung Behinderter in der gesetzlichen Krankenversicherung;
- Pflegeleistungen und Einleitung, Koordination und Sicherstellung rehabilitativer Maßnahmen durch die gesetzliche Pflegeversicherung;
- Renten wegen verminderter Erwerbsfähigkeit und Eingliederung Behinderter in der gesetzlichen Rentenversicherung;
- Prävention, Entschädigung durch Geldleistungen und Eingliederung Behinderter in der gesetzlichen Unfallversicherung;
- die Vermittlung von Aus-, Fort- und Weiterbildungsstellen und die Arbeitsvermittlung Behinderter durch die Bundesanstalt für Arbeit;
- Renten und besondere Hilfen im Einzelfall einschließlich Berufsförderung nach dem Recht der sozialen Entschädigung bei Gesundheitsschäden;
- Hilfen zur Erziehung und Eingliederungshilfen für seelisch behinderte Kinder und Jugendliche;
- Sozialhilfe als Hilfe in besonderen Lebenslagen und Eingliederung Behinderter;
- Sicherung der Eingliederung Schwerbehinderter in Arbeit, Beruf und Gesellschaft durch das Schwerbehindertengesetz.

Vereinbarungen

Neben diesen Gesetzen und Rechtsverordnungen haben die Rehabilitationsträger zahlreiche Vereinbarungen geschlossen und gemeinsame Rundschreiben erlassen, um die Leistungen zur Rehabilitation nach einheitlichen Grundsätzen zu regeln. Darüber hinaus dienen Richtlinien, in denen Voraussetzungen, Art und Umfang der Leistungen zusammengefaßt sind, den einzelnen Rehabilitationsträgern als Entscheidungshilfe für die gleichmäßige Ausübung des pflichtgemäßen Ermessens bei der Bearbeitung von Anträgen auf Leistungen zur Rehabilitation.

Medizinische Rehabilitation

Durch die medizinische Rehabilitation soll das vorliegende Leiden bzw. der Gesundheitsschaden - soweit möglich - ausgeheilt und eine optimale Wiederherstellung der Gesundheit erreicht werden, um die Behinderten in Arbeit, Beruf und Gesellschaft einzugliedern.

Schulische Rehabilitation

Durch die schulische Rehabilitation soll behinderten Kindern und Jugendlichen eine im Rahmen der allgemeinen Schulpflicht oder einer weiterführenden Schule üblicherweise erreichbare Bildung ermöglicht werden.

Berufliche Rehabilitation

Durch die berufliche Rehabilitation und die begleitende Hilfe im Arbeits- und Berufsleben sollen die Behinderten möglichst auf Dauer in Arbeit und Beruf eingegliedert werden.

Soziale Rehabilitation

Durch die soziale Rehabilitation soll den Behinderten ein angemessener Platz in der Gemeinschaft gewährleistet werden. Sonstige Leistungen sowie ergänzende Leistungen zur Rehabilitation komplettieren das Leistungsangebot der verschiedenen Rehabilitationsträger.

II. Wege zur Rehabilitation

Auskunftsstellen

Nähere Auskunft über die in Betracht kommenden Leistungsträger erteilen insbesondere die Auskunftsstellen der Träger der Rehabilitation, aber auch die Versicherungsämter und die Gesundheitsämter.

Antragstellung

Leistungen zur Rehabilitation werden regelmäßig auf Antragstellung des Behinderten gewährt. Der Antrag ist grundsätzlich vor Beginn der Maßnahme zu stellen.

Anschlußheilbehandlung

Ein besonderes Einleitungsverfahren gilt auch für bestimmte medizinische Rehabilitationsmaßnahmen, die sich unmittelbar an die Behandlung im Akutkrankenhaus anschließen (sog. Anschlußheilbehandlungen). Hier wird bei Zustimmung des Behinderten vom Krankenhausarzt direkt eine Verlegung in eine Rehabilitationsklinik veranlaßt. Das Verfahren gilt für Versicherte der gesetzlichen Kranken- und Rentenversicherung.

Mitwirkungspflicht

Maßnahmen der Rehabilitation bedürfen der Zustimmung des Behinderten, die im allgemeinen durch die Antragstellung erteilt wird. Der Antragsteller ist darüber hinaus verpflichtet, im Rahmen der Vorschriften der §§ 60-65 SGB I bei der Vorbereitung und Durchführung der Rehabilitation nach Kräften mitzuwirken. Insbesondere soll er sich ärztlichen Untersuchungen unterziehen und zur erforderlichen Sachaufklärung beitragen. Als Konsequenz einer fehlenden, aber zumutbaren Mitwirkung sieht das SGB die Befugnis für den Rehabilitationsträger vor, von weiteren Ermittlungen aufgrund eines Antrages abzusehen und nach schriftlichem Hinweis auf die Folgen den Antrag abzulehnen oder eine schon bewilligte Leistung ganz oder teilweise zu entziehen (§ 66 SGB I).

Zu den Leistungen der Krankenversicherung gehören auch medizinische und ergänzende Leistungen zur Rehabilitation, die notwendig sind, um einer drohenden Behinderung oder Pflegebedürftigkeit vorzubeugen.

III. Gerichtsbarkeit - Wie setze ich mein gutes Recht durch?

Wird jemand durch Entscheidungen der Sozialleistungsträger in seinen Rechten verletzt, so steht ihm der Rechtsweg offen, um dem Begehren zum Erfolg zu verhelfen. Für Streitigkeiten auf dem Gebiet des Sozialrechts (z. B. Ablehnung einer beantragten Leistung zur Rehabilitation) ist dies der Rechtsweg vor den Sozialgerichten, in einigen Fällen vor den Verwaltungsgerichten.

Wird jemand durch Entscheidungen der Sozialleistungsträger in seinen Rechten verletzt, so steht ihm der Rechtsweg offen, um dem Begehren zum Erfolg zu verhelfen.

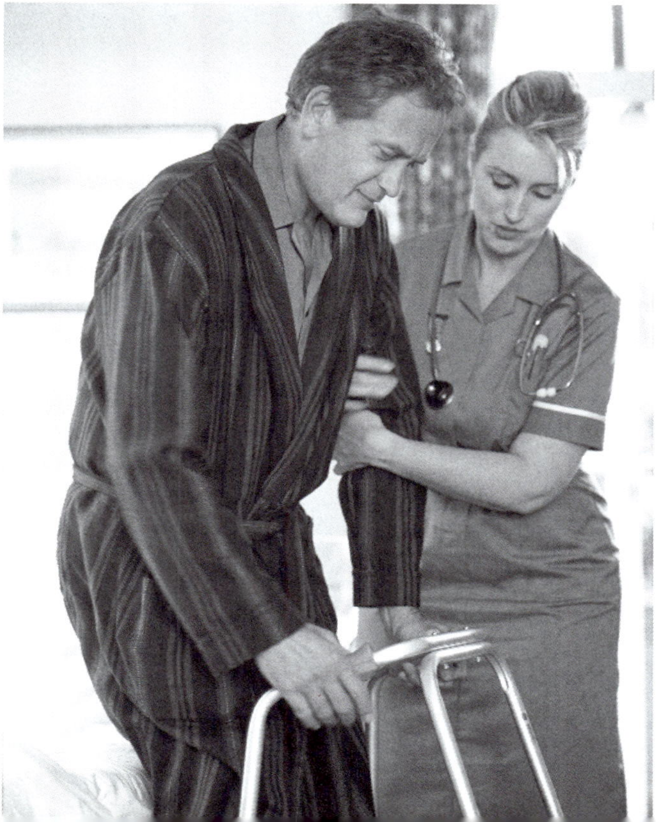

Die Gerichte der Sozialgerichtsbarkeit entscheiden u a. über Streitigkeiten in Angelegenheiten der gesetzlichen Kranken-, Pflege-, Unfall- und Rentenversicherung, einschließlich der Alterssicherung für Landwirte, der Arbeitslosenversicherung und der übrigen Aufgaben der Bundesanstalt für Arbeit sowie des Schwerbehindertengesetzes. Rechtsstreitigkeiten in Angelegenheiten der Sozialhilfe, der Kinder- und Jugendhilfe dagegen werden vor den Verwaltungsgerichten entschieden. Näheres dazu siehe Kapitel „Wie setze ich mein gutes Recht durch?".

Gesetzliche Krankenversicherung - Reha-Ziele

Ziele der Reha-Leistungen

- Die Krankenversicherung richtet ihre Maßnahmen zur Rehabilitation darauf aus, Personen, die körperlich, geistig oder seelisch - auch durch eine chronische Krankheit - behindert sind oder denen eine Behinderung droht, eine möglichst weitgehende Selbständigkeit im täglichen Leben zu erhalten oder diese zu verbessern, um damit die Grundlagen für eine berufliche und soziale Integration der Betroffenen zu sichern.
- Zu den Leistungen der Krankenversicherung gehören daher auch medizinische und ergänzende Leistungen zur Rehabilitation, die notwendig sind, um einer drohenden Behinderung oder Pflegebedürftigkeit vorzubeugen, eine Behinderung oder Pflegebedürftigkeit zu beseitigen, zu bessern oder eine Verschlimmerung zu verhüten.

Wer kann Rehabilitationsleistungen erhalten?

- Versicherte und ihre in der Familienversicherung mitversicherten Angehörigen.

Welche Leistungen werden gewährt?

- Leistungen zur Verhütung und Früherkennung von Krankheiten

a) medizinische Vorsorgeleistungen,
b) Vorsorgekuren für Mütter,
c) Gesundheitsuntersuchungen für Erwachsene,
d) Kinderuntersuchungen.

Medizinische Leistungen zur Rehabilitation

a) ärztliche Behandlung,
b) zahnärztliche Behandlung einschließlich der Versorgung mit Zahnersatz,
c) Versorgung mit Arznei-, Ver-

band- und Heilmitteln,
d) Versorgung mit Seh- und Hörhilfen, Körperersatzstücken, orthopädischen und anderen Hilfsmitteln,
e) häusliche Krankenpflege und Haushaltshilfe (§ 27 Abs. 1 Satz 2 Nr. 4, §§ 37 und 38 SGB V, nicht nach der Pflegeversicherung),
f) Krankenhausbehandlung,
g) ambulante Rehabilitationsmaßnahmen,
h) ambulante Rehabilitationskuren,
i) stationäre Behandlung mit Unterkunft und Verpflegung in einer Rehabilitationseinrichtung,
j) Belastungserprobung und Arbeitstherapie,
k) Müttergenesungskuren.

Nachrangigkeit von Leistungen

Leistungen nach Buchstabe i, die nicht anstelle einer sonst erforderlichen Krankenhausbehandlung durchgeführt werden, werden von der Krankenversicherung nur erbracht, wenn nach den für andere Träger der Sozialversicherung geltenden Vorschriften solche Leistungen nicht erbracht werden können (§ 40 Abs. 4 SGB V).

Auf die Leistungen nach Buchstabe j haben Versicherte nur Anspruch, wenn nach den für andere Träger der Sozialversicherung geltenden Vorschriften solche Leistungen nicht erbracht werden können. Leistungen der aktivierenden Pflege nach Eintritt von Pflegebedürftigkeit werden von den Pflegekassen erbracht.

Ergänzende Leistungen zur Rehabilitation

a) Ärztlich verordneter Rehabilitationssport in Gruppen unter ärztlicher Betreuung, wenn zuletzt die Krankenkasse Krankenbehandlung geleistet hat oder leistet,
b) Krankengeld,
c) Beiträge zur gesetzlichen Unfall- und Rentenversicherung sowie zur Arbeitsförderung,
d) Fahrkosten.

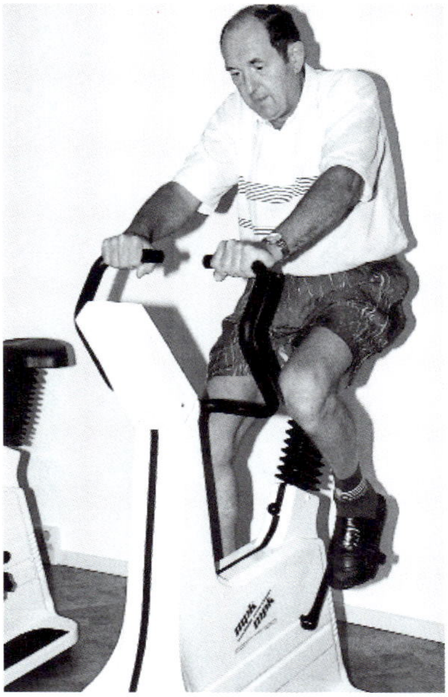

Dauer und Zuzahlung bei medizinischen Leistungen zur Rehabilitation

Medizinische Leistungen zur Rehabilitation sollen für längstens drei Wochen und nicht vor Ablauf von vier Jahren nach Durchführung solcher oder ähnlicher Leistungen erbracht werden, es sei denn, eine Verlängerung bzw. vorzeitige Rehabilitationsleistung ist aus gesundheitlichen Gründen dringend erforderlich. Die Zuzahlung bei stationären Vorsorge- und Rehabilitationsmaßnahmen beträgt kalendertäglich 9,- €. Bei einer Anschlußrehabilitation sind jeweils 9,- € für höchstens 14 Tage zuzuzahlen. Bei Kindern und Jugendlichen entfällt die Zuzahlung.

Stufenweise Wiedereingliederung (§ 74 SGB V)

Können arbeitsunfähige Versicherte nach ärztlicher Feststellung ihre bisherige Beschäftigung bzw. Tätigkeit teilweise verrichten und durch eine stufenweise Wiederaufnahme ihrer Tätigkeit voraussichtlich besser wieder in das Erwerbsleben eingegliedert werden, soll der Arzt auf der Bescheinigung über die Arbeitsunfähigkeit Art und Umfang der möglichen Beschäftigungen/Tätigkeiten angeben und dabei - sofern erforderlich - die Stellungnahme des Betriebsarztes oder mit Zustimmung der Krankenkasse die Stellungnahme des Medizinischen Dienstes der Krankenversicherung einholen.

Wie ist das Verfahren geregelt?

Anträge auf diese Reha-Leistungen sind grundsätzlich bei der zuständigen Krankenkasse zu stellen (§ 19 Satz 1 SGB V).

Pflegeversicherung - Rehabilitationsziele

Aufgabe der Pflegeversicherung

- Die Pflegekassen haben die Aufgabe, bei den zuständigen Leistungsträgern darauf hinzuwirken, daß alle erforderlichen Maßnahmen der Prävention, der Krankenbehandlung und der Rehabilitation durchgeführt werden (§ 5 SGB XI).
- Sie prüfen im Einzelfall, welche Leistungen zur Rehabilitation geeignet und zumutbar sind, Pflegebedürftigkeit zu überwinden, zu mindern oder ihre Verschlimmerung zu verhüten.
- Die Pflegekassen unterstützen die Versicherten bei der Inanspruchnahme von Leistungen zur Rehabilitation, insbesondere bei der Antragstellung.
- Die Pflegekassen sind für die

Sicherstellung der pflegerischen Versorgung ihrer Versicherten verantwortlich (§ 12 Abs. 1 SGB XI). Sie wirken mit den Trägern der ambulanten und der stationären gesundheitlichen und sozialen Versorgung partnerschaftlich zusammen, um die für den Pflegebedürftigen zur Verfügung stehenden Hilfen zu koordinieren. Sie stellen insbesondere sicher, daß im Einzelfall ärztliche Behandlung, Behandlungspflege, rehabilitative Maßnahmen, Grundpflege und hauswirtschaftliche Versorgung nahtlos und störungsfrei ineinandergreifen (§ 12 Abs. 2 SGB XI).

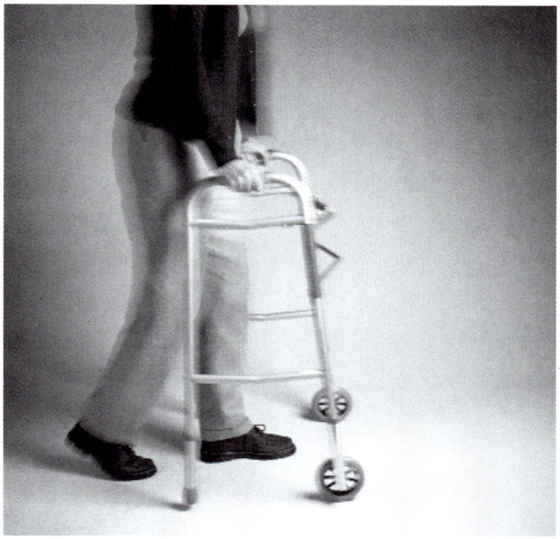

Wer kann Pflegeleistungen erhalten?

- Versicherte und ihre in der Familienversicherung mitversicherten Angehörigen.
- Versicherte erhalten die Leistungen der Pflegeversicherung, wenn sie wegen einer körperlichen, geistigen oder seelischen Krankheit oder Behinderung für die gewöhnlichen und regelmäßig wiederkehrenden Verrichtungen im Ablauf des täglichen Lebens auf Dauer, voraussichtlich für mindestens sechs Monate, in erheblichem oder höherem Maße der Hilfe bedürfen.
- Für die Erbringung von Leistungen sind pflegebedürftige Personen einer der folgenden drei Pflegestufen zuzuordnen:

1. Pflegestufe I (erheblich Pflegebedürftige),
2. Pflegestufe II (Schwerpfle gebedürftige),
3. Pflegestufe III (Schwerst-pflegebedürftige).

Die Prüfung, ob die Voraussetzungen der Pflegebedürftigkeit erfüllt sind, welche Stufe der Pflegebedürftigkeit erfüllt ist und welche Stufe der Pflegebedürftigkeit vorliegt, erfolgt durch den Medizinischen Dienst der Krankenversicherung. Im Interesse einer einheitlichen Rechtsanwendung haben die Pflegekassen Richtlinien zur näheren Abgrenzung der Merkmale der Pflegebedürftigkeit und der Pflegestufen beschlossen.

Welche Leistungen werden bei Pflegebedürftigkeit erbracht?

1. Pflegegeld für selbst beschaffte Pflegehilfen.
Pflegebedürftige können anstelle der häuslichen Pflegehilfe als Sachleistung Pflegegeld für eine selbst beschaffte Pflegehilfe erhalten. Das Pflegegeld beträgt je nach Pflegestufe 205 €, 410 €, 665 € monatlich. Eine Pflegehilfe ist z. B. eine Frau, die ihre Mutter pflegt.

- Die Pflege soll auch die Aktivierung des Pflegebedürftigen zum Ziel haben, um vorhandene Fähigkeiten zu erhalten und, soweit dies möglich ist, verlorene Fähigkeiten zurükzugewinnen.

2. Pflegesachleistungen
Pflegesachleistungen (häusliche Pflegehilfe) umfassen Grundpflege und hauswirtschaftliche Versorgung. Sie werden durch geeignete Pflegekräfte erbracht, mit denen die Pflegekasse einen Versorgungsvertrag abgeschlossen hat. Der Wert der Pflegeeinsätze kann je nach Pflegestufe bis zu 384 €, 921 € oder 1.432 € monatlich betragen, in Härtefällen bis zu 1.918 €.

Antragstellung

- Anträge auf Leistungen sind grundsätzlich bei der zuständigen Pflegekasse zu stellen; bei jeder Krankenkasse ist eine Pflegekasse eingerichtet. Weitere Informationen können Sie dem Kapitel Pflegeversicherung entnehmen.

Rentenversicherung - Rehabilitationsziele

Die Rentenversicherung erbringt medizinische, berufsfördernde und ergänzende Leistungen zur Rehabilitation, um

- den Auswirkungen einer Krankheit oder einer körperlichen, geistigen oder seelischen Behinderung auf die Erwerbsfähigkeit der Versicherten entgegenzuwirken oder sie zu überwinden und

- dadurch Beeinträchtigungen der Erwerbsfähigkeit der Versicherten oder ihr vorzeitiges Ausscheiden aus dem Erwerbsleben zu verhindern oder sie möglichst dauerhaft in das Erwerbsleben wiedereinzugliedern (§ 9 SGB VI).

Die Leistungen zur Rehabilitation haben Vorrang vor Rentenleistungen, die bei erfolgreicher Rehabilitation nicht oder voraussichtlich erst zu einem späteren Zeitpunkt zu erbringen sind. Leistungen zur Rehabilitation können erbracht werden, wenn die persönlichen und versicherungsrechtlichen Voraussetzungen dafür erfüllt sind. Die Versicherten sind verpflichtet, an der Rehabilitation aktiv mitzuwirken (Mitwirkungspflicht).

Wer kann Rehabilitationsleistungen der Rentenversicherung der Arbeiter/Angestellten erhalten?

Bei medizinischen Leistungen zur Rehabilitation Personen, die

1. im Zeitpunkt der Antragstellung die Wartezeit von 15 Jahren erfüllt haben oder
2. eine Rente wegen verminderter Erwerbsfähigkeit beziehen oder
3. in den letzten zwei Jahren vor der Antragstellung sechs Kalendermonate Pflichtbeiträge für eine versicherte Beschäftigung bzw. Tätigkeit entrichtet haben oder
4. innerhalb von zwei Jahren nach Beendigung einer Ausbildung eine versicherte Beschäftigung oder selbständige Tätigkeit aufgenommen und bis zum Antrag ausgeübt haben oder nach einer solchen Beschäftigung oder Tätigkeit bis zum Antrag arbeitsunfähig oder arbeitslos gewesen sind oder
5. vermindert erwerbsfähig sind oder bei denen dies in absehbarer Zeit zu erwarten ist, wenn sie die allgemeine Wartezeit erfüllt haben.

Bei berufsfördernden Leistungen zur Rehabilitation Personen, die

1. im Zeitpunkt der Antragstellung die Wartezeit von 15 Jahren erfüllt haben oder
2. Rente wegen verminderter Erwerbsfähigkeit beziehen.

Die Leistungen zur Rehabilitation haben Vorrang vor Rentenleistungen

Welche Rehabilitationsleistungen werden erbracht?

- Medizinische Leistungen zur Rehabilitation

Insbesondere:

a) ärztliche Behandlung, einschließlich der Anleitung der Versicherten, eigene Abwehr- und Heilungskräfte zu entwickeln,

b) Arznei- und Verbandmittel,

c) Heilmittel, einschließlich Krankengymnastik, Bewegungstherapie, Sprachtherapie und Beschäftigungstherapie,

d) Ausstattung mit Körperersatzstücken, orthopädischen und anderen Hilfsmitteln.

Berufsfördernde Leistungen zur Rehabilitation

Insbesondere:

a) Leistungen zur Erhaltung oder Erlangung eines Arbeitsplatzes einschließlich Leistungen zur Förderung der Arbeitsaufnahme und Eingliederungshilfen an Arbeitgeber,

b) Berufsvorbereitung einschließlich der wegen einer Behinderung erforderlichen Grundausbildung,

c) berufliche Anpassung, Fortbildung, Ausbildung und Umschulung einschließlich eines zur Inanspruchnahme dieser Leistungen erforderlichen schulischen Abschlusses.

Leistungen können auch zum beruflichen Aufstieg erbracht werden.

Leistungen können auch zum beruflichen Aufstieg erbracht werden. Zu den berufsfördernden Leistungen gehört auch die Übernahme der erforderlichen Kosten für Unterkunft und Verpflegung, wenn für die Inanspruchnahme der Leistung eine Unterbringung außerhalb des eigenen oder elterlichen Haushalts wegen Art oder Schwere der Behinderung oder zur Sicherung des Erfolgs der Rehabilitation notwendig ist. Berufsfördernde Leistungen zur Rehabilitation sollen für die Zeit erbracht werden, die vorgeschrieben oder allgemein üblich ist, um das angestrebte Berufsziel zu erreichen. Leistungen für die berufliche Umschulung und Fortbildung sollen in der Regel nur erbracht werden, wenn die Leistungen bei ganztägigem Unterricht nicht länger als zwei Jahre dauern, es sei denn, daß die Versicherten nur durch eine längerdauernde Leistung eingegliedert werden können.

Ergänzende Leistungen zur Rehabilitation (§ 28 SGB VI)

a) Übergangsgeld,

b) Beiträge zur gesetzlichen Kranken-, Pflege-, Renten- und Unfallversicherung sowie zur Arbeitsförderung,

c) Übernahme der Kosten, die mit einer berufsfördernden Leistung in unmittelbarem Zusammenhang stehen, insbesondere für Lehrgangskosten, Prüfungsgebühren, Lernmittel, Arbeitskleidung und Arbeitsgeräte, sowie Ausbildungszuschüsse an Arbeitgeber, wenn die Maßnahme im Betrieb durchgeführt wird,

d) Reisekosten, auch für Familienheimfahrten, und Kosten für eine wegen der Behinderung erforderlichen Begleitperson sowie des erforderlichen Gepäcktransports.

Anträge auf Leistungen sind grundsätzlich bei dem zuständigen Rentenversicherungsträger zu stellen. Sie können aber auch bei anderen Sozialleistungsträgern, bei Gemeinden oder bei einer Auskunftsstelle für Rehabilitation (z. B. bei einer Krankenkasse) gestellt werden.

Unfallversicherung - Rehaziele

Nach einem Versicherungsfall (Arbeitsunfall, Berufskrankheit) haben Versicherte Anspruch auf medizinische Leistungen zur Rehabilitation, auf berufsfördernde, soziale, ergänzende und sonstige Leistungen zur Rehabilitation, auf Leistungen bei Pflegebedürftigkeit sowie auf Geldleistungen. Im einzelnen haben die Unfallversicherungsträger mit allen geeigneten Mitteln möglichst frühzeitig

1. den durch den Versicherungsfall verursachten Gesundheitsschaden zu beseitigen oder zu bessern, seine Verschlimmerung zu verhüten und seine Folgen zu mildern,
2. die Versicherten nach ihrer Leistungsfähigkeit und unter Berücksichtigung der Eignung, Neigung und bisherigen Tätigkeit möglichst auf Dauer beruflich einzugliedern,
3. ergänzende Leistungen zur Heilbehandlung und zur Rehabilitation zu erbringen. Besteht für einen Versicherten die Gefahr, daß eine Berufskrankheit entsteht, wiederauflebt oder sich verschlimmert, hat der Unfallversicherungsträger mit allen Mitteln dieser Gefahr entgegenzuwirken.

Wer kann Rehabilitationsleistungen erhalten?

- Versicherte kraft Gesetzes

Hierzu gehören - außer Beschäftigten - u. a. auch:

- Personen, die einem einzelnen Hilfe leisten (z. B. Lebensretter) oder im öffentlichen Interesse tätig werden (z. B. Angehörige von Hilfsleistungsunternehmen, Blutspender, für den DDB ehrenamtlich Tätige),
- Kinder in Kindergärten und Tageseinrichtungen, Schüler, Studenten,
- Entwicklungshelfer,
- Pflegepersonen (gemäß Pflegeversicherung),
- bestimmte Gruppen von Selb-

ständigen (z. B. Künstler, Hausgewerbetreibende, landwirtschaftliche Unternehmer).

- Freiwillig Versicherte

Unter welchen Voraussetzungen können Rehabilitationsleistungen aus der gesetzlichen Unfallversicherung erbracht werden?

- Ein Arbeitsunfall einschließlich eines Unfalls auf dem Weg von der Wohnung zur Arbeitsstelle und zurück,
- eine Berufskrankheit,
- eine drohende Berufskrankheit oder
- eine arbeitsbedingte Gesundheitsgefahr.

Sowohl zwischen der versicherten Tätigkeit und dem Unfall als auch zwischen dem Unfall und dem Gesundheitsschaden muß ein innerer ursächlicher Zusammenhang bestehen.

Welche Rehabilitationsleistungen werden erbracht?

- Medizinische Leistungen

a) Erstversorgung,
b) ärztliche Behandlung,
c) zahnärztliche Behandlung einschließlich Zahnersatz,
d) Versorgung mit Arznei-, Verband-, Heil- und Hilfsmitteln,
e) häusliche Krankenpflege,
f) Behandlung in Krankenhäusern und Rehabilitationseinrichtungen,
g) Leistungen zur Belastungserprobung und Arbeitstherapie.

- Berufsfördernde Leistungen

a) Leistungen zur Erhaltung oder Erlangung eines Arbeitsplatzes einschließlich der Leistungen zur Förderung der Arbeitsaufnahme,
b) Berufsvorbereitung einschließlich der wegen eines Gesundheitsschadens erforderlichen Grundausbildung,
c) berufliche Anpassung, Fortbildung, Ausbildung und Umschulung einschließlich des zur Inanspruchnahme dieser Leistungen erforderlichen schulischen Abschlusses,
d) Hilfen zu einer angemessenen Schulbildung.

Diese Leistungen können auch zum beruflichen Aufstieg erbracht werden.

- Soziale Rehabilitation und ergänzende Leistungen

a) Kraftfahrzeughilfe,
b) Wohnungshilfe,
c) Beratung sowie sozialpädagogische und psychosoziale Betreuung.

Leistungen bei Pflegebedürftigkeit

Solange Versicherte infolge des Versicherungsfalls so hilflos sind, daß sie für die gewöhnlichen und regelmäßig wiederkehrenden Verrichtungen im Ablauf des täglichen Lebens in erheblichem Umfang der Hilfe bedürfen, wird Pflegegeld gezahlt, eine Pflegekraft gestellt oder Heimpflege erbracht.

Geldleistungen während der Rehabilitation

Es werden gezahlt:

a) Verletztengeld während der Heilbehandlung oder der medizinischen Leistungen zur Rehabilitation,
b) Übergangsgeld während der berufsfördernden Leistungen zur Rehabilitation,
c) Beiträge zur gesetzlichen Kranken-, Pflege- und Rentenversicherung sowie zur Arbeitsförderung.

Wie ist das Verfahren geregelt?

- Anzeige des Unfalls:

Der Arbeitgeber hat binnen drei Tagen, nachdem er von dem Arbeitsunfall Kenntnis erhalten hat, dem zuständigen Unfallversicherungsträger anzuzeigen:

1. Jeden Unfall, durch den ein Versicherter getötet oder so verletzt worden ist, daß er für mehr als drei Tage arbeitsunfähig wird.
2. Entsprechendes gilt für Unfälle von Versicherten, deren Versicherung weder eine Beschäftigung noch eine selbständige Tätigkeit voraussetzt (z. B. Kinder, Schüler, Studierende).

- Anzeige einer Berufskrankheit

Der Verdacht auf das Vorliegen einer Berufskrankheit oder einer arbeitsbedingten Gesundheitsgefahr ist anzuzeigen entweder

- von der Krankenkasse oder
- vom Arbeitgeber oder
- vom Arzt.

- Feststellung der Leistungen:

Die Leistungen werden von Amts wegen festgestellt.

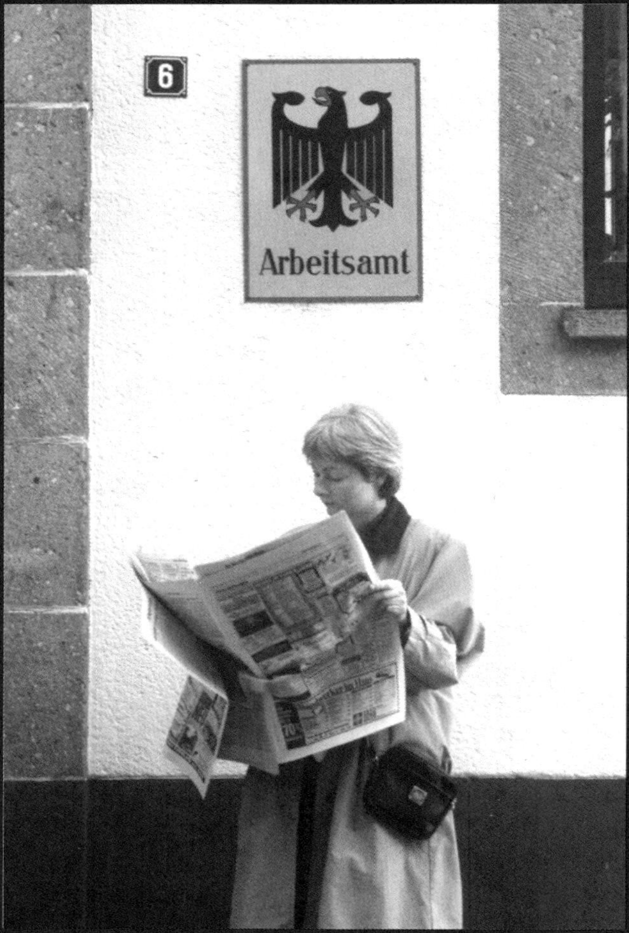
6
Arbeitsamt

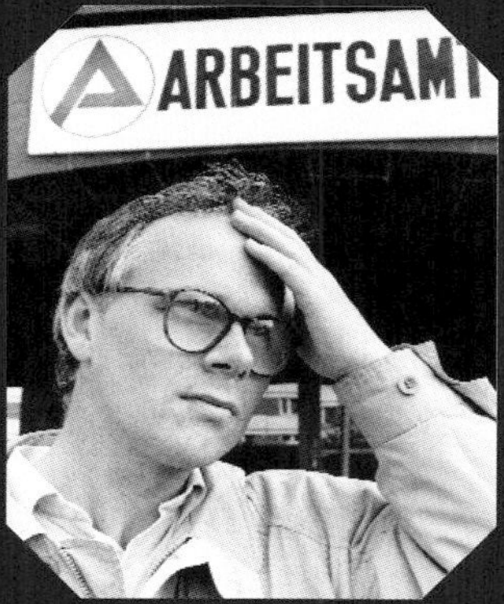

Arbeitslosigkeit und Diabetes

Unter den Arbeitslosen in Deutschland gibt es viele Menschen mit Gesundheitsbeeinträchtigungen: Je länger es Massen von Arbeitslosen gibt, um so häufiger findet man unter den Arbeitslosen auch Diabetiker und behinderte Arbeitnehmer. Und das, obwohl es das „Gesetz zur Rehabilitation und Teilhabe behinderter Menschen (SGB IX)" gibt. Durch dieses Gesetz werden Arbeitnehmer geschützt, denen ein Grad der Behinderung von 50 zuerkannt wurde. Grundlage für die Anerkennung sind die „Anhaltspunkte für die ärztliche Gutachtertätigkeit nach dem SchwbG", in denen beschrieben ist, welche gesundheitlichen Einschränkungen mit welchem Grad der Behinderung bewertet werden sollen.

Die wichtigsten Partner der Schwerbehinderten sind ihre Vertrauensleute und Betriebs-/Personalräte. Ohne diese Kooperation ist es schwer, etwas zu erreichen.

Personen mit einem Grad der Behinderung von weniger als 50, *aber wenigstens 30*, können auf ihren Antrag hin beim Arbeitsamt Schwerbehinderten gleichgestellt werden. Dadurch kann ein verstärkter Kündigungsschutz erwirkt werden. (Näheres zum SGB IX und wie Sie Ihren Rechtsanspruch vor dem Sozialgericht durchsetzen können, finden Sie in den entsprechenden Kapiteln.)

In den letzten Jahren ist durch die Novellierung des Schwerbehindertenrechts manches bisherige Schutzrecht abgebaut worden. Das dabei häufig in die Diskussion gebrachte Stichwort „Mißbrauch von Sozialleistungen" wirkt aber auch - in den Amtsstuben der Versorgungsämter und in den Personalbüros der Betriebe bzw. Dienststellen - als eine Ermutigung zum Mißtrauen gegenüber Antragstellern, zum Ablehnen von Schutzansprüchen.

Die Probleme der Schwerbehinderten sind keine Sonderprobleme einer Randgruppe. Hunderttausende von Rehabilitationsmaßnahmen werden aufgrund von Arbeits- oder Arbeitswegunfällen bzw. Berufskrankheiten notwendig. Zur Lösung dieser Probleme sind der Betriebsarzt, Berater des Arbeitsamtes und der Hauptfürsorgestelle sowie der Reha-Berater der Berufsgenossenschaft zuständig. Die wichtigsten Partner der Schwerbehinderten sind ihre Vertrauensleute und Betriebs-/Personalräte. Ohne diese Kooperation ist es schwer, etwas zu erreichen.

Was ist nun eigentlich Arbeitslosigkeit?

Im Amtsdeutsch heißt es sinngemäß: Arbeitslosigkeit ist der Zu-

Zu unterscheiden ist das Ausmaß der Beschäftigungslosigkeit nach der Ursache:

- Saisonale Arbeitslosigkeit (z. B. von Angehörigen sogenannter Außenberufe im Winter),
- konjunkturelle Arbeitslosigkeit (in Rezessionen bzw. im Wellental des Konjunkturzyklus),
- strukturelle Arbeitslosigkeit (z. B. als Folge von Verkehrsströmen (Grenzen), des Mechanisierungsgrades (Rationalisierungs- und Automatisierungskrisen) sowie Globalisierung.

Nicht selten wirken mehrere Ursachen zusammen.

stand der (vorübergehenden) Beschäftigungslosigkeit von Personen, die berufsmäßig in der Hauptsache als Arbeitnehmer tätig sind. Arbeitslosigkeit ist (neben anderem) Voraussetzung für den Bezug von Arbeitslosengeld (durch die Arbeitslosenversicherung) und Arbeitslosenhilfe.

Was tun, wenn Arbeitslosigkeit droht?

Die folgenden Informationen und Tips sollen Diabetikern, denen Arbeitslosigkeit droht, helfen, sich einen Durchblick durch das Gewirr des Arbeitsförderungsgesetzes (AFG) und den Anordnungen des Arbeitsamtes zu verschaffen. Durch dieses Fachwissen können auch eventuelle falsche Entscheidungen des Arbeitsamtes korrigiert werden.

Wann ist man arbeitslos?

Nach § 16 des Arbeitsförderungsgesetzes ist arbeitslos, wer

- vorübergehend nicht in einem Beschäftigungsverhältnis steht,
- eine versicherungspflichtige Beschäftigung sucht und dabei insbesondere den Vermittlungsbemühungen des Arbeitsamtes für jede zumutbare Beschäftigung zur Verfügung steht und
- sich beim Arbeitsamt arbeitslos gemeldet hat.

Meldung der Arbeitslosigkeit

Der Arbeitslose hat sich persönlich beim zuständigen Arbeitsamt arbeitslos zu melden. Eine

Meldung ist auch bis zu zwei Monate vor einer zu erwartenden Arbeitslosigkeit zulässig. Im Falle einer anhaltenden Arbeitslosigkeit muß sich der Arbeitslose nicht mehr alle drei Monate erneut beim zuständigen Arbeitsamt persönlich arbeitslos melden. Arbeitnehmer, die das 65. Lebensjahr vollendet haben, haben keinen Anspruch auf Arbeitslosengeld. Der Anspruch auf Arbeitslosengeld kann nicht mehr geltend gemacht werden, wenn nach seiner Entstehung vier Jahre vergangen sind.

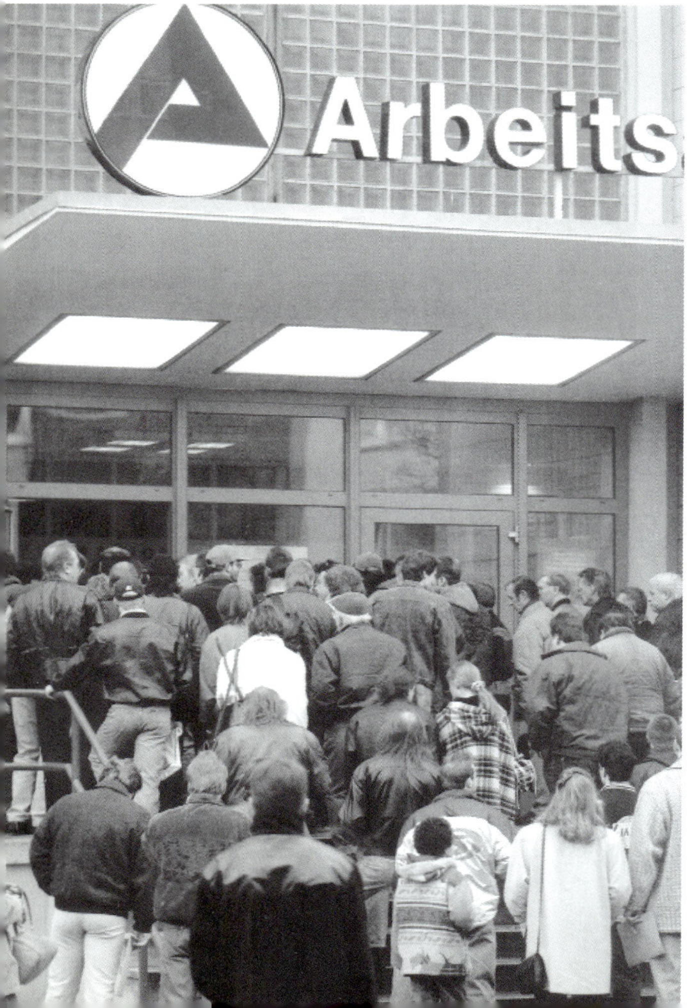

Anzeige von Arbeitsunfähigkeit

Wer Arbeitslosengeld, Arbeitslosenhilfe, Unterhaltsgeld oder Übergangsgeld beantragt hat oder bezieht, ist verpflichtet, dem Arbeitsamt

1. eine eingetretene Arbeitsunfähigkeit und deren voraussichtliche Dauer unverzüglich anzuzeigen und
2. spätestens vor Ablauf des dritten Kalendertages nach Eintritt der Arbeitsunfähigkeit eine ärztliche Bescheinigung über die Arbeitsunfähigkeit und deren voraussichtliche Dauer vorzulegen. Das Arbeitsamt ist berechtigt, die Vorlage der ärztlichen Bescheinigung früher zu verlangen.

Durch eine längere Arbeitsunfähigkeit verlängert sich gegebenenfalls die Bezugsdauer des Arbeitslosengeldes. Dauert die Arbeitsunfähigkeit länger als in der Bescheinigung angegeben, so ist eine neue ärztliche Bescheinigung vorzulegen.
Die Bescheinigungen müssen einen Vermerk des behandelnden Arztes darüber enthalten, daß der Krankenversicherung unverzüglich eine Bescheinigung über die Arbeitsunfähigkeit mit Angaben über den Befund und die voraussichtliche Dauer der Arbeitsunfähigkeit übersandt wird.

Wenn Sie durch Kündigung Ihren Arbeitsplatz verlieren, müssen Sie folgende Schritte beachten:

- Prüfen Sie, ob Sie gegen die Kündigung beim Arbeitsgericht eine Kündigungsschutzklage erheben. Holen Sie sich dazu sachkundigen Rat ein, z. B. bei Ihrem Betriebsrat, dem Schwerbehindertenbeauftragten oder einem Rechtsanwalt (siehe mehr dazu im Kapitel: Wie setze ich mein Recht durch?).
- Spätestens wenn Ihr Arbeitsverhältnis beendet ist, müssen Sie sich persönlich beim Arbeitsamt - Abteilung Arbeitsvermittlung - arbeitslos melden.
- Zu diesem Zeitpunkt ist auch das Arbeitslosengeld oder die Arbeitslosenhilfe zu beantragen, denn diese Leistungen gibt es frühestens ab dem Meldezeitpunkt.
- Sie sollten sich aber am besten sofort nach der Kündigung beim Arbeitsamt melden, auch wenn die Kündigungsfrist noch nicht abgelaufen und Ihr Arbeitsverhältnis noch nicht beendet ist. Nur so erhalten Sie schnell - und wenn möglich übergangslos - Ihr erstes Geld vom Arbeitsamt.
- Die Arbeitslosmeldung ist auch deshalb wichtig, weil nur so die gesamte Zeit der Arbeitslosigkeit für den späteren Rentenanspruch angerechnet wird.

Falls Sie schon am ersten Tag der Arbeitslosigkeit krank sind, sollten Sie sich dennoch arbeitslos melden.

Arbeitsbescheinigung

Bei Beendigung eines Beschäftigungsverhältnisses hat der Arbeitgeber alle Tatsachen zu bescheinigen, die für die Entscheidung über den Anspruch auf Arbeitslosengeld, Arbeitslosenhilfe, Unterhaltsgeld oder Übergangsgeld erheblich sein können (Arbeitsbescheinigung); dabei hat er den von der Bundesanstalt hierfür vorgesehenen Vordruck zu benutzen. In der Arbeitsbescheinigung sind insbesondere

1. die Art der Tätigkeit des Arbeitnehmers
2. Beginn, Ende, Unterbrechungen und Grund für die Beendigung des Beschäftigungsverhältnisses und

3. das Arbeitsentgelt und die sonstigen Geldleistungen, die der Arbeitnehmer erhalten oder zu beanspruchen hat,

anzugeben. Diese Arbeitsbescheinigung ist dem Arbeitnehmer vom Arbeitgeber bei Beendigung des Beschäftigungsverhältnisses auszuhändigen.

Wer erhält Arbeitslosengeld?

Anspruch auf Arbeitslosengeld haben Arbeitnehmer, die

- arbeitslos sind,
- sich beim Arbeitsamt arbeitslos gemeldet haben,
- die Anwartschaftszeit erfüllt haben, d. h. in den letzten drei Jahren vor der Arbeitslosmeldung mindestens zwölf Monate in einem versicherungspflichtigen Arbeitsverhältnis gestanden haben (als Wehr- oder Zivildienstleistende mindestens zehn Monate, als Saisonarbeitnehmer mindestens sechs Monate). Die Frist von drei Jahren gilt grundsätzlich nicht für Berufsrückkehrer.

Wie bereits erläutert, gilt im Sinne des Leistungsrechtes ein Arbeitnehmer als arbeitslos, der vorübergehend nicht in einem Beschäftigungsverhältnis steht - d. h., daß er keine Beschäftigung oder nur eine Beschäftigung ausübt, die weniger als 15 Stunden wöchentlich umfaßt - und eine versicherungspflichtige, mindestens 15 Wochenstunden umfassende Beschäftigung sucht. Die Beschäftigungssuche umfaßt

- aktive Stellensuche: Der Arbeitslose muß alle Möglichkeiten nutzen, um seine Arbeitslosigkeit zu beenden. Das Arbeitsamt wird ihn auf diese Verpflichtung besonders hinweisen. Auf Verlangen muß der Arbeitslose seine Eigenbemühungen auch nachweisen.
- Verfügbarkeit: Der Arbeitslose muß den Vermittlungsbemühungen des Arbeitsamtes zur Verfügung stehen, d. h. er muß arbeitsfähig und bereit sein, eine zumutbare Beschäftigung unter den üblichen Bedingungen des für ihn in Betracht kommenden Arbeitsmarktes aufzunehmen.

Zumutbarkeit beim Bezug von Arbeitslosengeld oder Arbeitslosenhilfe

Wer eine Leistung der Arbeitslosenversicherung erhält, hat mit dazu beizutragen, den Versicherungsfall so schnell wie möglich zu beenden. Der Rahmen, in dem man an der Beendigung seiner Arbeitslosigkeit mitzuwirken hat, wird u. a. von dem Begriff der Zumutbarkeit bestimmt. Grundsätzlich sind alle Beschäftigungsverhältnisse zumutbar, sofern nicht allgemeine oder personenbezogene Gründe entgegenstehen.

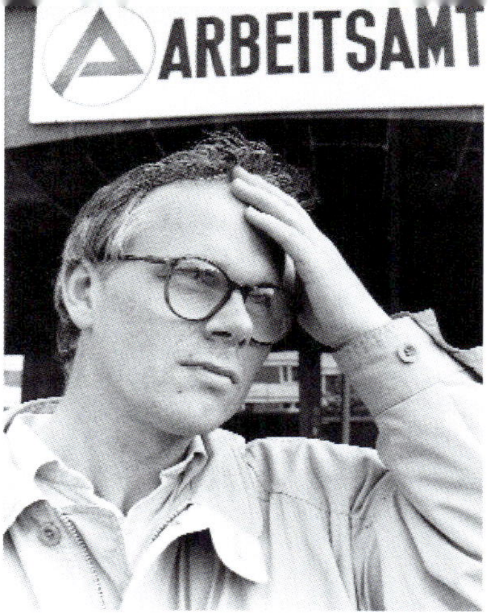

Was sind allgemeine Gründe?

- Verstoß gegen gesetzliche/-tarifliche Bestimmungen (z. B. Schwerbehinderung)
- Verstoß gegen Arbeitsschutzvorschriften
- sittenwidrige Beschäftigungen

Was sind personenbezogene Gründe?

1. Erzielbares Arbeitsentgelt ist erheblich niedriger als das der Bemessung des Arbeitslosengeldes/der Arbeitslosenhilfe zugrunde gelegte bisherige Einkommen.

Zumutbar sind Arbeitsangebote mit einem verminderten Arbeitsentgelt von

- in den ersten drei Monaten der Arbeitslosigkeit bis zu 20% Minderung
- vom 3. bis zum 6. Monat der Arbeitslosigkeit bis zu 30% Minderung
- ab dem 7. Monat der Arbeitslosigkeit, wenn das verminderte höher ist als das bezogene Arbeitslosengeld/die Arbeitslosenhilfe (berücksichtigt werden Aufwendungen, die mit der Beschäftigung zusammenhängen; z. B. Fahrtkosten)

2. Unverhältnismäßig lange Pendelzeiten

Zumutbar sind:

- bei einer Arbeitszeit bis 6 Std./Fahrtzeiten bis zu 2 Stunden
- bei einer Arbeitszeit über 6 Std./Fahrtzeiten bis zu 2½ Stunden.

Zumutbar ist auch:

1. ein befristetes Arbeitsverhältnis;
2. ein Stellenangebot, das eine vorübergehende (d. h. 180 Kalendertage) getrennte Haushaltführung erfordert; (Kinderbetreuung, bzw. Pflege von Angehörigen werden zum Beispiel berücksichtigt)
3. ein Arbeitsangebot, das nicht mit der bisherigen Ausbildung bzw. Tätigkeit identisch ist.

Zwei Beispiele zur Zumutbarkeit von Arbeitsangeboten mit einem verminderten Arbeitsentgelt.

Beispiel 1:

Arbeitslosengeldbezieher, Lohnsteuerklasse 1, kein Kind

letzter Verdienst, der der Bemessung der Leistung 2.045 € brutto monatlich zugrunde gelegt wurde

Leistungssatz während der Arbeitslosigkeit 717 € (z. B. wöchentlich 166 € x 13:3) = monatlich 717 € pauschaliert

Arbeitsangebot mit einem Gehalt von 1.534 € brutto monatlich

(netto = 975 €)

Wann ist dieses Angebot zumutbar?

- Angebot liegt mehr als 20% unter dem bisherigen Verdienst, nach dem das Arbeitslosengeld bemessen wurde, somit ist dieses Arbeitsangebot in den ersten drei Monaten der Arbeitslosigkeit nicht zumutbar!
- Angebot liegt weniger als 30% unter dem bisherigen Verdienst, nach dem das Arbeitslosengeld bemessen wurde, somit ist es im 4.-6. Monat der Arbeitslosigkeit zumutbar,
- Da das zu erzielende Nettoentgelt (974,52 € monatlich) über den monatlichen Arbeitslosengeldbezug von 717 € liegt, ist das Angebot ab dem siebten Monat der Arbeitslosigkeit zumutbar.

Beispiel 2:

Arbeitslosengeldbezieher, Lohnsteuerklasse 3, mindestens 1 Kind im Sinne des Einkommensteuergesetzes

letzter Verdienst, der der Bemessung der Leistung 1.534 € brutto monatlich zugrunde gelegt wurde

Leistungssatz während der Arbeitslosigkeit 792 € (z. B. wöchentlich 182 € x 13:3) = monatlich 792 € pauschaliert

Arbeitsangebot mit einem Gehalt von 1.125 € brutto monatlich

(netto = 883 €)

Wann ist dieses Angebot zumutbar?

- Angebot mehr als 20% unter dem bisherigen Verdienst, nach dem das Arbeitslosengeld bemessen wurde, somit ist dieses Arbeitsangebot in den ersten drei Monaten der Arbeitslosigkeit nicht zumutbar!

Dauer des Anspruchs auf Arbeitslosengeld

Nach Versicherungspflichtverhältnissen mit einer Dauer von insgesamt mindestens ... Monaten	und nach Vollendung des ... Lebensjahres	... Monate
12		6
16		8
20		10
24 (und mehr, wenn das 45. Lebensjahr noch nicht vollendet ist)		12
28	45.	14
32	45.	16
36	45.	18
40	47.	20
44	47.	22
48	52.	24
52	52.	26
56	57.	28
60	57.	30
64	57.	32

- Angebot liegt weniger als 30% unter dem bisherigen Verdienst, nach dem das Arbeitslosengeld bemessen wurde, somit ist es im 4.-6. Monat der Arbeitslosigkeit zumutbar.
- Da das zu erzielende Nettoentgelt (883 € monatlich) über dem monatlichen Arbeitslosengeldbezug von 792 € liegt, ist das Angebot ab dem siebten Monat der Arbeitslosigkeit zumutbar.

Wie lange und wieviel Arbeitslosengeld erhält man?

Die Höhe und die Zeitdauer des Arbeitslosengeldes hängen von mehreren Faktoren ab:

1. Dauer des Anspruches
Die Dauer des Anspruches auf Arbeitslosengeld richtet sich grundsätzlich nach der versicherungspflichtigen Beschäftigung innerhalb der letzten sieben

Jahre vor der Arbeitslosmeldung und nach dem Lebensalter bei der Entstehung des Anspruchs. Eine Übersicht über die Anspruchsdauer liefert die Tabelle.

Der Höchstanspruch für jüngere Arbeitslose liegt bei einem Jahr.

Der Höchstanspruch für jüngere Arbeitslose liegt demnach bei einem Jahr. Er setzt voraus, daß der Arbeitslose in den letzten sieben Jahren zwei Jahre versicherungspflichtig beschäftigt war. Die Lebensaltersstufen für ältere Arbeitnehmer sind bei der letzten Novellierung des Gesetzes um jeweils drei Jahre angehoben worden. Der Höchstanspruch von 32 Monaten kann jetzt erst mit 57 Jahren erworben werden.

2. Höhe des Arbeitslosengeldes

Die Höhe des Arbeitslosengeldes richtet sich grundsätzlich nach dem abgerechneten versicherungspflichtigen Bruttoarbeitsentgelt, das der Arbeitslose in den letzten 52 Wochen (bei Saisonarbeitnehmern 26 Wochen) vor der Entstehung des Anspruches auf Arbeitslosengeld durchschnittlich wöchentlich erzielt hat. Von diesem Bruttoarbeitsentgelt werden die gesetzlichen Abzüge, die bei Arbeitnehmern gewöhnlich anfallen (d. h. zum Beispiel Steuern und Sozialversicherungsbeiträge), abgezogen.

Von diesem „pauschalierten" Nettoarbeitsentgelt erhalten Arbeitslose mit mindestens einem Kind oder Arbeitslose, deren Ehegatte mindestens ein Kind hat, 67 Prozent, die übrigen Arbeitslosen 60 Prozent als Arbeitslosengeld. Das Arbeitslosengeld wird für eine Woche berechnet und für Kalendertage geleistet. Auf jeden Kalendertag entfällt ein Siebtel des wöchentlichen Arbeitslosengeldes. In Sonderfällen der Beschäftigungsart und der Beschäftigungsdauer vor Beginn des Anspruches auf Arbeitslosengeld gelten besondere Regelungen für die Berechnung des Arbeitslosengeldes.

3. Abfindungen

Abfindungen oder ähnliche Leistungen, die der Arbeitnehmer wegen der Beendigung seines Arbeits- oder Beschäftigungsverhältnisses vom Arbeitgeber erhalten oder zu beanspruchen hat, werden generell (unter voller Aufrechterhaltung der Beitragszahlungen an Kranken-, Pflege- und Rentenversicherung) auf die Hälfte des Arbeitslosengeldes angerechnet, soweit sie einen bestimmten Freibetrag überschreiten. Das bedeutet: Wird eine Abfindung gezahlt, wird das Arbeitslosengeld so lange nur zur Hälfte gezahlt, bis die Abfindung - abzüglich eines Freibetrages - aufgebraucht ist. Der Freibetrag beträgt grundsätzlich 25 Prozent der Abfindung. Er erhöht

Wer erhält Arbeitslosenhilfe?

Anspruch auf Arbeitslosenhilfe haben Arbeitnehmer,

- die arbeitslos sind,
- sich beim Arbeitsamt arbeitslos gemeldet haben,
- keinen Anspruch auf Arbeitslosengeld haben, weil sie die Anwartschaftszeit nicht erfüllen,
- die besondere Anspruchsvoraussetzungen erfüllen und
- bedürftig sind.

Arbeitnehmer, die das 65. Lebensjahr vollendet haben, haben vom Beginn des folgenden Monats an keinen Anspruch auf Arbeitslosenhilfe.

sich zusätzlich für je fünf Jahre Betriebszugehörigkeit um je fünf Prozentpunkte. Mindestens beträgt der Freibetrag jedoch:

a) für Arbeitnehmer, die bei Beendigung des Beschäftigungsverhältnisses das 50., aber noch nicht das 55. Lebensjahr vollendet haben, 40 Prozent
b) für Arbeitnehmer, die das 55. Lebensjahr vollendet haben, 45 Prozent
c) 5.113 €.

Vor der Ermittlung des Freibetrages werden die auf die Abfindung zu zahlenden Steuern pauschal abgezogen.

4. Sperrzeiten

Hat der Arbeitslose

- sein Beschäftigungsverhältnis ohne wichtigen Grund gelöst oder
- eine zumutbare Beschäftigung abgelehnt oder
- die Teilnahme an einer vom Arbeitsamt vorgeschlagenen Trainings-, Aus- oder Weiterbildungsmaßnahme verweigert oder nach Antritt grundlos abgebrochen bzw. durch maßnahmenwidriges Verhalten Anlaß zum Ausschluß aus einer dieser Maßnahmen gegeben, erhält er während einer Sperrzeit von zwölf Wochen kein Arbeitslosengeld.

Gibt der Arbeitslose nach der Entstehung des Anspruchs Anlaß für den Eintritt von Sperrzeiten von mindestens 24 Wochen, erlischt der Anspruch auf Arbeitslosengeld, wenn der Arbeitslose auf die Rechtsfolgen hingewiesen worden ist.

5. Säumniszeiten

Kommt der Arbeitslose der Aufforderung des Arbeitsamtes, sich zu melden oder zu einer ärztlichen oder psychologischen Untersuchung zu erscheinen, ohne wichtigen Grund nicht nach, ruht in diesen Fällen der Anspruch auf Arbeitslosengeld für zwei Wochen. Versäumt der Arbeitslose innerhalb dieser Säumniszeit einen weiteren Meldetermin trotz Belehrung über die Rechtsfolgen und ohne wichtigen Grund, verlängert sich der Säumniszeitraum bis zur persönlichen Meldung des Arbeitslosen, mindestens jedoch um vier Wochen.

Voraussetzungen für Arbeitslosenhilfe

Die besonderen Anspruchsvoraussetzungen sind erfüllt, wenn der Arbeitnehmer innerhalb einer Vorfrist von einem Jahr den Anspruch auf Arbeitslosengeld ausgeschöpft hat (Anschluß-Arbeitslosenhilfe) oder mindestens fünf Monate versicherungspflichtig beschäftigt war oder eine gleichgestellte Zeit nachweist (originäre Arbeitslosenhilfe). Zeiten eines öffentlich-rechtlichen Dienstverhältnisses (z. B. als Beamter, Richter oder Soldat) stehen für den Anspruch auf originäre Arbeitslosenhilfe einer versicherungspflichtigen Beschäftigung gleich. Die Vorfrist kann sich unter bestimmten Voraussetzungen verlängern, jedoch längstens um zwei Jahre.

Bedürftig ist ein Arbeitsloser, wenn er seinen Lebensunterhalt nicht auf andere Weise als durch Arbeitslosenhilfe bestreitet oder bestreiten kann und das zu berücksichtigende Einkommen die Arbeitslosenhilfe nicht erreicht. Bei der Prüfung der Bedürftigkeit werden das Einkommen des Arbeitslosen, soweit es nicht als Nebeneinkommen anzurechnen ist, und das Einkommen des (vom Arbeitslosen nicht dauernd getrennt lebenden) Ehegatten oder einer Person, die mit dem Arbeitslosen in eheähnlicher Gemeinschaft lebt, soweit es den Freibetrag übersteigt, berücksichtigt.

Nicht angerechnet auf das zu berücksichtigende Einkommen werden z. B. Leistungen zur Förderung der Arbeitsaufnahme, Berufsausbildungshilfen, durch Diabetes bedingte Gesundheitsvorsorge, Zulagen zur Besserung der Gesundheit (z. B. Mehraufwendung für Diätkost wegen Diabetes), das Kindergeld, die Arbeitslosenhilfe des Ehegatten oder des Partners usw. Bei Bedürftigkeitsprüfung werden das Einkommen und der Unterhalts-

Auf die richtige Bewerbung kommt es an!

Ihre Bewerbung wirbt für Sie. Nehmen Sie sich deshalb genug Zeit dafür. Das gehört zu einer schriftlichen Bewerbung:

Bewerbungsschreiben: Es kann mit der Schreibmaschine oder mit der Hand geschrieben sein. Achten Sie auf saubere äußere Form, korrekte Rechtschreibung und guten Ausdruck. Bitten Sie eventuell jemanden, Ihnen dabei zu helfen. Das Bewerbungsschreiben soll das Interesse des Lesers wecken. Einfach Musterbriefe abschreiben und nur den eigenen Namen einfügen, ist nicht zu empfehlen. Da jede Bewerbung möglichst persönlich wirken soll, darf man keine Kopien (Ausnahme Zeugnisse) verwenden.

Lebenslauf: Entweder tabellarisch (maschinengeschrieben) oder ausführlich (handgeschrieben), am häufigsten reicht heute der tabellarische Lebenslauf. Was drin sein sollte: Überschrift „Lebenslauf“, Name, Adresse, Geburtsdatum und -ort (bei Jugendlichen, die sich um einen Ausbildungsplatz bewerben: Namen und Berufe der Eltern, Zahl der Geschwister), besuchte Schulen, Schulabschluß, Ausbildungsweg, bisherige Arbeitsplätze (immer mit Zeitangabe), Berufsabschlüsse, Führerscheine und sonstige Berechtigungen, Sprach- und EDV-Kenntnisse, Ort und Datum, Unterschrift, Paßfoto.

Zeugnisse: Fügen Sie gut lesbare Kopien Ihrer Zeugnisse bei. Auch Bescheinigungen über Praktika, Ferienjobs und eventuell über ehrenamtliche Tätigkeiten, wenn diese die Ausbildung bzw. Berufstätigkeit nicht beeinträchtigen, können nützlich sein.

Zusätzliche Bewerbungstips für Diabetiker

Wenn ein Diabetiker sich nicht gerade um eine Stelle als Verkehrspilot, Omnibusfahrer oder um eine sonstige besonders gefahrgeneigte Arbeitsstelle bewirbt, muß er in seiner schriftlichen Bewerbung nicht aus eigenem Antrieb auf seine Zuckerkrankheit hinweisen.

Es ist jedoch ratsam, für das Vorstellungsgespräch eine aktuelle Bescheinigung seines Arztes mitzunehmen.

Das Attest sollte kurz und bündig feststellen, daß der Arzt den Bewerber längere Zeit kennt, dieser ein gut geschulter, selbst therapierender sowie zuverlässiger Diabetiker ist und daß er ihn für die angestrebte Tätigkeit (Arbeitsstelle) für geeignet hält.

Diese Bescheinigung sollte er dann dem Arbeitgeber aushändigen, wenn die Frage nach dem Diabetes mellitus ins Gespräch kommt. Dadurch kann der Bewerber seine Chance, eingestellt zu werden, erheblich verbessern. Weiter kann der Diabetiker auf Untersuchungen hinweisen, die belegen, daß Diabetiker sehr sorgfältige Arbeitnehmer sind, die in aller Regel weniger Fehltage aufweisen als die sogenannten Gesunden.

Tips fürs Vorstellungsgespräch

Wenn Sie zum Vorstellungsgespräch eingeladen werden, ist das Ihre Chance! Achten Sie bitte auf folgende Punkte:

- Informieren Sie sich vorher über den Betrieb. Die Berater im Arbeitsamt können Ihnen gute Tips dabei geben.
- Legen Sie Wert auf Ihre äußere Erscheinung, kleiden Sie sich korrekt und sauber.
- Der Arbeitgeber wird Sie danach fragen, warum Sie gerade in seinem Betrieb arbeiten wollen. Sagen Sie ihm Ihre Gründe.
- Stellen Sie sich auf viele Fragen ein. Versetzen Sie sich in die Rolle des Arbeitgebers und überlegen Sie sich, welche Fragen Sie einem Bewerber stellen würden.
- Stellen Sie aber auch selbst Fragen, z. B. nach Einzelheiten der Beschäftigung.

anspruch folgender Personen nicht angerechnet: der Eltern, der Großeltern, der Enkelkinder, von Schwiegereltern, der Schwiegersöhne und -töchter.

Wie lange und wieviel Arbeitslosenhilfe erhält man?

Arbeitslosenhilfe im Anschluß an das Arbeitslosengeld wird grundsätzlich unbefristet gewährt, längstens bis zur Vollendung des 65. Lebensjahres. Sie wird jeweils längstens für ein Jahr bewilligt und kann danach erneut beantragt werden. Vor jedem Antrag werden die Voraussetzungen für den weiteren Bezug geprüft. Die originäre Arbeitslosenhilfe wird zwölf Monate gewährt. Die Arbeitslosenhilfe beträgt für Arbeitslose mit mindestens einem Kind oder für Arbeitslose, deren Ehegatte mindestens ein Kind hat, 57 Prozent, für die übrigen Arbeitslosen 53 Prozent des früheren pauschalierten Nettoarbeitsentgelts. Das Nettoarbeitsentgelt ergibt sich aus dem Abzug der bei Arbeitnehmern gewöhnlich anfallenden Steuern und Sozialversicherungsbeiträge vom Bruttoarbeitsentgelt.

Der Anspruch auf Arbeitslosenhilfe erlischt, wenn

- der Arbeitslose einen Anspruch auf Arbeitslosengeld erwirbt oder
- seit dem letzten Tag des Bezugs von Arbeitslosenhilfe ein Jahr vergangen ist oder
- nach der Entstehung des Anspruches auf Arbeitslosengeld Sperrzeiten von insgesamt 24 Wochen eingetreten sind. Die Frist kann sich unter bestimmten Voraussetzungen verlängern, längstens jedoch um zwei Jahre.

Was leisten die Arbeitsämter bei der Arbeitsförderung für Behinderte?

Die Arbeitsförderung durch die Arbeitsämter soll dazu beitragen, daß Ausbildung- und Arbeitsuchende über Lage und Entwicklung des Arbeitsmarktes beraten und offene Stellen zügig besetzt werden. Die Chancen von benachteiligten Ausbildung- und Arbeitsuchenden für eine Erwerbstätigkeit sollen durch die Arbeitsförderung verbessert werden. Insbesondere sollen dadurch Zeiten der Arbeitslosigkeit sowie des Bezugs von Arbeitslosengeld und Arbeitslosenhilfe vermieden oder verkürzt werden. Denn es geht zuerst darum, Ausbildung und Arbeit zu vermitteln und dann erst um die Gewährung von Lohnersatzleistungen.

Die Arbeitslosenhilfe beträgt für Arbeitslose mit mindestens einem Kind oder für Arbeitslose, deren Ehegatte mindestens ein Kind hat, 57 Prozent, für die übrigen Arbeitslosen 53 Prozent des früheren pauschalierten Nettoarbeitsentgelts.

Förderung von Behinderten

Für die Förderung von Menschen,

die Behinderungen haben, gelten folgende Grundsätze:

Wer gilt als behindert?

Behindert im Sinne von § 19 des Dritten Buches Sozialgesetzbuch sind körperlich, geistig oder seelisch beeinträchtigte Personen, die wegen der dauerhaften Art oder Schwere ihrer Behinderung Hilfen zur beruflichen Eingliederung benötigen.

Welche Leistungen gibt es?

Behinderte erhalten je nach Art oder Schwere ihrer Behinderung zu ihrer dauerhaften beruflichen Eingliederung allgemeine Leistungen wie jeder Nichtbehinderte oder besondere Leistungen der Arbeitsförderung wie z. B. Ausbildungsgeld, Übergangsgeld oder die Erstattung der Kosten bei Maßnahmen in besonderen Bildungseinrichtungen für Behinderte einschließlich der erforderlichen Reisekosten, Unterbringungs- und Verpflegungskosten sowie der Kosten für eine Haushaltshilfe oder Kinderbetreuung.

Wer hat Anspruch auf Ausbildungsgeld?

Behinderte haben in der Regel Anspruch auf Ausbildungsgeld während einer beruflichen Ausbildung oder berufsvorbereitenden Bildungsmaßnahme einschließlich einer Grundausbildung und einer Maßnahme im Eingangsverfahren oder Arbeitstrainingsbereich einer anerkannten Werkstatt für Behinderte, wenn ein Übergangsgeld nicht gewährt werden kann.

Das Ausbildungsgeld richtet sich in der Regel nach Alter, Familienstand und Wohnsituation des Behinderten. Die Leistung wird abhängig vom Einkommen des Behinderten und seiner Eltern bzw. seines Ehegatten gewährt. Das Ausbildungsgeld wird auf Antrag geleistet; der Antrag kann auch nachträglich gestellt werden. Allerdings wird das Ausbildungsgeld frühestens vom Monat der Antragstellung an gewährt.

Wer hat Anspruch auf Übergangsgeld?

Behinderte haben Anspruch auf Übergangsgeld, wenn sie an einer Berufsausbildung, Berufsvorbereitung oder beruflichen Weiterbildung in einer speziellen Fördermaßnahme für Behinderte teilnehmen und deshalb nicht ganztägig arbeiten können; Übergangsgeld wird unter bestimmten Voraussetzungen auch bei Teilnahme an einer Berufsfindungs- und Arbeitserprobungsmaßnahme geleistet. Übergangsgeld wird auch bei Arbeitslosigkeit nach Abschluß der Maßnahme befristet weitergezahlt. Voraussetzung dafür, daß Ihnen Übergangsgeld gewährt wird, ist, daß Sie innerhalb der letzten drei Jahre vor Beginn der Teilnahme mindestens 21 Monate versicherungspflichtig beschäftigt waren oder die Voraussetzungen für den Anspruch auf Arbeitslosengeld oder Arbeitslosenhilfe erfüllt sind. Die Frist von drei Jahren gilt nicht für behinderte Berufsrückkehrer. Wenn Sie an einer Teilzeitmaßnahme mitmachen, wird Ihnen ein Teilübergangsgeld gewährt, sofern Sie die allgemeinen Voraussetzungen erfüllen.

Umfang der Behindertenförderung

Zum Ausbildungsgeld: Das Ausbildungsgeld ist grundsätzlich mit der Berufsausbildungsbeihilfe vergleichbar. Die Bedarfssätze werden wie bei der Berufsausbildungsbeihilfe regelmäßig an Veränderungen im Bereich der Leistungen nach dem Bundesausbildungsförderungsgesetz angepaßt.

Das Übergangsgeld beträgt für Behinderte mit Familienpflichten 75 Prozent, für die übrigen 68 Prozent des letzten Nettoarbeitsentgelts. Bei Arbeitslosigkeit im Anschluß an eine Maßnahme beträgt das Übergangsgeld 67 bzw. 60 Prozent des Nettoentgelts. Die Zuschüsse für die betriebliche Aus- oder Weiterbildung Behinderter sollen regelmäßig 60 Prozent der monatlichen Ausbildungsvergütung für das letzte Jahr nicht übersteigen. In begründeten Ausnahmefällen können Zuschüsse bis zur Höhe der Ausbildungsvergütung für das letzte Ausbildungsjahr erbracht werden.

Berufsberatung

Grundsätze und Umfang
Das Arbeitsamt bietet Jugendlichen und Erwachsenen zu Fragen des Arbeitslebens eine Be-

Berufsberatung

Die Berufsberatung umfaßt die Erteilung von Auskunft und Rat

1. **zur Berufswahl, zur beruflichen Entwicklung und zum Berufswechsel,**
2. **zur Lage und Entwicklung des Arbeitsmarktes und der Berufe,**
3. **zu den Möglichkeiten der beruflichen Bildung,**
4. **zur Ausbildungs- und Arbeitsplatzsuche,**
5. **zu Leistungen der Arbeitsförderung.**

rufsberatung an. Die Beratung richtet sich nach dem Beratungsbedarf des einzelnen Ratsuchenden.

Die Berufsberatung erstreckt sich auch auf Auskunft und Rat zu Fragen der Ausbildungsförderung und der schulischen Bildung, soweit sie für die Berufswahl und die berufliche Bildung von Bedeutung sind. Bei der Berufsberatung werden Eignung, Neigung und Leistungsfähigkeit der Ratsuchenden sowie die Beschäftigungsmöglichkeiten berücksichtigt.

Auf Wunsch von Auszubildenden und Arbeitnehmern wird das Arbeitsamt auch nach Beginn einer Berufsausbildung oder einer Arbeit die Beratung fortsetzen. Sofern ratsuchende Jugendliche und Erwachsene damit einverstanden sind und dies notwendig ist, bietet das Arbeitsamt auch eine ärztliche oder psychologische Untersuchung/Begutachtung an, um größere Klarheit zur Berufseignung oder Vermittlungsfähigkeit des einzelnen zu erhalten. Das kann gerade für junge Diabetiker eine Orientierungshilfe sein.

Arbeitsgericht/Sozialgericht

Die Arbeitsgerichtsbarkeit ist für Streitigkeiten, die sich aus dem Arbeitsleben ergeben, zuständig, so auch bei Klagen gegen eine Kündigung durch den Arbeitgeber, die heutzutage häufig in Arbeitslosigkeit führt. Widersprüche zu Bescheiden über Arbeitslosengeld bzw. Arbeitslosenhilfe richten Sie zunächst an das zuständige Arbeitsamt; für Klagen dazu sind die Sozialgerichte zuständig. Hinweise zu den Verfahren finden Sie im Kapitel „Wie setze ich mein Recht durch?“.

Hilfe für Langzeitarbeitslose

Das Arbeitsamt kann Arbeitgebern bei der Einstellung von Langzeitarbeitslosen wertvolle Hilfe leisten. Die Vermittler des Arbeitsamtes kennen aufgrund der häufigen Kontakte über einen längeren Zeitraum die Stärken der Arbeitsuchenden. Mit diesem Wissen können sie gezielt Betriebe ansprechen, um ihnen Langzeitarbeitslose zur Besetzung freier Stellen anzubieten. Auch wenn Arbeitgeber zur Zeit keinen akuten Bedarf an Arbeitskräften haben, informieren und beraten die Arbeitsämter über vorhandene Bewerbungen und darüber, ob es Fördermöglichkeiten gibt. So erhalten Arbeitgeber, wenn sie Langzeitarbeitslose im unbefristeten Arbeitsverhältnis einstellen, Lohnkostenzuschüsse. Diese Förderung kann für ein Jahr gewährt werden. Dabei richtet sich die Höhe nach der Dauer der vorausgegangenen Arbeitslosigkeit.

Zusätzlich gibt es weitere Förderprogramme für langzeitarbeitslose Arbeitnehmer über 55 Jahre und für schwer Vermittelbare wie z. B. Schwerbehinderte. Zusätzliche Förderungsmöglichkeiten bietet die Europäische Union durch Gelder aus dem Europäischen Sozialfonds. Hier berät das Arbeitsamt.

Arbeitsfördernde Maßnahmen für Diabetiker

Behinderungen oder chronische Krankheiten, wie z. B. der Diabetes mellitus, werden oft automatisch mit Leistungsdefiziten am Arbeitsplatz gleichgesetzt - zu Unrecht. Diabetiker können ihre Berufstätigkeit in nahezu allen Berufen ganz normal ausführen. Lediglich die Beschäftigung an Arbeitsplätzen, wo es aufgrund des Hypoglykämierisikos zu einer Fremdgefährdung - wie in der Personenbeförderung - kommen könnte, ist nicht erlaubt.

Anders sieht es aus, wenn bei einem Arbeitnehmer eine Umschulung infolge eines Unfalls oder einer Berufskrankheit nötig werden kann. Dieser Arbeitnehmer hat es dann oft schwer, danach wieder in einem neuen Betrieb eine Beschäftigung zu erhalten, obwohl erfahrungsgemäß umgeschulte Mitarbeiter oft motivierter und engagierter als der Durchschnitt sind. Vielen Arbeitgebern ist noch nicht bekannt, welche technischen Arbeitshilfen es für Schwerbehinderte gibt. Mit einer entsprechenden Arbeitsplatzgestaltung und -organisation können auch Schwerbehinderte ohne Einschränkung ihren Beruf ausüben. Wenn Arbeitgeber freie Arbeitsplätze mit Behinderten besetzen, können sie Zuschüsse und andere Unterstützungen wie Eingliederungshilfen für die Zeit von bis zu zwei Jahren in Höhe von 80% des Arbeitsentgelts beantragen. Möglich sind auch Vergütungen bei einer befristeten Probebeschäftigung, ebenso wie Kostenübernahme bei der Gestaltung des Arbeitsplatzes. Und: Wenn der Arbeitgeber Schwerbehinderte anstellt, zahlt er keine Ausgleichsabgabe nach dem Schwerbehindertengesetz.

Behinderungen oder chronische Krankheiten, wie z. B. der Diabetes mellitus, werden oft automatisch mit Leistungsdefiziten am Arbeitsplatz gleichgesetzt - zu Unrecht.

Langzeitarbeitslose

Langzeitarbeitslose sind besser als ihr Ruf: Denn je mehr sich die angespannte Wirtschafts- und Arbeitsmarktlage auf die Beschäftigten auswirkt, desto weniger stimmt die Vorstellung, daß Langzeitarbeitslose weniger qualifiziert sind als andere.

Information für Arbeitgeber

Wer heute Langzeitarbeitslose einstellt, wird in mehrfacher Hinsicht dafür belohnt: in erster Linie mit Qualifikation, Motivation und Erfahrung dieser Menschen.

- Jeder 2. hat eine abgeschlossene Berufsausbildung,
- jeder 20. ist Hochschulabsolvent,
- jeder 5. aus einem Angestelltenberuf war in gehobener Position tätig,
- zwei Drittel der älteren Langzeitarbeitslosen sind erstmals arbeitslos.

In den neuen Bundesländern sind Langzeitarbeitslose noch besser qualifiziert. Das Arbeitsamt kann Arbeitgebern bei der Einstellung von Langzeitarbeitslosen wertvolle Hilfe leisten. Die Vermittler des Arbeitsamtes kennen aufgrund der häufigen Kontakte über einen längeren Zeitraum die Stärken der Arbeitsuchenden. Mit diesem Wissen können sie gezielt Betriebe ansprechen, um ihnen Langzeitarbeitslose zur Besetzung freier Stellen anzubieten.

Behinderungen oder chronische Krankheiten, wie z. B. der Diabetes mellitus, werden oft automatisch mit Leistungsdefiziten am Arbeitsplatz gleichgesetzt - zu Unrecht. Diabetiker können ihre Berufstätigkeit in nahezu allen Berufen ganz normal ausführen.

Auch wenn Arbeitgeber zur Zeit keinen akuten Bedarf an Arbeitskräften haben, informieren und beraten die Arbeitsämter über vorhandene Bewerbungen und darüber, ob es Fördermöglichkeiten gibt.

So erhalten Arbeitgeber, wenn sie Langzeitarbeitslose im unbefristeten Arbeitsverhältnis einstellen, Lohnkostenzuschüsse. Diese Förderung kann für ein Jahr gewährt werden. Dabei richtet sich die Höhe nach der Dauer der vorausgegangenen Arbeitslosigkeit.

Hilfen für Behinderte

Behinderungen oder chronische Krankheiten, wie z. B. der Diabetes mellitus, werden oft automatisch mit Leistungsdefiziten am Arbeitsplatz gleichgesetzt - zu Unrecht. Diabetiker können ihre Berufstätigkeit in nahezu allen Berufen ganz normal ausführen. Lediglich die Beschäftigung an Arbeitsplätzen, wo es aufgrund des Hypoglykämierisikos zu einer Fremdgefährdung - wie in der Personenbeförderung - kommen könnte, sind nicht erlaubt. Anders sieht es aus, wenn bei einem Arbeitnehmer eine Umschulung infolge eines Unfalls oder einer Berufskrankheit nötig werden kann. Dieser Arbeitnehmer hat es dann oft schwer, danach wieder in einem neuen Betrieb eine Beschäftigung zu erhalten, obwohl erfahrungsgemäß umgeschulte Mitarbeiter oft motivierter und engagierter als der Durchschnitt sind.

Vielen Arbeitgebern ist es noch nicht bekannt, welche technischen Arbeitshilfen es für Schwerbehinderte gibt. Mit einer entsprechenden Arbeitsplatzgestaltung und -organisation können auch Schwerbehinderte ohne Einschränkung ihren Beruf ausüben. Wenn Arbeitgeber freie Arbeitsplätze mit Behinderten besetzen, können sie Zuschüsse und andere Unterstützungen beanspruchen: Ausbildungszuschüsse können für die gesamte Ausbildungszeit gewährt werden, Eingliederungshilfen bis zu zwei Jahren in Höhe von 80% des Arbeitsentgelts. Möglich sind auch Vergütungen bei einer befristeten Probebeschäftigung, ebenso wie Kostenübernahme bei der Gestaltung des Arbeitsplatzes. Und: Wenn der Arbeitgeber Schwerbehinderte anstellt, zahlt er keine Ausgleichsabgabe nach dem SGB IX.

Arbeitnehmer über 45

Viele Personen des öffentlichen Lebens, aus Politik, Gesellschaft oder Kultur, sind über 45 Jahre alt - und trotz oder gerade wegen ihres fortgeschrittenen Alters auf dem Höhepunkt ihrer beruflichen Karriere. Ist dagegen ein Arbeitsloser über 45, sieht es nicht gut für ihn aus. Viele von ihnen werden zu Langzeitarbeitslosen:

Heute sind 60% aller Langzeitarbeitslosen in den alten Bundesländern älter als 45.

Heute sind 60% aller Langzeitarbeitslosen in den alten Bundesländern älter als 45. In den neuen Ländern liegt der Anteil der Älteren bei 50%. In vielen Fällen ist deren Arbeitslosigkeit als Folge einer konjunkturellen Schieflage eingetreten.

Wenn dann ältere Arbeitnehmer entlassen werden, werden sie häufig allein wegen ihres Alters langzeitarbeitslos. Zwei Drittel von ihnen sind zum ersten Mal in ihrem Leben arbeitslos geworden. Ältere Arbeitnehmer bringen wertvolles Kapital mit, das sie fürs Erwerbsleben qualifiziert: Erfahrung, selbständiges Handeln, Kompetenz, Konzentration, Wissen und Können. Es ist wissenschaftlich belegt, daß bei ihnen Fähigkeiten wie Urteilsvermögen und Zuverlässigkeit sogar besonders ausgeprägt sind. Älte-

Wenn Arbeitgeber freie Arbeitsplätze mit Behinderten besetzen, können sie Zuschüsse und andere Unterstützungen beanspruchen.

re Arbeitnehmer sind nicht nur kooperativ, sondern auch in hohem Maße kommunikationsfähig. Eigenschaften, die im Berufsleben heute so wichtig sind wie nie zuvor.

Qualifizierte Frauen

In der ehemaligen DDR waren Frauen in gleichem Maße erwerbstätig wie Männer. Jetzt sind sie doppelt so häufig arbeitslos: Drei Viertel aller Langzeitarbeitslosen im Osten sind Frauen. Im Wettbewerb um die begehrten Arbeitsplätze haben sie meist die schlechteren Karten - leider. Und ohne jeden vernünftigen Grund.

Frauen haben am Arbeitsmarkt immer noch Nachteile. Dabei steht ihre berufliche Qualifikation außer Frage!

Frauen haben am Arbeitsmarkt immer noch Nachteile. Dabei steht ihre berufliche Qualifikation außer Frage! Deshalb, so der Appell der Bundesanstalt für Arbeit an die Arbeitgeber: Stellen Sie verstärkt Frauen ein. Und kommen Sie ihnen entgegen. Zum Beispiel mit flexiblen Arbeitszeiten, die sich in vielen Betrieben problemlos einrichten lassen.

Bereits jeder 20. Langzeitarbeitslose ist Akademiker.

Frauen, die nach der Familienpause wieder in den Beruf zurückkehren, sind an sich keine Langzeitarbeitslosen. Sie waren nur länger nicht erwerbstätig. Die Erfahrungen, die sie in dieser Zeit gesammelt haben, sind fürs Berufsleben durchaus wertvoll. Denn sie bringen nicht nur fachliche, sondern auch ausgeprägte soziale Qualifikationen mit. Viele Frauen suchen den beruflichen Aufstieg erst, wenn die Kinder „aus dem Gröbsten raus" sind. Jetzt sind berufliche Förderung und betriebliche Weiterbildung gefragt, um engagierten und fähigen Frauen auch Führungspositionen zu erschließen. Eine Investition, die sich für Arbeitgeber auszahlt.

Akademiker

Jedes Jahr verlassen 200.000 junge Leute Universitäten und Fachhochschulen mit ihrem Diplom in der Tasche. Viele von ihnen finden keinen Job. Sie haben studiert aus Interesse am Fach. Bei der veränderten Arbeitsmarktsituation finden sie in ihrem Beruf keine Beschäftigung. Die meisten suchen jetzt nach Alternativen, sind realistisch, flexibel und bereit, auch in ganz andere Bereiche, als ursprünglich geplant, einzusteigen. Auch Akademiker, die bereits in einer Beschäftigung sind, werden von Strukturveränderungen betroffen und bleiben deshalb von Arbeitslosigkeit und Langzeitarbeitslosigkeit nicht verschont.

Auch sie sind bereit, sich neu zu

orientieren. Bereits jeder 20. Langzeitarbeitslose ist Akademiker.

Hier liegt für Arbeitgeber eine Chance: Denn an der Universität wird man nicht nur im Fach ausgebildet: Analytisches und systematisches Denken sind ein wesentlicher Bestandteil der akademischen Ausbildung. Hinzu kommt das Einarbeiten in neue Themenbereiche. Das Arbeiten in Teams ist den Hochschulabgängern ebenso vertraut wie eigenständiges, konzentriertes Arbeiten. Vielfach wird diesen Fähigkeiten heute schon viel größere Bedeutung beigemessen als den fachspezifischen Kenntnissen. Mit gutem Grund. Denn letztere lassen sich weitaus schneller aneignen als die grundsätzlichen persönlichen Voraussetzungen, um im Beruf erfolgreich zu sein.

Auszubildende

Viele Großunternehmen vermindern wegen des Kostendrucks ihren Personalbestand. Der Berufsnachwuchs wird nicht übernommen. So fehlt es dann häufig an qualifizierten Facharbeitern, wenn die Konjunktur wieder anspringt. Mancher Konkursbetrieb setzt Auszubildende frei.

Junge Leute sind anpassungsfähig, lernfähig und voller Ideen. Da ist es oft gar nicht so schlimm, wenn ihre Ausbildung nicht exakt und hundertprozentig auf ihren Betrieb zugeschnitten ist. Im Gegenteil: Dies kann sogar ein Vorteil sein. Denn zu wissen, wie man lernt, ist viel wichtiger als perfektes betriebsspezifisches Know-how. Das entsteht von ganz allein durch Learning by doing. Auch dieses Potential sollten Arbeitgeber nutzen.

Hilfen des Arbeitsamts

Eingliederungszuschüsse
Das Arbeitsamt kann Arbeitgebern, die förderungsbedürftige ältere Arbeitslose einstellen, Lohnkostenzuschüsse gewähren.

Grundsätzlich gilt:

- Der/Die Arbeitnehmer/in muß mindestens 55 Jahre alt sein.
- Er/Sie muß vor Beginn des Arbeitsverhältnisses mindestens 12 Monate arbeitslos gewesen sein.
- Die Förderung muß notwendig sein, um den Arbeitnehmer dauerhaft in den Arbeitsmarkt einzugliedern.
- Der Lohnkostenzuschuß kann bis zu 70% des Arbeitsentgelts betragen und - bei abnehmendem Prozentsatz - bis zu fünf Jahre gezahlt werden.

Auch Europa unterstützt

Zusätzliche Förderungsmöglichkeiten gibt es von der Europäischen Union durch Gelder aus den Europäischen Sozialfonds. Ziel des Programms ist es, die arbeitsmarktpolitischen Maßnahmen sinnvoll zu ergänzen. Die Mittel werden für Leistungen eingesetzt, die über das bereits vorhandene Förderangebot hinausgehen. Sie unterstützen bereits bestehende arbeitsmarktpolitische Instrumente und erhöhen damit die Chance für Langzeitarbeitslose, einen Arbeitsplatz zu finden.

Eingliederung schwer Vermittelbarer

Ein Arbeitgeber, der bereit ist, Arbeitnehmer einzustellen, die aufgrund in ihrer Person liegender Umstände erschwert vermittelbar sind, kann einen Eingliederungszuschuß erhalten. Ein solcher Fall schwerer Vermittelbarkeit kann z. B. bei Langzeitarbeitslosen oder Schwerbehinderten eintreten.

Der Zuschuß kann im Regelfall für zwölf Monate für 50% des Lohns gewährt werden. Auch dabei kann in besonderen Fällen eine erhöhte und/oder verlängerte Förderung in Betracht kommen.

Fortbildung: Konzept für gute Mitarbeiter

Die Anforderungen an Arbeitnehmer steigen heute so schnell, daß an manchen Arbeitsplätzen während einer kurzen Einarbeitungszeit nicht genügend Wissen vermittelt werden kann. In diesem Fall gibt es speziell für Langzeitarbeitslose berufspraktische Weiterbildungsmaßnahmen mit hohen Praktikumsanteilen. Dort, wo sie bisher angewendet wurden, waren diese Konzepte sehr erfolgreich.

Pro „Bündnis für Arbeit“ Kontra Resignation

Die mannigfachen finanziellen Hilfsangebote zur Schaffung von neuen Arbeitsplätzen für Langzeitarbeitslose lassen vermuten, daß es hinter den Kulissen der Parteien, Regierung, Arbeitgeber und Gewerkschaften doch schon eine Art von „Bündnis für Arbeit“ gibt. Diese Informationen sollen dazu dienen, auf die beachtlichen Unterstützungen, welche die Arbeitsämter vermitteln, aufmerksam zu machen. Langzeitarbeitslose darf man nicht einfach im Abseits stehen lassen. Und: Arbeit muß Thema Nummer eins jeder neuen Regierung sein. Wichtig ist, daß das bereits 1996 angepeilte „Bündnis für Arbeit“ endlich in die Praxis umgesetzt wird.

Wie sieht das Sonderprogramm aus?

- Was wird gefördert?

Die Einstellung von Langzeitarbeitslosen, also Arbeitslosen, die ein Jahr und länger beim Arbeitsamt arbeitslos gemeldet waren.

- Wie lange wird gefördert?

Bis zu einem Jahr lang erhalten Arbeitgeber, die Langzeitarbeitslose einstellen, Lohnkostenzuschüsse vom Arbeitsamt.

- Wie hoch ist der Lohnkostenzuschuß?

Mehr als drei Jahre Arbeitslosigkeit: bis zu 80% des Arbeitsentgelts im 1. und bis zu 60% im 2. Halbjahr.

Zwei bis drei Jahre Arbeitslosigkeit: bis zu 70% im 1. und bis zu 50% im 2. Halbjahr.

Ein bis zwei Jahre Arbeitslosigkeit: bis zu 60% im 1. und bis zu 40% im 2. Halbjahr.

- Wer führt es durch?

Die Bundesanstalt für Arbeit mit ihren Arbeitsämtern.

- Wann und wo stellt man den Antrag?

Arbeitgeber müssen den Antrag vor Beginn des Beschäftigungsverhältnisses beim zuständigen Arbeitsamt stellen.

Fördermittel können auch bewilligt werden, wenn zunächst nur eine befristete Einstellung (Probeverhältnis) bis zu drei Monaten erfolgt und sodann dieser Arbeitnehmer auf unbefristete Zeit beschäftigt wird. In diesem Fall erhält der Arbeitgeber rückwirkend für die Probezeit 75% des Lohnkostenzuschusses, der bei einem unbefristeten Arbeitsverhältnis geleistet würde.

Noch ein Gedanke sei gestattet: Auch enttäuschte Arbeitslose sollten sich immer wieder bemühen, dem ungeliebten Arbeitsamt nachzuweisen, daß sie sich laufend um eine Arbeitsstelle bemühen. Diese Empfehlung wird mancher Betroffene als ärgerlich empfinden. Jedoch: Ein Mensch, der sich hier dem Schicksal ausgeliefert sieht, ist schlechter dran als einer, der immer wieder versucht, eine Wiedereinstellung zu erreichen.

Der Status quo

Tatsache ist, daß es noch nie so viele engagierte und qualifizierte Arbeitssuchende unter den Langzeitarbeitslosen gab wie heute. Was bedeutet nun langzeitarbeitslos? Langzeitarbeitslose sind Arbeitnehmer, die länger als 12 Monate ohne Arbeit sind. Bereits Ende 1997 waren das in den alten Bundesländern 1.092.500 Menschen - 35,6% aller Arbeitslosen. In den neuen Ländern gab es 447.600 Langzeitarbeitslose. Wegen der Arbeitsmarktlage ist es vielen trotz Qualifikation, trotz aktiver Wissensauffrischung, trotz intensiver Bemühungen bisher nicht gelungen, wieder binnen Jahresfrist eine Stelle zu finden. Deshalb lohnt es sich heute für einen Betrieb, der Mitarbeiter einstellen will, mehr denn je, auch unter den Langzeitarbeitslosen zu suchen.

Arbeitsförderung für Behinderte durch das Arbeitsamt

Ziel der Arbeits- und Berufsförderung für Behinderte durch die Bundesanstalt für Arbeit ist die vollständige und dauerhafte Eingliederung der Behinderten in Arbeit und Beruf. Die berufsfördernden Maßnahmen sind darauf auszurichten, die Behinderten von der Hilfe anderer weitgehend unabhängig zu machen.

Die Leistungen bzw. Maßnahmen können auch darauf gerichtet sein, daß Behinderte beruflich eingegliedert bleiben und dadurch Arbeitslosigkeit vermieden wird.

Wann ist das Arbeitsamt zuständig?

Die Bundesanstalt für Arbeit darf Leistungen zur beruflichen Eingliederung Behinderter nur erbringen, sofern nicht ein anderer Rehabilitationsträger im Sinne des Gesetzes über die Angleichung der Leistungen zur Rehabilitation zuständig ist.

Welche Rehabilitationsleistungen werden erbracht?

Mit Inkrafttreten des SGB III am 1.1.1998 kann die Bundesanstalt für Arbeit als Leistungen zur beruflichen Eingliederung Behinderter „allgemeine Leistungen“ (nach den Förderbestimmungen für Nichtbehinderte) und „besondere Leistungen“ erbringen.

Die besonderen Leistungen (z. B. für die Teilnahme an einer Maßnahme in einer Einrichtung für Behinderte) werden nur erbracht, soweit eine berufliche Eingliederung nicht bereits durch die allgemeinen Leistungen erreicht werden kann.

Bei Teilnahme an behindertenspezifischen Maßnahmen der Aus- und Weiterbildung werden bei Vorliegen der sonstigen Voraussetzungen folgende Leistungen erbracht:

a) Leistungen zum Lebensunterhalt
- Ausbildungsgeld
- Übergangsgeld

b) Teilnahmekosten
- Lehrgangskosten
- Teilübergangsgeld
- Lernmittel
- Unterkunft und Verpflegung
- Arbeitsausrüstung
- Reisekosten

Diese Leistungen können auch für Maßnahmen erbracht werden, die dem beruflichen Aufstieg dienen. Sie werden grundsätzlich für die Zeit erbracht, die vorgeschrieben oder allgemein üblich ist, um das angestrebte Berufsziel zu erreichen.

Im übrigen können zur beruflichen Eingliederung Behinderter noch folgende Rehabilitationsleistungen erbracht werden:

c) Leistungen bei sonstigen berufsfördernden Maßnahmen

1. Leistungen an Behinderte
- Kraftfahrzeughilfe
- Hilfsmittel
- Technische Arbeitshilfen
- Verdienstausfall
- Wohnkosten

2. Leistungen an Arbeitgeber
- Ausbildungszuschüsse
- Zuschüsse für Arbeitshilfen im Betrieb
- Zuschüsse für befristete Probebeschäftigung

Wie ist das Verfahren geregelt?

Der Antrag auf Leistungen ist bei dem Arbeitsamt zu stellen, in dessen Bezirk der Antragsteller wohnt.

Anträge auf Leistungen an Arbeitgeber sind bei dem Arbeitsamt zu stellen, in dessen Bezirk der Betrieb des Arbeitgebers seinen Sitz hat.

Kinder- und Jugendhilfe

Die Rehabilitation seelisch behinderter oder von einer solchen Behinderung bedrohter junger Menschen ist der Jugendhilfe zugeordnet.

Verpflichtungen anderer, insbesondere Unterhaltspflichtiger oder der Träger anderer Sozialleistungen werden durch das SGB VIII nicht berührt. Leistungen anderer dürfen nicht deshalb versagt werden, weil nach SGB VIII entsprechende Leistungen vorgesehen sind. Die Leistungen der Jugendhilfe zur Rehabilitation seelisch behinderter oder von einer solchen Behinderung bedrohter junger Menschen gehen jedoch Leistungen nach dem Bundessozialhilfegesetz (BSHG) vor.

Begleitende Hilfe im Arbeits- und Berufsleben nach dem SGB IX

Was ist das Ziel?

Die begleitende Hilfe im Arbeits- und Berufsleben hat das Ziel, die Eingliederung Schwerbehinderter auf behindertengerechte Arbeitsplätze zu fördern und die

Arbeitsplätze der beschäftigten Schwerbehinderten zu sichern.

Wer kann Leistungen erhalten?

Zielgruppe sind Schwerbehinderte und solche Personen, die den Schwerbehinderten gleichgestellt sind, sowie deren Arbeitgeber.

- Schwerbehinderte sind körperlich, geistig oder seelisch behinderte Personen mit einem Grad der Behinderung von wenigstens 50.
- Den Schwerbehinderten können Personen mit einem Grad der Behinderung von weniger als 50, aber wenigstens 30 gleichgestellt werden, wenn sie infolge ihrer Behinderung ohne die Hilfe des SGB IX einen geeigneten Arbeitsplatz nicht erlangen oder nicht behalten können.

Wann besteht ein Anspruch auf begleitende Hilfe im Arbeits- und Berufsleben?

Begleitende Hilfe im Arbeits- und Berufsleben kann erbracht werden, wenn der Behinderte einen angemessenen Platz im Arbeits- und Berufsleben auf dem allgemeinen Arbeitsmarkt unter Berücksichtigung von Art und Schwere der Behinderung nur dann erlangen oder sichern kann, wenn er besondere Unterstützung erhält. Die begleitende Hilfe setzt nicht voraus, daß ein Rehabilitationsverfahren durchgeführt ist.

Welche begleitenden Hilfen werden gewährt?

Hilfen an Schwerbehinderte zur Eingliederung in das Arbeits- und Berufsleben sowie zur Sicherung dieser Eingliederung, und zwar:

- Persönliche Hilfen:

Beratung in allen Fragen des Arbeitslebens, insbesondere bei persönlichen Schwierigkeiten, bei Arbeitsplatzproblemen, bei Umsetzungen, bei Fragen im Zusammenhang mit der Schwerbehinderteneigenschaft, bei Konflikten mit Kollegen, Vorgesetzten und dem Arbeitgeber bis hin zur psychosozialen Betreuung zur Lösung schwerwiegender Konflikte.

- Finanzielle Hilfen (Geldleistungen):

für technische Arbeitshilfen, zum Erreichen des Arbeitsplatzes, zur wirtschaftlichen Selbständigkeit, zur Beschaffung, Ausstattung und Erhaltung einer Wohnung, die den besonderen Bedürfnissen des Schwerbehinderten entspricht, zur Erhaltung der Arbeitskraft, zur Teilnahme an Maßnahmen zur Erhaltung und

Erweiterung beruflicher Kenntnisse und Fertigkeiten, in besonderen behinderungsbedingten Lebenslagen.

Hilfen und Leistungen an den Arbeitgeber

- Beratung bei der Auswahl des geeigneten Arbeitsplatzes für Schwerbehinderte, bei der Einrichtung und Ausgestaltung von Arbeitsplätzen, bei Problemen im Zusammenhang mit der Beschäftigung Schwerbehinderter, psychosoziale Beratung zur Beseitigung von besonderen Problemen, Information über Lösungsmöglichkeiten.

- Finanzielle Hilfen zur Schaffung neuer und behindertengerechter Einrichtung und Gestaltung vorhandener Arbeitsplätze für Schwerbehinderte, für außergewöhnliche Belastungen, die mit der Beschäftigung besonders betroffener Schwerbehinderter verbunden sind.

- Maßnahmen zur Unterstützung der betrieblichen Aufgabenträger (Schwerbehindertenvertretung, Beauftragter des Arbeitgebers, Betriebs-/Personalrat): Schulungs- und Bildungsmaßnahmen, Beratungen im Einzelfall, Mithilfe bei der Lösung von Konflikten.

Wie ist das Verfahren geregelt?

- Die begleitende Hilfe im Arbeits- und Berufsleben obliegt den Integrationsämtern, in einigen Bundesländern (z. B. Nordrhein-Westfalen) sind auch die örtlichen Fürsorgestellen der Kreise oder Gemeinden beteiligt. Sie ist in enger Zusammenarbeit mit der Bundesanstalt für Arbeit und den übrigen Trägern der Rehabilitation durchzuführen.

- Anträge können Schwerbehinderte, Arbeitgeber, Schwerbehindertenvertretungen und Betriebs-/Personalräte stellen.

- Im Rahmen der begleitenden Hilfe hat das Integrationsamt an der Lösung aller Probleme mitzuwirken, die mit der Beschäftigung des Schwerbehinderten in Betrieben oder Dienststellen zusammenhängen. Dazu gehört insbesondere, sich mit dem betroffenen Schwerbehinderten, dem Arbeitgeber und den innerbetrieblichen Helfern in Verbindung zu setzen, zu beraten, Auskünfte und Empfehlungen zu geben.

Weitere Hilfen nach dem SGB IX

- *Schwerbehindertenvertretung*
Die begleitenden Hilfen können nur wirksam werden, wenn eine enge Kooperation des Integrationsamtes (ggf. der örtlichen Fürsorgestellen) mit den Betrieben besteht. Ansprechpartner ist insbesondere die Schwerbehindertenvertretung (Vertrauensmann/Vertrauensfrau). Sie hat die Interessen der Schwerbehinderten in dem Betrieb oder der Dienststelle zu vertreten und ihnen beratend und helfend zur Seite zu stehen. Sie hat Maßnahmen, die den Schwerbehinderten dienen, bei den zuständigen Stellen zu beantragen.

- *Kündigungsschutz*
Die Kündigung des Arbeitsverhältnisses eines Schwerbehinderten oder eines ihm Gleichgestellten durch den Arbeitgeber bedarf regelmäßig der vorherigen Zustimmung des Integrationsamtes (Ausnahme: das Arbeitsverhältnis besteht noch keine sechs Monate). Der Arbeitgeber hat die Zustimmung zur Kündigung bei dem für den Sitz des Betriebs zuständigen Integrationsamtes schriftlich zu beantragen. Das Integrationsamt ist verpflichtet, vor der Entscheidung über den Antrag eine Stellungnahme des zuständigen Arbeitsamtes, des Betriebs- oder Personalrates sowie der Schwerbehindertenvertretung einzuholen und den Schwerbehinderten zu hören. Für Schwerbehinderte und die ihnen Gleichgestellten ist eine gesetzliche Mindestkündigungsfrist von 4 Wochen vorgeschrieben.

Zusatzurlaub

Schwerbehinderte haben Anspruch auf einen bezahlten zusätzlichen Urlaub von einer Arbeitswoche im Urlaubsjahr.

Schwerbehinderte haben Anspruch auf einen bezahlten zusätzlichen Urlaub von einer Arbeitswoche im Urlaubsjahr.

- *Mehrarbeit*
Schwerbehinderte sind auf Verlangen von Mehrarbeit freizustellen.

- Unentgeltliche Beförderung im öffentlichen Personenverkehr (bei Vorliegen besonderer persönlicher Voraussetzungen).

Sozialhilfe nach dem Bundessozialhilfegesetz (BSHG)

Was ist das Ziel der - Rehabilitationsleistungen durch die Sozialhilfe?

Aufgabe der Eingliederungshilfe ist es, eine drohende Behinderung zu verhüten oder eine vorhandene Behinderung oder deren Folgen zu beseitigen oder zu mildern und den Behinderten in die Gesellschaft einzugliedern. Hierzu gehört vor allem, dem Behinderten die Teilnahme am Leben in der Gemeinschaft zu ermöglichen oder zu erleichtern, ihm die Ausübung eines angemessenen Berufs oder einer sonstigen angemessenen Tätigkeit zu ermöglichen oder ihn soweit wie möglich unabhängig von Pflege zu machen.

Wer kann Rehabilitationsleistungen erhalten?

- Personen, die nicht nur vorübergehend körperlich, geistig oder seelisch wesentlich behindert sind (Pflichtleistung)
- Personen mit einer anderen körperlichen, geistigen oder seelischen Behinderung (Kann-Leistung).

Den Behinderten stehen die von einer Behinderung Bedrohten grundsätzlich gleich (Pflicht- oder Kann-Leistung)

Unter welchen gesetzlichen Voraussetzungen können Rehabilitationsleistungen der Sozialhilfe erbracht werden?

- Sozialhilfe erhält, wer sich selbst nicht helfen kann und die erforderliche Hilfe auch von anderen, besonders von Angehörigen oder von Trägern anderer Sozialleistungen, nicht erhält (§ 2 Abs. 1 BSHG).
- Verpflichtungen anderer, insbesondere Unterhaltspflichtiger oder der Träger anderer Sozialleistungen, werden durch das Bundessozialhilfegesetz nicht berührt.
- Maßnahmen der Eingliederungshilfe nach dem Bundessozialhilfegesetz für junge Menschen, die körperlich oder geistig behindert oder von einer solchen Behinderung bedroht sind, gehen Leistungen nach dem Sozialgesetzbuch (SGB) VIII - Kinder- und Jugendhilfe - vor.
- Leistungen der Sozialhilfe werden nur im Rahmen der einkommens- und vermögensmäßigen Voraussetzungen des Abschnitts 4, §§ 76-89 BSHG, erbracht.

Welche Rehabilitationsleistungen werden erbracht?

Maßnahmen der Eingliederungshilfe sind vor allem:

a) ambulante oder stationäre Behandlung oder sonstige ärztliche oder ärztlich verordnete Maßnahmen zur Verhütung, Beseitigung oder Milderung der Behinderung einschließlich Kuren sowie ärztlich verordneter und unter ärztlicher Überwachung in

Gruppen durchgeführter Rehabilitationssport,

b) Versorgung mit Körperersatzstücken sowie mit orthopädischen oder anderen Hilfsmitteln einschließlich Änderung, Instandhaltung, Ersatzbeschaffung, Betriebskosten bei motorisierten Krankenfahrzeugen und Kraftfahrzeugen sowie Unterweisung im Gebrauch der Körperersatzstücke und Hilfsmittel. Die „anderen Hilfsmittel" sind in § 9 Abs. 1 Eingliederungshilfe-Verordnung definiert,

c) heilpädagogische Maßnahmen/Frühförderung für Kinder, die noch nicht im schulpflichtigen Alter sind,

d) Hilfe zu einer angemessenen Schulbildung, vor allem im Rahmen der allgemeinen Schulpflicht und durch Hilfe zum Besuch weiterführender Schulen einschließlich der Vorbereitung hierzu,

e) Hilfe zur Ausbildung für einen angemessenen Beruf oder für eine sonstige angemessene Tätigkeit,

f) Hilfe zur Fortbildung im früheren oder einem diesem verwandten Beruf oder zur Umschulung für einen angemessenen Beruf oder eine sonstige angemessene Tätigkeit; Hilfe kann auch zum Aufstieg im Berufsleben erbracht werden, wenn die Besonderheit des Einzelfalles dies rechtfertigt,

g) Hilfe zur Erlangung eines geeigneten Platzes im Arbeitsleben, insbesondere in einer anerkannten Werkstatt für Behinderte oder in einer sonstigen Beschäftigungsstätte nach § 41 Abs. 1 Satz 2 BSHG,

h) Hilfe bei der Beschaffung und Erhaltung einer Wohnung, die den besonderen Bedürfnissen des Behinderten entspricht,

i) nachgehende Hilfe zur Sicherung der Wirksamkeit der ärztlichen oder ärztlich verordneten Maßnahmen und zur Sicherung der Eingliederung des Behinderten in das Arbeitsleben,

j) Hilfe zur Teilnahme am Leben in der Gemeinschaft einschließlich Tätigkeiten zur Vorbereitung auf Maßnahmen der Eingliederung in das Arbeitsleben nach § 40 Abs. 1 Nr. 6 BSHG,

k) Hilfe zur Beschäftigung in einer anerkannten Werkstatt für Behinderte .

Besuchsbeihilfen

Soweit es im Einzelfall gerechtfertigt ist, können Beihilfen an den Behinderten oder seine Angehörigen zum Besuch während der Durchführung der Maßnahmen der Eingliederungshilfe in einer Anstalt, einem Heim oder einer gleichartigen Einrichtung erbracht werden.

Erwerb praktischer Kenntnisse und Fähigkeiten

Kommen wegen der Art oder der Schwere der Behinderung Maßnahmen der Eingliederungshilfe-Verordnung nicht in Betracht, umfaßt die Hilfe auch Maßnahmen zum Erwerb praktischer Kenntnisse und Fähigkeiten, die erforderlich und geeignet sind, dem Behinderten die für ihn erreichbare Teilnahme am Leben in der Gemeinschaft zu ermöglichen.

Allgemeine Ausbildung

Zu den Maßnahmen der Eingliederungshilfe gehören auch:

- die blindentechnische Grundausbildung,
- Kurse und ähnliche Maßnahmen zugunsten schwer Hör- oder Sprachbehinderter, wenn die Maßnahmen erforderlich und geeignet sind, die Verständigung mit anderen Personen zu ermöglichen oder zu erleichtern,
- hauswirtschaftliche Lehrgänge, die erforderlich und geeignet sind, dem Behinderten die Besorgung des Haushalts ganz oder teilweise zu ermöglichen,
- Lehrgänge und ähnliche Maßnahmen, die erforderlich und geeignet sind, den Behinderten zu befähigen, sich ohne fremde Hilfe sicher im Verkehr zu bewegen.

Anleitung von Betreuungspersonen

Bedarf ein Behinderter wegen der Schwere der Behinderung in erheblichem Umfang der Betreuung, gehört zu den Maßnahmen der Eingliederungshilfe auch, Personen, denen die Betreuung obliegt, mit den durch Art und Schwere der Behinderung bedingten Besonderheiten der Betreuung vertraut zu machen.

Verständigung mit der Umwelt

Bedürfen Gehörlose oder andere Personen mit besonders starker Beeinträchtigung der Hörfähigkeit oder Sprachfähigkeit aus besonderem Anlaß, vor allem im Verkehr mit Behörden, zur Verständigung mit der Umwelt der Hilfe eines anderen, sind ihnen die angemessenen Aufwendungen hierfür zu erstatten.

Kosten der Begleitpersonen

Erfordern die Maßnahmen der

Eingliederungshilfe die Begleitung des Behinderten, gehören zu seinem Bedarf auch

- die notwendigen Fahrkosten und die sonstigen mit der Fahrt verbundenen notwendigen Auslagen der Begleitperson,
- weitere Kosten der Begleitperson, soweit sie nach den Besonderheiten des Einzelfalls notwendig sind,
- Eingliederungsmaßnahmen im Ausland.

Maßnahmen der Eingliederungshilfe für Behinderte können auch im Ausland durchgeführt werden, wenn dies im Interesse der Eingliederung des Behinderten geboten ist, die Dauer der Eingliederungsmaßnahmen durch den Auslandsaufenthalt nicht wesentlich verlängert wird und keine unvertretbaren Mehrkosten entstehen.

Weitere Leistungen im Rahmen der Sozialhilfe

- Blindenhilfe

Blinden ist zum Ausgleich der durch die Blindheit bedingten Mehraufwendungen Blindenhilfe nach den Grundsätzen der Nachrangigkeit (Einsatz von Vermögen und Einkommen, Vorrang anderer Sozialleistungsträger) zu erbringen.
Beachte: Die gleichartigen Leistungen nach den Landesblindengeldgesetzen gehen der Blindenhilfe vor. Das Landesblindengeld wird einkommens- und vermögensunabhängig auf Antrag, jedoch unter unterschiedlicher Anrechnung anderer Sozialleistungen, gezahlt.

Hilfe zur Pflege

Personen, die wegen einer körperlichen, geistigen oder seelischen Krankheit oder Behinderung für die gewöhnlichen und regelmäßig wiederkehrenden Verrichtungen im Ablauf des täglichen Lebens auf Dauer, voraussichtlich für mindestens sechs Monate, in erheblichem oder höherem Maße der Hilfe bedürfen, ist Hilfe zur Pflege zu leisten.

Die Hilfe umfaßt insbesondere

- Erstattung von Aufwendungen für Pflegepersonen, z. B. Angehörige, Nachbarn und Freunde,
- Pflegegeld,
- Kostenübernahme für eine berufsmäßige Pflegekraft,
- Pflegehilfsmittel und technische Hilfen,
- teilstationäre Pflege, Kurzzeitpflege und vollstationäre Pflege.

Beachte: Die Leistungen der Pflegeversicherung gehen den Leistungen nach dem BSHG vor und

sind zuerst zu beantragen.
Zudem muß sich der Sozialhilfeträger an die Entscheidung der Pflegekasse über das Ausmaß der Pflegebedürftigkeit halten.
Der Sozialhilfeträger muß jedoch Leistungen der Hilfe zur Pflege nach dem BSHG für die pflegebedürftigen Personen erbringen,

- die keinen Anspruch auf Leistungen nach dem SGB XI haben (z. B. Pflegebedürftigkeit unterhalb Pflegestufe 1),
- bei denen die Leistungen der Pflegeversicherung im Einzelfall den nachgewiesenen Bedarf nicht abdecken oder
- die der Hilfe für andere Verrichtungen als nach § 68 Abs. 5 BSHG bedürfen.

Wie ist das Verfahren geregelt?

Die Leistungen aus der Sozialhilfe (Eingliederungshilfe für Behinderte) wird gewährt, sobald dem Sozialamt oder den von ihm beauftragten Stellen bekannt wird, daß die Voraussetzungen für die Maßnahmen vorliegen. Ein förmlicher Antrag ist nicht notwendig.
Der Hilfesuchende ist verpflichtet, bei der Feststellung seines Bedarfs mitzuwirken, soweit ihm dies zuzumuten ist.

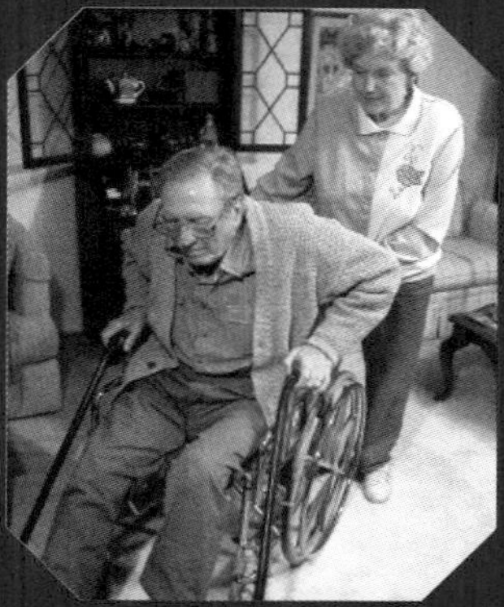

Schwerbehindertenrecht

„Soll ich angesichts der sich immer weiter verschärfenden Lage auf dem Arbeitsmarkt und unter Berücksichtigung der Planung meines Arbeitslebens die Anerkennung als Schwerbehinderter anstreben?“

Diese Frage stellen sich in zunehmendem Umfang besonders jüngere Menschen und Eltern von Kindern mit Diabetes. Das Neunte Sozialgesetzbuch (SGB IX) verkündet zwar stolz, ein „Gesetz zur Rehabilitation und Teilhabe behinderter Menschen" zu sein; in Wirklichkeit aber steigt von Jahr zu Jahr die Zahl der arbeitslosen Schwerbehinderten. Dabei handelt es sich nicht selten um Folgen versteckter und unrechtmäßiger Diskriminierung. Es kann aber auch sein, daß Schwerbehinderte sich durch demonstratives Herausstellen ihrer Behinderung auch an unpassenden oder unnötigen Stellen selbst ins „Aus“ bringen. Weiter kann der Status einer Schwerbehinderung, der in einem Einstellungsfragebogen angegeben werden muß, ein deutliches Einstellungshemmnis für Firmen sein, die unter enormem Leistungsdruck stehen und eine mangelnde Belastbarkeit des Schwerbehinderten unterstellen. Der Umgang mit dem Schwerbehindertenrecht aus der Sicht der Diabetiker gilt nicht zuletzt deshalb als schwierig, weil er von Person zu Person unterschiedliche Wirkungen und auch unerwünschte Bumerangeffekte haben kann.

Wegen kurzfristiger sogenannter materieller „Vorteile“ sollte man heutzutage nicht den Status der „Schwerbehinderung“ beantragen, ohne vorher mögliche langfristige Folgen abzuwägen.

Also: Wegen kurzfristiger sogenannter materieller „Vorteile“ sollte man heutzutage nicht den Status der „Schwerbehinderung“ beantragen, ohne vorher mögliche langfristige Folgen abzuwägen.

Trotzdem ist im Einzelfall zu prüfen, ob es nicht günstig wäre, die Schutzrechte dieses Gesetzes zu beantragen, wie z. B. den Kündigungsschutz. Aber auch für Diabetiker, die nicht mehr im Arbeitsleben stehen, kann das Neunte Sozialgesetzbuch (SGB IX) hilfreich sein.

Allgemeine Hinweise

Das Neunte Sozialgesetzbuch (SGB IX) ist eines der wichtigsten sozialpolitischen Gesetze. Der besondere Fortschritt der neueren Entwicklungen besteht darin, daß der - inzwischen teilweise schon wieder fragwürdig gewordene - Schutz dieses Gesetzes auf alle Schwerbehinderte, unabhängig von Art und Ursache ihrer Behinderung, ausgedehnt wurde.

Das Schwerbehindertenrecht regelt zum einen Teil Fragestellungen, die sich auf die Durchführung des Gesetzes und die hierfür zuständigen Behörden (Versorgungsamt, Sozialgerichte) beziehen, und zum anderen Teil arbeitsrechtliche Fragen, wie z. B. den stärkeren Kündigungsschutz und den Zusatzurlaub für Schwerbehinderte. Aber auch für Behinderte, die entweder noch nicht oder nicht mehr im Arbeitsprozeß stehen, kann das SGB IX hilfreich sein, indem es behinderungsbedingte funktionale Benachteiligungen in der Gesellschaft ausgleicht, die durch körperliche, seelische oder geistige Behinderung entstehen. Das SGB IX ist somit ein Sonderrecht für einen bestimmten geschützten Personenkreis. Seine Gültigkeit erstreckt sich auf alle Personen, die durch körperliche, geistige oder seelische Behinderung in ihrer Erwerbsfähigkeit nicht nur vorübergehend um wenigstens 50% (Grad der Behinderung) gemindert sind.

Das Vorliegen einer Behinderung und der Grad der auf ihr beruhenden Minderung der Erwerbsfähigkeit werden auf Antrag des Behinderten vom Versorgungsamt festgestellt.

Um Arbeitsplätze für Schwerbehinderte zu schaffen, verpflichtet das Gesetz alle Arbeitgeber, die über mindestens 20 Arbeitsplätze verfügen, auf wenigstens 5% der Arbeitsplätze Schwerbehinderte zu beschäftigen. Arbeitgeber, die dieser Verpflichtung nicht entsprechen, haben für jeden unbesetzten Pflichtplatz eine monatliche Ausgleichsabgabe von 105,- € bis zu 260 € in Abhängigkeit von der Beschäftigtenquote an das Integrationsamt zu entrichten. Das ist ein relativ leichter „Freikauf" von einer gesetzlichen Pflicht, wie die stetig steigende Zahl der arbeitslosen Schwerbehinderten beweist. Um die Entlassung von Schwerbehinderten zu erschweren, muß der Arbeitgeber vor der Kündigung des Arbeitsverhältnisses eines Schwerbehinderten die Zustimmung des Integrationsamtes einholen; es befindet sich in der Regel am Sitz der jeweiligen Bezirksregierung.

Um Arbeitsplätze für Schwerbehinderte zu schaffen, verpflichtet das Gesetz alle Arbeitgeber, die über mindestens 20 Arbeitsplätze verfügen, auf wenigstens 5% der Arbeitsplätze Schwerbehinderte zu beschäftigen.

Der sozialen Eingliederung dienen auch Rehabilitationsmaßnahmen, die im Kapitel „Rehabilitation" beschrieben sind. Zuständige Stellen für finanzielle Hilfen an Schwerbehinderte und an Arbeitgeber sind vorwiegend das zuständige Arbeitsamt oder das Integrationsamt. Schwerbehinderte haben nach dem Willen des Gesetzgebers nicht nur Anspruch auf irgendeinen der oft minder qualifizierten „Behindertenplätze", sondern auf eine Beschäftigung, die eine möglichst volle Verwertung und Weiterentwicklung ihrer Fähigkeiten und Kenntnisse ermöglicht. Trotzdem werden Behinderte in manchen Betrieben und Dienststellen vielfach benachteiligt. Um dem entgegenzuwirken, werden Schwerbehinderte durch von ihnen gewählte Vertrauensmänner/Frauen vertreten, deren Meinung auch bei Einstellungen und Eingruppierungen zu berücksichtigen ist.

Krankheit

Der Begriff Krankheit im sozialrechtlichen Sinne ist nicht vergleichbar mit der medizinischen Definition. Er beinhaltet einen regelwidrigen Körper- oder Geisteszustand, der die Notwendigkeit einer Heilbehandlung und/oder Arbeitsunfähigkeit auslöst. Im Falle einer Krankheit können sich Leistungsansprüche ergeben (siehe dazu: Gesetzliche Krankenkasse).

Chronische Krankheit

Der sozialrechtliche Unterschied zwischen akut oder chronisch Kranken besteht im wesentlichen darin, daß chronisch Kranke einerseits dauernd behandlungsbedürftig sind und andererseits durchaus arbeitsfähig sein können. Das trifft besonders bei Diabetikern zu.

Arbeitsunfähigkeit

liegt vor, wenn die bisherige Arbeit überhaupt nicht oder nur

Zum schwierigen Begriff „Behinderung"

Der Begriff „Behinderung" ist weder einheitlich noch umfassend festgelegt. Bereits um die Jahrhundertwende wurde in Deutschland in vorbildlicher Weise begonnen, je nach dem Zweck einer Sozialleistung, eines Nachteilsausgleichs oder eines Schutzbedürfnisses unterschiedlicher Bevölkerungsgruppen gesonderte Bestimmungen (z. B. beim Rentenanspruch) zu treffen. Leider kompliziert das die Anwendung des Sozial- und Arbeitsrechts. Seit Jahren bemüht sich deshalb die Sozialpolitik um eine überschaubare Regelung, um den Zugang zu diesen vielgestaltigen Rechten zu erleichtern. Zu dem diffusen Begriff „Behinderung" folgen einige Beispiele über Zustände, die zwar als Behinderung gelten, aber nicht in direktem Zusammenhang mit dem SGB IX stehen.

mit der Gefahr einer Verschlimmerung der bestehenden Krankheit ausgeübt oder fortgeführt werden kann.

Berufsunfähigkeit

besteht, wenn der Versicherte seinen erlernten oder tatsächlich ausgeübten Beruf nicht mehr oder weniger als halbtags ausüben kann. Die Berufsunfähigkeitsrente (als Folge) ist um ein Drittel niedriger als die Erwerbsunfähigkeitsrente.

Erwerbsunfähigkeit

liegt vor, wenn der Versicherte wegen Krankheit oder Behinderung auf nicht absehbare Zeit außerstande ist, eine Erwerbstätigkeit mit gewisser Regelmäßigkeit auszuüben. Der Antrag auf eine Erwerbsunfähigkeitsrente wäre (noch) empfehlenswert.

Dienstunfähigkeit im Beamtenrecht

Der Beamte auf Lebenszeit ist in den Ruhestand zu versetzen, wenn er infolge eines körperlichen Gebrechens oder wegen Schwäche seiner körperlichen oder geistigen Kräfte zur Erfüllung seiner Dienstpflichten dauernd unfähig (dienstunfähig) ist. Als dienstunfähig kann der Beamte auch dann angesehen werden, wenn er infolge Erkrankung innerhalb eines Zeitraumes von sechs Monaten mehr als drei Monate keinen Dienst getan hat und keine Aussicht besteht, daß er innerhalb weiterer sechs Monate wieder voll dienstfähig wird. Ein Beamter gilt dann als dienstunfähig, wenn er weder das bisher von ihm innegehabte Amt noch ein Amt, das diesem in Rang, Vor- und Ausbildungserfordernis, Laufbahn und Endgrundgehalt als gleich zu erachten ist, wahrnehmen kann.

Bemerkung: Die Politik beabsichtigt derzeit wesentliche Minderungen der Rechte erwerbs-, berufs- und dienstunfähiger Menschen.

Wer ist Schwerbehinderter nach dem SGB IX?

§ 2 SGB IX Behinderung

(1) Menschen sind behindert, wenn ihre körperliche Funktion, geistige Fähigkeit oder seelische Gesundheit mit hoher Wahrscheinlichkeit länger als sechs Monate von dem für das Lebensalter typischen Zustand abweichen und daher ihre Teilhabe am

Leben in der Gesellschaft beeinträchtigt ist. Sie sind von Behinderung bedroht, wenn die Beeinträchtigung zu erwarten ist.

(2) Menschen sind im Sinne des Teils 2 schwerbehindert, wenn bei ihnen ein Grad der Behinderung von wenigstens 50 vorliegt und sie ihren Wohnsitz, ihren gewöhnlichen Aufenthalt oder ihre Beschäftigung auf einem Arbeitsplatz im Sinne des § 73 rechtmäßig im Geltungsbereich dieses Gesetzbuches haben.

(3) Schwerbehinderten Menschen gleichgestellt werden sollen behinderte Menschen mit einem Grad der Behinderung von weniger als 50, aber wenigstens 30, bei denen die übrigen Voraussetzungen des Absatzes 2 vorliegen, wenn sie infolge ihrer Behinderung ohne die Gleichstellung einen geeigneten Arbeitsplatz im Sinne des § 73 nicht erlangen oder nicht behalten können (gleichgestellte behinderte Menschen).

Menschen mit Diabetes mellitus sind im Sinne des SGB IX schwerbehindert, wenn bei Ihnen ein Grad der Behinderung von wenigstens 50 vorliegt.

Gleichstellung - Antrag beim Arbeitsamt!

Die Gleichstellung erfolgt nur auf Antrag des Behinderten beim Arbeitsamt. Arbeitgeber, Betriebs- oder Personalrat und die Vertretung der Schwerbehinderten haben kein eigenes Antragsrecht. Sie können allenfalls im Namen und mit Vollmacht des Behinderten das Antragsrecht ausüben.

Achtung! Da ein Antrag auf Gleichstellung auch eine Rückfrage des Arbeitsamtes beim Arbeitgeber verursacht, ist Vorsicht geboten. Denn es könnte möglich sein, daß der Arbeitgeber erst durch diese Anfrage auf die Idee kommt, den Antragsteller auf eine zukünftige Entlassungsliste zu setzen. Der Antragsteller muß das Arbeitsamt zu dieser Rückfrage ermächtigen, ansonsten wird der Antrag nicht weiterbearbeitet.

Welcher Diabetiker kann als „schwerbehindert“ anerkannt werden?

Menschen mit Diabetes mellitus sind im Sinne des SGB IX schwerbehindert, wenn bei Ihnen ein Grad der Behinderung von wenigstens 50 vorliegt. (siehe Tabelle) Dies ist beim Diabetes dann der Fall, wenn bei der Behandlung mit Diät und Insulin eine „schwere Einstellbarkeit“ ärztlich attestiert wird. Darüber hinaus sind häufig auftretende Hypoglykämien und evtl. Organ-

Grad der Behinderung

Diabetes mellitus

durch Diät allein (ohne blutzuckersenkende Medikation)
oder
durch Diät

- und Kohlenhydratresorptionsverzögerer oder Biguanide (d. h. orale Antidiabetika, die allein nicht zur Hypoglykämie führen) ausreichend einstellbar **10**
- und Sulfonylharnstoffe (auch bei zusätzlicher Gabe anderer oraler Antidiabetika) ausreichend einstellbar **20**
- und orale Antidiabetika und ergänzende Insulininjektionen ausreichend einstellbar **30**

durch Diät und alleinige Insulinbehandlung

- gut einstellbar **40**
- schwer einstellbar (häufig bei Kindern) auch gelegentliche, ausgeprägte Hypoglykämien **50**

Häufige ausgeprägte Hypoglykämien sowie Organkomplikationen sind ihren Auswirkungen entsprechend zusätzlich zu bewerten.

komplikationen zusätzlich zu bewerten, die den Grad der Behinderung erhöhen können.

Für die Feststellung der Behinderungen und des GdB spielen in der Verwaltungspraxis der Versorgungsämter die „Anhaltspunkte für die ärztliche Gutachtertätigkeit im sozialen Entschädigungsrecht und nach dem SchwbG" eine zentrale Rolle. Sie sollen Richtlinien für den ärztlichen Sachverständigen des Versorgungsamtes sein, ihm Beurteilungshinweise geben und insbesondere bei gleichen Sachverhalten eine einheitliche Begutachtungspraxis gewährleisten. Die Anhaltspunkte sind aber keine Rechtsnormen, an die auch die Gerichte der Sozialgerichtsbarkeit gebunden wären, sondern lediglich verwaltungsinterne Vorschriften.

Falls die Neigung zu schweren Stoffwechselentgleisungen und häufigen hypoglykämischen Schocks, und zwar überwiegend am Tage, besteht, kann für sich allein ein GdB von 70 festgestellt werden.

Seit November 1996 gelten neue „Anhaltspunkte". Hiernach wird der Diabetes mellitus wie in der Tabelle aufgeführt bewertet. Falls die Neigung zu schweren Stoffwechselentgleisungen und häufigen hypoglykämischen Schocks, und zwar überwiegend am Tage, besteht, kann für sich allein ein GdB von 70 festgestellt werden. Diese Anfälle können „als erhebliche Beeinträchtigung im Straßenverkehr" bewertet werden und nach den §§ 145 ff. SGB IX zur unentgeltlichen Beförderung im öffentlichen Personenverkehr führen.

Der im § 9 des Einkommenssteuergesetzes verwendete Begriff „erheblich gehbehindert" ist inhaltsgleich anzunehmen.

Liegen mehrere Funktionsbeeinträchtigungen vor, so ist der GdB nach den Auswirkungen der Funktionsbeeinträchtigungen in ihrer Gesamtheit, unter Berücksichtigung ihrer wechselseitigen Beziehungen, festzustellen. Es erfolgt also keine rechnerische Addition der Grade der einzelnen Beeinträchtigungen.

Anhaltspunkte für die Ärztliche Gutachtertätigkeit

Im Bundesministerium für Arbeit und Sozialordnung sind die „Anhaltspunkte für die ärztliche Gutachtertätigkeit im sozialen Entschädigungsrecht und nach dem Schwerbehindertengesetz" überarbeitet worden: Sie wurden neuen Erkenntnissen und Fortschritten in der medizinischen Wissenschaft über die Auswirkungen und Ursachen von Gesundheitsstörungen, der Rechtsprechung des Bundessozialgerichts und Änderungen der Rechtsgrundlagen angepaßt. Die Neufassung ersetzt die „Anhaltspunkte" aus dem Jahre 1983.

Im ersten Teil des Buches („Anhaltspunkte") werden die für alle versorgungsmedizinischen Gutachtenbereiche geltenden gemeinsamen Grundsätze dargestellt.

Im zweiten Teil werden die Besonderheiten in der Begutachtung nach dem Schwerbehindertengesetz dargestellt, insbesondere die zu beurteilenden gesundheitlichen Voraussetzungen für die Inanspruchnahme von Nachteilsausgleichen unter Berücksichtigung der Rechtsprechung.

Im dritten Teil werden Begriffe erörtert, die bei der Begutachtung im sozialen Entschädigungsrecht zusätzlich zu beachten sind sowie medizinische Grundlagen zur Kausalitätsbeurteilung bei den einzelnen Krankheitszuständen.

Mit der Neuausgabe der „Anhaltspunkte" soll erreicht werden, daß auch die Erfahrungen in den neuen Bundesländern an die Gutachter weitergegeben werden.

Kurzkommentar zu den neuen Anhaltspunkten

Bei der Überarbeitung der Kriterien zur Beurteilung des Diabetes ist das Bundesministerium für Arbeit und Sozialordnung leider nicht den Empfehlungen und dem Vorschlag der Fachgesellschaft, der Deutschen Diabetes-Gesellschaft (DDG), gefolgt, die vorgeschlagen hatte, den Grad der Behinderung entsprechend dem Therapie- und Kontrollaufwand beim Diabetes mellitus festzulegen.

Nach dem SGB IX ist eine Behinderung gemäß § 2 als Funktionsbeeinträchtigung aufgrund eines gesundheitlichen Schadens zu verstehen, die soziale Beeinträchtigungen zur Folge haben kann. Welche Funktionsbeeinträchtigungen und wodurch sind solche beim Diabetes mellitus zu sehen? Bei dieser Betrachtungsweise ist der Vergleich mit dem Stoffwechselgesunden gleichen Alters der entscheidende Faktor, um eine Funktionsbeeinträchtigung festzustellen. Bei Diabetikern sind beispielsweise folgende Beeinträchtigungen im Vergleich zu Stoffwechselgesunden zu sehen: die Einhaltung einer Diät mit sechs bis sieben Mahlzeiten am Tag, die Einnahme von Medikamenten bzw. die Insulininjektionen und die Durchführung von Stoffwechselselbstkontrollen.

Darüber hinaus sind psychische Phänomene wie Akzeptanz der Erkrankung oder Krankheitsbewältigung oder psychoreaktive Störungen zu bewerten. Weiterhin kann die persönliche Integrität durch das Auftreten von Hypoglykämien beeinträchtigt sein. Weiterhin kann das Leistungsvermögen stoffwechselbedingt infolge von Hypoglykämien sowie auch von Hyperglykämien passager beeinträchtigt sein.

Die Erfahrung mit den bislang gültigen Anhaltspunkten hatte gelehrt, daß die Feststellung des GdB beim Diabetes mellitus entsprechend dem Kriterium der „Einstellbarkeit" sehr problematisch ist und a priori eine Ungleichbehandlung begünstigt. Beispielsweise wurde bisher bei „schwer einstellbarem Diabetes" ein Ermessensspielraum von GdB 40 bis 60 v. H. eingeräumt. Dies konnte im Falle eines mit ICT (intensivierter konventioneller Therapie) eingestellten Diabetikers bei vier bis fünf Insulininjektionen und vier bis fünf Blutzuckerselbstkontrollen täglich mit normoglykämienaher Einstellung bedeuten, daß in einem Versorgungsamt eine Behinderung mit einem GdB von 40 v. H. mit dem Hinweis auf die gute Einstellung festgestellt wurde, während andererseits bei gleichen Voraussetzungen eine Schwerbehinderung mit einem GdB von 60 v. H. mit dem Hinweis auf die schwere Einstellbarkeit festgestellt wurde.

Das bedeutete, daß der mit größerem Therapie- und Kontrollaufwand behandelte Diabetiker in einem Fall mit einem niedrigeren GdB von 40 v. H. gleichsam bestraft werden würde, während „schwer einstellbare Diabetiker" mit schlechter Behandlungsqualität, fehlender Motivation und schlechter Compliance mit einem höheren GdB von 60 v. H. quasi belohnt würden.

Solche Fälle von Ungleichbehandlung führten zwangsläufig zur Häufung von Sozialgerichtsverfahren. Deshalb war eine deutlichere Grundlage als die der „Einstellbarkeit" des Diabetes von allen Sachverständigen und Fachkundigen gewünscht worden, um eine einheitliche und sachgerechte Begutachtung zu ermöglichen - und um die Qualität der Gutachten zu sichern oder zu verbessern. Diese Ziele sind mit den neuen Anhaltspunkten im Bereich des Diabetes leider nicht erreicht worden.

Deshalb sei allen Antragstellern und Widerspruchsführern in Schwerbehinderungsangelegenheiten sowie den Klägern bei Sozialgerichtsverfahren empfohlen, den Therapie- und Kontrollaufwand beim Diabetes mellitus im Sinne von funktionellen Einschränkungen und darüber hinaus sonstige soziale und psychosoziale Beeinträchtigungen schwerpunktmäßig darzustellen. Anders ausgedrückt: Um einer bürokratischen Anwendung der „Anhaltspunkte" entgegenzuwirken, ist eine substantielle Beschreibung der Selbsttherapie vor Gericht hilfreich.

Eine Neuauflage der „Anhaltspunkte für die ärztliche Gutachtertätigkeit im sozialen Entschädigungsrecht und nach dem Schwerbehindertengesetz" ist nicht zuletzt auch bedingt durch die Gesetzesänderung mit Integration des Schwerbehindertenrechts in das Neunte Sozialgesetzbuch (SGB IX) im Jahre 2003 zu erwarten.

Zum Nachweis der Schwerbehinderteneigenschaft für Zusatzurlaub

Der Arbeitgeber kann für die Gewährung des Zusatzurlaubs einen Nachweis über die Schwerbehinderteneigenschaft verlangen. Als Nachweis dient nach § 69 SGB IX der Ausweis über die Schwerbehinderteneigenschaft. Es kann also die Vorlage des Ausweises bzw. einer Kopie davon gefordert werden.

Dagegen hat der Arbeitgeber kein Recht auf Vorlage des Feststellungsbescheides über die Anerkennung der Behinderung durch die Versorgungsverwaltung. Dies kann ebenfalls aus dem § 69 SGB IX gefolgert werden, der nicht den Feststellungsbescheid als Nachweisunterlage nennt, sondern nur den Ausweis. Der Arbeitgeber hat also keinen Rechtsanspruch darauf, im einzelnen die Behinderungen zu erfahren, wie sie sich aus dem Feststellungsbescheid ergeben.

Steuerliche Nachteilsausgleiche für Behinderte

Die Sonderbestimmungen zum steuerlichen Ausgleich der Nach-

Einen Pauschalbetrag erhalten auch Behinderte mit einem GdB zwischen 25% und 50%, wenn sie wegen ihrer Behinderung aufgrund gesetzlicher Vorschriften Rente oder andere laufende Bezüge erhalten.

teile für Behinderte sind für den Laien nicht immer auf den ersten Blick verständlich. Grundsätzlich ist wichtig, daß der finanzielle Ausgleich - neben der Höhe des steuerpflichtigen Einkommens - vor allem von der Art und dem Grad der Behinderung abhängig ist.

Steuerfreibeträge für Diabetiker

Aufgrund der zusätzlichen Belastungen, die Diabetikern erwachsen können, gewährt das Finanzamt auf Antrag jährlich Pauschalbeträge nach § 33b des Einkommensteuergesetzes (EstG), um die das zu versteuernde Einkommen reduziert wird. Damit ergibt sich - je nach Einkom-

Pauschalbeträge

Grad der Behinderung in %	Pauschalbetrag in Euro
25 und 30	310
35 und 40	430
45 und 50	570
55 und 60	720
65 und 70	890
75 und 80	1.060
85 und 90	1.230
95 und 100	1.420
für Blinde und Hilflose (H)	3.700

menshöhe - ein entsprechender steuerlicher Vorteil. Diese Pauschalbeträge erhalten Behinderte, deren Grad der Behinderung (GdB) sich auf mindestens 50% beläuft. Die Pauschalbeträge werden stets in voller Höhe gewährt, auch wenn die Voraussetzungen nicht während des ganzen Kalenderjahres vorgelegen haben. Wird der GdB im Lauf eines Jahres herauf- oder herabgesetzt, so steht der Pauschalbetrag nach dem höchsten festgestellten Grad zu.

Einen Pauschalbetrag erhalten auch Behinderte mit einem GdB zwischen 25% und 50%, wenn sie wegen ihrer Behinderung aufgrund gesetzlicher Vorschriften Rente oder andere laufende Bezüge erhalten. Dies gilt auch, wenn die Behinderung zu einer äußerlich erkennbaren, dauernden Einbuße der körperlichen Beweglichkeit geführt hat oder auf einer Berufskrankheit beruht.

Sind die aus der Behinderung entstehenden Aufwendungen (nach Abzug der als zumutbar festgesetzten Belastung von derzeit 1% des Einkommens) höher als die Pauschalbeträge, so können anstelle der Pauschalbeträge die nachgewiesenen Aufwendungen als außergewöhnliche Belastung nach § 33 EstG steuermindernd geltend gemacht werden. Die zumutbare Belastung ist dabei von der Höhe des Einkommens abhängig. Die Pauschalbeträge können auf Wunsch durch das Finanzamt als Freibeträge vorweg in die Lohnsteuerkarte eingetragen werden - unter Vorlage des Bescheids des Versorgungsamtes. Dabei nimmt man allerdings in Kauf, daß auch andere Personen, z. B. in der Personalabteilung, diese Daten lesen.

Rückwirkende Beantragung

Steuerfreibeträge können auch rückwirkend beantragt werden, wenn der Berechtigte erst später von der Möglichkeit Kenntnis erhielt. Menschen mit Behinderungen gemäß des SGB IX (in der Regel ab GdB von 50%), die noch nie Steuerermäßigung beantragten, obwohl sie oder Angehörige (z. B. Kind mit Diabetes) einen entsprechenden Bescheid und Ausweis des Versorgungsamtes haben, können an ihr Finanzamt einen Antrag auf rückwirkende Steuererstattung stellen. Sie müßten diesen jedoch mit der Aussage begründen, daß sie von dieser Erstattungsmöglichkeit erst jetzt erfahren haben. Eine Behauptung, sie hätten aus Vergeßlichkeit oder Schlamperei diesen Antrag nicht rechtzeitig gestellt, führt nicht zum gewünschten Erfolg.

Sonderbestimmung für Kinder und Jugendliche mit Diabetes

Für Kinder und Jugendliche mit Diabetes wird bis zum vollendeten 16. Lebensjahr ein Pauschal-

Noch ein Tip für Eltern

Sie sollten darüber nachdenken, ob es zweckmäßig ist, ihr Kind über die automatische Zuweisung des „H“ (= Hilfsbedürftigkeit wegen des Diabetes bis zum 16. Lebensjahr) zu informieren. Diese Kenntnis könnte das Selbstbewußtsein des Kindes negativ beeinflussen. Und was die Steuerersparnis angeht? Diese ließe sich auf einem besonderen Sparbuch deponieren, das man aus Anlaß eines besonderen Ereignisses, wie z. B. bei einer bestandenen Prüfung, dem Kind als Geschenk aushändigen kann.

Bewirbt sich ein Diabetiker um einen Studienplatz, der mit einem „Numerus clausus“ belegt ist, kann bei einer anerkannten Schwerbehinderung ab 50% GdB die Durchschnittsnote des Abiturzeugnisses durch einen Bonus aufgebessert werden, so daß die Chancen, einen entsprechenden Studienplatz zu bekommen, steigen.

Eltern scheuen verständlicherweise oft, für ihr Kind den Antrag auf „Hilflosigkeit" zu stellen, weil sie davon ausgehen, daß mit diesem Merkzeichen „H" zugleich die Feststellung Schwerbehinderung und dadurch eventuell spätere Schwierigkeiten bei der Arbeitsplatzsuche etc. verbunden sein könnten.

betrag von 3.700,- € gewährt. Bedingung hierfür ist, daß das Versorgungsamt auf Antrag Hilflosigkeit (Merkzeichen „H") bescheinigt hat. Berücksichtigt wird hier weniger der gesundheitliche Zustand als vielmehr die erforderliche „Überwachung" des Kindes bzw. des Jugendlichen wegen der Dosierung des Insulins, der Gefahr von Unterzuckerungen, der Einhaltung der Diät und der notwendigen körperlichen Betätigung sowie permanenter Motivation zur Einhaltung der ärztlichen Empfehlungen. Wenn im Einzelfall die besonderen Schwierigkeiten über das 16. Lebensjahr hinaus vorliegen, kann die Gewährung dieses Pauschalbetrags auf Antrag bis zum vollendeten 18. Lebensjahr verlängert werden. Eltern scheuen verständlicherweise oft, für ihr Kind den Antrag auf „Hilflosigkeit" zu stellen, weil sie davon ausgehen, daß mit diesem Merkzeichen „H" zugleich die Feststellung Schwerbehinderung und dadurch eventuell spätere Schwierigkeiten bei der Arbeitsplatzsuche etc. verbunden sein könnten. Dies ist nicht zwangsläufig der Fall, denn für die Steuerermäßigung von 3.700,- € reicht hier bereits ein GdB von 25%, während die Schwerbehinderung erst ab 50% bescheinigt wird. Den Wunsch, keine Schwerbehinderung zu bestätigen und keinen Schwerbehindertenausweis auszustellen, muß man im Antrag an das Versorgungsamt aufnehmen.

Vorgezogenes Altersruhegeld?

Oft stellen Diabetiker einen Antrag auf Schwerbehinderung, weil sie sich dadurch (ab 50% GdB) eine vorzeitige Rente erhoffen. Das trifft jedoch nicht zu. Bis zum 63. Lebensjahr muß man entweder Berufs- oder Erwerbsunfähigkeit nachweisen, um vorgezogenes Altersruhegeld beantragen zu können.

Allerdings: Die Feststellung der Schwerbehinderung nach dem SGB IX öffnet mit Vollendung des 63. Lebensjahres den Zugang zum „vorgezogenen Altersruhegeld". Dabei muß man allerdings eine Rentenversicherungszeit von 35 Jahren nachweisen. Durch das Rentenreformgesetz soll dieses Recht erheblich gemindert werden (siehe Kapitel: Rente).

Feststellung der Behinderung:
Ausweise - Merkzeichen

§ 69 Feststellung der Behinderung, Ausweise

(1) Auf Antrag des behinderten Menschen stellen die für die Durchführung des Bundesversorgungsgesetzes zuständigen Behörden das Vorliegen einer Behinderung und den Grad der Behinderung fest. Das Gesetz über das Verwaltungsverfahren der Kriegsopferversorgung ist entsprechend anzuwenden, soweit nicht das Zehnte Buch Anwendung findet. Die Auswirkungen auf die Teilhabe am Leben in der Gesellschaft werden als Grad der Behinderung nach Zehnergraden abgestuft festgestellt. Die im Rahmen des § 30 Abs. 1 des Bundesversorgungsgesetz festgelegten Maßstäbe gelten entsprechend. Eine Feststellung ist nur zu treffen, wenn ein Grad der Behinderung von wenigstens 20 vorliegt.

(2) Eine Feststellung nach Absatz 1 ist nicht zu treffen, wenn eine Feststellung über das Vorliegen einer Behinderung und den Grad einer auf ihr beruhenden Erwerbsminderung schon in einem Rentenbescheid, einer entsprechenden Verwaltungs- oder Gerichtsentscheidung oder einer vorläufigen Bescheinigung der für diese Entscheidungen zuständigen Dienststellen getroffen worden ist, es sei denn, daß der behinderte Mensch ein Interesse an anderweitiger Feststellung nach Absatz 1 glaubhaft macht. Eine Feststellung nach Satz 1 gilt zugleich als Feststellung des Grades der Behinderung.

(3) Liegen mehrere Beeinträchtigungen der Teilhabe am Leben in der Gesellschaft vor, so wird der Grad der Behinderung nach den Auswirkungen der Beeinträchtigungen in ihrer Gesamtheit unter Berücksichtigung ihrer wechselseitigen Beziehungen festgestellt. Für diese Entscheidung gilt Absatz 1, es sei denn, daß in einer Entscheidung nach Absatz 2 eine Gesamtbeurteilung bereits getroffen worden ist.

(4) Sind neben dem Vorliegen der Behinderung weitere gesundheitliche Merkmale Voraussetzung für die Inanspruchnahme von Nachteilsausgleichen, so

treffen die für die Durchführung des Bundesversorgungsgesetzes zuständigen Behörden die erforderlichen Feststellungen im Verfahren nach Absatz 1.

(5) Auf Antrag des behinderten Menschen stellen die für die Durchführung des Bundesversorgungsgesetzes zuständigen Behörden auf Grund einer Feststellung der Behinderung einen Ausweis über die Eigenschaft als schwerbehinderter Mensch, den Grad der Behinderung sowie im Falle des Absatzes 4 über weitere gesundheitliche Merkmale aus. Der Ausweis dient dem Nachweis für die Inanspruchnahme von Leistungen und sonstigen Hilfen, die schwerbehinderten Menschen nach Teil 2 oder nach anderen Vorschriften zustehen. Die Gültigkeitsdauer des Ausweises wird befristet. Er wird eingezogen, sobald der gesetzliche Schutz schwerbehinderter Menschen erloschen ist. Der Ausweis wird berichtigt, sobald ein Neufeststellung unanfechtbar geworden ist.

Die Versorgungsämter haben auf Antrag drei Feststellungen zu treffen, nämlich über

- das Vorliegen von Behinderungen
- den durch alle Behinderungen in ihrer Gesamtheit bedingten GdB und
- die Voraussetzungen für die Inanspruchnahme von Nachteilsausgleichen.

Grundsätzlich haben die Versorgungsämter alle Behinderungen festzustellen. Nur dann, wenn lediglich Gesundheitsstörungen vorliegen, die in ihrer Gesamtheit keinen GdB von wenigstens 20 bedingen, ist vom Versorgungsamt keine schriftliche Feststellung zu treffen. Der Behinderte kann durch eine Beschränkung des Feststellungsantrags verhindern, daß bestimmte Behinderungen festgestellt werden, die nicht nach außen dringen sollen. Diese Behinderungen bleiben dann allerdings auch bei der Feststellung des Gesamt-GdB außer Betracht.
Der für die Entscheidung erhebliche Sachverhalt ist vom Versorgungsamt von Amts wegen zu ermitteln. Alle für den Einzelfall bedeutsamen, insbesondere die für die Behinderten günstigen Umstände sind zu berücksichtigen. Zu diesem Zweck holen die Versorgungsämter Befundberichte der behandelnden Ärzte und Gutachten ein.

Es ist empfehlenswert, die behandelnden Ärzte davon in Kenntnis zu setzen, daß Sie einen Antrag wegen Schwerbehinderung an das Versorgungsamt gestellt haben.

Die gesundheitlichen Merkmale

Nach der Feststellung des GdB können verschiedene „gesundheitliche Merkmale“ im Bescheid und im Ausweis vermerkt sein. Sie berechtigen den Schwerbehinderten, unterschiedliche Hilfestellungen in Anspruch zu nehmen, die besondere Nachteile ausgleichen sollen. Auf dem Ausweis sind, falls die Voraussetzungen erfüllt sind, folgende Merkzeichen einzutragen:

- G, erheblich gehbehindert;
- H, hilflos;
- Bl, blind;
- aG, außergewöhnlich gehbehindert;
- B, ständige Begleitung notwendig;
- RF, Befreiung von der Rundfunkgebührenpflicht, setzt eine wesentliche Sehbehinderung (GdB von mindestens 60), eine Hörminderung, die die ausreichende Verständigung trotz Hörhilfe unmöglich macht, oder die ständige Hinderung, an öffentlichen Veranstaltungen jeder Art teilzunehmen, voraus.

Die vom Versorgungsamt zu treffenden Feststellungen erfolgen durch schriftlichen Bescheid. Es handelt sich dabei um einen Verwaltungsakt mit Dauerwirkung, der für die Beteiligten bindend wird, wenn nicht innerhalb eines Monats Widerspruch eingelegt wird.

Hat sich nach Erlaß des Bescheides der Gesundheitszustand des Behinderten verschlimmert, so ist eine Neufeststellung zu treffen, wenn die Verschlimmerung wesentlich ist, das heißt, wenn sich der GdB um mindestens 10 ändert. Zuungunsten des Behinderten kann eine Neufeststellung nur unter erschwerten Voraussetzungen erfolgen.

Näheres zu den Nachteilsausgleichen können Sie dem Merkblatt „Übersicht über Nachteilsausgleiche der Schwerbehinderten“ entnehmen, das kostenlos bei der Stadtverwaltung bzw. dem Landratsamt zu haben ist.

Auch gegen die Entscheidungen der Versorgungsämter nach § 69 SGB IX ist der Rechtsweg durch einen Widerspruch und die Klage bei den Sozialgerichten möglich (Näheres siehe Kapitel „Wie setze ich mein gutes Recht durch?“).

Kündigungsschutz

§ 85 Erfordernis der Zustimmung
Die Kündigung des Arbeitsverhältnisses eines schwerbehin-

derten Menschen durch den Arbeitgeber bedarf der vorherigen Zustimmung des Integrationsamtes.

§ 86 Kündigungsfrist
Die Kündigungsfrist beträgt mindestens vier Wochen.

§ 87 Antragsverfahren
(1) Die Zustimmung zur Kündigung beantragt der Arbeitgeber bei dem für den Sitz des Betriebes oder der Dienststelle zuständigen Integrationsamt schriftlich. Der Begriff des Betriebes und der Begriff der Dienststelle im Sinne des Teils 2 bestimmen sich nach dem Betriebsverfassungsgesetz und dem Personalvertretungsrecht.
(2) Das Integrationsamt holt eine Stellungnahme des zuständigen Arbeitsamtes, des Betriebsrates oder Personalrates und der Schwerbehindertenvertretung ein und hört den schwerbehinderten Menschen an.
(3) Das Integrationsamt wirkt in jeder Lage des Verfahrens auf eine gütliche Einigung hin.

§ 88 Entscheidung des Integrationsamtes
(1) Das Integrationsamt soll die Entscheidung, falls erforderlich auf Grund mündlicher Verhandlung, innerhalb eines Monats vom Tage des Eingangs des Antrages an treffen.
(2) Die Entscheidung wird dem Arbeitgeber und dem schwerbehinderten Menschen zugestellt. Dem Arbeitsamt wird eine Abschrift der Entscheidung übersandt.
(3) Erteilt das Integrationsamt die Zustimmung zur Kündigung, kann der Arbeitgeber die Kündigung nur innerhalb eines Monats nach Zustellung erklären.
(4) Widerspruch und Anfechtungsklage gegen die Zustimmung des Integrationsamtes zur Kündigung haben keine aufschiebende Wirkung.

„Die Kündigungsfrist beträgt mindestens vier Wochen." Die vier Wochen sind auch einzuhalten, wenn Gesetz oder Tarifvertrag bei einer ordentlichen Kündigung eine kürzere Kündigungsfrist zulassen. Wegen des neuen Kündigungsfristengesetzes wird auf das entsprechende Kapitel verwiesen.

Schwerbehinderte können einen besonderen Kündigungsschutz haben. Ein Arbeitgeber, der einem Schwerbehinderten kündigen will, braucht dazu vorher die Zustimmung des Integrationsamtes. Erst nachdem das Integrationsamt seine Zustimmung erteilt hat, darf der Arbeitgeber kündigen. Eine ohne vorherige Zustimmung ausgesprochene Kündigung ist unwirksam.

Der Kündigungsschutz setzt allerdings erst nach einer Beschäftigung von sechs Monaten ein. Deshalb wirkt der Kündigungsschutz nicht innerhalb der Probezeit!

Für die Durchführung des Kündigungsverfahrens ist das Integrationsamt zuständig. Der Arbeitgeber muß einen Antrag auf Zustimmung stellen. Danach holt das Integrationsamt Stellungnahmen des Arbeitsamtes, des Betriebsrats/Personalsrats und der Schwerbehindertenvertretung ein und hört den Schwerbehinderten an. Es führt eine Verhandlung durch. Zusätzlich haben die Integrationsämter die arbeitsrechtlichen Grundsätze zur Kündigung zugrunde zu legen.

Wegen langanhaltender Krankheit kommt eine Kündigung als letztes Mittel erst dann in Betracht, wenn es dem Arbeitgeber nicht mehr möglich oder nicht mehr zumutbar ist, Überbrückungsmaßnahmen (z. B. Einstellung von Aushilfskräften, Anordnung von Überstunden oder Mehrarbeit, personelle Umorganisation, organisatorische Umstellung) durchzuführen. Die Kündigung ist sozial nur gerechtfertigt, wenn zum Zeitpunkt der Kündigung aufgrund der objektiven Umstände mit einer Arbeitsunfähigkeit auf nicht absehbare Zeit zu rechnen ist und gerade diese Ungewißheit zu unzumutbaren betrieblichen oder wirtschaftlichen Belastungen führt.

Bei häufigen Kurzerkrankungen können nach Auffassung des Bundesarbeitsgerichtes auch sehr hohe Lohnfortzahlungskosten bei der Interessenabwägung zu Lasten des Arbeitnehmers gewertet werden.

In beiden Fällen sollte bei einem Diabetiker zusätzlich geprüft werden, ob eine vorgezogene Rente (auf Zeit) in Frage käme. Das medizinische Gutachten wäre hier entscheidend (siehe dazu auch Abfindung und Kündigung im Kapitel „Probleme im Arbeitsleben“).

Heutzutage sollten Arbeitnehmer gründlich überlegen, bevor sie von sich aus ein Arbeitsverhältnis kündigen, ohne eine neue Perspektive zu haben. Wer das tut, verliert in der Regel alle Rechte aus dem Arbeitsvertrag.

Freistellung von Mehrarbeit

§ 124 Mehrarbeit

Schwerbehinderte Menschen werden auf ihr Verlangen von Mehrarbeit freigestellt.

Der Schwerbehinderte sollte sorgfältig abwägen, ob er Überstunden grundsätzlich ablehnt. Die Folge sind häufig Spannungen mit Kollegen, die diese Mehrarbeit dann zusätzlich übernehmen müssen.

Der Schwerbehinderte kann gegenüber dem Arbeitgeber jede Arbeit ablehnen, die über die im Einzelfall für ihn vertraglich vorgesehene Arbeitszeit hinausgeht. Das Verlangen auf Freistellung von Mehrarbeit muß so rechtzeitig gestellt und so genau bezeichnet werden, daß der Betrieb sich darauf einstellen kann. Gründe für die Ablehnung braucht der Schwerbehinderte nicht anzugeben. Lediglich in Notfällen entfällt das Ablehnungsrecht. Mehrarbeit, auch als Überstunden bezeichnet, kann, zumal wenn sie auf Dauer geleistet wird, gesundheitlich schädlich sein und für den Arbeitnehmer in der Folge zur kostenträchtigen Arbeitsunfähigkeit führen. Fragwürdig ist aber auch das Nebeneinander von Millionen Arbeitslosen und Milliarden Überstunden in unserer heutigen Gesellschaft.

Trotzdem sollte der Schwerbehinderte sorgfältig abwägen, ob er Überstunden grundsätzlich ablehnt. Die Folge sind häufig Spannungen mit Kollegen, die diese Mehrarbeit dann zusätzlich übernehmen müssen.

Zusatzurlaub

§ 125 Zusatzurlaub

Schwerbehinderte Menschen haben Anspruch auf einen bezahlten zusätzlichen Urlaub von fünf Arbeitstagen im Urlaubsjahr; verteilt sich die regelmäßige Arbeitszeit des schwerbehinderten Menschen auf mehr oder weniger als fünf Arbeitstage in der Kalenderwoche, erhöht oder vermindert sich der Zusatzurlaub entsprechend. Soweit tarifliche, betriebliche oder sonstige Urlaubsregelungen für schwerbehinderte Menschen einen längeren Zusatzurlaub vorsehen, bleiben sie unberührt.

Beträgt die persönliche regelmäßige Arbeitszeit des Schwerbehinderten sechs Tage, wie z. B. bei Beschäftigten im Einzelhandel, so hat er auch sechs Arbeitstage Zusatzurlaub. Teilzeitbeschäftigte erhalten so viele zusätzliche Urlaubstage wie ihre Arbeitswoche Arbeitstage hat. Gleichgestellte (s. § 2) haben keinen Anspruch auf Zusatzurlaub.

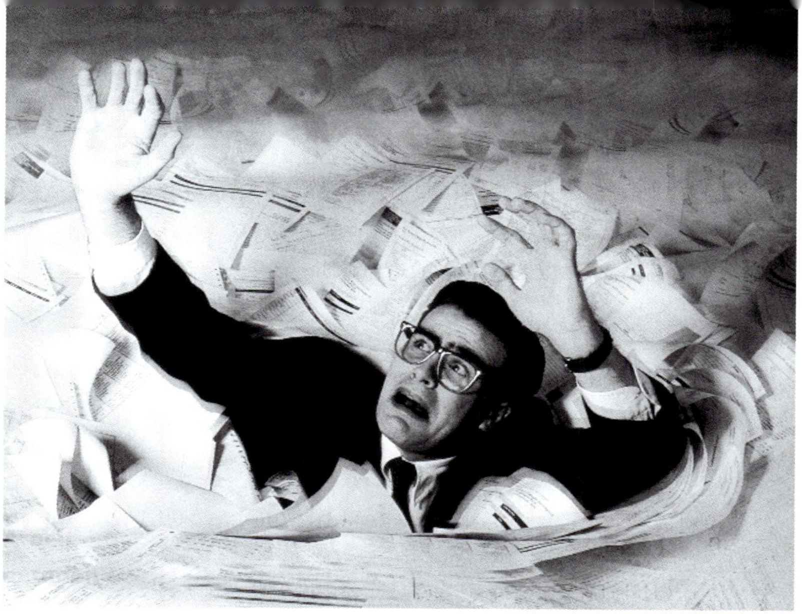

Hinweise zur Antragstellung auf Feststellung von Behinderungen

Um eine Antragstellung erfolgreich vorzubereiten und das Ausfüllen eines Antrages zu erleichtern, sollen nachfolgende Hinweise dienen.

Das Feststellungsverfahren kann nur durch einen Antrag eingeleitet werden. Die Befugnis, das Verfahren in Gang zu setzen, steht nur dem Behinderten zu. Antragsberechtigt ist der Behinderte bereits dann, wenn er das 15. Lebensjahr vollendet hat. Für Jüngere hat der Erziehungsberechtigte das Recht, Anträge zu stellen. Die Antragsberechtigten können sich von Bevollmächtigten vertreten lassen.

Für die Feststellung nach dem SGB IX sowie für die gesundheitlichen Voraussetzungen für Nachteilsausgleiche ist in der Regel das Versorgungsamt zuständig, in dessen Bereich der Antragsteller wohnt. Die vom Versorgungsamt vorzunehmenden Feststellungen beziehen sich auf die im Einzelfall vorliegenden Behinderungen und den Gesamt-GdB. Eine Behinderung i. S. des SGB IX ist erst dann festzustellen, wenn eine behinderungsbedingte Funktionseinschränkung mit einem GdB von mindestens 10 zu bewerten ist.

Für die Feststellung nach dem SGB IX sowie für die gesundheitlichen Voraussetzungen für Nachteilsausgleiche ist in der Regel das Versorgungsamt zuständig, in dessen Bereich der Antragsteller wohnt.

Wichtig: Der Behinderte ist berechtigt, auf die Feststellung bestimmter Behinderungen zu verzichten. Der Verzicht kann auch beantragt werden, wenn bereits eine rechtskräftige Feststellung getroffen worden ist. Bei mehreren Funktionsbeeinträchtigungen ist ein Gesamt-GdB zu bilden. Eine Addition der einzelnen Behinderungsgrade ist nicht zulässig.

Aufgrund der Feststellungen über die Schwerbehinderteneigenschaft und den GdB stellt das Versorgungsamt auf Antrag einen Schwerbehindertenausweis aus.

Bemerkungen zu den Antragsformularen

Es ist zweckmäßig, sich der Formblätter zu bedienen. Diese erhalten Sie entweder beim Gemeindeamt Ihres Wohnortes oder beim zuständigen Versorgungsamt. Dessen Anschrift finden Sie im Adressenverzeichnis. Lassen Sie sich zwei Exemplare geben, damit Sie ein Stück als Durchschlag benutzen und behalten können.
Nun ein Auszug wesentlicher Teile dieser Formblätter:

Zum „Antrag auf Feststellung von Behinderungen und Ausstellung eines Ausweises"

Zur Bearbeitung des Antrages bittet das Versorgungsamt den Antragsteller, folgende Fragen zu beantworten:
Wenn sich Unterlagen über Ihren derzeitigen Gesundheitszustand (z. B. Befundberichte, ärztliche Gutachten, Kurschlußgutachten, EKG-, Labor- und Röntgenbefunde) in Ihren Händen befinden, fügen Sie sie bitte diesem Antrag bei! Dadurch können Sie zur Beschleunigung des Verfahrens beitragen.

Hinweis zum Datenschutz nach § 67 a Abs. 3 des Sozialgesetzbuches - 10. Buch - (SGB X): „Ihre Angaben sind für die Entscheidung in Ihrer Angelegenheit erforderlich. Zur Beantwortung der Fragen sind Sie verpflichtet. Kommen Sie Ihrer Mitwirkungspflicht nicht nach, so können wir die Feststellung nach dem SGB IX ganz oder teilweise versagen oder entziehen, soweit deren Voraussetzungen nicht nachgewiesen sind. Alle unsere Mitarbeiter sind zur Wahrung des Sozialgeheimnisses verpflichtet".

1. Angaben zur Person
a. Zu- und Vorname, ggf. Geburtsname oder frühere Namen

b. Geburtsdatum, Geburtsort
c. Wohnsitz oder gewöhnlicher Aufenthalt, Straße, Haus-Nr., Postleitzahl, Ort
d. Staatsangehörigkeit
e. Bei Minderjährigen unter 15 Jahren und Personen, für die ein Betreuer mit entsprechendem Aufgabenkreis bestellt ist, bitte Zu- und Vorname sowie Anschrift des gesetzlichen Vertreters oder des Betreuers angeben und ggf. Betreuerausweis (in Ablichtung) vorlegen.
f. Erwerbstätigkeit:
Sind Sie berufstätig?
☐ Nein ☐ Ja

2. Angaben zu den festzustellenden Behinderungen

a. Soll Ihr Antrag nach dem SGB IX alle bei Ihnen bestehenden Gesundheitsstörungen umfassen? ☐ Nein ☐ Ja
b. Wenn Sie Nein angekreuzt haben, beachten Sie, daß die nicht festzustellenden Behinderungen auch nicht bei der Bewertung des GdB berücksichtigt werden können.
c. Welche nicht nur vorübergehenden körperlichen, geistigen oder seelischen Gesundheitsstörungen werden von Ihnen geltend gemacht?
d. Hat das Versorgungsamt oder eine andere Verwaltungsbehörde, ein Sozialversicherungsträger oder ein Gericht bereits einmal eine Feststellung über das Vorliegen einer Behinderung und den Grad der Behinderung (GdB) bzw. Minderung der Erwerbsfähigkeit (MdE) getroffen, oder besitzen Sie eine vorliegende Bescheinigung von einer dieser Stellen, oder läuft ein entsprechendes Verfahren?
e. Erhalten Sie Berufs- oder Erwerbsunfähigkeitsrente aus der gesetzlichen Rentenversicherung, oder haben Sie dort einen Antrag gestellt? Laufen Untersuchungen beim Rentenversicherungsträger, oder sind Klagen beim Sozialgericht anhängig?
☐ Nein ☐ Ja

3. Angaben über ärztliche Behandlungen

a. Name und Anschrift Ihres Hausarztes
Befinden sich Ihres Wissens alle medizinischen Unterlagen bei Ihrem Hausarzt?
☐ Nein ☐ Ja
b. Bei welchen Ärzten sind Sie außerdem in Behandlung?
Von.................... bis.....................
Name und Anschrift des behandelnden Arztes, wegen welcher Gesundheitsstörungen?
c. Krankenhausbehandlung wegen der Behinderungen in den letzten fünf Jahren:
von.................. bis..................,
Name und Anschrift des

Krankenhauses, wegen welcher Gesundheitsstörungen, ambulant, stationär?

d. Kurbehandlung wegen der Behinderungen in den letzten fünf Jahren: von............. bis..............., Name und Anschrift der Kurklinik, Kostenträger, Aktz.

e. Derzeitige Zugehörigkeit zur Krankenkasse/Krankenversicherung, Name und Anschrift der Krankenkasse, Mitgliedsnummer

Erklärung des Antragstellers
Ich versichere, daß ich die vorstehenden Angaben nach bestem Wissen und Gewissen gemacht habe. Mir ist bekannt, daß wahrheitswidrige Angaben strafrechtlich verfolgt werden können.

Ich entbinde Ärzte und sonstige schweigepflichtige Personen, deren Beteiligung sich aus meinen obigen Angaben ergibt, von ihrer Schweigepflicht und stimme der Verwertung der Auskünfte und Unterlagen bei der Feststellung nach dem SGB IX zu.

Datum/Unterschrift

Zum Antrag auf Erhöhung (Verschlimmerung) der Behinderung (GdB)

1. Angaben zur Person
2. Welche der festgestellten Behinderungen haben sich verschlimmert?
3. Welche Behinderungen sind seit der letzten Feststellung neu aufgetreten?
4. Ärztliche Behandlung wegen der Behinderung seit der letzten Feststellung
5. Krankenhaus- und Kurbehandlung wegen der Behinderung seit der letzten Feststellung
6. Erklärung des Antragstellers

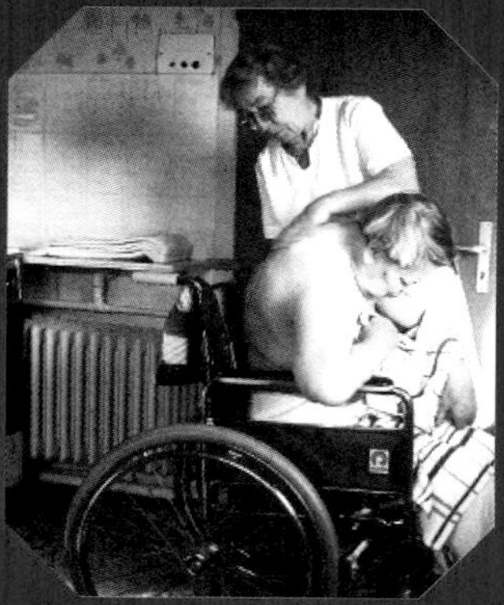

Sozialhilfe

Obwohl in Deutschland ein umfassendes soziales Sicherungssystem besteht, sind persönliche Notlagen nicht auszuschließen. Auch wer in Not gerät, soll ein menschenwürdiges Leben führen können: Dabei hilft die Sozialhilfe. Sie ist kein Almosen für die betroffenen Menschen, sondern eine gesetzlich verankerte Unterstützung in Situationen, die sie nicht allein bewältigen können.

Das Gesetz, das diese Hilfe garantiert, ist das Bundessozialhilfegesetz (BSHG). Es unterscheidet nach Leistungen, die zu gewähren sind (Ist-Leistungen), die gewährt werden sollen (Soll-Leistungen) und die gewährt werden können (Kann-Leistungen). Bei den Ist-Bestimmungen besteht ein zwingender Rechtsanspruch, bei den Soll-Bestimmungen ein eng begrenzter Ermessensspielraum; bei den Kann-Bestimmungen ist nach pflichtgemäßem Ermessen zu entscheiden.

Wie die Hilfe organisiert ist

Sozialhilfe wird von örtlichen und überörtlichen Trägern gewährt und finanziert, örtliche Träger sind die Kreisfreien Städte und Landkreise: Sie gewähren Sozialhilfe als Selbstverwaltungsangelegenheit. Das Landesrecht kann bestimmen, daß Kreisangehörige Gemeinden mit der Wahrnehmung der Sozialhilfe tätig werden.

Die von den Ländern getroffenen Zuständigkeitsregeln folgen drei Mustern; überörtlicher Träger ist danach entweder

1. das Land (Berlin, Brandenburg, Bremen, Hamburg, Mecklenburg-Vorpommern, Niedersachsen, Rheinland-Pfalz, Saarland, Sachsen-Anhalt, Schleswig-Holstein und Thüringen) oder
2. ein regionaler Träger kommunaler Selbstverwaltung (Bezirke in Bayern, Landesverbände in Nordrhein-Westfalen) oder
3. ein eigener, allein für Sozialhilfegewährung zuständiger Verband (Landeswohlfahrtsverband, so Baden-Württemberg, Hessen, Sachsen).

Die örtliche Zuständigkeit richtet sich nach dem gewöhnlichen Aufenthalt des Hilfeempfängers.

Voraussetzung ist eine Notlage

Wer in Not ist oder in Not zu geraten droht, hat einen Anspruch auf Sozialhilfe. Voraussetzung ist, er kann diese Notlage nicht aus eigenen Kräften und Mitteln oder durch die Hilfe anderer Menschen überwinden. Dabei spielt es keine Rolle, ob er die Notlage selbst verursacht hat oder nicht. Auf fast alle Leistungen der Sozialhilfe besteht Rechtsanspruch. Der Anspruch ist nicht übertrag- oder verpfändbar. Allerdings: Die Sozialhilfe ist grundsätzlich nachrangig, d. h. ihre Leistungen orientieren sich nach den Besonderheiten des Einzelfalles. Die Hilfe soll dann nicht greifen, wenn eine Hilfe von Angehörigen oder von Trägern anderer Sozialleistungen möglich ist.

Eigenes Einkommen oder Vermögen des Antragstellers ist vor der Sozialhilfe zu verbrauchen. Ausgenommen sind u. a. angemessener Hausrat, angemessenes Hausgrundstück, unentbehrliche Gegenstände zur Fortsetzung oder Aufnahme einer Erwerbstätigkeit, Erbstücke, wenn es eine besondere Härte bedeuten würde, sowie kleinere Barbeträge und Sparguthaben.

Hilfesuchende, die arbeitsfähig sind, müssen unter Beweis stellen, daß sie bereit sind, eine Erwerbstätigkeit aufzunehmen, um zu ihrem Lebensunterhalt beizutragen.

Die Leistungen

Sozialhilfe kann man als persönliche Hilfe, als Geldleistung oder als Sachleistung erhalten. Es gibt:

- Hilfe zum Lebensunterhalt und
- Hilfe in besonderen Lebenslagen, z. B. bei Krankheit, Behinderung oder im Alter.

Hilfe zum Lebensunterhalt umfaßt Ernährung, Unterkunft, Kleidung, Körperpflege, Haushalt, Heizung, persönliche Dinge des täglichen Bedarfs.

Regelsätze müssen unter Nettolohn liegen

Da es nicht möglich ist, den individuellen Lebensbedarf festzulegen, werden die laufenden Leistungen zum Lebensunterhalt nach Regelsätzen bemessen. Es gelten keine bundesweit einheitlichen Regelsätze, sondern ländereinheitliche Beträge. Dabei werden die tatsächlichen Lebenshaltungskosten und örtliche Unterschiede berücksichtigt. Bei der Festsetzung wird darauf geachtet, daß die Regelsätze unterhalb dessen liegen, was einem Nettoarbeitsentgelt entspricht.

Eigenes Einkommen oder Vermögen des Antragstellers ist vor der Sozialhilfe zu verbrauchen.

Zusätzlich zu den laufenden Leistungen kann es einmalige Leistungen geben, wenn größere Anschaffungen nötig sind wie Kleidung, Hausrat, Heizung im Winter. Wichtig ist: Die einmaligen Leistungen müssen vor dem Kauf beantragt werden.

Mietkosten-Erstattung

Die Kosten für die Unterkunft werden erstattet - zusätzlich zum Regelbedarf aller Familienmitglieder sowie einem möglichen Mehrbedarf. Die Kosten werden in der gesamten Höhe getragen, sie müssen aber an den ortsüblichen Durchschnittsmieten orientiert sein.

Heimaufenthalt

Wer als Hilfeempfänger wegen des Alters, einer Krankheit oder Behinderung in einem Heim lebt, trägt die Kosten dafür im Rahmen seiner Möglichkeiten. Den Rest übernimmt bei Bedürftigkeit die Sozialhilfe - sie berüksichtigt natürlich Leistungen anderer Sozialleistungsträger (z. B. der Pflegekasse). Zusätzlich erhält man einen monatlichen Barbedarf zur persönlichen Verfügung (früher „Taschengeld" genannt). Wer als Hilfeempfänger nicht im Heim lebt, erhält laufende Leistungen nach Regelsätzen.

Wer als Hilfeempfänger nicht im Heim lebt, erhält laufende Leistungen nach Regelsätzen.

„Besondere Lebenslagen" wie Diabetes

Die Hilfe in besonderen Lebenslagen umfaßt z. B.

- vorbeugende Gesundheitshilfe wie
- ärztliche Vorsorgeuntersuchungen,
- ärztlich verordnete Erholungskuren, vor allem für Kinder, Jugendliche, Mütter und alte Menschen;
- Krankenhilfe und sonstige medizinische Hilfen. Diese Leistungen sollen in der Regel den Leistungen der gesetzlichen Krankenversicherung entsprechen;
- Hilfe für werdende Mütter und Wöchnerinnen, die in der Regel ebenfalls den Leistungen der gesetzlichen Krankenversicherung entspricht;
- Eingliederungshilfe für Behinderte;
- Hilfe zur Pflege (zu Hause oder im Heim). Bei häuslicher Pflege werden unterschiedliche Leistungen gewährt: Aufwendungsersatz, Beihilfen, monatliches Pflegegeld; sie hängen davon ab, welcher Schweregrad der Pflegebedürftigkeit besteht. Notfalls werden die Kosten einer besonderen Pflegekraft übernommen. Unter bestimmten Voraussetzungen trägt die Sozialhilfe auch die Kosten für

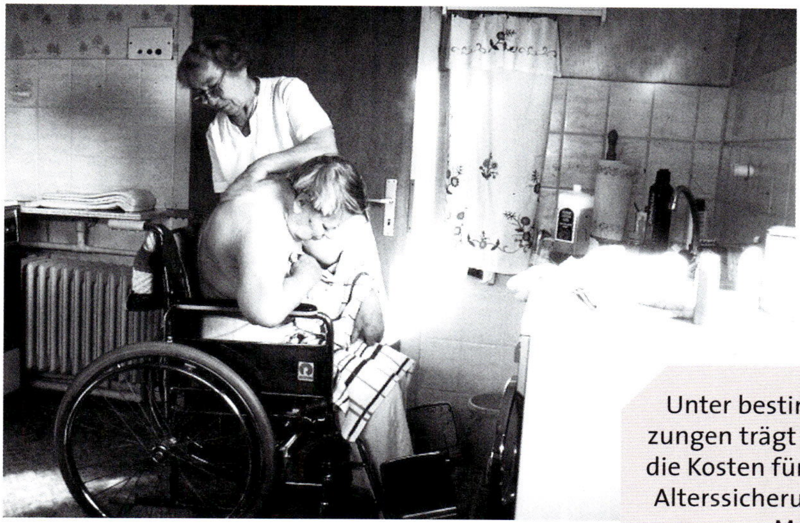

Unter bestimmten Voraussetzungen trägt die Sozialhilfe auch die Kosten für eine angemessene Alterssicherung des pflegenden Menschen.

eine angemessene Alterssicherung des pflegenden Menschen;

- Hilfe, damit der Haushalt weiter geführt wird, z. B. wenn die Mutter krank ist oder eine Erholungskur antritt;
- Hilfe, damit besondere soziale Schwierigkeiten überwunden werden können;
- zusätzliche Hilfe für ältere Menschen, die ihren besonderen Bedürfnissen Rechnung trägt - z. B. Hilfe, um eine altersgerechte Wohnung zu beschaffen und zu erhalten.

Vorhandenes Vermögen...

... muß notfalls eingesetzt werden, bevor man Sozialhilfe beanspruchen kann. Davon gibt es zahlreiche Ausnahmen, beispielsweise wenn es sich um kleinere Sparbeträge handelt oder um ein angemessenes Einfamilienhaus, das der Antragsteller selbst bewohnt.

Familienangehörige

Unter Umständen müssen auch Familienangehörige für die Sozialhilfe aufkommen. Nach dem Familienrecht besteht zwischen Verwandten in gerader Linie eine allgemeine Unterhaltspflicht. Deshalb prüft das Sozialamt im Einzelfall, in welchem Umfang ein Unterhaltsanspruch gegen Angehörige ersten Grades (das sind Kinder und Eltern gegenseitig) oder den Ehepartner auf den Träger der Sozialhilfe ergangen ist. Großeltern, Enkel oder andere entfernte Verwandte müssen nicht für Sozialhilfe aufkommen.

Unter Umständen müssen auch Familienangehörige für die Sozialhilfe aufkommen.

Wie hilft das Sozialamt Behinderten?

Wer körperlich, geistig oder seelisch auf Dauer wesentlich behindert ist oder wem eine solche Behinderung droht, hat Anspruch auf Leistungen der Eingliederungshilfe.

Wer körperlich, geistig oder seelisch auf Dauer wesentlich behindert ist oder wem eine solche Behinderung droht, hat Anspruch auf Leistungen der Eingliederungshilfe. Aber nur dann, wenn die Hilfe nicht von einem vorrangig verpflichteten Leistungsträger gewährt wird - wie Krankenkasse, Rentenversicherung oder Arbeitsverwaltung. Aufgabe der Eingliederungshilfe für Behinderte ist es, eine drohende Behinderung zu verhüten oder eine vorhandene Behinderung bzw. deren Folgen zu beseitigen oder zu mildern. Absicht ist, die Behinderten in die Gesellschaft einzugliedern; dazu gehören vor allem ärztliche Behandlung oder sonstige ärztlich verordnete Maßnahmen zur Verhütung, Beseitigung oder Milderung der Behinderung: z. B. die gesamte Krankenbehandlung ambulant oder im Krankenhaus einschließlich Arzneien und Heilmitteln, Bestrahlungen, Kuren in geeigneten Kur- und Badeorten sowie ärztlich verordnete Heilgymnastik.

Neue Bundesländer: Sonderregelungen

Im Land Berlin gelten seit 1. 8. 1996 die Maßgaben des Einigungsvertrages nicht mehr. Für die anderen neuen Bundesländer gelten folgende Maßgaben weiter:

- Die Grundbeträge der Einkommensgrenzen für die Gewährung von Hilfe in besonderen Lebenslagen werden jährlich im Einklang mit der Einkommensentwicklung so lange neu festgesetzt, bis sie mit den Beträgen der alten Bundesländer identisch sind.
- Gesetzliche Ansprüche sind von den Trägern der Sozialhilfe nur insoweit zu erfüllen, als die dafür erforderlichen Dienste und Einrichtungen vorhanden sind.

Rückzahlung nur in Ausnahmefällen

Sozialhilfe, die man erhält, braucht in der Regel nicht zurückgezahlt werden - auch nicht bei späterem Wohlstand. Das gilt aber nicht, wenn Sozialhilfe von vornherein nur als Darlehen geleistet wurde oder die Gewährung schuldhaft oder grob fahrlässig durch den Empfänger herbeigeführt wurde. Die Erben müssen in Ausnahmefällen die Sozialhilfe zurückzahlen, wenn der Empfänger einen großen Nachlaß hinterlassen hat.

Auskünfte beim Sozialamt

Ihr örtliches Sozialamt (Stadt- oder Landratsamt) berät Sie individuell über Ihren Rechtsanspruch auf Sozialhilfe und die aktuelle Höhe des regionalen Regelsatzes für den „Haushaltsvorstand“; der Ehepartner erhält 80%, die Kinder je nach Alter zwischen 50 und 90% des Regelsatzes, der für den Haushaltsvorstand gilt. Bestimmte Personengruppen können Mehrbedarfszuschläge erhalten, die zwischen 20 und 60% des jeweils geltenden Regelsatzes liegen - z. B. einen „Diätzuschlag für Diabetiker“. Erst nach ausreichender Information und sorgfältiger Abwägung sollte ein entsprechender Antrag gestellt werden. Das darf aber auch eine Person Ihres Vertrauens in Ihrem Auftrage (Verwandter oder Bekannter) tun.

Sozialhilfe: internationaler Geltungsbereich

Deutschland, Österreich und die Schweiz haben ihre Normen für Sozialhilfe weitgehend angeglichen. Vom Europarat wurde ein Abkommen erarbeitet zwischen Deutschland und Belgien, Dänemark, Frankreich, Griechenland, Island, Irland, Italien, Luxemburg, Malta, den Niederlanden, Norwegen, Portugal, Spanien, Schweden, der Türkei und Großbritannien. Die sich in Deutschland aufhaltenden Ausländer haben aber nur in einem beschränkten Umfang Anspruch auf Sozialhilfe. Das gilt z. B. für vorbeugende Gesundheitshilfe. Da jedoch Sozialhilfe um Sicherung der Menschenwürde willen gewährt wird, haben alle Personen, die sich in Deutschland tatsächlich aufhalten, einen Anspruch auf Hilfe zum Lebensunterhalt. Kein Anspruch besteht für Ausländer, die sich in der Absicht nach Deutschland begeben haben, Sozialhilfe zu erlangen.

Wie kann man sich gegen eine Entscheidung des Sozialamtes wehren?

Streitigkeiten über Sozialhilfe fallen in die Zuständigkeit der Verwaltungsgerichtsbarkeit. In dieser bestehen drei Rechtszüge: Verwaltungsgerichte, Oberverwaltungsgerichte (Verwaltungsgerichtshöfe) und das Bundesverwaltungsgericht.

Streitigkeiten über Sozialhilfe fallen in die Zuständigkeit der Verwaltungsgerichtsbarkeit.

- *Verfahrensablauf:* Wenn Sie an ein Sozialamt Antrag auf

Sozialhilfe stellen, erhalten Sie einen Bescheid. Falls Sie diesen für ungerecht halten, können Sie binnen eines Monats Widerspruch einlegen. Hierauf ergeht ein schriftlicher Widerspruchsbescheid, den Sie mit einer Klageerhebung innerhalb eines Monats anfechten können. Fehlen in dem Bescheid die Rechtsmittelbelehrung oder die Angabe der Frist (ein Monat), so können Sie innerhalb eines Jahres Klage erheben.

- *Prozeßkostenhilfe:* Falls die Bemühungen um eine gütliche Regelung scheitern sollten und ein Verwaltungsgericht mit der Sache befaßt werden muß, kann Prozeßkostenhilfe in Anspruch genommen werden: Diese Hilfe erhält jeder, der nach seinen persönlichen und wirtschaftlichen Verhältnissen die Kosten nicht oder nur in Raten aufbringen kann. Prozeßkostenhilfe wird aber nur gewährt, wenn die Prozeßführung ausreichende Aussicht auf Erfolg bietet und nicht mutwillig erscheint.

- *Wichtig:* Die Prozeßkostenhilfe befreit nur von den Kosten der eigenen Prozeßführung, nicht von den Kosten, die der Gegner beansprucht, falls er den Prozeß gewinnt.

Sozialhilfe zu beantragen fällt zumal den Älteren nicht leicht. Mancher Bedürftige scheut sich, einen Antrag zu stellen. Er fürchtet, sich dadurch selbst ein Zeugnis auszustellen: „Ich bin eine Niete“. Auch das sollte man berücksichtigen: Der Deutsche Caritasverband hat eine Armutsuntersuchung durchgeführt. Darin ist zu lesen, daß über ein Drittel der Sozialhilfe für Kinder gezahlt wird. Jedes sechste Kind in Deutschland gehört dazu. Kinder einer armen Familie sind arm dran. Sie tragen nicht die richtigen Kleider, haben nur billiges Spielzeug und können nicht von Ferienreisen in ferne Länder erzählen. Bereits im Kindergarten werden diese Unterschiede sichtbar.

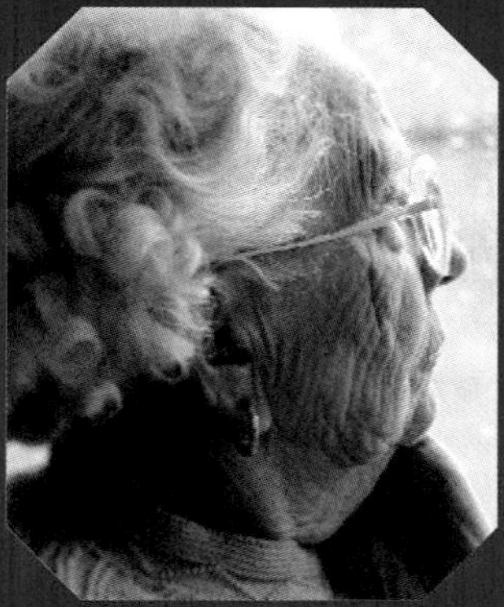

Rund um die Rente

Aufgaben und Bedeutung der gesetzlichen Rentenversicherung

Die gesetzliche Rentenversicherung - also die Rentenversicherung der Arbeiter und der Angestellten - ist das größte soziale Sicherungssystem in Deutschland. Ihre gesamten Ausgaben entsprechen über zwei Drittel der insgesamt von allen Alterssicherungssystemen einschließlich betrieblicher Altersversorgung und privater Lebensversicherung erbrachten Renten und Pensionen. Und: Auf die gesetzliche Rente ist Verlaß!

Seit den Anfängen vor mehr als 100 Jahren haben sich die Leistungen der Rentenversicherung von einem bloßen Zuschuß zum allgemeinen Lebensbedarf zu einer Lebensstandardsicherung entwickelt. Insgesamt 42 Rentenanpassungen haben seither die Renten in den alten Bundesländern auf das 9-fache ihres Ausgangswertes ansteigen lassen. Preisbereinigt sind diese Renten auf des 3,4-fache gestiegen. Von weiterer Bedeutung war die Herstellung der Rechtseinheit im Zuge der Wiedervereinigung Deutschlands obwohl es in den neuen Ländern noch manches aufzuholen gibt.

Die Rentenversicherung nach der Reform

Eine umfassende und langfristig greifende Reform der gesetzlichen Rentenreform war dringend geboten. Es ging darum, Generationsgerechtigkeit (denn unsere Bevölkerung altert) zu sichern. Alle Formen der Altersvorsorge müssen sich diesen veränderten Rahmenbedingungen anpassen - auch die gesetzliche Rentenversicherung. Die Rentenreform hat nun endlich mit all ihren Teilen Bundestag und Bundesrat passiert. Die lange Diskussion hat sich dennoch gelohnt. Gegenüber den ersten Entwürfen ist die Reform deutlich verbessert worden. Für die Rentenversicherung ist es eine Reform im System, aber keine Reform des Systems. Sie führt zwar zu einer Stabilisierung des Beitragssatzes und zu einer Absenkung des Nettorentenniveaus. Das soll aber durch die private Vorsorge ausgeglichen werden, die kräftig gefördert eine größere Verbreitung finden soll. Deshalb soll das Gesamtversorgungsniveau langfristig steigen und wegen der Kombination von umlagefinanzierten und kapitalgedeckten Elementen sicherer, insbesondere von der Steigerung des Lebensalters der Rentenempfänger unabhängiger werden.

Welche Renten gibt es?

Die Rentenversicherungen zahlen Renten wegen verminderter Erwerbsfähigkeit und wegen Alters an Versicherte und nach deren Tod auch Renten an die Hinterbliebenen. Das gilt natürlich nur dann, wenn bestimmte Voraussetzungen erfüllt sind. Welche Voraussetzungen erfüllt sein müssen, um eine Rente zu erhalten, bestimmt das Sechste Buch des Sozialgesetzbuches (SGB VI).

Renten an Versicherte wegen verminderter Erwerbsfähigkeit

Mit dem Gesetz zur Reform der Renten wegen verminderter Erwerbsfähigkeit wurden die Renten wegen verminderter Erwerbsfähigkeit zum 1. 1. 2001 neu geregelt. Das bisherige System der Renten wegen verminderter Erwerbsfähigkeit, das zwischen Berufs- und Erwerbsunfähigkeitsrenten unterschied, wurde durch eine abgestufte Rente wegen Erwerbsminderung abgelöst:

Vom 1. 1.2001 an gibt es

- die Rente wegen teilweiser Erwerbsminderung,
- die Rente wegen teilweiser Erwerbsminderung bei Berufsunfähigkeit und
- die Rente wegen voller Erwerbsminderung.

Versicherte, deren Rente wegen Berufs- oder Erwerbsunfähigkeit bereits vor dem 1. 1. 2001 begonnen hat, sind von den Neuregelungen nicht betroffen.

Die Renten wegen Alters

Das sind:

- Regelaltersrente nach Vollendung des 65. Lebensjahres
- Altersrente für langjährig Versicherte nach Vollendung des 63. Lebensjahres
- Altersrente für Schwerbehinderte, Berufsunfähige oder Erwerbsunfähige nach Vollendung des 60. Lebensjahres

- Altersrente wegen Arbeitslosigkeit oder nach Vollendung des 60. Lebensjahres, sofern nach Vollendung eines Lebensalters von 58 Jahren und 6 Monaten eine Arbeitslosigkeit von 52 Wochen zurückgelegt worden ist und in den letzten 10 Jahren vor Beginn der Rente mindestens acht Jahre mit Pflichtbeiträgen für eine versicherte Beschäftigung oder Tätigkeit vorhanden sind.

- Altersrente nach Altersteilzeitarbeit nach Vollendung des 60. Lebensjahres, sofern für mindestens 24 Kalendermonate Altersteilzeitarbeit ausgeübt worden ist und in den letzten 10 Jahren vor Beginn der Rente mindestens acht Jahre Pflichtbeiträge für eine versicherte Beschäftigung oder Tätigkeit vorhanden sind

- Altersrente für weibliche Versicherte nach Vollendung des 60. Lebensjahres, sofern nach Vollendung des 40. Lebensjahres mehr als 10 Jahre mit Pflichtbeiträgen für eine versicherte Beschäftigung oder Tätigkeit vorhanden sind.

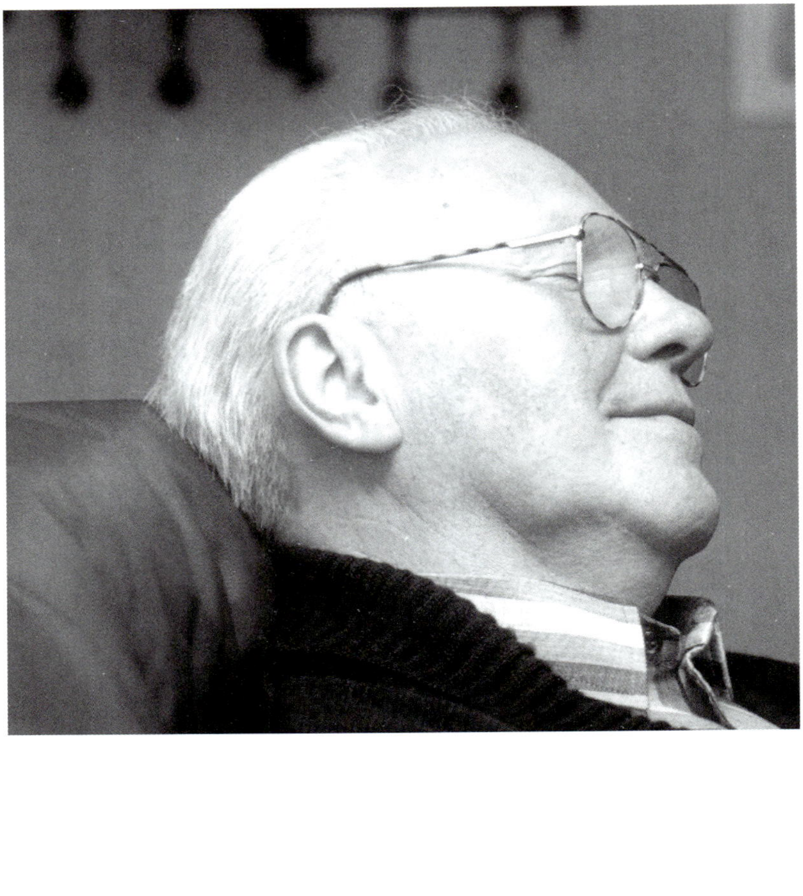

Die Renten wegen Todes

Das sind als Renten an Hinterbliebene:

- Witwen- und Witwerrente (auch nach dem vorletzten Ehegatten)
- Waisenrente
- Rente an Versicherte
- Erziehungsrente

Dies ist eine Rentenleistung aus eigener Versicherung, die nach dem Tod des geschiedenen Ehegatten gezahlt werden kann, sofern die Ehe nach dem 30. 6. 1977 geschieden worden ist und weitere besondere Voraussetzungen in der Person des Antragstellers bzw. der Antragstellerin erfüllt sind. Bestimmt sich der Unterhaltsanspruch nach dem Unterhaltsrecht des Beitrittsgebietes, kommt eine Erziehungsrente auch dann in Betracht, wenn die Ehe vor dem 1. 7. 1977 geschieden worden ist.

Renten wegen Erwerbsminderung

Die Rente wegen Erwerbsminderung, die auch durch einen Diabetes ausgelöst werden kann, wird als Rente wegen teilweiser oder voller Erwerbsminderung geleistet. Entscheidend für die Gewährung dieser Rente ist grundsätzlich die gesundheitliche Leistungsfähigkeit für eine Tätigkeit unter den Bedingungen des allgemeinen Arbeitsmarktes. Sie wird in folgenden Stundenstufungen angegeben:

- mindestens sechs Stunden,
- mindestens drei bis unter sechs Stunden oder
- weniger als drei Stunden

Wer - unabhängig von der Arbeitsmarktlage - unter den üblichen Bedingungen des allgemeinen Arbeitsmarktes noch mindestens sechs Stunden täglich tätig sein kann, ist nicht erwerbsgemindert.

Für vor dem 2. 1. 1961 geborene Versicherte ist eine modifizierte „Rente wegen Berufsunfähigkeit" geschaffen worden: Die Rente wegen teilweiser Erwerbsminderung bei Berufsunfähigkeit.

Rente wegen teilweiser Erwerbsminderung

Eine teilweise Erwerbsminderung liegt vor, wenn Versicherte wegen Krankheit oder Behinderung auf nicht absehbare Zeit nur noch drei bis unter sechs Stunden täglich im Rahmen einer Fünf-Tage-Woche unter den üblichen Bedingungen des allgemeinen Arbeitsmarktes erwerbstätig sein können.

Die Höhe der Rente wegen teilweiser Erwerbsminderung beträgt die Hälfte der Rente wegen voller Erwerbsminderung. Die Ausübung einer Erwerbstätigkeit steht dem Rentenanspruch nicht entgegen (zu den Hinzuverdienstgrenzen siehe den besonderen Abschnitt).

Bei Arbeitslosigkeit gilt der Arbeitsmarkt für die Vermittlung in eine Teilzeittätigkeit als verschlossen, so daß keine Möglichkeit besteht, Einkommen aus einer Beschäftigung zu erzielen. In diesem Ausnahmefall wird eine Rente wegen voller Erwerbsminderung gewährt.

Die zuständige Rentenversicherung prüft bei einem Antrag auf Rente wegen Erwerbsminderung, ob die Erwerbsfähigkeit eines Versicherten durch Leistungen zur Rehabilitation (z. B. Heilbehandlung oder/und Berufsförderung) wesentlich gebessert, wiederhergestellt oder der Arbeitsplatz erhalten werden kann.

Renten wegen voller Erwerbsminderung

Eine volle Erwerbsminderung liegt vor, wenn Versicherte wegen Krankheit (z. B. Diabetes) oder Behinderung unter den üblichen Bedingungen des allgemeinen Arbeitsmarktes nur noch weniger als drei Stunden täglich erwerbstätig sein können.

Voll erwerbsgemindert sind auch Behinderte, die in besonderen Behinderteneinrichtungen versicherungspflichtig tätig sind und Versicherte, die bereits vor Erfüllung der allgemeinen Wartezeit voll erwerbsgemindert waren, auch während der Zeit einer nicht erfolgreichen Eingliederung in den allgemeinen Arbeitsmarkt.

Die Ausübung einer Erwerbstätigkeit steht dem Anspruch auf Rente wegen voller Erwerbsminderung nicht entgegen (siehe Hinzuverdienstgrenzen). Die Versicherung prüft bei jedem Antrag auf Rente wegen Erwerbsminderung, ob die Erwerbsfähigkeit eines Versicherten durch Leistungen zur Rehabilitation (z. B. Heilbehandlung oder/und Berufsförderung) wesentlich gebessert oder wiederhergestellt werden kann.

Hinweis: Auch Selbständige können eine Rente wegen voller Erwerbsminderung erhalten.

Für Bezieher einer Rente wegen Berufsunfähigkeit, denen der Anspruch auf Rente wegen Erwerbsunfähigkeit aufgrund der Ausübung einer selbständigen Tätigkeit bisher abgelehnt worden ist, könnte seit 1. 1. 2001 eine Rente wegen voller Erwerbsminderung in Betracht kommen. Betroffene Versicherte sollten sich daher umgehend von ihrem zuständigen Versicherungsträger beraten lassen.

Rente wegen teilweiser Erwerbsminderung bei Berufsunfähigkeit

Die Rente wegen teilweiser Erwerbsminderung bei Berufsunfähigkeit ist eine Sonderregelung für vor dem 2. 1. 1961 geborene Versicherte, die aufgrund ihrer beruflichen Qualifikation einen Berufsschutz genießen.
Verkürzt ausgedrückt bedeutet Berufsunfähigkeit, daß der bisherige versicherungspflichtige Beruf wegen Krankheit oder Behinderung im Vergleich zu einem ähnlich ausgebildeten Gesunden nur noch weniger als sechs Stunden täglich ausgeübt werden kann. Vor der Entscheidung über den Rentenantrag wird allerdings noch geprüft, ob die gesundheitliche Leistungsfähigkeit sowie die fachlichen Kenntnisse und Fähigkeiten ausreichen, um eine zumutbare andere Tätigkeit (sog. Verweisungstätigkeit) mindestens sechs Stunden täglich zu verrichten.

Zumutbar ist dabei eine Tätigkeit, die gegenüber dem bisherigen versicherungspflichtigen Beruf nur geringfügig niedrigere Anforderungen stellt. Eine Tätigkeit, für die im Rahmen einer beruflichen Rehabilitation eine Ausbildung oder Umschulung absolviert wurde, ist stets zumutbar.

Erst wenn weder der bisherige Beruf noch eine in diesem Sinne zumutbare andere Tätigkeit mindestens sechs Stunden täglich ausgeübt werden können, liegt Berufsunfähigkeit vor.

Die Rente wegen teilweiser Erwerbsminderung bei Berufsunfähigkeit ist halb so hoch wie die Rente wegen voller Erwerbsminderung. Die Ausübung einer Erwerbstätigkeit steht dem Rentenanspruch nicht entgegen. Der Ausnahmefall, daß bei Arbeitslosigkeit eine Rente wegen voller Erwerbsminderung gezahlt wird, trifft für diese Rentenart nicht zu.

Die Rentenversicherung prüft bei einem Antrag auf Rente wegen Erwerbsminderung, ob die Erwerbsfähigkeit durch Leistungen zur Rehabilitation (z.B. Heilbehandlung oder/und Berufsförderung) wesentlich gebessert, wiederhergestellt oder der Arbeitsplatz erhalten werden kann.

Versicherungsrechtliche Voraussetzungen für Renten wegen Erwerbsminderung

Anspruch auf Rente wegen Erwerbsminderung haben längstens bis zur Vollendung des 65. Lebensjahres Versicherte, wenn sie

1. teilweise oder voll erwerbsgemindert oder berufsunfähig sind,
2. vor Eintritt der Erwerbsminderung oder Berufsunfähigkeit die allgemeine Wartezeit erfüllt haben und
3. in den letzten fünf Jahren vor Eintritt der Erwerbsminderung oder Berufsunfähigkeit drei Jahre Pflichtbeiträge für eine versicherte Beschäftigung oder Tätigkeit haben.

Nach Vollendung des 65. Lebensjahres wird - sofern der Versicherte nichts anderes bestimmt - die Regelaltersrente gezahlt.

Vor Vollendung des 65. Lebensjahres kann eine Rente wegen Erwerbsminderung nicht mehr gewährt werden, wenn bereits eine Altersrente bezogen wird. Zu den Voraussetzungen im Einzelnen:

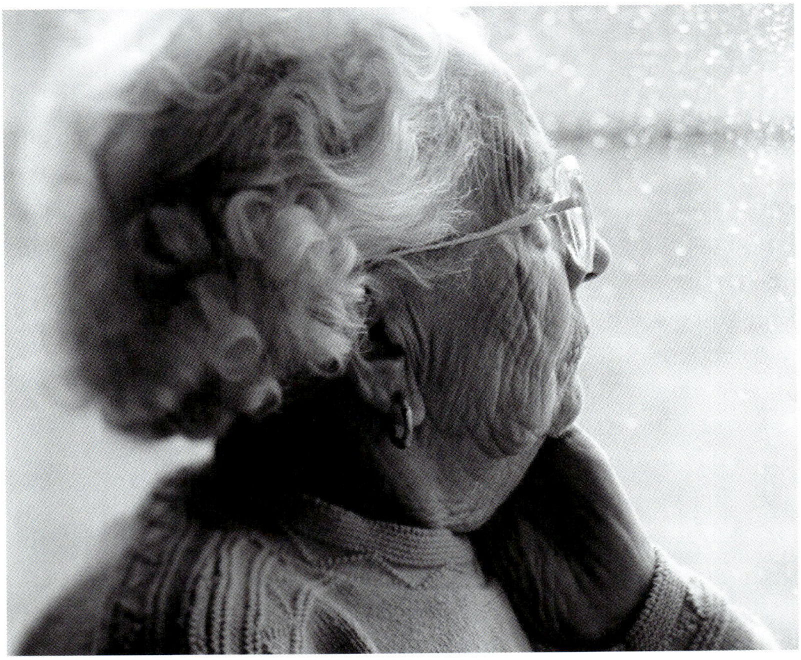

Wann wird Rente gezahlt?

Eine Rente aus der gesetzlichen Rentenversicherung kann nur gezahlt werden, wenn der Versicherte ihr eine bestimmte Zeit angehört hat. Diese Mindestversicherungszeit, die ein Versicherter in der gesetzlichen Rentenversicherung zurückgelegt haben muß, nennt man Wartezeit. Für den Anspruch auf eine Rente wegen Erwerbsminderung ist die Erfüllung der allgemeinen Wartezeit von fünf Jahren erforderlich. Auf diese allgemeine Wartezeit werden Beitragszeiten - zu denen auch die Kindererziehungszeiten zählen - und Ersatzzeiten angerechnet, die der Versicherte vor Eintritt der Erwerbsminderung oder Berufsunfähigkeit zurückgelegt hat.

Die Wartezeit kann auch zusammen oder allein mit Zeiten aus einem durchgeführten Versorgungsausgleich erfüllt werden. Ferner zählen für die Wartezeit die Monate, die sich ab 1. 4. 1999 durch Zuschläge für Entgeltpunkte aus geringfügiger versicherungsfreier Beschäftigung ergeben.

Vorzeitige Wartezeiterfüllung:
Ist die allgemeine Wartezeit vor Eintritt der Erwerbsminderung oder Berufsunfähigkeit nicht erfüllt, kann unter bestimmten Voraussetzungen dennoch eine Rente wegen Erwerbsminderung oder Berufsunfähigkeit gezahlt werden, wenn die Wartezeit vorzeitig erfüllt ist.

Ist der Versicherte wegen eines Arbeitsunfalles erwerbsgemindert oder berufsunfähig geworden, ist die Wartezeit vorzeitig erfüllt, wenn er im Zeitpunkt des Arbeitsunfalles versicherungspflichtig war oder in den letzten zwei Jahren davor mindestens ein Jahr mit Pflichtbeiträgen für eine versicherte Beschäftigung oder Tätigkeit hat.

Die Wartezeit für eine Rente wegen voller Erwerbsminderung ist auch dann vorzeitig erfüllt, wenn der Versicherte vor Ablauf von sechs Jahren nach Beendigung einer Ausbildung voll erwerbsgemindert geworden ist und in den letzten zwei Jahren davor mindestens ein Jahr Pflichtbeiträge für eine versicherte Beschäftigung oder Tätigkeit hat. Der Zeitraum von zwei Jahren vor Eintritt der vollen Erwerbsminderung verlängert sich um Zeiten einer schulischen Ausbildung nach Vollendung des 17.

Lebensjahres bis zu sieben Jahren.

Drei Jahre Pflichtbeiträge für eine versicherte Beschäftigung oder Tätigkeit in den letzten fünf Jahren

Zu den drei Jahren (bzw. 36 Kalendermonaten) Pflichtbeiträge für eine versicherte Beschäftigung oder Tätigkeit, die in den letzten fünf Jahren vor Eintritt der Erwerbsminderung oder Berufsunfähigkeit vorhanden sein müssen, zählen auch bestimmte andere Pflichtbeitragszeiten wie z. B.

- Kindererziehungszeiten,
- Zeiten mit Pflichtbeiträgen aufgrund einer nicht erwerbsmäßigen Pflege eines Pflegebedürftigen,
- Zeiten mit Pflichtbeiträgen aufgrund des Bezuges von z. B. Krankengeld, Arbeitslosengeld oder Arbeitslosenhilfe.

Zeiten aus einem durchgeführten Versorgungsausgleich stehen Pflichtbeitragszeiten nicht gleich. Der Zeitraum der letzten fünf Jahre verlängert sich um die in diesem Zeitraum liegenden Anrechnungszeiten, Berücksichtigungszeiten (wenn keine oder eine nur geringfügige selbständige Tätigkeit ausgeübt wurde), Ersatzzeiten sowie Zeiten des Bezuges einer Rente wegen verminderter Erwerbsfähigkeit, Zeiten einer schulischen Ausbildung nach Vollendung des 17. Lebensjahres bis zu sieben Jahren - gemindert um Anrechnungszeiten wegen schulischer Ausbildung - sofern diese nicht auch Pflichtbeitragszeiten sind.

Drei Jahre Pflichtbeiträge für eine versicherte Beschäftigung oder Tätigkeit in den letzten fünf Jahren sind nicht erforderlich, wenn die Erwerbsminderung oder Berufsunfähigkeit

- vor dem 1. 1. 1984 oder
- aufgrund eines Tatbestandes, der zur vorzeitigen Erfüllung der Wartezeit führen würde (z.B. Arbeitsunfall oder Eintritt der Erwerbsminderung innerhalb von sechs Jahren nach dem Ende einer Ausbildung eingetreten ist.

3 Jahre Pflichtbeiträge für eine versicherte Beschäftigung oder Tätigkeit in den letzten 5 Jahren sind ebenfalls nicht erforderlich, wenn der Versicherte

- vor dem 1. 1. 1984 die allgemeine Wartezeit erfüllt hat und
- die Zeit vom 1.1.1984 bis zum Kalendermonat vor Eintritt der Erwerbsminderung oder Berufsunfähigkeit durchgehend mit Anwartschaftserhaltungszeiten belegt hat.

Anwartschaftserhaltungszeiten sind,

- Pflichtbeiträge oder freiwillige Beiträge,
- Anrechnungs- und Ersatzzeiten,
- Berücksichtigungszeiten, soweit während dieser Zeit keine oder eine nur geringfügige selbständige Tätigkeit ausgeübt wurde,
- Zeiten des Bezuges einer Rente wegen verminderter Erwerbsfähigkeit sowie
- Zeiten des gewöhnlichen Aufenthalts im Beitrittsgebiet vor dem 01. 01.1992.

Anwartschaftserhaltungszeiten sind für die Kalendermonate nicht erforderlich, für die eine Beitragszahlung bei Eintritt der Erwerbsminderung oder Berufsunfähigkeit noch zulässig war.

Wann beginnt die Rente wegen Erwerbsminderung?

Liegt teilweise oder volle Erwerbsminderung oder Berufsunfähigkeit vor und sind auch die versicherungsrechtlichen Voraussetzungen erfüllt, beginnt die Rente am Ersten des Kalendermonats, zu dessen Beginn die Anspruchsvoraussetzungen erfüllt sind. Der Rentenantrag muß dabei innerhalb von 3 Kalendermonaten nach Ablauf des Kalendermonats gestellt sein, in dem die Anspruchsvoraussetzungen erfüllt sind. Bei einer späteren Antragstellung beginnt die Rente mit dem Ersten des Antragsmonats.

Beispiele	a)	b)
Eintritt der Erwerbsminderung	18.05.2001	18.05.2001
(die weiteren Anspruchsvoraussetzungen liegen vor)		
Rentenantrag	24.08.2001	07.09.2001
Rentenbeginn am	01.06.2001	01.09.2001

Beginn einer befristeten Rente wegen Erwerbsminderung (Zeitrente)

Renten wegen Erwerbsminderung sind grundsätzlich als Zeitrenten zu gewähren. Unbefristet sind sie nur zu zahlen, wenn es unwahrscheinlich ist, daß die Erwerbsminderung oder Berufsunfähigkeit behoben werden kann. Beruht die Rente wegen voller Erwerbsminderung auf dem verschlossenen Teilzeitarbeitsmarkt, kommt eine Dauerrente nicht in Betracht. Eine befristete Rente wird nicht vor Beginn des siebten Kalendermonats noch Eintritt der Erwerbsminderung oder Berufsunfähigkeit geleistet. Wird der Antrag später als 7 Kalendermonate nach Eintritt des Leistungsfalles gestellt, beginnt eine Zeitrente mit dem Ersten des Antragsmonats.

Renten wegen Erwerbsminderung und Hinzuverdienst

Allgemeines

Bezieher einer Rente wegen Erwerbsminderung dürfen nur in begrenztem Umfang hinzuverdienen.

Wird zu einer Rente wegen Erwerbsminderung Arbeitsentgelt oder Arbeitseinkommen erzielt, oder wird im Anschluß an ein derartiges anzurechnendes Arbeitsentgelt oder Arbeitseinkommen eine Lohnersatzleistung gezahlt, kann dies Auswirkungen sowohl auf die Höhe der Rentenzahlung als auch auf den Rentenanspruch haben.

Abhängig vom erzielten Hinzuverdienst wird eine Rente wegen Erwerbsminderung in voller Höhe, in anteiliger Höhe oder überhaupt nicht mehr gezahlt.

Hinzuverdienste können aber auch dazu führen, daß eine Erwerbsminderung oder Berufsunfähigkeit nicht mehr vorliegt, was zum Wegfall des Rentenanspruches führt.

Der Bezieher einer Rente wegen Erwerbsminderung ist gesetzlich verpflichtet, jede berufliche Tätigkeit, die über den Rahmen der zulässigen Hinzuverdienstmöglichkeit hinausgeht und dem Bezug der Rente ganz oder teilweise entgegensteht, dem Rentenversicherungsträger mitzuteilen. Zur Vermeidung von Überzahlungen und damit verbundenen Rentenrückforderungen, empfiehlt es sich, die Aufnahme einer beruflichen Tätigkeit stets zu melden.

Welche Einkommensarten sind rentenschädlich?

Einkünfte, die zur Änderung der Rentenhöhe führen, wenn sie die jeweils maßgebende Hinzuverdienstgrenze überschreiten, oder gar zum Wegfall des Rentenanspruches, sind

- Arbeitsentgelt aus abhängiger Beschäftigung,
- Arbeitseinkommen aus selbständiger Tätigkeit,
- Lohnersatzleistungen.

Arbeitsentgelt

Arbeitsentgelt sind alle laufenden oder einmaligen Einnahmen aus einer abhängigen Beschäftigung, also alle Zahlungen des Arbeitgebers. Hierzu gehören insbesondere

- Löhne und Gehälter,
- Familienzuschläge, Zulagen, Mehrarbeitsvergütungen,
- Urlaubsgelder, Weihnachtszuwendungen.

Renten wegen teilweiser Erwerbsminderung

Wird eine Rente wegen teilweiser Erwerbsminderung bezogen, gilt die Hinzuverdienstbeschränkung nicht nur beim Bezug von Arbeitsentgelt oder Arbeitseinkommen, sondern auch wenn Anspruch auf eine der folgenden Sozialleistungen besteht:

- Krankengeld oder Versorgungskrankengeld, das aufgrund einer Arbeitsunfähigkeit geleistet wird, die nach dem Beginn der Rente eingetreten ist,
- Krankengeld, das aufgrund einer stationären Behandlung geleistet wird, die nach dem Beginn der Rente begonnen hat,
- Versorgungskrankengeld, das während einer stationären Behandlungsmaßnahme geleistet wird, wenn diesem ein nach Beginn der Rente erzieltes Arbeitsentgelt oder Arbeitseinkommen zugrunde liegt,
- Übergangsgeld während der Dauer einer medizinischen oder beruflichen oder berufsfördernden Maßnahme zur Rehabilitation, dem ein nach dem Beginn der Rente erzieltes Arbeitsentgelt oder Arbeitseinkommen zugrunde liegt; Übergangsgeld aus der gesetzlichen Unfallversicherung in jedem Falle,
- Verletztengeld, das aus der gesetzlichen Unfallversicherung geleistet wird,
- Mutterschaftsgeld, das nach dem Mutterschutzgesetz (MuSchG) gezahlt wird,
- Unterhaltsgeld, das für die Teilnahme an Maßnahmen zur beruflichen Weiterbildung vom Arbeitsamt gezahlt wird,
- Kurzarbeitergeld und Arbeitslosengeld, das vom Arbeitsamt gezahlt
- Winterausfallgeld, das an Arbeiter des Baugewerbes bei witterungsbedingtem Arbeitsausfall in der Schlechtwetterzeit vom Arbeitsamt gezahlt wird,
- Insolvenzgeld, das vom Arbeitsamt bei Zahlungsunfähigkeit des Arbeitgebers gezahlt wird,
- vergleichbare Leistungen, z.B. Übergangsleistungen nach § 3 Abs.2 der Berufskrankheiten-Verordnung und
- Sozialleistungen von einer Stelle mit Sitz im Ausland, wenn diese den vorgenannten Leistungen gleichen.

Wie viel darf zur Rente wegen Erwerbsminderung hinzuverdient werden?

Der Bezieher einer Rente wegen Erwerbsminderung darf nur in begrenztem Umfang hinzuverdienen. Dabei werden Einkünfte aus mehreren Beschäftigungen oder selbständigen Tätigkeiten zusammengerechnet.

Von der Höhe des Hinzuverdienstes ist es abhängig, ob die Rente wegen Erwerbsminderung in voller Höhe oder in anteiliger Höhe geleistet wird. Die Höhe der jeweiligen Hinzuverdienstgrenzen ist - mit Ausnahme der Hinzuverdienstgrenze der Rente wegen voller Erwerbsminderung in voller Höhe - grundsätzlich individuell zu ermitteln und damit für jeden Rentenbezieher unterschiedlich. Da diese Berechnung nicht einfach ist, sollten die jeweiligen Hinzuverdienstgrenzen bei der BfA erfragt werden.

Renten wegen voller Erwerbsminderung

Die monatliche Hinzuverdienstgrenze für eine Rente wegen voller Erwerbsminderung in voller Höhe beträgt, unabhängig davon, ob die Beschäftigung oder Tätigkeit in den alten oder neuen Bundesländern ausgeübt wird, 322,11 Euro monatlich.

Wegfall der Rente wegen teilweiser bzw. voller Erwerbsminderung

Bezieht ein Versicherter eine Rente wegen teilweiser Erwerbsminderung und bessert sich der Gesundheitszustand des Rentners so, daß teilweise Erwerbsminderung nicht mehr vorliegt, ist der Bewilligungsbescheid aufzuheben und die Rente zu entziehen. Teilweise Erwerbsminderung liegt nicht mehr vor, wenn der Versicherte mindestens 6 Stunden auf dem allgemeinen Arbeitsmarkt tätig sein kann.

Wird eine Rente wegen teilweiser Erwerbsminderung bei Berufsunfähigkeit bezogen, ist die Rente zu entziehen, wenn Berufsunfähigkeit nicht mehr vorliegt. Berufsunfähigkeit liegt nicht vor, wenn der Versicherte mindestens 6 Stunden in seinem bisherigen Beruf oder einer zumutbaren Verweisungstätigkeit arbeiten kann.

Der Bewilligungsbescheid über eine Rente wegen voller Erwerbsminderung ist aufzuheben und die Rente zu entziehen, wenn

- der Gesundheitszustand des Rentners sich so bessert, daß volle Erwerbsminderung nicht mehr vorliegt. Dies ist der Fall, wenn der Versicherte wieder imstande ist, mindestens 3 Stunden unter den üblichen Bedingungen auf dem allgemeinen Arbeitsmarkt tätig zu sein.

- Volle Erwerbsminderung nur unter Berücksichtigung des verschlossenen Teilzeitarbeitsmarktes vorlag und der Teilzeitarbeitsmarkt nicht mehr verschlossen ist (z.B. weil eine Beschäftigung mindestens 15 Stunden in der Woche ausgeübt wird).

Ist der Rentner allerdings weiterhin teilweise erwerbsgemindert oder berufsunfähig, wird die Rente wegen teilweiser Erwerbsminderung geleistet.
Der Bezieher einer Rente wegen Erwerbsminderung sollte auch aus diesen Gründen stets die Aufnahme einer Beschäftigung oder selbständigen Tätigkeit unverzüglich der Rentenversicherung meiden. Bei einer versäumten Meldung kann es unter Umständen auch für einen längeren Zeitraum rückwirkend zum Entzug der Rente kommen.

Mit dem Rentenentzug entfällt nicht nur die Rentenzahlung, sondern der Rentenanspruch insgesamt. Ein erneuter Rentenanspruch kann sich erst ergeben, wenn später wieder teilweise oder volle Erwerbsminderung oder Berufsunfähigkeit eintritt.

Renten wegen Berufs- oder Erwerbsunfähigkeit nach dem bis 31. 12. 2000 geltenden Recht

Versicherte, deren Rente wegen Berufsunfähigkeit oder Erwerbsunfähigkeit vor dem 01.01.2001 begonnen hat, sind von den Neuregelungen nicht betroffen. Der Anspruch auf die Rente wegen Berufsunfähigkeit oder Erwerbsunfähigkeit besteht solange, wie Berufsunfähigkeit oder Erwerbsunfähigkeit nach dem bis zum 31. 12. 2000 geltenden Recht weiter vorliegt.

Wieviel Rente wird gezahlt?

Berechnung der Rente wegen Erwerbsminderung

Eine der wichtigsten Fragen ist für Sie sicher die Frage nach der Höhe der Rente. Leider läßt sich diese Frage nicht so einfach beantworten. Das ergibt sich aus der Art der Rentenberechnung. Der Grund dafür, daß die Rentenberechnung so schwierig ist, hängt mit der Zielsetzung der Rentenformel zusammen, die Renten möglichst individuell zu berechnen.

Wichtige, vom Gesetzgeber gebrauchte Begriffe, wie z.B. „Entgeltpunkte, Zugangsfaktor, Rentenartfaktor, aktueller Rentenwert“ sind relativ schwer zu erklären. Aus diesem Grunde - wir hoffen, Sie haben dafür Verständnis - ist es auch im Rahmen dieser Information nicht möglich, eine umfassende Darstellung der Rentenberechnung zu geben. Gleichwohl wollen wir Ihnen wenigstens einen kurzen Überblick darüber verschaffen, von welchen Faktoren die Höhe einer Rente im Wesentlichen abhängt.

Die Höhe der Rente ist im Wesentlichen abhängig von der Höhe der während des gesamten Versicherungslebens durch Beiträge versicherten Arbeitsentgelte und Arbeitseinkommen.

Die Höhe der Rente ist im Wesentlichen abhängig von der Höhe der während des gesamten Versicherungslebens durch Beiträge versicherten Arbeitsentgelte und Arbeitseinkommen, für die Berechnung ist also nicht - wie oft irrtümlich angenommen wird - allein der Verdienst der letzten 3 oder 5 Jahre, sondern der Verdienst während des gesamten Versicherungslebens bis zum Eintritt der maßgebenden Erwerbsminderung maßgebend.

Der in den einzelnen Kalenderjahren durch - ggf. auch freiwillige Beiträge versicherte Verdienst (= Arbeitsentgelt und Arbeitseinkommen) ist in Entgeltpunkte umzurechnen. Ist in einem Kalenderjahr ein Verdienst in Höhe des Durchschnittsentgelts aller Versicherten des betreffenden Kalenderjahres versichert worden, ergibt sich ein Entgeltpunkt. Die Versicherung eines geringeren Verdienstes ergibt weniger, die Versicherung eines höheren Verdienstes ergibt mehr als einen Entgeltpunkt. Dies gilt auch für Verdienste nach dem 08.05.1945 in den neuen Bundesländern. Allerdings wird der Verdienst mittels Faktoren auf das Niveau angehoben, das in den alten Bundesländern galt. Die so ermittelten Entgeltpunkte werden als Entgeltpunkte (Ost) bezeichnet.

Zu den versicherten Verdiensten gehören auch Zeiten der Kindererziehung. Es werden je Kalendermonat 0,0833, jährlich also 0,9996 Entgeltpunkte berüksichtigt. Sind während der Kindererziehungszeit Entgeltpunkte aus bereits vorhandenen Verdiensten zu ermitteln, sind diese um die für die Kindererziehungszeit zu ermittelnden Entgeltpunkte zu erhöhen.

Was ist zu beachten, wenn gleichzeitig mehrere Renten, Rente und Arbeitsentgelt, Rente und Vorruhestandsgeld oder Rente und Arbeitslosengeld gezahlt werden?

Beim Zusammentreffen einer Rente wegen Erwerbsminderung mit einer Hinterbliebenenrente aus der Rentenversicherung oder einer Rente aus der Rentenversicherung mit einer Leistung aus der Unfallversicherung (z. B. Unfallrente, Abfindung der Unfallrente) darf u.U. ein Teil der Rente aus der Rentenversicherung nicht geleistet werden.

Wird neben einer Rente wegen Erwerbsminderung
- Arbeitsentgelt ohne tatsächliche Arbeitsleistung erzielt oder
- Vorruhestandsgeld oder Arbeitslosengeld (im Beitrittsgebiet auch Altersübergangsgeld) bezogen, werden diese Leistungen unter bestimmten Voraussetzungen auf die Rente angerechnet.

Insoweit ist der Empfänger einer Rente aus der gesetzlichen Rentenversicherung auch verpflichtet, weitere Bezüge aus der gesetzlichen Unfallversicherung und aus der Rentenversicherung oder den Bezug von Vorruhestandsgeld und von Arbeitslosengeld und von Arbeitsentgelt ohne Arbeitsleistung mitzuteilen.

Rente nur nach vorherigem Antrag

Die Versicherten müssen, wenn sie eine Rente erhalten wollen, selbst einen Antrag stellen oder jemanden damit beauftragen.

Antragberechtigt sind
- Versicherte, die das 15. Lebensjahr vollendet haben,
- gesetzliche Vertreter, Bevollmächtigte und Betreuer.

Wo ist der Rentenantrag zu stellen?

Haben Sie sich davon überzeugt, daß z. B. die BfA für die Bearbeitung Ihres Antrags zuständig ist, kann der Rentenantrag gestellt werden bei

- der BfA selbst (in Berlin wohnhafte Antragsteller wenden sich zweckmäßig an die Auskunfts- und Beratungsstelle der BfA in 10703 Berlin (Wilmersdorf), Eingang Fehrbelliner Platz oder in 10179 Berlin (Mitte) Am Spittelmarkt, Wallstraße 9 - 13,
- den Auskunfts- und Beratungsstellen der BfA (s. Telefonbuch)
- den Versichertenältesten der BfA (ihre Anschriften erfahren Sie bei den Auskunftsstellen der BfA, bei den Versicherungsämtern oder bei den Gewerkschaften),
- den örtlich zuständigen Versicherungsämtern,
- den sonstigen zur Antragsaufnahme befugten Stellen, z.B. örtlich zuständige Gemeindebehörden, gesetzliche Krankenkassen.

Wann und welche Rentenversicherung ist für die Entscheidung über den Rentenantrag zuständig?

Die BfA ist für die Bearbeitung des Antrags zuständig, wenn zuletzt Pflichtbeiträge (oder freiwillige Beiträge) zur Angestelltenversicherung gezahlt wurden. Hat der Versicherte jedoch irgendwann Beitragszeiten als seemännischer Angestellter oder Arbeiter zurückgelegt, so ist - trotz des letzten Beitrags zur Angestelltenversicherung - die Seekasse, Reimerstwiete 2 (Seehaus), 20457 Hamburg für die Bearbeitung des Antrags zuständig. Sind für den Versicherten zuletzt Beiträge als Angestellter bei der Deutschen Bahn AG (früher Deutsche Bundesbahn bzw. Reichsbahn) gezahlt worden, so ist der Antrag bei der örtlich zuständigen Bezirksleitung der Bahnversicherungsanstalt (früher Bundesbahn-Versicherungsanstalt) zu stellen.

Die örtliche Bundesversicherungsanstalt ist für die Bearbeitung des Antrags zuständig, wenn zuletzt Pflichtbeiträge oder freiwillige Beiträge zur Arbeiterrentenversicherung gezahlt wurden. Wenden Sie sich in diesem Fall an das für Ihren Wohnort zuständige Versicherungsamt.

Rente wegen teilweiser bzw. voller Erwerbsminderung aufgrund eines Antrags auf Leistungen zur Rehabilitation

Des Rentenverfahren kann aber auch ohne einen gesonderten Rentenantrag beginnen. Dann nämlich, wenn bei einem Rentenversicherungsträger eine medizinische oder berufsfördernde Leistung zur Rehabilitation beantragt worden ist.

Ein Antrag auf Leistungen zur Rehabilitation gilt als Rentenantrag, wenn der Versicherte teilweise bzw. voll erwerbsgemindert oder berufsunfähig ist, und diese Erwerbsminderung durch Leistungen zur Rehabilitation

- nicht abgewendet werden kann oder
- nicht wesentlich gebessert wurde, die Leistungen zur Rehabilitation mithin nicht erfolgreich gewesen sind.

Änderungen im Bereich der Altersrente für Schwerbehinderte

Die Anhebung der Altersgrenze bei der Altersrente für Schwerbehinderte ist vom Jahr 2001 an wirksam. Von diesem Zeitpunkt an wird die Altersgrenze von 60 Jahren stufenweise in 36 Monatsschritten auf das 63. Lebensjahr angehoben. Der vorzeitige Bezug dieser Altersrente vom 60. Lebensjahr an ist weiterhin möglich, allerdings mit Rentenabschlägen.

Betroffen sind die Geburtsjahrgänge ab 1941. Ab dem Geburtsmonat Dezember 1943 gilt dann grundsätzlich für Schwerbehinderte ein Renteneintrittsalter von 63 Jahren.

Aus der Tabelle auf der folgenden Seite ergibt sich die Anhebung der Altersgrenze von 60 Jahren auf 63 Jahre in Monatsschritten. Die Rentenabschläge bei einem vorgezogenen Rentenbeginn können dort ebenfalls abgelesen werden.

Als anspruchsbegründende Voraussetzung für die Altersrente für Schwerbehinderte reicht vom Jahr 2001 an das Vorliegen von Berufs- oder Erwerbsunfähigkeit nicht mehr aus. Es muß künftig grundsätzlich die Schwerbehinderteneigenschaft i.S. des SGB IX vorliegen (Grad der Behinderung mindestens 50).

Eine Ausnahme besteht für Versicherte, die vor dem 1.1.1951 geboren wurden. Sie haben auch dann einen Anspruch auf Altersrente für Schwerbehinderte, wenn sie bei Beginn der Altersrente berufs- oder erwerbsunfähig nach dem am 31. 12. 2000 geltenden Recht sind.

Anhebung der Altersgrenze bei Altersrente für Schwerbehinderte

Versicherte Geburtsjahr Geburtsmonat	Verschiebung des Rentenbeginns um ... Monate	Alter des Versicherten bei Rentenbeginn		Vorzeitige Inanspruchnahme möglich		
				im Alter		Kürzung der Rente um...%
		Jahre	Monate	Jahre	Monate	
vor 1941	0	60	0	60	0	0
1941						
Januar	1	60	1	60	0	0,3
Februar	2	60	2	60	0	0,6
März	3	60	3	60	0	0,9
April	4	60	4	60	0	1,2
Mai	5	60	5	60	0	1,5
Juni	6	60	6	60	0	1,8
Juli	7	60	7	60	0	2,1
August	8	60	8	60	0	2,4
September	9	60	9	60	0	2,7
Oktober	10	60	10	60	0	3,0
November	11	60	11	60	0	3,3
Dezember	12	61	0	60	0	3,6
1942						
Januar	13	61	1	60	0	3,9
Februar	14	61	2	60	0	4,2
März	15	61	3	60	0	4,5
April	16	61	4	60	0	4,8
Mai	17	61	5	60	0	5,1
Juni	18	61	6	60	0	5,4
Juli	19	61	7	60	0	5,7
August	20	61	8	60	0	6,0
September	21	61	9	60	0	6,3
Oktober	22	61	10	60	0	6,6
November	23	61	11	60	0	6,9
Dezember	24	62	0	60	0	7,2
1943						
Januar	25	62	1	60	0	7,5
Februar	26	62	2	60	0	7,8
März	27	62	3	60	0	8,1
April	28	62	4	60	0	8,4
Mai	29	62	5	60	0	8,7
Juni	30	62	6	60	0	9,0
Juli	31	62	7	60	0	9,3
August	32	62	8	60	0	9,6
September	33	62	9	60	0	9,9
Oktober	34	62	10	60	0	10,2
November	35	62	11	60	0	10,5
Dezember	36	63	0	60	0	10,8
1944 und später	36	63	0	60	0	10,8

Übergangsregelungen
Versicherte, die bis zum 16. 11. 1950 geboren wurden und am 16. 11. 2000 schwerbehindert, berufs- oder erwerbsunfähig waren, genießen Vertrauensschutz. Sie sind von der Anhebung der Altersgrenze für Schwerbehinderte nicht betroffen, wenn die Schwerbehinderung oder die Berufs- oder Erwerbsunfähigkeit auch bei Rentenbeginn vorliegt.

Versicherte, die vor dem 1. 1. 1942 geboren wurden und 45 Jahre mit Pflichtbeiträgen für eine versicherte Beschäftigung oder Tätigkeit belegt haben, genießen ebenfalls Vertrauensschutz. Auch hier besteht weiterhin der Anspruch auf die Altersrente für Schwerbehinderte, Berufsunfähige oder Erwerbsunfähige ab 60 Jahren ohne Rentenabschläge. Zeiten des Bezuges von Arbeitslosengeld oder Arbeitslosenhilfe zählen nicht zu den 45 Jahren Pflichtbeitragszeiten.

Änderungen im Bereich der Rehabilitation

Unter Rehabilitation sind im medizinischen Sinne alle Maßnahmen zu verstehen, die der Wiederherstellung von Lebenstüchtigkeit, Erwerbsfähigkeit und die Rückgliederung in den Arbeitsprozeß und in die Gesellschaft dienen. Im Bereich der Rehabilitation ergeben sich durch die Reform der Renten wegen verminderter Erwerbsfähigkeit keine wesentlichen Änderungen. Nur hinsichtlich der persönlichen Voraussetzungen und des Übergangsgeldes bestand aufgrund notwendiger Anpassungen an die Neuordnung der Erwerbsminderungsrenten Änderungsbedarf.

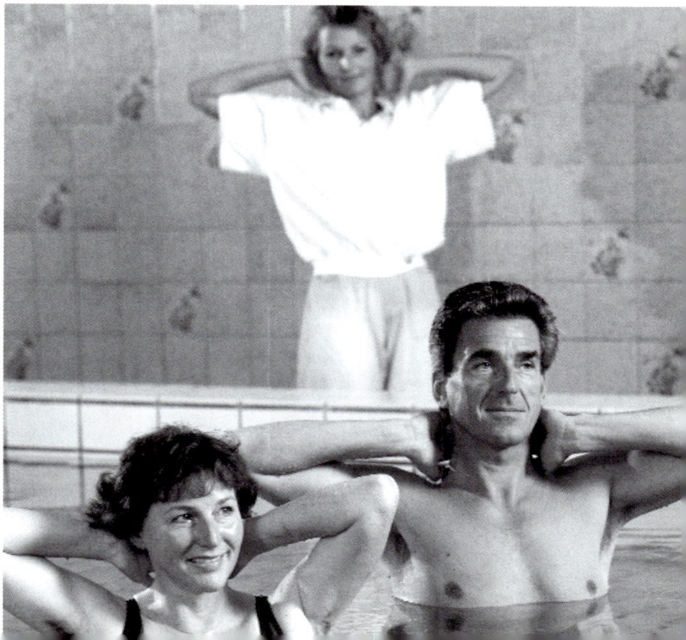

Aufgabe der Rehabilitation

Wie bisher sind auch nach künftigem Recht medizinische und berufliche Leistungen zur Rehabilitation zu erbringen, wenn eine erhebliche Gefährdung oder Minderung der Erwerbsfähigkeit vorliegt. Ziel ist nach wie vor, durch die Leistungen Beeinträchtigungen der Erwerbsfähigkeit der Versicherten oder ihr vorzeitiges Ausscheiden aus dem Erwerbsleben zu verhindern bzw. sie möglichst dauerhaft in das Erwerbsleben wiedereinzugliedern. Der Grundsatz „Rehabilitation vor Rente" bleibt somit erhalten.

Persönliche Voraussetzungen

Für die Gewährung von Rehabilitationsleistungen ist es auch künftig nicht von Bedeutung, ob bereits eine „Erwerbsminderung" im rentenrechtlichen Sinne eingetreten ist. Der rentenrechtliche Begriff der Erwerbsminderung nach der Reform der Renten wegen verminderter Erwerbsfähigkeit, der sich allein um gesundheitliche Leistungsvermögen des Versicherten auf dem allgemeinen Arbeitsmarkt, unabhängig vom erlernten Beruf und der bisherigen Tätigkeit orientiert, ist nicht identisch mit dem Begriff der „erheblichen Gefährdung oder Minderung der Erwerbsfähigkeit", der weiterhin die persönlichen Voraussetzungen für medizinische und berufsfördernde Leistungen zur Rehabilitation bestimmt. Die Erwerbsfähigkeit ist schon denn erheblich gefährdet oder gemindert, wenn das Leistungsvermögen in der bisherigen beruflichen Tätigkeit durch Krankheit oder Behinderung entsprechend beeinträchtigt ist. Rehabilitationsleistungen können auch erbracht werden, wenn die vorhandene oder durch die erhebliche Gefährdung zu erwartende Erwerbsminderung einen Anspruch auf Erwerbsminderungsrente nicht begründet.

Eine neue persönliche Voraussetzung für berufsfördernde Leistungen zur Rehabilitation sieht die Reform der Renten wegen verminderter Erwerbsfähigkeit vom 1. 1. 2001 an vor: Hiernach können berufsfördernde Leistungen zur Erhaltung des Arbeitsplatzes auch den Versicherten er-

Nach heutigem Recht kommen Rehabilitationsleistungen für Personen, die in ihrer Erwerbsfähigkeit gemindert sind, nur in Betracht, wenn sich die Erwerbsfähigkeit hierdurch günstig beeinflussen läßt.

bracht werden, die nach dem Recht der Reform der Renten wegen verminderter Erwerbsfähigkeit bereits teilweise erwerbsgemindert sind, ohne daß Aussicht auf eine wesentliche Besserung der Erwerbsfähigkeit besteht.

Übergangsgeld

Die Regelungen zum Übergangsgeld sind weitgehend unverändert geblieben.

Änderungen ergaben sich vom 1.1.2001 an hauptsächlich durch den Wegfall der bisher geltenden Vorschrift, wonach grundsätzlich neben einem Anspruch auf Übergangsgeld kein Anspruch auf Rente wegen verminderter Erwerbsfähigkeit besteht. Versicherte, die die Voraussetzungen für den Bezug einer Rente wegen verminderter Erwerbsfähigkeit erfüllen und Leistungen zur Rehabilitation erhalten, haben künftig einen Anspruch auf Rente.

Alle Vorschriften in Zusammenhang mit dem Anspruch auf (Ersatz-)Übergangsgeld mindestens in Rentenhöhe entfallen.

Anschriften der Rentenversicherungen

Verband Deutscher Renten-
versicherungsträger
Eysseneckstraße 55
60322 Frankfurt/M.

Bundesversicherungsanstalt für
Angestellte (BfA)
Ruhrstr. 2
10709 Berlin

Auskunfts- und Beratungsstellen

86150 Augsburg
Bahnhofstr. 7
Tel.: 08 21/50 35-0

10709 Berlin-Wilmersdorf
Fehrbelliner Platz 5
Tel.: 0 30/86 88 80

10179 Berlin-Mitte
Wallstr. 9-13
Tel.: 0 30/2 02 47-5

33602 Bielefeld
Bahnhofstr. 28
Tel.: 05 21/52 54-0

06749 Bitterfeld
Walther-Rathenau-Str. 38
Tel.: 0 34 93/6 02 00

53111 Bonn
Poststr. 19-21
Tel.: 02 28/98 27-0

14770 Brandenburg
Nicolaiplatz 12
Tel.: 0 33 81/3 20 90

38100 Braunschweig
Friedrich-Wilhelm-Str. 3
Tel.: 05 31/12 30-0

28195 Bremen
Domshof 18-20
Tel.: 04 21/36 52-0

09111 Chemnitz
An der Markthalle 3-5
Tel.: 03 71/69 71-0

03048 Cottbus
Thiemstr. 130
Tel.: 03 55/4 94-0

64283 Darmstadt
Ludwigstr. 1
Tel.: 0 61 51/2 30 64

06844 Dessau
Zerbster Str. 32
Tel.: 03 40/ 2 21 00 26

44137 Dortmund
Hansastr. 95
Tel.: 02 31/90 63 50-0

01307 Dresden
Fetscherstr. 34
Tel.: 03 51/4 40 60-0

40210 Düsseldorf
Graf-Adolf-Str. 35-37
Tel.: 02 11/3 80 60

99096 Erfurt
Blosenburgstr. 20
Tel.: 03 61/30 27-0

45127 Essen
Lindenallee 6-8
Tel.: 02 01/ 40 33-0

60313 Frankfurt/Main
Stiftstr. 9-17
Tel.: 0 69/2 99 98-0

15230 Frankfurt/Oder
Karl-Marx-Str. 2
Tel.: 03 35/56 18-0

79098 Freiburg i. Br.
Friedrichring 1
Tel.: 07 61/3 87 10

07545 Gera
Reichsstr. 5
Tel.:03 65/9 18 00-0

35390 Gießen
Katharinengasse 1
Tel.: 06 41/1 20 91

02826 Görlitz
Berliner Str. 57
Tel.: 0 35 81/40 63 46

04668 Grimma
Markt 10
Tel.: 0 34 37/9 24 10

38820 Halberstadt
Woort 3
Tel.: 0 39 41/5 73 26

06108 Halle
Leipziger Str. 91
Tel.: 03 45/2 92 50

20354 Hamburg
Jungfernstieg 7
Tel.: 0 40/34 89 10

20535 Hamburg
Bürgerweide 4
Tel.: 0 40/24 19 00

30159 Hannover
Bahnhofstr. 8
Tel.: 05 11/ 3 57 99-0

74072 Heilbronn
Lohtorstr. 2
Tel.: 0 71 31/2 03 93 60

98693 Ilmenau
Wallgraben 3
Tel.: 0 36 77/84 51 90

07743 Jena
Goethestr. 1
Tel.: 0 36 41/4 70 80

67655 Kaiserslautern
Schubertstr. 17a
Tel.: 06 31/36 67 30

76133 Karlsruhe
Kaiserstr. 215
Tel.: 07 21/18 04-0

34117 Kassel
Friedrich-Ebert-Str. 5
Tel.: 05 61/78 90-0

24103 Köln
Lungengasse 35
Tel.: 02 21/33 17-01

04105 Leipzig
Nordstr. 17
Tel.: 03 41/7 11 35-0

23552 Lübeck
Beckergrube 2
Tel.: 04 51/7 99 47 01

39108 Madgeburg
Maxim-Gorki-Str. 14
Tel.: 03 91/73 99-0

55116 Mainz
Am Brand 31
Tel.: 0 61 31/27 40

68159 Mannheim
E1, Nr. 16
Tel.: 06 21/15 91-0

80339 München
Gollierstr. 4
Tel.: 0 89/5 10 81-0

48143 Münster
Von-Steuben-Str. 20
Tel.: 02 51/53 82-0

17033 Neubrandenburg
Brodaer Str. 1
Tel.: 03 95/56 37-0

90402 Nürnberg
Kornmarkt 8
Tel.: 09 11/23 80-0

26122 Oldenburg
Bahnhofsplatz 2a
Tel.: 04 41/9 50 79 50

49074 Osnabrück
Große Str. 58-60
Tel.: 05 41/33 57-0

01796 Pirna
Dohnaische Str. 68
Tel.: 0 35 66 70

08523 Plauen
Herrenstr. 20
Tel.: 0 37 41/22 80 99

14473 Potsdam
Heinrich-Mann-Allee 103
Tel.: 03 31/88 53-0

93047 Regensburg
Maximilianstr. 9
Tel.: 09 41/58 49-0

18057 Rostock
Doberaner Str. 10-12
Tel.: 03 81/4 59 45-0

66111 Saarbrücken
Großherzog-Friedrich-Str. 16-18
Tel.: 06 81/9 37 00

19053 Schwerin
Schmiedestr. 8-12
Tel.: 03 85/57 58-0

18439 Stralsund
Langenstr. 54
Tel.: 0 38 31/28 01 51

70174 Stuttgart
Kronenstr. 25
Tel.: 07 11/18 71-5

98527 Suhl
Marienstieg 3
Tel.: 0 36 81/7 86-0

54290 Trier
Domfreihof 1
Tel.: 06 51/97 07 10

89073 Ulm
Karlstr. 33
Tel.: 07 31/9 67 35-0

38855 Wernigerode
Breite Str. 53a
Tel.: 0 39 43/6 96 30

06886 Wittenberg
Collegienstr. 59c
Tel.: 0 34 91/4 20 40

97070 Würzburg
Schönbornstr. 4-6
Tel.: 09 31/35 72-0

42103 Wuppertal
Wupperstr. 14
Tel.:02 02/45 95-01

06712 Zeitz
Roßmarkt 13
Tel.: 0 34 41/8 58 80

08056 Zwickau
Hauptmarkt 24-25
Tel.: 03 75/27 74 80

Träger der Rentenversicherung der Arbeiter – Landesversicherungsanstalten

Baden Gartenstraße 105
76135 Karlsruhe

Hessen Städelstraße 28
60596 Frankfurt/M.

Niederbayern-Oberpfalz
Am alten Viehmarkt 2
84028 Landshut

Oberbayern
Thomas-Dehler-Straße 3
81737 München

Oberfranken und Mittelfranken
Wittelbacherring 11
95444 Bayreuth

Schwaben
An der Blauen Kappe 18
86152 Augsburg

Unterfranken
Friedenstraße 14
97072 Würzburg

Württemberg
Adalbert-Stifter-Straße 105
70437 Stuttgart

Braunschweig
Kurt-Schumacher-Straße 20
38102 Braunschweig

Freie und Hansestadt Hamburg
Überseering 10
22297 Hamburg

Hannover
Lange Weihe 2
30880 Laatzen

Oldenburg-Bremen
Huntestraße 11
26135 Oldenburg

Rheinprovinz
Königsallee 71
40215 Düsseldorf

Schleswig-Holstein
Kronsdorfer Allee 2-6
23560 Lübeck

Westfalen
Gartenstraße 194
48147 Münster

Rheinland-Pfalz
Eichendorffstraße 4-6
67346 Speyer

Saarland
Martin-Luther-Straße 2-4
66111 Saarbrücken

Berlin
Knobelsdorffstraße 92
14059 Berlin

Brandenburg
Heinrich-Hildebrand-Straße 206
15232 Frankfurt/O.

Mecklenburg-Vorpommern
Platanenstraße 43
17033 Neubrandenburg

Sachsen
Georg-Schumann-Straße 146
04159 Leipzig

Sachsen-Anhalt
Paracelsusstraße 21
06114 Halle

Thüringen
Kranichfelder Straße 3
99097 Erfurt

Sonderanstalten

Bahnversicherungsanstalt
Karlstraße 4-6
60329 Frankfurt/M.

Seekasse
Reimerswiete 2
20457 Hamburg

Träger der Knappschaftlichen Rentenversicherung

Bundesknappschaft
Pieperstraße 14-28
44789 Bochum

Landwirtschaftliche Alterskassen

Gesamtverband der landwirtschaftlichen Alterskassen
Weißensteinstraße 72
34131 Kassel

Sächsische Landwirtschaftliche Alterskasse
Bahnhofstraße 16/18
04575 Neukieritzsch

Schleswig-Holsteinische landwirtschaftliche Alterkasse
Schulstraße 29
24143 Kiel

Landwirtschaftliche Alterskasse Oldenburg-Bremen
Im Dreieck 12
26127 Oldenburg

Hannoversche landwirtschaftliche Alterskasse
Im Haspelfelde 24
30173 Hannover

Braunschweigische landwirtschaftliche Alterskasse
Bruchtorwall 13
38100 Braunschweig

Lippische landwirtschaftliche Alterskasse
Hoher Heckenweg 76-80
Felix-Ferchenbach-Straße 6
32756 Detmold

Alterskasse der rheinischen Landwirtschaft
Merowingerstraße 103-105
40225 Düsseldorf

Westfälische landwirtschaftliche Alterskasse
Hoher Heckenweg 76-80
48147 Münster

Landwirtschaftliche Alterskasse Hessen-Nassau
Murhardstraße 18
34119 Kassel

Kurze Zusammenfassung der Rentenreform

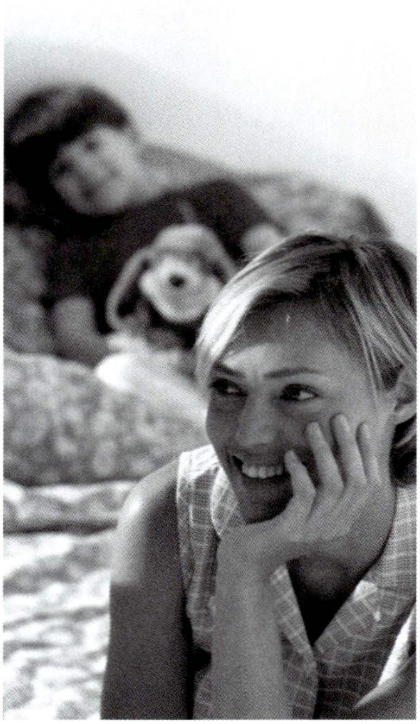

Die Reform der Alterssicherung betrifft vor allem vier Bereiche:

- die Anpassung der Renten,
- die Förderung der privaten Vorsorge,
- Neuregelungen im Bereich der sozialen Sicherung der Frau
- Hinterbliebenensicherung

Außerdem werden für jüngere Versicherte Lücken ihrer Versicherungsbiographie geschlossen, die durch Krankheit, Schwangerschaft, oder Arbeitslosigkeit im wesentlichen zwischen dem 17. und 25. Lebensjahr, also kurz vor oder kurz nach dem Eintritt in das Erwerbsleben, entstanden sind.

Verbessert wurde auch die Berücksichtigung von Ausbildungszeiten als Anrechnungszeiten. Ende 2000 wurde bereits eine Reform der Erwerbsminderungsrenten beschlossen. Auch das Recht der Rehabilitation wurde verbessert, um den Versicherten vor allem einen Zugang zur Rehabilitation zu erleichtern.

Änderungen in der sozialen Sicherung der Frauen

Die Neuregelung der sozialen Sicherung der Frau bildet einen weiteren Schwerpunkt der Reform. Zum einen werden Beitragszeiten während der Kindererziehung höher bewertet. Zum anderen sieht das neue Recht eine kindbezogene Umgestaltung der Hinterbliebenenrente und die Möglichkeit eines Rentensplittings zwischen Ehegatten vor.

1. Aufwertung insbesondere von Zeiten der Kindererziehung

Die Höherbewertung von Beitragszeiten begünstigt Eltern, die während der Kinderberücksichtigungszeit (§ 57 SGB VI) eine Teilzeitarbeit ausüben und trotz einer Vollerwerbstätigkeit nur unterdurchschnittlich verdienen. Die in dieser Zeit - zumeist viertes bis zehntes Lebensjahr eines Kindes - erzielten Entgelte werden, soweit es Zeiten ab 1999 betrifft, bei der Rentenberechnung um 50 % auf maximal 100% des Durchschnittseinkommens aufgewertet. Dasselbe gilt für Pflichtbeitragszeiten aufgrund einer nicht erwerbsmäßigen Pflege eines pflegebedürftigen Kindes bis zu seinem 18. Lebensjahr. Voraussetzung ist, daß insgesamt 25 Jahre mit rentenrechtlichen Zeiten vorliegen, wozu auch Kinderberücksichtigungszeiten zählen. Es handelt sich um eine modifizierte Verlängerung der „Rente nach Mindesteinkommen zugunsten von Personen, die Kinder erziehen bzw. pflegen. Eltern, die wegen gleichzeitiger Erziehung bzw. Pflege von zwei oder mehr Kindern nicht erwerbstätig sein können, erhalten einen Zuschlag an Entgeltpunkten, der der höchstmöglichen Förderung von erwerbstätigen Erziehungspersonen entspricht. Er beträgt 0,333 Entgeltpunkte pro Jahr. Diese Zeiten gelten, soweit sie es nicht schon sind, als Beitragszeiten.

Daraus ergibt sich für jedes berücksichtigt Jahr ein zusätzlicher monatlicher Rentenanspruch von derzeit 8,43 €.

Die Höherbewertung von Beitragszeiten während der Kinderberücksichtigungszeit ist zu begrüßen. Sie verknüpft den Ausbau der eigenständigen Alterssicherung von Frauen mit Anreizen für einen baldigen Wiedereinstieg in das Berufsleben noch Ablauf der Kindererziehungszeit. Begünstigt werden typischerweise nicht nur Mütter, die neben der Kindererziehung Teilzeit arbeiten, sondern auch Alleinerziehende, die einer Vollzeitbeschäftigung nachgehen, daraus aber nur ein unterdurchschnittliches Einkommen erzielen.

2. Änderungen in der Hinterbliebenensicherung

Die Hinterbliebenenrente wird modifiziert und um eine Kinderkomponente ergänzt. Die Konzeption ist - auch auf Drängen der Rentenversicherung - noch wesentlich geändert worden. Das zugesagte „Gesetz zur Verbesserung des Hinterbliebenenrechts“ wurde inzwischen verabschiedet. Nunmehr ergeben sich im Vergleich zum geltenden Recht folgende Änderungen:

- Der Rentenartfaktor wird von 0,6 auf 0,55 abgesenkt, die Witwen(r)rente beträgt nicht mehr 60, sondern nur noch 55 % der Versichertenrente.

- Hinterbliebene, die Kinder erzogen haben, erhalten einen Zuschlag von zwei Entgeltpunkten für das erste und von einem Entgeltpunkt für jedes weitere Kind. Bei einer Erziehungsdauer von weniger als einem Jahr verringert sich der Zuschlag entsprechend. Bei der Witwe eines Standardrentners - das gleiche gilt natürlich auch für Witwer - wird schon bei einem Kind die Absenkung der Witwen(r)rente von 60 auf 55 % in etwa ausgeglichen. Bei zwei oder mehr Kindern wird sie bereits besser gestellt sein als nach geltendem Recht. Dies gilt auch für alle Witwen und Witwer, deren Rente aus einer Versichertenrente unterhalb der Standardrente berechnet wird. Bei höheren Hinterbliebenenrenten führt die Neuregelung erst ab zwei Kindern zu einem Ausgleich der Minderung.

- Witwen oder Witwer haben keinen Anspruch auf eine Hinterbliebenenrente mehr, wenn die Ehe nicht mindestens ein Jahr gedauert hat. Wen sie kürzer war, wird widerlegbar vermutet, daß sie geschlossen worden ist, um eine Versorgung zu erlangen.

- Die kleine Witwen(r)rente wird längstens für zwei Jahre geleistet.

- Es ist dabei geblieben, daß nach dem neuen Recht weitgehend alle Einkommensarten auf die Hinterbliebenenrenten angerechnet werden. Dies war und ist notwendig, damit nicht die, die in die Rentenversicherung eingezahlt haben, von dem eigenen System schlechter behandelt werden, als die, die sich in eine private Versicherung eingekauft haben. Denn während eine Versichertenrente schon bisher auf die Hinterbliebenenrente bei Überschreiten der Freibeträge anzurechnen war, blieben bislang private Versorgungsleistungen unberücksichtigt.

Anders als ursprünglich vorgesehen bleiben alle Freibeträge bei der Einkommensanrechnung dynamisch. Dadurch wird eine Verschlechterung der Absicherung insbesondere von Freuen, die Kinder erzogen haben, verhindert. Im Gegenteil: Nun werden viele Witwen oder Witwer mit mehreren Kindern, deren Ehegatten nach dem Jahr 2001 versterben, besser gestellt sein als diejenigen, für die das bisherige Recht gilt. Die lange Übergangsfrist - gedacht zu Gunsten der jetzigen Rentner und der Personen älter als 40 - hat sich bei Personen mit Kindern insoweit in ihr Gegenteil umgekehrt.

3. Das neue Rentensplitting zwischen Ehegatten

Die Ehegatten können künftig zwischen der modifizierten Hinterbliebenenrente und einem Rentensplitting wählen. Entscheiden sie sich durch übereinstimmende Erklärung für das Rentensplitting, werden ihre in der Ehezeit bis zum Rentenbeginn - das ist die „Splittingzeit" - erworbenen Rentenanwartschaften zwischen ihnen je zur Hälfte geteilt. Des Rentensplitting wird durchgeführt, wenn beide Ehegatten Anspruch auf eine Vollrente wegen Alters haben oder ein Ehegatte einen solchen Anspruch hat und der andere 65 Jahre alt oder älter ist. Ist ein Ehegatte früher verstorben, kann der Überlebende allein für das Splitting votieren. Voraussetzung ist jeweils, daß am Ende der Splittingzeit bei beiden Ehegatten bzw. bei dem überlebenden Ehegatten mindestens 25 Jahre an rentenrechtlichen Zeiten vorhanden sind.

Entscheiden sich die Ehegatten für ein Rentensplitting, wirkt es bereits zu ihren Lebzeiten und danach auch ohne eine Garantie der eigenen, selbst erworbenen Anwartschaften über den Tod eines Ehegatten hinaus. Es besteht in diesem Fall kein Anspruch auf eine Hinterbliebenenrente. Ein durchgeführtes Rentensplitting wird durch Zu- oder Abschläge der Entgeltpunkten berücksichtigt. Deren Höhe hängt von der Dauer der „Splittingzeit" und der Höhe der geteilten Rentenanrechte ab. Sonstige Versorgungsansprüche - etwa aus der Besamtenversorgung oder der betrieblichen Altersversorgung - werden in das Splitting nicht einbezogen.

Die Neuregelung löst in diesen Fällen Probleme des geltenden Rechts und kommt Vorschlägen der Rentenversicherung sehr nahe. Ehegatten, die beide 55 Jahre alt oder älter sind und/oder bereits ihre Altersrente beziehen, haben diese Optimierungsmöglichkeit nicht in vollem Umfang.

Die neue Rente

Das zweiteilige Renten-Reformpaket enthält eine neue Rentenformel und Regelungen für die Förderung der Eigenverantwortung fürs Alter. Damit ist eine der größten Sozialreformen der deutschen Nachkriegsgeschichte verwirklicht. Das bewährte Solidarsystem der gesetzlichen Rente wird auf eine neue, stabilere Basis gestellt. Gleichzeitig erhält es zwei neue Säulen zur Seite: die staatlich geförderte private und betriebliche Altersvorsorge.

Wie funktioniert die neue Eigenvorsorge? Ab 1. Januar 2002 werden die Bürgerinnen und Bürger beim Aufbau einer privaten Altersvorsorge finanziell unterstützt. Die neue Förderung wirft viele Fragen auf. Nachfolgend Antworten auf die wichtigsten Fragen.

Wer bekommt die neue Förderung?

Jeder, der Pflichtbeiträge zur Rentenversicherung zahlt, bekommt auch die Förderung. Darüber hinaus haben Anspruch:

- Arbeitslose, Bezieher von Krankengeld;
- nicht erwerbstätige Mütter oder Väter in den ersten drei Lebensjahren ihres Kindes;
- Wehr- und Zivildienstleistende;
- pflichtversicherte Selbständige (z.B. Handwerker);
- 322,12 €-Jobber, wenn sie ihre Pauschalbeiträge zur Rentenkasse erhöhen. Wie das geht, erklärt Ihnen Ihr Arbeitgeber.

Gibt es die Förderung auch für Beschäftigte im öffentlichen Dienst?

Angestellte im öffentlichen Dienst mit der Zusage für eine Gesamtversorgung sowie Beamtinnen und Beamte sind derzeit noch nicht in die Förderung einbezogen. Es ist aber vorgesehen, die Reform und damit die Fördermodelle mit gleicher Wirkung auf die Alterssicherungssysteme im öffentlichen Dienst zu übertragen.

Wieviel muß man selber sparen, um die Förderung zu bekommen?

Um die volle Zulage zu erhalten, müssen Sie ab 2002 mindestens 1 Prozent Ihres sozialversicherungspflichtigen Bruttoeinkommens in einem Banksparplan, einem Investmentfonds oder einer Versicherung anlegen. Der Prozentsatz steigt bis 2008 auf 4 Prozent. Aber Sie müssen den Betrag nicht alleine aufbringen.

Denn die Förderung des Staates wird zum Sparbetrag hinzugerechnet. So können Sie mit niedrigen eigenen Beiträgen eine hohe Sparsumme erzielen. Ganz ohne eigenen Beitrag geht es aber nicht. Auch wenn Sie, etwa mit einem 322,12 €-Job, nur sehr wenig verdienen, müssen Sie einen Mindestbeitrag leisten. Er beträgt 2002 nur 44,99 € im Jahr. Bei einer Familie mit zwei Kindern sind es sogar nur 30,16 €.

Können sich auch Familien die neue Eigenvorsorge leisten?

Wenn Sie Kinder erziehen, bekommen Sie bei der privaten Altersvorsorge zusätzliche Unterstützung. Im Jahr 2002 wird es für jedes Kind pro Jahr zusätzlich 46,02 € geben. Im Jahr 2008 werden es 184,07 € sein. Die Förderung gibt es, solange für das Kind ein Anspruch auf Kindergeld besteht. Damit können sich auch Familien mit geringem Einkommen eine zusätzliche Altersvorsorge aufbauen.

Beispiel: Eine Familie mit drei Kindern hat ein Jahreseinkommen von 25.564,50 €. Sie bekommt 2008 schon mit 163,62 € Eigenbeitrag insgesamt 858,97 € staatliche Förderung. So kann sie jährlich 1.022,58 € für die Altersvorsorge ansparen.

Wie können Frauen ohne eigenes Einkommen für ihr Alter vorsorgen?

Auch bei Ehepaaren, bei denen nur ein Partner arbeitet, können beide Ehegatten eine eigene Altersvorsorge aufbauen. Zwei Bedingungen müssen erfüllt sein:

1. Der verdienende Ehegatte spart den Betrag, der seinem Einkommen entspricht, für seine Altersvorsorge.
2. Der Ehegatte ohne Einkommen hat einen eigenen Vertrag zur Altersvorsorge abgeschlossen. Dann wird den Verträgen beider Ehegatten jeweils die Grundzulage (153,39 € ab 2008) gutgeschrieben. Wenn nichts anderes vereinbart ist, fließt die Förderung für die Kinder automatisch auf den Vertrag der Frau. Das sind ab 2008 immerhin jährlich 184,07 € für jedes Kind.

Was geschieht, wenn ich vor dem Ruhestand an mein Geld muß?

Sie können den Vertrag jederzeit kündigen. Dann bekommen Sie das eingezahlte Geld zurück. Allerdings verlieren Sie bei einer vorzeitigen Kündigung die bis dahin gezahlte staatliche Förderung, und die angefallenen Zinsen müssen versteuert werden. Auch das Anlageinstitut wird Kosten einbehalten. Wieviel Sie bei einer Kündigung verlieren, muß man Ihnen schon vor dem Vertragsabschluß sagen.

Kann ich meinen Vertrag an meinen Ehegatten oder meine Kinder vererben?

Wenn Sie sterben, bevor der Vertrag auszahlungsreif ist, kann Ihr Ehegatte den geförderten Vertrag für seine Altersvorsorge übernehmen. Die Förderung geht dann nicht verloren. Vererben Sie das Kapital an Ihre Kinder, gilt das gleiche wie bei einer vorzeitigen Kündigung. Zusätzlich kann Erbschaftssteuer fällig werden.

Abschließend: Dieser zweite Teil der Rentenreform und damit die neue private Altersvorsorge mag noch umstritten sein. Angesichts der steigenden Lebenserwartung der Rentenbezieher und der stetig geringer werdenden Zahl der jungen Menschen war diese Rentenreform notwendig. Nur so kann die Rente auch für die heutigen Beitragszahler gesichert werden.

Privater Rentenvertrag: Vorsicht!

Die Stiftung Warentest warnt vor dem übereilten Abschluß eines Privatrentenvertrages: Man sollte sich Zeit lassen, denn bislang steht noch nicht fest, welche Privatrentenpläne vom Staat künftig gefördert werden. Damit sich nicht jeder Bürger selbst durch die komplizierten Angebote der privaten Versicherungen arbeiten muß, übernimmt das Bundesaufsichtsamt für das Versicherungswesen (BAV) die Prüfung. Dieses Amt vergibt für Privatrentenpläne ein Zertifikat, erkennt damit die Förderfähigkeit an. Das wird jedoch noch einige Zeit dauern, denn die Behörde hat eine Fülle von Anträgen von Versicherungen, Banken und Investhäusern zu bearbeiten.

Also: Erst wenn das Angebot zu einem privaten Rentenantrag das Zertifikat vorweisen kann, sollten Sie Ihre Unterschrift unter den Vertrag setzen. Die Zusage des Versicherungsvertreters reicht nicht aus. Übrigens: Für Kapitallebensversicherungen in der bisherigen Form gibt es z.B. keine Zuschüsse.

Aufklärung, Auskunft und Beratung kostenlos

Erst Denken, dann Handeln

Alle sozialen Versicherungen geben den Mitgliedern Auskunft über ihre Leistungen. Sollten Sie Fragen zu einem persönlichen Fall haben, so wenden Sie sich an die für Sie zuständigen Beraterinnen bzw. Berater, die Ihnen gerne zur Verfügung stehen. Sie werden von fachkundigen Mitarbeitern Ihrer Versicherung nicht nur informiert, sondern auch kompetent und individuell beraten. Das geschieht kostenlos.

Besonders im neuen Rentenrecht, das für einen normalen Bürger kaum durchschaubar ist - zum Teil auch deshalb, weil darüber zu viel gequatscht und spekuliert wird - sollten Sie eine persönliche Beratung nutzen, um sich ein klares Bild über Ihren aktuellen Rentenwert machen zu können.

Empfehlung: Vereinbaren Sie rechtzeitig vorher telefonisch einen Besuchertermin. Zu diesen Gespräch sollten Sie Ihre Versicherungsnummer, die Versicherungsunterlagen und Ihren Personalausweis mitbringen. Wenn Sie diesen Termin nicht wahrnehmen können, dürfen Sie eine geeignete Person beauftragen, für Sie die Auskunft einzuholen. Sie müssen dieser Person dazu Ihre schriftliche Vollmacht mitgeben.

Dadurch verschaffen Sie sich rechtzeitig vor dem Rentenantrag Klarheit über Ihren Rentenanspruch. Berücksichtigen Sie dabei einen oft erheblichen Zeitaufwand, der entstehen kann, wenn z.B. der Nachweis für eine länger zurrückliegende Versicherungszeit fehlt und die deshalb noch nicht bei einer vorläufigen Rentenberechnung berücksichtigt werden konnte. Auch dieser Hinweis sei erlaubt: Die Erfahrung lehrt, daß die Rentenberater der Versicherungsanstalten sich bemühen, ihre schwierigen Aufgaben zugunsten der Versicherten zu erfüllen.

Sachdienliche Informations-Hefte zur Rentenversicherung können Sie kostenlos von den

Rentenversicherungen, von den Versicherungsämtern der Stadt- und Landkreise usw. erhalten.

Wenn der Renten-Antrag abgelehnt wird

Falls der Antragsteller mit der Entscheidung seiner Rentenversicherung nicht einverstanden ist (z.B. der Antrag auf Rente wurde abgelehnt oder die Rentenhöhe ist zu gering ausgefallen), kann er gegen den Bescheid innerhalb eines Monats Widerspruch einlegen und gegebenenfalls Klage beim zuständigen Sozialgericht erheben.

Die Klage muß innerhalb eines Monats nach Bekanntgabe des Widerspruchsbescheides beim Sozialgericht schriftlich oder zur Niederschrift des Urkundsbeamten eingereicht werden.

Bei Auslandswohnsitz gilt eine Klageschrift von drei Monaten. Mit dem Urteil des Sozialgerichts muß das gerichtliche Verfahren nicht beendet sein. Der Kläger oder die Versicherung kann gegen das Urteil grundsätzlich Berufung zum Landessozialgericht einlegen. Widerspruch, Klage und Berufung sind für den Bürger kostenfrei. Näheres können Sie dem Kapitel „Wie setze ich mein gutes Recht durch?" entnehmen.

Ist eine Erwerbsminderungsrente Endstation des Arbeitslebens?

Wenn Sie eine Rente wegen Erwerbsminderung beantragen und bekommen, bedeutet das nicht, daß Sie nie wieder erwerbstätig werden dürfen. Die Zahlung aus der Rentenkasse ist eine Sicherung für die Zeit, in der Sie nicht oder nur eingeschränkt erwerbstätig sein können. Es ist das Ziel der Politik erwerbsgeminderte Menschen nach Möglichkeit wieder in den Arbeitsprozeß zu integrieren. Die Erfahrung zeigt, daß es oft möglich ist, sich durch gezielte Behandlung und Förderung auch von schweren gesundheitlichen Rückschlägen zu erholen. Deshalb werden künftig mehr Renten als bisher befristet bewilligt. Eine Befristung ist längstens für drei Jahre zulässig.

Notwendige Überprüfung

Nach Ablauf der Befristung muß geprüft werden, ob es notwendig ist, die Rente weiter zu zahlen. Hat sich ihr Gesundheitszustand nicht gebessert, kann die Rente bis zu zwei Mal verlängert werden. Ist nach insgesamt neun Jahren keine Besserung eingetreten, wird Ihnen eine unbefristete Rente gezahlt. Nur bei Renten, die wegen eines verschlossenen

Arbeitsmarktes befristet gewährt werden, ist auch nach neun Jahren eine weitere Befristung zulässig.

Auf die Befristung und Verlängerung wird natürlich verzichtet, wenn ihre Krankheit oder Behinderung von Anfang an so schwer ist, daß keine Besserung zu erwarten ist. Dann wird mit Eintritt der Erwerbsminderung eine unbefristete Rente gezahlt.

Wenn Sie eine befristete Rente bewilligt bekommen, wird die Rente erst ab dem siebten Monat nach Eintritt der Erwerbsminderung gezahlt. Bis zum Rentenbeginn wird in aller Regel Krankengeld gezahlt. Diese vorgezogene Rente, erhalten auch Menschen mit Diabetes, wenn ärztlicherseits schriftlich bestätigt wird, daß der Antragsteller (Patient) nur noch auf Kosten seiner Restgesundheit arbeiten könnte. Demzufolge: Eine Rente wegen Erwerbsminderung erfolgt nicht pauschal sondern nur aufgrund der Einzelfallüberprüfung.

Erwerbsminderung und -Altersrente

Mit Erreichen der Regelaltersgrenze (65 Jahre) wird Ihre Erwerbsminderungsrente durch die Altersrente ersetzt. Haben Sie eine volle Erwerbsminderungsrente bezogen, ändert sich die Rentenhöhe in der Regel dadurch nicht. Es ist aber auf jeden Fall gewährleistet, daß Ihre Altersrente nicht geringer ausfällt als die Erwerbsminderungsrente.

Europa und Rückwirkungen

Ein Stichwort zum Schluß des Themas „Die neue Rente": Der Prozeß, daß sich die Europäische Union auch zu einer Sozialunion entwickelt, bleibt nicht ohne Rückwirkungen auch auf die Rentenversicherung. Das Europäische Sozialrecht beschränkt sich nicht mehr darauf, daß Grundrecht der Freizügigkeit für Wanderarbeitsnehmer sozialrechtlich zu flankieren. Das europäische Wettbewerbsrecht und der Grundsatz des gleichen Entgelts für Mann und Frau gestalten zunehmend die nationalstaatlichen Sozialrechtsordnungen. Hinzu kommen neue Ansätze.

Die Stabilitätskriterien für den Euro und die neue Methode der offenen Koordinierung werden den Einfluß Europas auf die Entwicklung des nationalen Sozialrechts deutlich verstärken. Deshalb sei hier nur konstituiert, daß trotz der neuen und insgesamt tragfähigen Reform die Rentenversicherung nicht nur vor neuen nationalen sondern auch europäischen Herausforderungen steht.

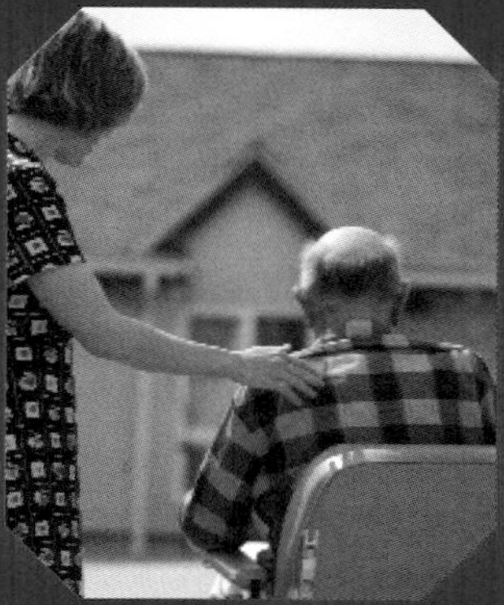

Pflegeversicherung/ Krankenpflege

Leistungsübersicht der Pflegeversicherung auf einen Blick

1. Pflegegeld

Pflegestufe I
205 €

Pflegestufe II

410 €

Pflegestufe III

665 €

2. Pflegesachleistung

Pflegestufe I
384 €

Pflegestufe II
921 €

Pflegestufe III
1.432 €

3. Häusliche Pflege bei Verhinderung der Pflegeperson z.B. durch Urlaub

- je Kalenderjahr für längstens 4 Wochen 1.432 € bei Inanspruchnahme einer erwerbsmäßig pflegenden Person.
- bei Inanspruchnahme einer nicht erwerbsmäßig pflegenden Person ist die Leistung auf den Zahlbetrag des Pflegegeldes der festgestellten Pflegestufe begrenzt. (Ausgleich, z.B. für Verdienstausfall, Fahrkosten bis insgesamt max. 1.432 € möglich.)

4. Pflegehilfsmittel und technische Hilfen

z. B. Pflegebetten; kostenlos/leihweise.

5. Zum Verbrauch bestimmte Hilfsmittel

monatlich bis zu 31 €.

6. Zuschüsse für Maßnahmen zur Verbesserung des individuellen Wohnumfeldes

bis zu 2.557 € je Maßnahme, sofern andere Sozialleistungsträger nicht vorrangig sind.

7. Tagespflege und Nachtpflege

Pflegestufe I
bis zu 384 €

Pflegestufe II
bis zu EUR 921 €

Pflegestufe III
bis zu 1.432 €

8. Kurzzeitpflege

Je Kalenderjahr für längstens 4 Wochen bis max. 1.432 €

9. Vollstationäre Pflege

Übernahme der pflegebedingten Aufwendungen, der Aufwendungen der sozialen Betreuung sowie der Aufwendungen für Leistungen der medizinischen Behandlungspflege

1. für Pflegebedürftige der Pflegestufe I in Höhe von 1.023 € monatlich,
2. für Pflegebedürftige der Pflegestufe II in Höhe von 1.279 € monatlich,
3. für Pflegebedürftige der Pflegestufe III in Höhe von 1.432 € monatlich,
4. für Pflegebedürftige, die als Härtefall anerkannt sind, in Höhe von 1.688 € monatlich.

Der von der Pflegekasse zu übernehmende Pauschbetrag darf 75 v. H. des Gesamtbetrages aus Pflegesatz, Entgelt für Unterkunft und Verpflegung und gesondert berechenbaren Investitionskosten nicht übersteigen.

10. Pflege in einer vollstationären Einrichtung der Behindertenhilfe

10 % des Heimentgeltes, max. 256 €.

Ambulante Pflegedienste

Worauf achte ich, um einen guten Pflegedienst zu finden?

Checkliste und Wegweiser für alle die für sich, Angehörige, Freunde oder Bekannte eine sichere, kompetente, und zuverlässige Pflege durch einen qualifizierten Pflegedienst suchen.

Die Krankenkasse möchte, daß Sie optimal versorgt sind. Dies gilt insbesondere, wenn Sie pflegebedürftig sind. Die Wahl des „richtigen" Pflegedienstes, der Sie in Ihrer individuellen Situation. betreut, ist eine wichtige und weit reichende Entscheidung.

Wir möchten Sie dabei unterstützen, für Ihren persönlichen Hilfebedarf einen geeigneten Pflegedienst zu finden. Die nachfolgende Checkliste enthält einige Hinweise und Entscheidungshilfen, die Ihnen Ihre Auswahl erleichtern sollen.

Auch wenn Sie schon länger durch einen Pflegedienst betreut werden, empfiehlt es sich zu prüfen, inwieweit Ihr Pflegedienst heute übliche Qualitätsmerkmale erfüllt. Darüber hinaus können Sie die Kriterien auswählen, auf die es Ihnen für eine bestmögliche Betreuung besonders ankommt.

Worauf Sie bei einem Pflegedienst auf jeden Fall achten sollten...

Kostenloses Informationsgespräch bei Ihnen zu Hause
Der Pflegedienst sollte Ihnen ein unverbindliches Vorgespräch anbieten, bei dem Sie sich ausführlich über die Angebote informieren können.

Das Gespräch vermittelt Ihnen einen Eindruck über den Qualitätsanspruch des Pflegedienstes. Werden Sie kompetent und verständlich beraten? Werden Ihre Fragen freundlich und geduldig beantwortet? Reagiert der Pflegedienst offen auf Ihre Wünsche, Bedürfnisse und Lebensgewohnheiten und bezieht diese in seine Überlegungen ein?

Die erste Begegnung schafft die Basis für eine vertrauensvolle Zusammenarbeit. Es ist wichtig, daß Sie das Gefühl haben, sich bei dem Pflegedienst „in guten Händen" zu befinden.
Sofern bei diesem Erstgespräch bereits eine Anamnese oder eine detaillierte Pflegeplanung erstellt werden sollte, hat der Pflegedienst jedoch die Möglichkeit, diese Leistung mit der Pflegekasse abzurechnen.

Leistungen des Pflegedienstes

Die Leistungen der Pflegedienste sind unterschiedlich. Nicht alle Pflegedienste sind auf alle Patientengruppen (z. B. Kinder, Demente, Diabetiker) spezialisiert. Erkundigen Sie sich nach den Erfahrungen und Qualifikationen des Pflegedienstes. Nicht jeder Pflegedienst wird für Ihre Anforderungen in Betracht kommen.

Das Basisangebot eines Pflegedienstes umfaßt auf jeden Fall pflegerische Grundbetreuung und hauswirtschaftliche Versorgung. Wenn Sie neben der pflegerischen Grundbetreuung auch medizinische Behandlungspflege (z. B. Spritzen, Wundversorgung) benötigen, fragen Sie, ob der Pflegedienst hierfür zugelassen ist. Wenn dies nicht der Fall ist (dies ist heute eher selten), benötigen Sie einen zweiten Pflegedienst.

Es ist von Vorteil, wenn der Pflegedienst zusätzliche Leistungen anbieten bzw. vermitteln kann, die Sie auch in Anspruch nehmen möchten, von der Pflegekasse aber nicht vergütet werden (z. B. „Essen auf Rädern"). Informieren Sie sich über Service- und Zusatzleistungen des Pflegedienstes und entsprechende Preise. Die Angebote der Pflegedienste können sich hierbei erheblich unterscheiden!

Ihre Pflegesituation kann, durch den Einsatz von technischen Hilfsmitteln (z. B. ein höhenverstellbares Bett), Pflegehilfsmitteln oder Möglichkeiten der Wohnraumanpassung (z. B. Umbauten im Badezimmer) verbessert werden. Der Pflegedienst sollte Sie über geeignete Maßnahmen informieren, diese ggf. auch organisieren und Ihnen bei der Antragstellung behilflich sein.

24-Stunden Erreichbarkeit

Es kann unvorhergesehene Situationen geben, bei denen die Unterstützung durch den Pflegedienst notwendig wird. Daher muß der Pflegedienst für Sie „rund um die Uhr" mit qualifiziertem Personal einsatzbereit sein, d. h. auch nachts und an Sonn- und Feiertagen. Das regelmäßige Abhören eines Anrufbeantworters ist da nicht ausreichend!

Erkundigen Sie sich, wie der Pflegedienst seine Bereitschaftsdienste organisiert und wie schnell Hilfe im Notfall erfolgen kann. Pflegedienste haben ihre Notfallbereitschaft unterschiedlich organisiert, z. B. per Handy oder Telefon mit Rufumleitung. Lassen Sie sich bei Bedarf auch über die Installierung eines Hausnotrufgerätes informieren. Einige Pflegedienste kooperieren mit entsprechenden Anbietern!

Erkundigen Sie sich, wie der Pflegedienst seine Bereitschaftsdienste organisiert und wie schnell Hilfe im Notfall erfolgen kann.

Kosten und Abrechnung der Pflege

Eine qualitativ hochwertige Pflegeberatung beinhaltet umfassende und verständliche Informationen über die Finanzierung der Pflege. Dazu gehört sowohl ein kostenloser, schriftlicher Überblick über das Leistungsangebot und die Preise des Pflegedienstes als auch Erklärungen zum Abrechnungsverfahren. Hierbei sollten Sie erfahren, welche Ihrer benötigten Hilfen mit der Pflegekasse abgerechnet werden und welche Kosten Sie gegebenenfalls selbst tragen müssen. Hierfür steht Ihnen ein von der Pflegekasse entwickelter Kostenvoranschlag zur Verfügung.

Einmal pro Monat sind Ihnen über die erbrachten Pflegeleistungen sogenannte Leistungsnachweise zur Unterschrift vorzulegen. Das Abrechnungsblatt enthält eine Auflistung über die Pflegezeiten und -tätigkeiten. Der Pflegedienst sollte Ihnen die Aufstellung verständlich und nachvollziehbar erklären und Ihnen eine Kopie des Blattes anbieten, damit Sie die abgerechneten Leistungen in Ruhe überprüfen können!

Einmal pro Monat sind Ihnen über die erbrachten Pflegeleistungen sogenannte Leistungsnachweise zur Unterschrift vorzulegen.

Auf Basis des Leistungsnachweises wird die Rechnung für die Pflegekasse erstellt. Wenn Sie neben der Pflege durch den ambulanten Pflegedienst noch einen Restanspruch auf Pflegegeld, haben, ist es wichtig, daß der Pflegedienst die Rechnung frühzeitig einreicht, denn das verbleibende Pflegegeld muß jeden Monat neu berechnet werden.

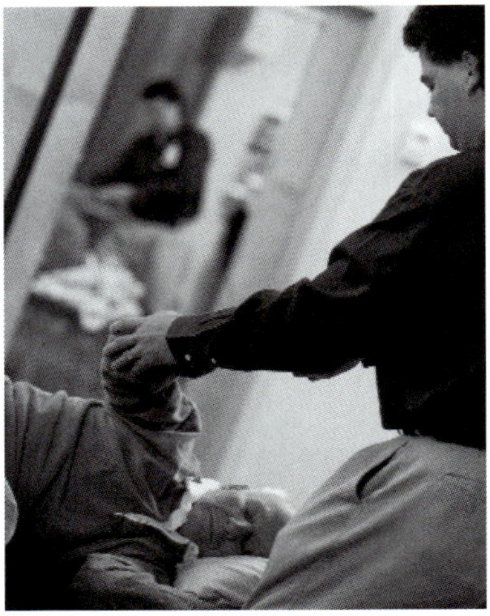

Worauf Sie bei der Durchführung der Pflege achten sollten...

Pflegeorganisation

Die pflegerische Versorgung und Betreuung der Pflegedienste ist unterschiedlich organisiert. Eine kontinuierliche, individuelle, auf Ihre Bedürfnisse zugeschnittene Pflege kann am besten gewährleistet werden, wenn Sie durch ein festes Pflegeteam betreut werden. Dies hat viele Vorteile:

Ein kleines Team erleichtert den Aufbau eines Vertrauensverhältnisses.

Die Zusammenarbeit und die Absprachen in einem kleinen Team sind besser, um Ihre Gewohnheiten und Bedürfnisse angemessen berücksichtigen zu können.

Die Pflegekräfte sind über Ihre persönliche Pflegesituation gut informiert. Dies vermittelt Ihnen Sicherheit und Zufriedenheit.

Die Einhaltung verbindlich vereinbarter Pflegezeiten ist sichergestellt. Außerdem haben Sie Ihrerseits eher die Möglichkeit, Termine auch einmal kurzfristig zu verschieben, wenn Sie z. B. Besuch bekommen.

Wenn Sie den Wunsch haben, nur von einer weiblichen oder männlichen Pflegekraft betreut zu werden (z.B. bei der Intimpflege), stellen Sie im Voraus fest, ob Sie bei dem Pflegedienst die Wahl haben. Es sollte aber auch keine Probleme bereiten, wenn Sie eine Pflegekraft ablehnen.

Planung der Pflege und Dokumentation

Art und Umfang der pflegerischen Betreuung sollte mit Ihnen bzw. Ihren Angehörigen gemeinsam geplant und fortlaufend abgestimmt vordem Dazu hat der Pflegedienst einen Pflegeplan zu erstellen, in dem schriftlich festgehalten wird, welche Hilfeleistungen erbracht werden und welche Ziele langfristig erreicht werden sollen.

Der Pflegedienst hat für jeden Kunden eine Dokumentationsmappe anzulegen. Diese enthält alle Nachweise über die geleistete Hilfe: den Pflegebericht, die Pflegeplanung und Informationen, die für die Pflege notwendig sind (Diagnose, Medikamente und Unverträglichkeiten sowie die Hausarztadresse etc.). Die Pflegedokumentation muß kontinuierlich und übersichtlich geführt und in Ihrer Wohnung hinterlegt werden sowie jederzeit für Sie und die an der Pflege Beteiligten einsehbar sein!

Pflegepersonal

Ein Pflegedienst beschäftigt in der Regel neben qualifizierten Fachkräften auch angelernte Kräfte und eventuell Zivildienstleistende. Die pflegerische Versorgung muß überwiegend durch fachlich qualifiziertes Personal sichergestellt sein. Dies gilt insbesondere für behandlungspflegerische Maßnahmen (wie die Verabreichung von Spritzen oder die Durchführung einer Wundversorgung). Erkundigen

Sie sich, wie hoch der Anteil der Pflegekräfte ist, die eine examinierte Fachausbildung in der Kranken- oder Altenpflege absolviert haben!

Fragen Sie, welche Leistungen von Fachkräften erbracht werden und welche von anderen Personen! Angelernte Kräfte können, nach entsprechender Anleitung und Einarbeitung durch eine Fachkraft, für einfache, pflegerische Verrichtungen oder im Haushaltsbereich eingesetzt werden.

Der Pflegedienst muß sicherstellen, daß Ihre Pflege auch bei Ausfall einer Pflegekraft (z.B. bei Krankheit, Urlaub oder anderweitiger Verhinderung) durch eine Fachkraft mit gleicher Qualifikation gewährleistet ist.

Prüfen Sie auch, ob der Pflegedienst kurzfristige Entlastungs- oder Urlaubsvertretungen übernehmen kann, wenn pflegende Angehörige oder Nachbarn Erholung benötigen bzw. krank werden.

Es ist wichtig, daß Sie sich in der Pflegesituation wohlfühlen und Ihnen die Pflegekräfte sympathisch sind. Möglicherweise kommt der Pflegedienst 1- bis 2mal täglich zu Ihnen. Erkundigen Sie sich, ob die Pflegekräfte fortgebildet werden. Auch in der Pflege ändert sich der Wissensstand. Eine regelmäßige Aktualisierung des Fachwissens ist notwendig, um neue Erkenntnisse in Ihre Pflege einzubringen.

Umgang mit Eigentum und Wertsachen

Der Zugang zu Ihrer Wohnung sollte nur für die zuständige Pflegekraft möglich sein. Erkundigen Sie sich bei dem Pflegedienst, wo Ihre Wohnungsschlüssel aufbewahrt werden und ob sichergestellt wird, daß diese nicht in die Hände von Dritten gelangen können.

Die Pflege in ihrer häuslichen Umgebung bedeutet auch Umgang mit Ihrem persönlichen Eigentum. Fragen Sie den Pflegedienst, ob er gegen unvorhergesehene Beschädigungen versichert ist.

Sauberkeit und Hygiene

Zu einer angenehmen Pflegesituation trägt auch das hygienische Verhalten der Pflegekräfte bei. Dies betrifft das Tragen sauberer Arbeitskleidung und den Einsatz von Handschuhen im Umgang mit offenen Wunden, Ausscheidungen oder bei Einreibungen.

Zusammenarbeit mit Angehörigen

Ihre pflegenden Angehörigen/Nachbarn sollten in die Pflege eingebunden und in gesundheitsfördernden bzw. in gesundheitssichernden Pflegetechniken geschult werden. Regelmäßige Besprechungen sind wichtig für den notwendigen Informationsaustausch, die Anleitung zur Pflege sowie für die Erreichung der gesteckten Pflegeziele.

Genauso wichtig ist eine enge, kooperative Zusammenarbeit mit dem behandelnden Hausarzt. Mittels gemeinsam durchgeführter Visiten und regelmäßiger Rücksprachen können aktuelle Veränderungen Ihrer Pflegebedürftigkeit unmittelbar in den Behandlungs- und Pflegeprozeß aufgenommen werden.

Wenn Sie sich für den Pflegedienst entschieden haben...

... gibt es noch etwas, auf das Sie achten sollten:

Der Vertrag
Sie haben sich für einen Pflegedienst entschieden. Nun gilt es, die vereinbarten Pflegeleistungen vertraglich zu vereinbaren. Rechtlich gesehen können Sie einen solchen Vertrag, mit Ausnahme von Baden-Württemberg, mündlich vereinbaren. Um spätere Mißverständnisse jedoch bereits im Vorfeld zu vermeiden, ist zu empfehlen, den Vertrag schriftlich abzuschließen.

Achten Sie beim Vertrag auf folgende Punkte

Der Pflegevertrag muß die zu erbringenden Leistungen und die Bezahlung beinhalten. Das heißt, es muß exakt festgehalten werden, wie hoch die Kostenbeteiligung der Pflegekasse, der Krankenkasse, ggf. auch des Sozialamtes und wie hoch Ihr Eigenanteil ist.

Auch Ihre Krankenversicherung könnte Pflegekurse anbieten. Informieren Sie sich.

Außerdem lassen sich im Vertrag Nebenaspekte klären, wie etwa die Haftung. Der Pflegedienst sollte die Haftung für Schäden z.B. an Ihrer Gesundheit, in Ihrer Wohnung oder den Verlust der Wohnungsschlüssel nicht ausschließen.

Im Vertrag sollten keine Vorauszahlungen gefordert werden.

Vertragspartner sollte aus rechtlichen Gründen ausschließlich die pflegebedürftige Person selbst sein und keine andere Person.

Bei den Kündigungsfristen gibt es unterschiedliche Vereinbarungen. Lassen Sie sich auf keine langen Kündigungsfristen von Ihrer Seite ein. Werden im Vertrag keine Kündigungsfristen festgelegt, gilt die gesetzliche Kündigungsfrist von 14 Tagen.

Unterschreiben Sie den Vertrag nicht sofort. Lesen Sie ihn vor dem. Abschluß noch einmal in aller Ruhe. Bei Unklarheiten sind wir Ihnen gern behilflich.
(Diese wichtigen Infos sind der „Barmer“ Deutschland größter Krankenkasse entnommen.)

Pflege durch ambulante Pflegeeinrichtungen

Leistungskomplexe als Grundlage ambulanter professioneller Pflege

Bei Wahl häuslicher professioneller Pflegehilfe besteht ein Anspruch auf Sachleistungen bis zu:
384 € in der Pflegestufe I
921 € in der Pflegestufe II
1.432 € in der Pflegestufe III
1.918 € in Härtefällen

Die ambulanten Pflegeeinrichtungen rechnen die Einsätze der professionellen Pflegekräfte bis zu diesen Höchstgrenzen direkt mit der Abrechnungsstelle der Pflegekasse ab. Bei Überschreiten der Höchstbeträge kann es zu Zuzahlungen durch die/den Pflegebedürftige(n) kommen, wobei auch hierbei die vertraglich vereinbarten Preise einzuhalten sind. Der Pflegedienst ist verpflichtet, Sie hierüber im Voraus aufzuklären und sich mit Ihnen abzustimmen, denn Sie selbst bestimmen den Umfang Ihres Leistungspaketes. Leistungserbringung und Vergütung im Rahmen der Pflegeversicherung basieren i. d. R. auf Leistungskomplexen mit vertraglich vereinbarten Preisen.

Aus pflegefachlicher Sicht zusammenhängende Leistungsabläufe sollen nicht vergütungsbedingt auseinander gerissen und unentwegte Diskussionen um Zeitansätze der jeweiligen Verrichtungen vermieden werden. Vor diesem Hintergrund haben die Spitzenverbände der Pflegekassen Leistungskomplexe gebildet.

Die Gestaltung dieser Leistungskomplexe beruht maßgeblich

auf medizinisch- und pflegefachlichen Erfahrungen und Erkenntnissen. Bei der Zusammenfassung einzelner Verrichtungen zu Leistungskomplexen wurden die von Pflegeeinsätzen abgerufenen „Leistungspakete" zu Grunde gelegt. Dabei sind die Leistungskomplexe so geschnitten, daß eine möglichst flexible, auf die Bedürfnisse abgestimmte Zusammenstellung der Leistungen, die durch professionelle Hilfe erbracht werden sollen, vorgenommen werden kann.

Ein bundeseinheitliches System ließ sich aber nicht durchsetzen, auch die Vergütungen differieren. Über die Kosten, die Sie für das von Ihnen gewünschte Leistungspaket zu bezahlen haben, lassen Sie sich zweckmäßigerweise von den Pflegeeinrichtungen einen Kostenvoranschlag geben. Ein Preisvergleich bietet sich an.

Sie beauftragen die Pflegeeinrichtung Ihrer Wahl mit der Leistungserbringung

Informationen über die in Ihrer Region zugelassenen Anbieter erhalten Sie bei uns. Auch bei Vergütungsfragen ist Ihre Pflegeversicherung Ihnen gern behilflich.

Versorgung der Pflegebedürftigen mit Haus-Notrufgeräten

Im Notfall ohne Hilfe zu sein, ist für die Betroffenen schlichtweg ein Albtraum. Da beruhigt es schon, wenn ein Hausnotruf vorhanden ist, um mit Personen in Kontakt zu treten, die entspre-

Im Notfall ohne Hilfe zu sein, ist für die Betroffenen schlichtweg ein Albtraum. Da beruhigt es schon, wenn ein Hausnotruf vorhanden ist.

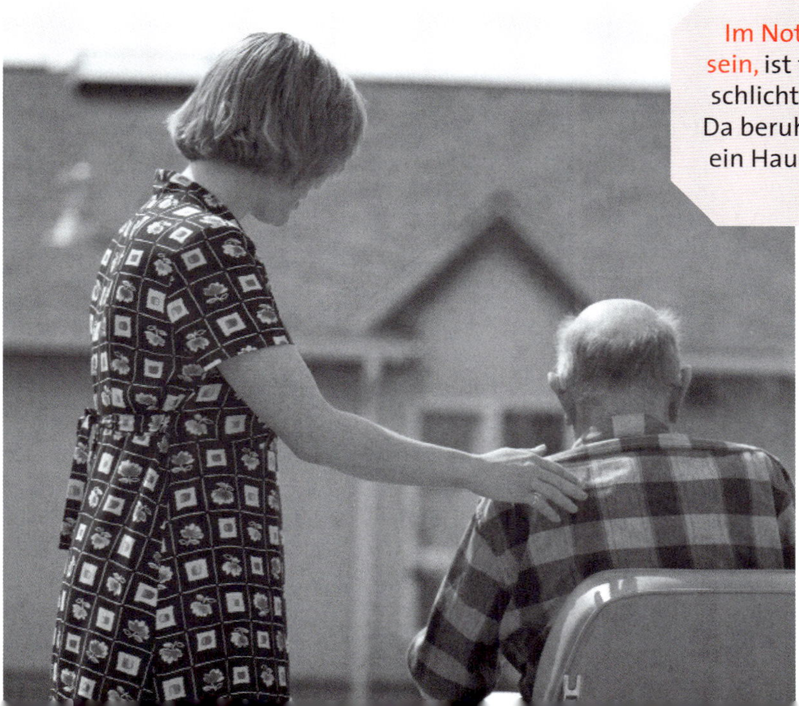

chende Hilfestellung leisten und ggf. weitere Schritte einleiten können. Die Gründe für Hilferufe können vielseitig sein. So kann Hilfe durch einen Sturz notwendig werden, aber auch Herz- oder Diabetesbeschwerden können die Ursache für einen Einsatz sein. Durch die Installation eines Hausnotrufsystems kann hier in aller Regel die Möglichkeit geschaffen werden, auf sich aufmerksam zu machen. Dieser erste Schritt kann u. U. lebensrettend sein. So entsteht insbesondere für allein lebende Pflegebedürftige ein grundlegendes Sicherheitsgefühl, das den weiteren Aufenthalt in der gewohnten häuslichen Umgebung erst ermöglicht.

Anspruchsgrundlage

Pflegebedürftige haben unter bestimmten Voraussetzungen Anspruch auf die Versorgung mit Hausnotrufgeräten oder sonstigen Notrufsystemen. Mit ihrer Hilfe wird eine selbständigere Lebensführung und die Gestaltung des Alltags ohne ständige Überwachung ermöglicht.

Pflegebedürftige haben unter bestimmten Voraussetzungen Anspruch auf die Versorgung mit Hausnotrufgeräten oder sonstigen Notrufsystemen.

Hausnotrufsysteme sind elektronische Meldesysteme, die über das öffentliche Fernsprechnetz ggf. mit einer Zentrale verbunden sind. Die/der Pflegebedürftige erhält eine Teilnehmerstation und einen Handsender (sog. Funkfinger). Bei Alarmauslösung wird eine direkte Sprechverbindung zur Notrufzentrale hergestellt. Ein Mikrofon und ein Lautsprecher in der Teilnehmerstation ermöglichen den Freisprechbetrieb. Bei einer Alarmmeldung erscheinen auf dem Monitor des Computers in der Notrufzentrale gespeicherte Daten über den Anrufenden (z. B. Krankheiten, Medikamente, behandelnde/r Ärztin/Arzt, zu benachrichtigende Personen). Die notwendigen, vorher vereinbarten Maßnahmen können dann umgehend eingeleitet werden.

Um auch Gehörlosen die Teilnahme am Hausnotrufsystem zu ermöglichen, stehen als Zubehör optische Signalfelder zur Verfügung.

Die Verwendung eines Hausnotrufsystems setzt das Vorhandensein eines Anschlusses an das Amtsnetz der Telekom voraus. Die Kosten für die Erstellung und Schaltung dieses Anschlusses, die von der Telekom berechneten monatlichen Grundgebühren sowie die Kosten für die Gesprächseinheiten fallen in den eigenverantwortlichen Bereich

der/des Pflegebedürftigen und werden von der Pflegekasse nicht übernommen.
Sonstige Notrufsysteme sind elektronische Meldesysteme, die über das öffentliche Fernsprechnetz Verbindung mit bestimmten Teilnehmern aufnehmen können. Dabei handelt es sich um Telefonapparate mit Notrufeinrichtungen oder um spezielle Geräte, die für eine Notrufsendung bestimmt sind.

Alle Gerätearten verfügen über Freisprecheinrichtungen, mit dessen Hilfe auch bei aufgelegtem Hörer und größerer Entfernung zum Telefon der Notruf übertragen wird. Gleichzeitig ist die/der Angerufene in der Lage, über das Telefon in den Raum „hinein zu rufen". Mit Hilfe der Notrufsysteme ist es möglich, vier unabhängige frei wählbare Nummern einzuspeichern, die in einem bestimmten Rhythmus nach Auslösung der Notruftaste nach und nach angerufen werden. Alle Geräte verfügen über einen Selbsttest, der täglich oder wöchentlich alle Funktionen überprüft. Bei diesen Notrufsystemen werden üblicherweise Nummern von Betreuungspersonen aus dem Verwandten-/Bekanntenkreis eingegeben.

Auf der Seite der Pflegenden erfordert der Einsatz sonstiger Notrufsysteme die Gewährleistung eines sicheren und ständigen Notrufempfanges.

Voraussetzung für eine Versorgung mit einem Hausnotrufgerät oder sonstigen Notrufsystemen

Die Inanspruchnahme eines Hausnotrufgerätes setzt voraus, daß die/der Versicherte pflegebedürftig ist. Welche Pflegestufe besteht, ist dabei nicht entscheidend. Das Hausnotrufgerät ist bei der zuständigen Pflegekasse zu beantragen. Eine bestimmte Schriftform ist nicht vorgeschrieben. Hierfür können durchaus die von einigen Leistungserbringern herausgegebenen Antragsformulare, aber auch der am Ende angefügte Abschnitt verwendet werden. Die zuständige Pflegekasse prüft die sachlichen Voraussetzungen sowie die Notwendigkeit der Versorgung.

Hausnotrufgeräte kommen infrage bei allein lebenden oder über weite Teile des Tages allein lebenden Pflegebedürftigen, die mit handelsüblichen Telefonen keinen Hilferuf absetzen können, wenn lebensbedrohliche Situationen beim Pflegebedürftigen zu erwarten sind und dadurch eine stationäre Pflege vermieden werden kann, weil eine erhöhte Überwachung gefordert ist. Dies trifft auf Pflegebedürftige zu, bei denen aufgrund der Krankheitsvorgeschichte jederzeit eine lebensbedrohliche Zustandsverschlechterung zu erwarten ist.

Sonstige Notrufsysteme kommen in Betracht bei Pflegebedürftigen, die alleine oder über weite Teile des Tages allein leben und die mit handelsüblichen Telefonen keinen Hilferuf absetzen können oder bei Pflegebedürftigen, die hochgradig immobil sind, wenn außerhalb der geplanten Pflegeeinsätze Hilfe durch Fremdpersonen abgerufen werden muß. Dies ist der Fall bei

- unvorhersehbarem Bedarf an Medikamentengaben,
- hygienischen Aspekten bei der Inkontinenzversorgung,
- Schmerzen,
- erhaltender Restmobilität und Hilflosigkeit,

wenn dadurch ein mehrfach Behinderter in seinem Wohnfeld verbleiben kann oder wenn nötige Maßnahmen durch Pflegende erforderlich werden.

Welche Leistungserbringer zu unmittelbaren Lasten der Pflegekassen abrechnen können, kann einem Verzeichnis entnommen werden, welches den Pflegekassen vorliegt.

Umfang der Leistungen

Bei Hausnotrufgeräten mit Anschluß an eine Notrufzentrale beträgt der Höchstpreis 17,90 Euro (inkl. Mwst.) monatlich zuzüglich einer einmaligen Anschlußgebühr von 10,23 Euro für das Aufstellen und die Einweisung in das Gerät. Diese Beträge werden von den Leistungserbringern direkt mit der Pflegekasse abgerechnet. Eine Zuzahlung entfällt.

Die nachfolgende Aufzählung enthält diejenigen Leistungen, die im Vertragspreis enthalten sind und die der Anbieter eines Hausnotrufgerätes ohne Zuzahlung der/des Pflegebedürftigen zu erbringen hat:

- die leihweise Bereitstellung eines betriebsbereiten Hausnotrufgerätes
- die Überprüfung der Betriebsbereitschaft des Hausnotrufgerätes
- die einwandfreie Beschaffenheit und technische Funktionsfähigkeit des Hausnotrufgerätes, die vom Leistungserbringer zu gewährleisten ist
- die unverzügliche Beseitigung von Mängeln – spätestens nach zwei Werktagen – durch eine kostenlose Instandsetzung oder den Ersatz des Gerätes
- die Programmierung der anzuwählenden Rufnummern entsprechend dem Auftrag des Pflegebedürftigen sowie die Absprache, ob die Zentrale an erster, zweiter, dritter oder vierter Stelle angewählt werden soll
- der Anschluß an eine Zentrale, die 24 Stunden besetzt ist, ist

sichergestellt
- Abstimmung eines Maßnahmeplans
- Einleiten der erforderlichen Maßnahmen entsprechend der jeweiligen Situation
- die Einweisung der/des Pflegebedürftigen sowie aller beteiligten Personen in den Gebrauch des Hausnotrufgerätes

In den genannten Beträgen sind keine Kosten enthalten, die durch eine Änderung der Telefondose der Deutschen Telekom für den Anschluß eines Hausnotrufgerätes oder das Anbringen eines Adapters notwendig sind. Vielmehr fällt dies in den Eigenverantwortungsbereich des Versicherten. Die Kosten sind vom Versicherten zu übernehmen.

Bei den sonstigen Notrufsystemen beträgt der Höchstpreis 11,76 Euro (inkl. Mwst.) monatlich. Dieser Betrag wird ebenfalls von den Leistungserbringern direkt mit der Pflegekasse abgerechnet. Ist eine dauerhafte Versorgung erforderlich, kommt aus wirtschaftlichen Gründen ggf. auch der Kauf eines sonstigen Notrufsystems durch die Pflegekasse infrage. Der Höchstpreis beträgt 460,16 Euro (inkl. Mwst.). Die Leistung umfaßt die Auslieferung, Programmierung und Einweisung in den Gebrauch des Gerätes. Beim Kauf eines sonstigen Notrufsystems bleibt das Gerät anders als beim Mietverfahren Eigentum der Pflegekasse.

Von Leistungserbringern zusätzlich angebotene Leistungen

Mit der Zahlung der monatlichen Pauschale von 17,90 Euro durch die Pflegekassen ist dem Pflegebedürftigen eine zuzahlungsfreie Versorgung mit einem Hausnotrufgerät entsprechend dem genannten Leistungsumfang zur Verfügung zu stellen (vgl. „Umfang der Leistungen"). Wird dennoch vom Leistungsanbieter eine Zuzahlung für die vertraglich festgelegten Leistungen verlangt, wenden Sie sich umgehend an die für Sie zuständige Pflegekasse.

Unabhängig zu den von der Pflegekasse übernommenen Leistungen kann die/der Pflegebedürftige auf eigene Kosten ggf. weitere Zusatzleistungen mit dem Leistungserbringer vereinbaren wie z. B. Medikamentendienst, elektronische Türöffnung, regelmäßige Besuche, Hinweise auf kulturelle Veranstaltungen, Weckdienst, zusätzlicher Funkfinger oder Lautsprecher.

Von einigen Leistungsanbietern werden die zuzahlungsfreien Leistungen und die außerhalb der

Leistungspflicht der Pflegekassen liegenden Zusatzleistungen in Leistungspaketen angeboten. Durch diese Vermischung ist für den Pflegebedürftigen nicht immer erkennbar, für welche Leistungen er einen Eigenanteil zu entrichten hat. Von daher müssen die vom Versicherten gewünschten Leistungen sowie die hierfür zu entrichtende Gebühr in einem gesonderten Vertrag mit dem Pflegebedürftigen vereinbart werden. Darin dürfen jedoch die Leistungen, die durch die Pflegekasse bereits abgegolten sind, nicht enthalten sein. Im Zweifelsfall setzen Sie sich bitte mit Ihrer zuständigen Pflegekasse in Verbindung.

Versorgung im Rahmen „Betreuter Wohnanlagen"

Bei „Betreuten Wohanlagen" handelt es sich um barrierefreie bzw. behinderten- oder altersgerecht eingerichteten Wohnungen. Bewohner einer Betreuten Wohnanlage werden in der Regel verpflichtet, mit dem Mietvertrag obligatorisch einen Dienstleistungsvertrag zu schließen, der die soziale und gesellschaftliche Integration der Bewohner der Wohnanlage zum Inhalt hat. Grundsätzlich kann die Pflegekasse die Kosten für Hausnotrufgeräte, die von Bewohnern einer betreuten Wohnanlage genutzt werden, übernehmen. Dabei müssen jedoch bestimmte Voraussetzungen vorliegen. Nähere Einzelheiten sind bei Ihrer Pflegekasse zu erfahren.

Antrag auf Versorgung mit einem Hausnotrufsystem

Name, Vorname ______________________

Mitgliedsnummer ______________________

Derzeitige Pflegestufe ☐ I ☐ II ☐ III

Ich bin allein lebend oder über weite Teile des Tages allein lebend

☐ ja ☐ nein

Datum/Unterschrift ______________________

Wohnraumanpassung – Wer trägt die Kosten?

Die Ausstattung der meisten Wohnungen wird den Bedürfnissen des Pflegebedürftigen nicht gerecht. Mängel und Sicherheitsrisiken in der Wohnung oftmals mit geringem Aufwand zu beheben, werden häufig zum ausschlaggebenden Faktor für den Umzug in ein Alten- oder Pflegeheim. Die nachstehenden Informationen sollen alles Wissenswerte über die Maßnahmen zur Verbesserung des individuellen Wohnumfeldes des Pflegebedürftigen vermitteln.

Leistungsvoraussetzungen

Finanzielle Zuschüsse für die individuelle Wohnraumanpassung des Pflegebedürftigen können von der Pflegekasse bewilligt werden, wenn dadurch

- die häusliche Pflege überhaupt erst ermöglicht,
- die häusliche Pflege erheblich erleichtert und damit eine Überforderung der Leistungskraft des Pflegebedürftigen und der Pflegekraft verhindert, oder
- eine möglichst selbständige Lebensführung des Pflegebedürftigen wiederhergestellt also die Abhängigkeit von der Pflegekraft verringert wird.

Leistungsinhalt

Bis zu einem Betrag von EUR 2.556,46 je Maßnahme können die Pflegekassen Zuschüsse bewilligen. Hierbei handelt es sich um

- Maßnahmen, die mit wesentlichen Eingriffen in die Bausubstanz verbunden sind. Aufwendungen z.B. für das Erstellen eines (Gutachtens über mögliche bauliche Veränderungen in Bezug auf die Statik, das Stellen von Bauanträgen oder die Bauüberwachung, werden als Kosten bei der Festsetzung des Zuschusses bis zum Höchstbetrag berüksichtigt. Eventuelle mietrechtliche Fragen, die sich aufgrund der Wohnraumanpassung ergeben, sind eigenverantwortlich zu regeln.
- Ein- und Umbau von Mobiliar, das entsprechend den Erfor-

dernissen der Pflegesituation individuell hergestellt oder umgestaltet wird.

- Umzugskosten, wenn in eine behindertengerechte Wohnung (z.B. Umzug aus einer Obergeschoß- in eine Parterrewohnung) umgezogen wird. Sofern noch Anpassungen in der neuen Wohnung erforderlich sind, können neben den Umzugskosten weitere Aufwendungen für eine Wohnumfeldverbesserung bezuschußt werden. Dabei darf allerdings der Zuschuß für den Umzug und die Wohnumfeldverbesserung insgesamt den Betrag von EUR2.556,46 nicht überschreiten.
- Mehrkosten, die im Zusammenhang mit der Herstellung neuen Wohnraums entstehen, z. B. Mehrkosten durch den Einbau breiterer als den DIN-Normen entsprechender Türen, Einbau einer bodengleichen Dusche anstelle einer Duschwanne. In der Regel werden sich die Mehrkosten auf die Materialkosten erstrecken. Mehrkosten beim Arbeitslohn und sonstigen Dienstleistungen können berücksichtigt werden, wenn sie eindeutig auf die Wohnumfeldverbesserung zu rückzuführen sind.
- Aufwendungen, wie z. B. nachgewiesene Fahrkosten und Verdienstausfall, wenn sie von Angehörigen, Nachbarn oder Bekannten ausgeführt wurden.

Für eine möglichst selbständige Lebensführung des Pflegebedürftigen im häuslichen Bereich kommen insbesondere folgende Möglichkeiten in Frage:

Ausstattungselemente	Mögliche Veränderungen außerhalb der Wohnung
Aufzug	Anpassung an die Bedürfnisse eines Rollstuhlfahrers, z.B. ebenerdiger Zugang, Vergrößerung der Türen, Schalterleiste in Greifhöhe, Installation von Haltestangen, Schaffung von Sitzplätzen
Briefkasten	Absenkung des Briefkastens auf Greifhöhe (z. B. bei Rollstuhlfahrer)
Orientierungshilfen	Schaffung von Orientierungshilfen für Sehbehinderte, z.B. ertastbare Hinweise auf die jeweilige Etage
Treppe	Installation von gut zu umfassenden und ausreichend langen Handläufen auf beiden Seiten, Verhinderung der Stolpergefahr durch farbige Stufenmarkierungen an den Vorderkanten oder Installation von festinstallierten Rampen und Treppenliftern
Türen, Türanschläge und Schwellen	Türvergrößerung, Abbau von Türschwellen, Installation von Türen mit pneumatischem Türantrieb oder Ähnlichem

Weiter gehende Verrichtungen außerhalb des Eingangsbereichs/Treppenhauses, z.B. Schaffung eines behindertengerechten Parkplatzes, Markierung und Pflasterung der Zugangswege oder allgemeine Verkehrsversicherungsmaßnahmen werden von der Pflegekasse nicht bezuschußt.

Ausstattungselemente	Mögliche Veränderungen innerhalb der Wohnung
Bewegungsfläche	Schaffung ausreichender Bewegungsfläche, z.B. durch Installation der Waschmaschine in der Küche, anstatt im Bad (Aufwendungen für Verlegung der Wasser- und Stromanschlüsse)
Bodenbelag	Beseitigung von Stolperquellen, Rutsch- und Sturzgefahren
Heizung	Installation von z.B. elektrischen Heizgeräten anstelle von Öl-, Gas-, Kohle-oder Holzöfen (wenn dadurch der Hilfebedarf bei der Beschaffung von Heizmaterial kompensiert wird)
Lichtschalter/ Steckdosen/ Heizungsventile	Installation der Lichtschalter/Steckdosen/ Heizungsventile in Greifhöhe, ertastbare Heizungsventile für Sehbehinderte

Reorganisation der Wohnung	Anpassung der Wohnungsaufteilung (ggf. geplant für jüngere Bewohner, Ehepaare) auf veränderte Anforderungen (alt, allein, gebrechlich) durch Umnutzung von Räumen. Stokkwerktausch (insbesondere in Einfamilienhäusern ist häufig das Bad und das Schlafzimmer in oberen Etagen eingerichtet)
Türen, Türanschläge und Schwellen	Türvergrößerung, Abbau von Türschwellen, Veränderung der Türanschläge, wenn sich dadurch der Zugang zu einzelnen Wohnungsbereichen erleichtern oder die Bewegungfläche vergrößern läßt.
Fenster	Absenkung der Fenstergriffe
Ausstattungselemente	**Mögliche Veränderungen in der Küche**
Armaturen	Installation von Armaturen mit verlängertem Hebel oder Schlaufe oder einer Schlauchbrause, Installation von Warmwassergeräten, wenn kein fließend warmes Wasser vorhanden ist und aufgrund der Pflegebedürftigkeit Warmwasserquellen im Haus nicht erreicht oder das warme Wasser nicht - wie bisher - aufbereitet werden kann
Bodenbelag	Verwendung von rutschhemmendem Belag
Kücheneinrichtung	Veränderung der Höhe von z. B. Herd, Kühlschrank, Arbeitsplatte, Spüle als Sitzarbeitsplätze, Schaffung einer mit dem Rollstuhl unterfahrbaren Kücheneinrichtung, Absenkung von Küchenoberschränken (ggf. maschinelle Absenkvorrichtung Schaffung von herausfahrbaren Unterschränken (ggf. durch Einhängekörbe)
Ausstattungselemente	**Veränderungen in Bad und WC**
Einbau eines fehlenden Bades/WC	Umgestaltung der Wohnung und Einbau eines nicht vorhandenen Bades/WC
Anpassung eines vorhandenen Bades/WC	Installation von Armaturen mit verlängertem Hebel oder Schlaufe oder einer Schlauchbrause, Installation von Warmwassergeräten, wenn kein fließend warmes Wasser vorhanden ist und aufgrund der Pflegebedürftigkeit Warmwasserquellen im Haus nicht erreicht oder das warme Wasser nicht - wie bisher - aufbereitet werden kann
Badewanne	Badewanneneinstiegshilfen, die mit wesentlichen Eingriffen in die Bausubstanz verbunden sind

Bodenbelag	Verwendung von rutschhemmendem Bodenbelag. Schaffung rutschhemmender Bodenbeläge in der Dusche
Duschplatz	Einbau einer Dusche, wenn der Einstieg in eine Badewanne auch mit Hilfsmitteln nicht mehr ohne fremde Hilfe möglich ist, Herstellung eines bodengleichen Zugangs zur Dusche
Einrichtungsgegenstände	Anpassung der Höhe
Toilette	Anpassung der Sitzhöhe des Klosettbeckens durch Einbau eines Sockels
Waschtisch	Anpassung der Höhe des Waschtisches (ggf Einbau eines höhenverstellbaren Waschtisches) zur Benutzung im Sitzen bzw. im Rollstuhl
Ausstattungselemente	**Mögliche Veränderungen im Schlafzimmer**
Bettzugang	Schaffung eines freien Zugangs zum Bett
Bodenbelag	Verwendung von rutschhemmendem Bodenbelag
Lichtschalter/ Steckdosen	Installation von Lichtschaltern und Steckdosen, die vom Bett aus zu erreichen sind

Begriff „je Maßnahme"

Alle Veränderungen des Wohnraumes, die zum Zeitpunkt der Zuschußgewährung erforderlich sind, gelten als eine Maßnahme. So stellt z.B. beim rollstuhlgerechten Umbau der Wohnung nicht jede einzelne Verbreiterung einer Tür eine Maßnahme im Sinne dieser Vorschrift dar, sondern die Türverbreiterungen und die Entfernung von Türschwellen insgesamt.

Erst wenn sich die Pflegesituation ändert und weitere Wohnumfeldverbesserungen erforderlich sind, handelt es sich erneut um eine Maßnahme, sodaß ein weiterer Zuschuß bis zu 2.557 € bewilligt werden kann.

Antragsverfahren

Der Zuschuß ist grundsätzlich vor Beginn der Maßnahme mit einem Kostenvoranschlag bei der Pflegekasse zu beantragen.

Dabei hat die Pflegekasse vor dem Hintergrund des Wirtschaftlichkeitsgebots und der begrenzten Zuschußmöglichkeit

- auch im Interesse der Pflegebedürftigen - zu prüfen, ob anstelle der beantragten Veränderungen einfachere sachgerechte Lösungen in Betracht kommen. Ggf. wird der Medizinische Dienst der Krankenversicherung zur Beratung eingeschaltet.

Berechnung der Zuschußhöhe und Eigenteil

Der Pflegebedürftige trägt als Eigenanteil 10 v.H. der Kosten der Maßnahme, jedoch höchstens 50 v.H. seiner monatlichen Bruttoeinnahmen zum Lebensunterhalt. Etwaige Einnahmen weiterer Angehöriger im gleichen Haushalt sind unbeachtlich. Hat der Pflegebedürftige keine eigenen Einnahmen zum Lebensunterhalt, entfällt für ihn ein Eigenanteil.

Beispiel:

Kosten	€ 2.505,33
Monatliche Bruttoeinnahmen zum Lebensunterhalt des Pflegebedürftigen	€ 460,16
Eigenanteil	€ 230,08
Zuschuß der Pflegekasse	€ 2.275,25

Auch wenn eine bauliche Maßnahme zugleich mehreren Pflegebedürftigen, die das Wohnumfeld gemeinsam bewohnen, dient, bleibt der Zuschuß auf 2.557 € begrenzt (z. B. Türenverbreiterungen für zwei Rollstuhlfahrer). In diesen Fällen sind bei der Bemessung der Höchstgrenze des Eigenanteils die Bruttoeinnahmen zum Lebensunterhalt der Pflegebedürftigen nicht zu addieren. Maßgebend sind jeweils die niedrigsten Bruttoeinnahmen.

Sind zeitgleich durchgeführte Wohnumfeldverbesserungen mehreren Pflegebedürftigen jeweils individuell zuzuordnen, kann der Zuschuß mehrmals gezahlt werden (z.B. Türverbreiterungen für einen Rollstuhlfahrer und Handläufe für einen Gehbehinderten). Entsprechend der Zuschußfestsetzung ist auch die Bemessung des Eigenanteils dann für jeden Pflegebedürftigen individuell vorzunehmen.

Im Rahmen des Sozialprogramms der Deutschen Ausgleichsbank (DtA) können Darlehen u.a. für Verbesserungen des individuellen Wohnumfeldes von Pflegebedürftigen zu bestimmten Konditionen - auf Antrag - bereitgestellt werden, wenn die Kosten die maximale Zuschußhöhe, je Maßnahme von EUR 2.556,46 erheblich überschreiten und die Finanzierbarkeit durch den Versicherten dadurch erschwert bzw. unmöglich gemacht wird. Die Darlehen müssen bei der jeweiligen Hausbank (allen Banken und Sparkassen) beantragt werden. Nähere Informationen zu den verbindlichen Konditionen des DtA-Sozialprogramms sowie der weiteren Vorgehensweise erteilt die Deutsche Ausgleichsbank, Ludwig-Erhard-Platz 1-3, 53170 Bonn, Telefon 02 28/8 31-2400 (Info-Line), Fax 02 28/831-2255, aber auch alle anderen Banken und Sparkassen.

Andere Leistungsträger

Die Leistungen der Pflegekassen kommen nur dann in Betracht, wenn kein anderer Leistungsträger vorrangig verpflichtet ist. Im Rahmen der Wiedereingliederungshilfe für Behinderte wird nach dem Bundessozialhilfegesetz (BSHG) Hilfe bei der Beschaffung und Erhaltung einer behindertengerechten Wohnung gewährt. Dies gilt auch für die Altenhilfe im Sinne des BSHG, Beschädigte und Hinterbliebene erhalten im Rahmen der Kriegsopferfürsorge unter den Voraussetzungen des Bundesversorgungsgesetzes (BVG) Wohnungshilfe.

Diesen fürsorgerischen, von einer Bedürftigkeitsprüfung abhängigen Sozialleistungen gehen die Leistungen der Pflegekasse vor. Reichen die Leistungen der Pflegekasse im Einzelfall nicht aus, bestehen weitergehende Ansprüche nach dem BSHG oder BVG. Dabei unterstützt Sie gern Ihre Pflegeversicherung und leitet die vorhandenen Unterlagen an den zuständigen Leistungsträger weiter.

Die Unfallversicherungsträger stellen als ergänzende Leistungen zur Heilbehandlung und Berufshilfe Wohnungshilfen zur Verfügung, wenn diese wegen der Folgen eines Arbeitsunfalls erforderlich sind. Diese Leistung ist gegenüber den Zuschüssen der Pflegekasse vorrangig.

Die Hauptfürsorgestellen und die örtlichen Fürsorgestellen können nach dem Schwerbehindertengesetz für die begleitende Hilfe Arbeits- und Berufsleben Geldleistungen zur Beschaffung, Ausstattung und Erhaltung einer behindertengerechten Wohnung gewähren. Diese Leistungen gehen den Leistungen der Pflegeversicherung vor, sodaß grundsätzlich bei schwerbehinderten berufstätigen Pflegebedürftigen mit einem Grad der Erwerbsminderung von mindestens 50 v. H., Zuschüsse durch die Pflegekassen nicht in Betracht kommen.

Soll ich in ein Alten- oder Pflegeheim gehen?

Das ist eine sehr delikate Frage, die sich manchem alten Menschen stellt. Dies kann dann der Fall sein, wenn man sich selbst nicht mehr so recht helfen kann, oder bereits pflegebedürftig ist. Fragen dieser Art sind vor allem schwer zu beantworten, wenn ein alleinstehender, einsamer Mensch versucht, sich selbst darauf eine Antwort zu geben. Er möchte eben nicht dieses Problem - Umzug in ein Altenheim - mit seiner Verwandtschaft oder Freunden besprechen, um nicht den Eindruck zu erwecken, daß er von ihnen körperliche Hilfe erwarte. Es geht bei der Lösung dieser Frage nicht nur um Geld, sondern auch um die Fähigkeit und Möglichkeit zu pflegen.

Fragen dieser Art können sich aber auch stellen, wenn z.B. ein Mann schon seit einiger Zeit bettlägerig ist und liebevoll von seiner Frau und den Kindern betreut wird. Nun möchte er eben seiner Familie nicht länger zur Last fallen. Dieser Wunsch ehrt zwar den behinderten Menschen. Aber in ein Altersheim da will er auch nicht. Jedoch: Es gehört nun mal zum Lebensverlauf auf Mitmenschen angewiesen zu sein, wenn die eigenen Kräfte nicht mehr ausreichen. Allerdings: Kann er sicher sein, daß er tatsächlich seiner Familie zur Last fällt? Wegen dieser zweifelhaften Frage sollte dieser Mann mit seiner Frau und seinen Kindern über sein Problem offen sprechen. Das würde nicht nur ihm eine größere Klarheit schaffen.

Ein anderer Fall: Eine ältere Frau möchte keineswegs in ein Pflegeheim, weil sie Angst hat, dort zu verkümmern. Diese Befürchtung kann man verstehen, zumal sie sich als gut geschulte Diabetikerin hinsichtlich ihres „Zuckers“ nachweislich exakt selbst therapieren kann, was von mancher Heimleitung nicht akzeptiert wird!

Jedoch: Nicht selten ist von Heimbewohnern zu hören, daß sie mit ihrem Leben im Heim sehr zufrieden sind, wenn anfängliche Ängste überwunden sind. Hat man sich auf die neue Situation (Alters-Pflegeheim) eingestellt, kann diese geradezu „belebend“ sein. Nicht wenige Heime für ältere Menschen sind z.B. auch mit ihren vielseitigen Anregeprogrammen besser als ihr Ruf.

Außerdem wäre ja der Kontakt zur Familie und Freunden nicht

abgeschnitten, wodurch sein Leben weiterhin bereichert werden kann.

Zuletzt noch ein wichtiger Hinweis zur Auswahl eines entsprechenden Heimes: Fallen Sie nicht auf die besonders leuchtenden Prospekte mancher (privater) Altenheime herein. Zumal dann muß man vorsichtig sein, wenn sich ein solches Heim z.B. „Senioren Residenz" nennt. Für die Auswahl eines soliden Alten-Pflegeheimes stehen Ihnen auch neutrale Pflegeberatungsstellen zur Verfügung. Darauf sollte nicht verzichtet werden!

(Dieser Artikel stützt sich auf Anfragen von Lesern des DJ's und spricht die Gefühle an, die bei Menschen vor dem Wechsel in ein Altenheim entstehen können. Zu den rechtlichen Problemen wird auf die vorausgehenden aktuellen Informationen zur Pflegeversicherung verwiesen.)

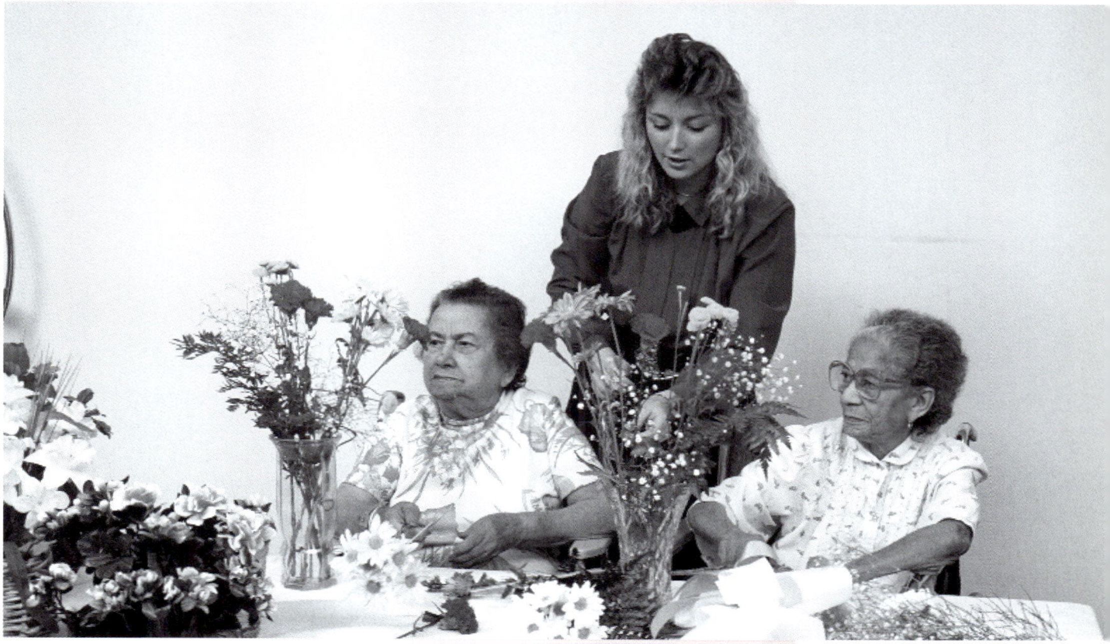

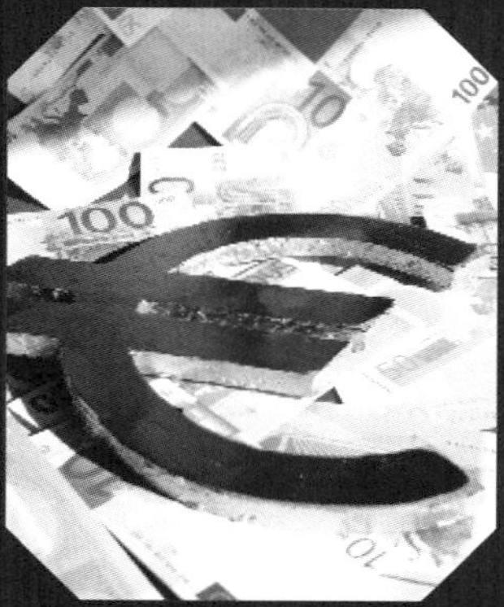

Euro-Umstellung

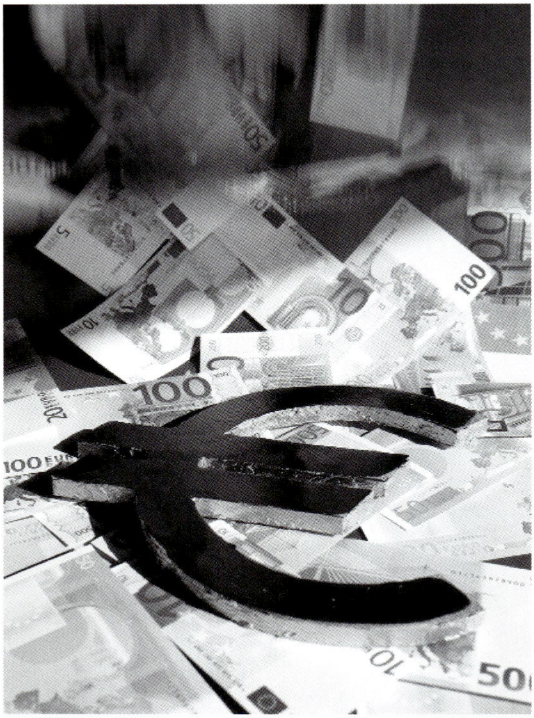

Euro-Umstellung und Neuigkeiten im Bereich Sozialversicherungen

Am 1. Januar 2002 löste der Euro die DM als alleiniges Zahlungsmittel ab. Gerade im Bereich der Sozialversicherungen ergaben sich mit der Umstellung zahlreiche Fragen. Bei der Berechnung von Beiträgen und Leistungen in der gesetzlichen Krankenversicherung und der Krankenversorgung der Beamten sind verschiedene Werte zu berücksichtigen. Zum Teil werden diese jährlich an die Einkommens- und Ausgabenentwicklung neu festgesetzt. Die Rentenzahlungen sowie die Geldleistungen der Unfallversicherung werden zum 01.07.2002 angepaßt.

Alle nachfolgenden Werte sind in Euro ausgewiesen:

Gesetzliche Rentenversicherung

		Alte Bundesländer €	Neue Bundesländer €
Bezugsgröße (§ 18 SGB IV)	jährlich	28.140,-	23.520,-
	monatlich	2.345,-	1.960,-
Beitragsbemessungsgrenze (BBG)			
Rentenversicherung (RV) (§ 159, Anl. 2 u. 2a SGB IV) und Arbeitslosenversicherung (AV)	jährlich	54.000,-	45.000,-
	monatlich	4.500,-	3.750,-
(§ 341 SGB III) Krankenversicherung (KV) (§ 223 SGB V = 75% der BBG/RV) und Pflegeversicherung (§ 55 Abs. 2 SGB XI)	jährlich	40.500,-	40.500,-
	monatlich	3.375,-	3.375,-
Versicherungspflichtgrenze für Arbeiter und Angestellte in der gesetzlichen Krankenversicherung (§ 6 Abs. 1 Nr. 1 SGB V)	monatlich	3.375,-	3.375,-

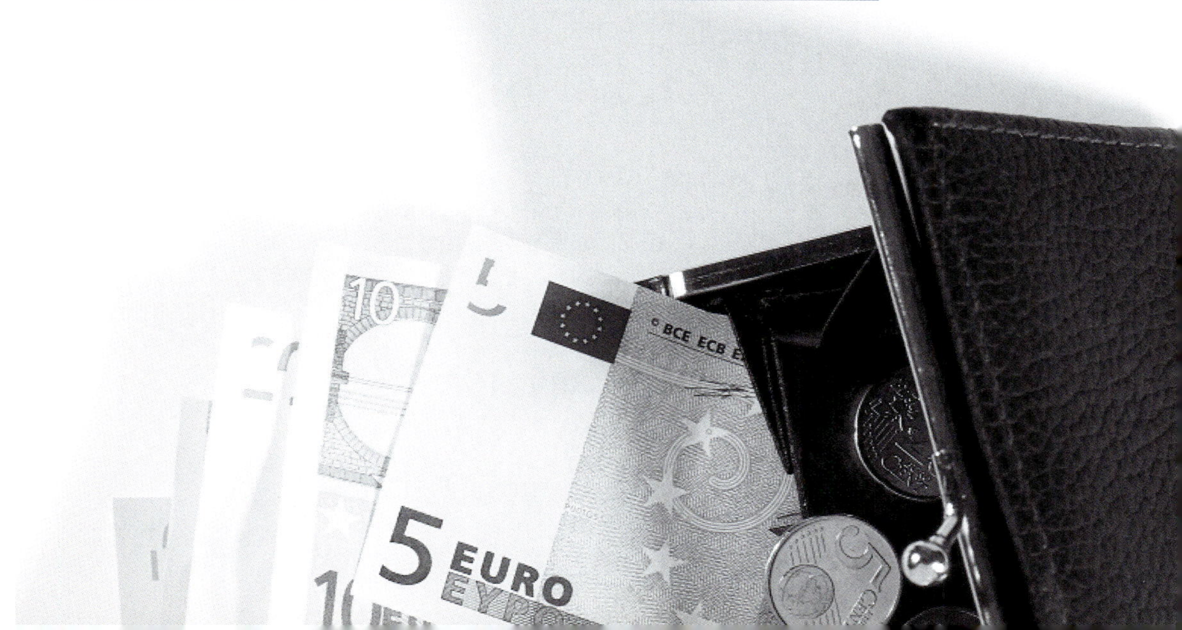

Beitragssätze

	Alte	Neue
	Bundesländer	
davon je 1/2 Arbeitgeber und Arbeitnehmer		
Rentenversicherung	19,1%	19,1%
Arbeitslosenversicherung	6,5%	6,5%
Bahn-Betriebskrankenkasse	13,5%	13,5%
Pflegeversicherung	1,70%	1,70%
außer in Sachsen, dort zahlen die Arbeitnehmer 1,35% der Beiträge und der Arbeitgeber 0,35% der Beiträge		
Einkunftsgrenzen bei Kindern über 18 Jahre	7.188,- €	7,188,- €
Kinder können auch nach Vollendung des 18. Lebensjahres steuerlich berücksichtigt werden. Insbesondere wenn sie sich in Ausbildung befinden. Übersteigen Einkünfte und Bezüge diese Grenze, so entfallen sowohl steuerliche Vergünstigungen, wie auch der Kindergeldanspruch. Zu beachten ist, daß Werbungskosten und Aufwendungen, die im Zusammenhang mit der Ausbildung stehen geltend gemacht werden können.		

Neue Sachbezugswerte 2002 für Einkommenssteuer und -Sozialversicherung

	monatlich €	pro Mahlzeit
Vollverpflegung	192,60	
Frühstück	42,10	2,51
Mittagessen	75,25	2,51
Abendessen	75,25	2,51
sonstige Sachbezüge		
monatlich maximal	50,-	

Rentenversicherung

		alte	neue
		Bundesländer	
Mindestbeitrag für freiwillig Versicherte in der gesetzl. Rentenversicherung (Bemessungsgrundlage = 1/7 der Bezugsgröße – West)	€	62,08	62,08
Beitragssatz zur Krankenversicherung der Rentner (KVdR) bei der BAHN-BKK			
vom Zahlbetrag der gesetzlichen Rente:		13,5%	13,5%
vom Zahlbetrag der Zusatzrente bzw. der Versorgungsbezüge (nach § 248 Abs. 1 SGB V)	z.B. BAHN-BKK	6,75%	6,75%
Beitragssatz zur sozialen Pflegeversicherung			
vom Zahlbetrag der gesetzlichen Rente		1,70%	1,70%
Beitragszuschuß der Rentenversicherung zu den Aufwendungen der Rentner für ihre Krankenversicherung			
vom Zahlbetrag der gesetzlichen Rente:	BAHN-BKK	6,25%	6,25%
sowie für soziale Pflegeversicherung vom Zahlbetrag der gesetzlichen Rente		0,85%	0,85%
		jeweils maximal die Hälfte d. tatsächl. Aufwendungen	
Mindest-Beitragszuschuß für Besitzstandsfälle (ehemalige „100-DM-Fälle")		25,56 € Maximal die Hälfte d. tatsächl. Aufwendungen	
Einkommensgrenze für die Familienversicherung in der gesetzlichen Krankenversicherung (§ 10 SGB V = 1/7 der Bezugsgröße)	€	325,-	325,-
Krankenversicherungsbeitrag für versicherungspfl. Studenten (§ 245 SGB V) gültig bis Ende Sommersemester 2002	€	44,20	44,20
Pflegeversicherungsbeitrag für versicherungspflichtige Studenten (§ 57 SGB XI) gültig bis Ende Sommersemester 2002	€	7,91	7,91
Entgeltgrenze, bis zu der vom Arbeitgeber die Sozialversicherungsbeiträge bei Geringverdienern alleine zu tragen sind (§§ 249 u. 313 SGB V, §§ 168 u. 279c SGB VI, § 346 SGB III; Betrag – West – ist eingefroren, bis er 1/7 der Bezugsgröße entspricht) Gilt nur noch für Beschäftigte im Rahmen betrieblicher Berufsausbildung.	€	325,-	325,-

Versicherungsfreiheit bei geringfügiger Beschäftigung: Geringfügig und damit versicherungsfrei sind (§ 8 SGB IV):

	alte	neue
	Bundesländer	
Geringfügig und damit versicherungsfrei sind (§ 8 SGB IV): Beschäftigungen von weniger als 15 Stunden in der Woche für ein Arbeitsentgelt monatlich bis zu	325,- €	325,- €
Der Arbeitgeber hat einen pauschalen Beitrag in Höhe von 12% des Arbeitsentgelts an die Rentenversicherung und 10% an die Krankenversicherung zu entrichten.		
Es besteht die Möglichkeit die Arbeitgeberbeiträge der geringfügigen Beschäftigung zur Rentenversicherung aufzufüllen und so vollwertige Pflichtversicherungsbeiträge zu erhalten. Nähere Informationen sind beim Rentenversicherungsträger anzufordern.		
In der Arbeitslosenversicherung bleiben Beschäftigungen beitragsfrei, wenn die wöchentliche Arbeitszeit auf weniger als 18 Stunden begrenzt ist, und zwar unabhängig von der Höhe des Entgelts.		
Aktueller Rentenwert (aRw) €	**25,31406**	**22,06224**
Freibetrag bei der Anrechnung von eigenem Einkommen auf eine Rente wegen Todes (frühere Bezeichnung = Hinterbliebenenrente):		
Witwen-, Witwer-, Erziehungsrente (26,4facher aRw)	668,29	582,44
Waisenrente (17,6-facher aRw)	445,53	388,30
Freibetrag erhöht sich für jedes Waisenrenten berechtigtes Kind d. Hinterbliebenen um (5,6-facher aRw)	141,76	123,55
Durch die Anrechnung von einem Kindererziehungsjahr ergibt sich in der Rentenversicherung ein Mehrbetrag der Rente von monatlich	25,31406	22,06224

Gesetzliche Krankenversicherung:

Sozialklausel mit völliger Befreiung:

Sie gilt für alle Zuzahlungen (außer bei Krankenhausbehandlung), d. h. für:

- Arznei- und Verbandmittel,
- Heil- und Hilfsmittel,
- Vorsorge- und Rehabilitationsmaßnahmen,
- Zahnersatz und
- alle notwendigen Fahrkosten, die im Zusammenhang mit Leistungen der Krankenkasse entstehen.

Voraussetzung: die monatlichen Bruttoeinnahmen der Haushaltsangehörigen dürfen folgende Einnahmegrenzen nicht übersteigen.

		West	Ost*)
für Alleinstehende	€	938,-	938,-
Zuschlag für Ehegatten (351,75)		1.289,35	1.289,35
Zuschlag je Kind		235,50	235,50

*) In den neuen Bundesländern gelten diese Einkommensgrenzen nicht für Zuzahlungen zu Arznei- und Verbandmitteln

Die Klausel gilt nicht für Kosten von Privatbehandlungen und Zuzahlungen oberhalb von Festbeträgen.

b) Überforderungsklausel mit teilweiser Befreiung

Gültig für:

- Zuzahlungen bei Arznei-, Verband-, und Heilmitteln
- alle notwendigen Fahrkosten zur Behandlung

Ausnahmen:

- ausgeschlossene Arznei-, Heil- und Hilfsmittel
- Zuzahlungen bei Krankenhausaufenthalt und Kuren
- Kosten oberhalb von Festbeträgen

Einheitliche Belastungsgrenze

- Die Belastungsgrenze beträgt 2% der jährlichen Bruttoeinnahmen zum Lebensunterhalt des Versicherten und der gemeinsam im Haushalt lebenden Angehörigen.
- Übersteigen die Zuzahlungen in einem Jahr die oben beschriebenen Belastungsgrenzen, kann der Versicherte bei der Krankenkasse die Erstattung der Zuzahlungen verlangen, welche die Grenzen übersteigen. Die Zuzahlungen sind der Krankenkasse nachzuweisen. Die Krankenkassen halten dazu Hefte bereit, in welche die Zuzahlungen eingetragen werden können.
- Bei Langzeitpatienten (oder chronisch Kranken, z.B. Diabetikern) gelten Sonderregelungen: Wer mindestens ein Jahr wegen derselben Krankheit in Dauerbehandlung ist und Zuzahlungen von mindestens einem Prozent seiner jährlichen Bruttoeinnahmen leisten mußte, wird vom nächsten Jahr an komplett von Zuzahlungen zu Fahrkosten, Arzneien, Verband- und Heilmitteln befreit.

Hinzuverdienstgrenzen bei Rentnern

Zulässiger Hinzuverdienst bei Altersrenten ab Vollendung des 65. Lebensjahres keine Grenze

Monatlich zulässiger Hinzuverdienst bei Altersrenten vor Vollendung des 65. Lebensjahres bei erstmaligem Rentenbeginn vom 1. 7. 2000 – 30. 6. 2001:

		Alte	Neue Bundesländer
bei allen Vollaltersrenten höchstens	€	325,-	325,-
bei 2/3 Teilaltersrenten		444,26	387,19
bei 1/2 Teilaltersrenten		664,49	579,13
bei 1/3 Teilaltersrenten		884,73	771,08

Anmerkung: Die allgemeine Hinzuverdienstgrenze (= Mindesthinzuverdienstgrenze) ist immer dann maßgeblich, wenn in den letzten 3 Kalenderjahren vor Beginn der ersten Altersrente durchschnittlich nicht mehr als die Hälfte des Durchschnittsverdienstes aller Versicherten erzielt wurde. Bei höherem Einkommen ist die individuelle Hinzuverdienstgrenze zu ermitteln. Es wird empfohlen, die individuelle Hinzuverdienstgrenze beim Rentenversicherungsträger zu erfragen.

Verdienstgrenzen bei Renten wegen voller oder teilweiser Erwerbsminderung

Verdienstgrenze*) beim Bezug einer Rente wegen voller Erwerbsminderung

1. in voller Höhe mtl. 325,-
2. in Höhe von drei Vierteln mtl. mindestens 592,35 (West bzw. 516,26 (Ost)
3. in Höhe der Hälfte mtl. mindestens 786,- (West) bzw. 685,03 (Ost)
4. in Höhe eines Viertel mtl. mindestens 979,65 (West) bzw. 853,81 (Ost)

Verdienstgrenze *) beim Bezug einer Rente wegen teilweiser Erwerbsminderung

1. in voller Höhe mtl. mindestens 786,- (West) bzw. 685,03 (Ost)
2. in Höhe der Hälfte mtl. mindestens 979,65 (West) bzw. 853,81 (Ost)

*) Sozialleistungsbezug zählt bei Verdienstgrenze

Bei Renten wegen voller oder teilweiser Erwerbsminderung werden bei Ermittlung des Hinzuverdienstes auch Einkommen aus Sozialleistungen (z. B. Krankengeld, Arbeitslosengeld) berücksichtigt. Als Hinzuverdienst wird das der Sozialleistung zugrundeliegende monatliche Arbeitsentgelt oder Arbeitseinkommen zugrunde gelegt.

Die Versorgungsrente aus der BVA Abt. B ruht gem. § 188 (6) d. BVA-Satzung in Höhe der Arbeitseinkünfte, soweit diese 1/7 der monatlichen Bezugsgröße übersteigen.

Leistungen der sozialen Pflegeversicherung

	Häusliche Pflege 1) 2) Pflegesachleistungen monatlich € mtl.	**Häusliche Pflege** 1) 2) Pflegegeld monatlich € mtl.	**Teilstationäre Pflege** Pflegeaufwendungen monatlich bis € mtl.	**Stationäre Pflege** Pflegeaufwendungen monatlich pauschal bis zu (höchstens jedoch 75% des Heimentgeltes) bis € mtl.	**Pflegevertretung** 3) 4) Pflegeaufwendungen bis zu 4 Wochen im Kalenderjahr bis € mtl.	**Kurzzeitpflege** Pflegeaufwendungen bis € im Jahr
Pflegestufe I Erhebliche Pflegebedürftige	384,-	205,-	384,-	1.023,-	205,-	1.432,-
Pflegestufe II Schwerpflegebedürftige	921,-	410,-	921,-	1.279,-	410,-	1.432,-
Pflegestufe III Schwerstpflegebedürftige	1.432,-	665,-	1.432,-	1.432,-	665,-	1.432,-
in besonderen Härtefällen	1.918,-		1.688,-	1.688,-		

1) Bei Kindern ist für die Zuordnung zu einer Pflegestufe der zusätzliche Hilfebedarf gegenüber einem gesunden Kind maßgebend.

2) § 15 Abs. 3 SGB XI legt fest, daß der Aufwand für die Grundpflege und die hauswirtschaftliche Versorgung pro Tag mindestens 1,5 Stunden bei Pflegestufe I, 3 Stunden bei Pflegestufe II, 5 Stunden bei Pflegestufe III betragen muß.

3) Auf Nachweis werden den ehrenamtlichen Pflegepersonen notwendige Aufwendungen (Verdienstausfall, Fahrkosten etc.) bis zum Gesamtbetrag von 1.432,0 erstattet. Voraussetzung dafür ist, daß bereits 12 Monate gepflegt wurde.

4). Bei professioneller Pflege bis zu 1.432,- in allen Pflegestufen.

Beitragsbemessungsgrundlage für Pflegepersonen

Pflegestufe	wöchentl. Mindestpflegeaufwand (Stunden)	Bemessungsentgelt West	monatl. Beitrag West	Bemessungsentgelt Ost	monatl. Beitrag Ost
I	14	625,33	119,44	522,67	99,83
II	14	833,78	159,25	696,89	133,11
	21	1.250,67	238,88	1.045,33	199,66
III	14	938,-	179,16	784,-	149,74
	21	1.407,-	268,74	1.176,-	224,62
	28	1.876,-	358,32	1.568,-	299,49

Gesetzliche Unfallversicherung

		Alte Bundesländer	Neue Bundesländer
Jahresarbeitsverdienst (JAV)-Höchstgrenze bei der EUK zur Berechnung der Verletztenrente		68.400,-	68.400,-
Bezugsgröße nach § 18 SGB IV		28.140,-	23.520,-
a) Mindest-JAV für über 18 Jährige (60% der Bezugsgröße, § 85 Abs. 1 SGB VII)		16.884,-	14.112,-
b) Mindest-JAV für unter 18 Jährige (40% der Bezugsgröße, § 85 Abs. 1 SGB VII)		11.256,-	9.408,-
Pflegegeld der gesetzlichen Unfallversicherung nach § 44 Abs. 2 SGB VII	mindestens	286,-	246,-
	höchstens	1.143,-	983,-

Beitragstafel der KVB (= Krankenversorgung Beamte) (gültig ab 1. Januar 2002)

Besoldungs- und Vergütungsgruppen	Brutto-Einkommen bis €	BGR mit Angehörigen	Beitrag €	BGR ohne Angehörige	Beitrag €	Beitragskasse	Unterschiedsbetrag €
A1/X	1.600,-	1	99,50	51	66,30	I	33,20
A2/x	1.700,-	2	105,90	52	70,60		35,30
A3/Ixb	1.800,-	3	108,60	53	72,40		36,30
A4/IXa	1.900,-	4	117,-	54	78,-		39,-
A5/VIII	2.000,-	5	125,40	55	83,60	II	41,80
A6/VII	2.100,-	6	133,70	56	89,20		44,50
A7/VIb/VIa	2.200,-	7	142,10	57	94,70	III	47,40
A8/Vc	2.400,-	8	150,40	58	100,30		50,10
A9/Vb/Va	2.600,-	9	158,80	59	105,90		52,90
A10/Ivb	2.900,-	10	167,20	60	111,40		55,80
A11/Iva	3.200,-	11	175,50	61	117,-	IV	58,50
A12/III/IIB	3.600,-	12	183,90	62	122,60		61,30
A13/IIa	3.900,-	13	192,20	63	128,10		64,10
A14/Ib u. Betriebsärzte	4.300,-	14	200,60	64	133,70		66,90
A15/Ia u. Betriebsärzte	4.800,-	15	208,90	65	139,30		69,60
A16/ u. Betriebsärzte	5.300,-	16	217,30	66	144,90		72,40
B u. Betriebsärzte	mehr als 5.300,-	17	239,60	67	159,70		79,90
Waisen				68	58,50	I	
	Beitragseinstufung nach § 28 (3) der Satzung, wenn keine Bezüge nach BBesG oder dessen Besoldungsgruppen entspr. Vergütung gezahlt werden						

Beitragszuschlag für Mitglieder ohne Fürsorgeleistung des BEV (§ 28 Abs. 2)	365,- € monatlich/12,- € täglich
Zusatzbeitrag für Mitglieder mit Beihilfeanspruch (§34 Abs. 3 der KVB Satzung)	43,80 €/5,86 € BEV-Anteil/37,94 € KVB-Anteil

§ 28 Abs. 1 Anhang IV: Es ist mindestens der Beitrag nach der Beitragsgruppe zu erheben, der das Mitglied zuletzt angehört hat.

Beitragssatz zur „KVB“ (= Krankenversorgung Beamte) – - Pflegeversicherung

Beiträge zur Pflegeversicherung

	ab 1. 1. 2002 Tarifstufe PV B €	PV N*) €
Mitglied	22,95	57,38
Mitglied und Ehegatte (Einkünfte des Eheg. > Geringfügigkeits-grenze)	45,90	114,76
Mitglied und Ehegatte (Einkünfte des Eheg. < Geringfügigkeits-grenze)	34,43	86,07
Anwartschaftsversiche-rung für Mitglied	3,58	4,60
Anwartschaftsversiche-rung für Mitglied und Ehegatten	7,16	9,20
Beitrag für Studenten, Fach- und Berufsfach-schüler	13,04	13,04
Beitragsbemessungs-grenze in der GKV (West)	3.375,-	
Geringfügigkeitsgrenze	335,-	
Beitragssatz	1,7%	
Beitragsermäßigung auf	40%	-

*) Höchstbeitrag bei Beitragskappung ohne Berücksichtigung des Alters (Altbestand)

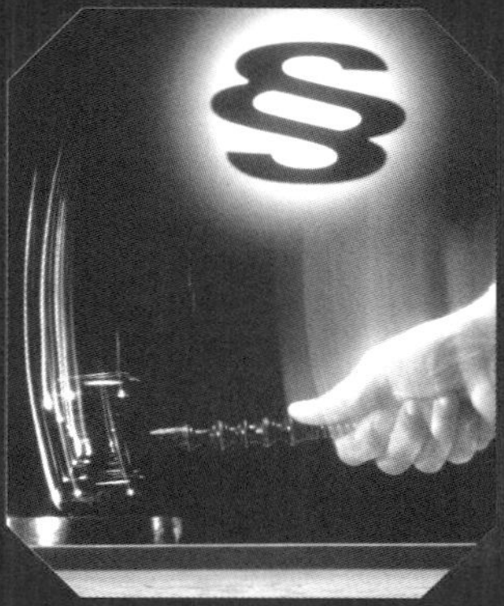

Wie setze ich mein gutes Recht durch?

Wer sich als Bürgerin oder Bürger ungerecht z. B. durch Behörden behandelt fühlt, darf daran erinnert werden, daß zu einer gut funktionierenden Demokratie nicht nur die gesetzgebenden Parlamente und die die Gesetze ausführenden Staatsorgane (Behörden) gehören. Besonderes Gewicht hat in unserer Staatsform die Rechtsprechung, bei der Richter Entscheidungen treffen über die Übereinstimmung oder Differenz zwischen einem Gesetz und dem persönlichen Gerechtigkeitsempfinden. Der ehemalige Bundespräsident Roman Herzog hat schon öfter darauf hingewiesen, daß dieser Weg ein legitimes und normales Vorgehen in unserer Demokratie ist.

Um sein Recht durchzusetzen, ist oft ein wenig Zivilcourage notwendig. Das heißt auch, Aussagen von offiziellen Autoritäten zunächst einmal anzuzweifeln, dem eigenen Gerechtigkeitsempfinden zu vertrauen und einem unabhängigen Dritten - den Gerichten - diese beiden Positionen zur Diskussion und Entscheidung vorzulegen.

Dabei gibt es verschiedene Regeln sowie Gepflogenheiten, deren Einhaltung eine Durchsetzung wahrscheinlicher machen. Die wichtigsten davon sind im folgenden dargestellt. Bitte beachten Sie: Die nachfolgenden Hinweise und Muster gelten nur für die Bereiche des Arbeits- und Sozialrechts. Bei den vorgestellten rechtlichen gangbaren Wegen fallen grundsätzlich keine Kosten an, solange kein Anwalt eingeschaltet wird. Es besteht bei den meisten Verfahren kein Anwaltszwang, sofern es nicht im Einzelfall angegeben ist.

I. Rechtswege zur Durchsetzung von Ansprüchen aus der Sozialversicherung (Sozialgerichtsverfahren)

Hier die Schritte, die Sie gehen sollten, wenn Sie Ihr Anrecht auf eine Leistung durchsetzen wollen.

1. Schritt:
Sie stellen einen Antrag

Um eine Leistung aus den folgenden Versicherungen und dem SGB IX zu erhalten, müssen Sie einen Antrag stellen:

- Arbeitslosenversicherung
- Krankenversicherung
- Pflegeversicherung
- Rentenversicherung
- Unfallversicherung
- Versorgungsamt (Feststellung einer Schwerbehinderung)

Sie fordern von einer Behörde oder Institution die Gewährung bestimmter Leistungen. Dazu gibt es entweder Formulare, die Sie beim entsprechenden Amt besorgen können und ausgefüllt wieder bei diesem Amt einreichen. Oder Sie schreiben einen formlosen Brief an das zuständige Amt, in dem Sie um die entsprechende Leistung bitten und kurz Gründe darlegen. Dieser Weg dauert länger.

Das zuständige Amt prüft den Fall und klärt eventuell noch einige Rückfragen mit Ihnen. Danach trifft die Behörde eine Entscheidung und teilt Ihnen diese in einem Bescheid mit. Diesen Bescheid sollten Sie kritisch prüfen, ob er Ihren Vorstellungen entspricht, und sich gegebenenfalls beraten lassen, ob die Sachlage richtig oder falsch beurteilt wurde und ob die Einschätzung des Amtes am oberen oder unteren Rand des Ermessensspielraums der Behörde liegt. Die meisten Gesetze lassen den ausführenden Behörden einen Entscheidungsspielraum, und es liegt im Ermessen des zuständigen Bearbeiters, wie er diesen Raum zu Ihren Gunsten oder Ungunsten nützt.

Mitwirkungspflicht des Antragstellers

Wenn Sie eine Leistung aus dem Sozialrecht, z. B. eine Berufs- oder Erwerbsunfähigkeitsrente, beantragen, haben Sie als Antragsteller eine Mitwirkungspflicht nach §§ 60 bis 67 des Sozialgesetzbuches I (SGB). Manche Verzögerung bei den Leistungsbescheiden und nicht wenige Fehler bei der Leistungsbewilligung gehen auf eine verzögerte oder unvollständige Erfüllung dieser Mitwirkungspflicht zurück. Viele Daten und Informationen sind nur dem Antragsteller verfügbar. Ohne Ihre Mithilfe kann der Leistungsträger den maßgebenden Sachverhalt nicht ausreichend beurteilen und eine angemessene Entscheidung treffen.

Ihre Mitwirkung kann auf Verlangen der Behörde, bei der Sie einen Antrag gestellt haben, bei folgenden Sachverhalten gefordert werden:

- Angabe von Tatsachen, die für die Leistungsbewilligung erheblich sind, und Vorlage entsprechender Nachweise

- Zustimmung zur Einholung von antragsrelevanten Informationen von Dritten durch die Behörde
- Mitteilung von Änderungen in den Verhältnissen, die für die Leistung erheblich sind
- Persönliches Erscheinen zur mündlichen Erörterung des Antrags oder zur Durchführung anderer für die Entscheidung über die Leistung notwendige Maßnahmen
- Ärztliche und psychologische Untersuchungen, soweit diese für die Entscheidung über die Leistung erforderlich sind
- Teilnahme an Heilbehandlungen, wenn zu erwarten ist, daß sie eine Besserung des Gesundheitszustands herbeiführen oder eine Verschlechterung verhindert wird
- Teilnahme an berufsfördernden Maßnahmen, wenn bei angemessener Berücksichtigung der beruflichen Neigung des Antragstellers und seiner Leistungsfähigkeit zu erwarten ist, daß sie eine Erwerbs- oder Vermittlungsfähigkeit auf Dauer fördern oder erhalten werden.

Grenzen der Mitwirkungspflicht

Sie können Ihre Mitwirkung verweigern, soweit die Maßnahme

- nicht in einem angemessenen Verhältnis zu der in Anspruch

Widerspruch (Muster) gegen ein Versorgungsamt wegen Feststellung

(Die Zahlen in den Klammern bezeichnen die untenstehenden Anmerkungen.)

Anmerkungen:

(1) Der Widerspruch ist bei der Stelle einzureichen, die den angefochtenen Verwaltungsakt erlassen hat. Die Widerspruchsfrist beträgt einen Monat nach der Bekanntgabe bzw. Zustellung.

(2) Das Aktenzeichen der Behörde sollte immer angegeben werden, um Verzögerungen zu vermeiden.

(3) Der Widerspruch sollte begründet werden, da er sonst erfolglos sein könnte.

An das
Versorgungsamt
Nürnberg (1)
Postfach
90429 Nürnberg

Christine Mutig
Fürth, den...

Widerspruch gegen den Bescheid vom .....
wegen Feststellung der Schwerbehinderung
Aktenzeichen ......(2)

Sehr geehrte Damen und Herren,
gegen den Bescheid vom ... lege ich Widerspruch ein.

Begründung: (3)
Mit Bescheid vom ... wurde mein Antrag auf Feststellung eines Grades der Behinderung von 50 nur mit einem GdB von 40 bewertet. Dies ist jedoch nicht zutreffend, weil es sich bei mir um einen insulinpflichtigen, schwer einstellbaren Diabetes mellitus handelt. Deshalb bin ich gezwungen, mir Tag für Tag vier- bis fünfmal unterschiedliches Insulin unter die Haut zu spritzen.
(Nun sollten die Mitglieder des Widerspruch-Ausschusses, die i. d. R. keine Diabetiker sind, über den Ablauf eines Spritzvorganges, beginnend mit dem Stechen zwecks Blutentnahme usw., informiert werden. Auch auf die Diabetes-Diät und eventuelle Folgeerkrankungen des Diabetes wäre hinzuweisen!)
Ich bitte, auch die sich für mich aus diesen täglichen Pflichten ergebende psychische Dauerbelastung (Prozedur) zusätzlich zu bewerten.

Mit freundlichen Grüßen
Christine Mutig

genommenen Sozialleistung steht

- dem Betroffenen aus einem wichtigen Grund nicht zugemutet werden kann
- der Leistungsträger sich durch einen geringeren Aufwand als der Antragsteller die erforderlichen Kenntnisse selbst beschaffen kann.

Behandlungen und Untersuchungen können abgelehnt werden, wenn

- im Einzelfall ein Schaden für Leben oder Gesundheit nicht mit hoher Wahrscheinlichkeit ausgeschlossen werden kann
- sie mit erheblichen Schmerzen verbunden sind
- sie einen erheblichen Eingriff in die körperliche Unversehrtheit bedeuten.

Auch Angaben, die den Antragsteller, den Leistungsberechtigten oder ihnen nahestehende Personen (§ 383 Abs. 1 Nr. 1 bis 3 Zivilprozeßordnung) der Gefahr strafgerichtlicher Verfolgung oder eines Verfahrens nach dem Gesetz über Ordnungswidrigkeiten aussetzen, können verweigert werden.

Folgen fehlender Mitwirkung

Wenn Sie eine Sozialleistung beantragen oder erhalten und Sie weisen die Voraussetzungen für die Leistung nicht nach, indem Sie Ihren Mitwirkungspflichten nachkommen, kann der Leistungsträger die Leistung bis zum Nachholen der Mitwirkung ganz oder teilweise versagen oder entziehen. Dies gilt auch, wenn der Antragsteller oder Leistungsberechtigte in anderer Weise absichtlich die Aufklärung des Sachverhalts erheblich erschwert.

Die Sozialleistungen dürfen wegen fehlender Mitwirkung aber nur versagt oder entzogen werden, nachdem Sie auf diese Folge schriftlich hingewiesen worden sind und Sie Ihrer Pflicht nicht innerhalb einer gesetzten angemessenen Frist nachgekommen sind.

Holen Sie Ihre Mitwirkungspflicht nach und liegen die Leistungsvoraussetzungen vor, kann der Leistungsträger Sozialleistungen, die er versagt oder entzogen hat, nachträglich ganz oder teilweise erbringen.

2. Schritt: Sie erheben Widerspruch

Wenn Sie den Bescheid als ungerecht oder nicht zutreffend für Ihre Situation finden, können Sie Widerspruch einlegen.

Widerspruch (Muster) gegen ein Arbeitsamt

An das
Arbeitsamt Blümstadt
- Widerspruchsstelle -
Amtsstr. 5
01234 Blümstadt

Elvira Muth
Justitiastr. 21
01234 Blümstadt

Stammnummer:....../Ihr Bescheid vom 10.7.1998

Sehr geehrte Damen und Herren,
gegen Ihren Bescheid vom 10. 7. 1998 (der mir am 12. 7. 1998 zuging), mit dem Sie eine 12wöchige Sperrzeit meines Arbeitslosengeldes verhängten, lege ich

Widerspruch

ein. Begründung: Sie haben mich mit einer 12wöchigen Sperrzeit bestraft, weil Sie davon ausgehen, daß ich grob fahrlässig meinen Arbeitsplatz gekündigt habe. Das ist nicht der Fall. Weil ich mit Sachkenntnis und überdurchschnittlichem Engagement meine Arbeitspflichten erfüllte, was sowohl von meinem Chef als auch von meinen Kollegen offensichtlich als Bedrohung erlebt wurde, wurde ich seit zwei Jahren von beiden Seiten von Informationen ausgeschlossen und bei der Erfüllung meiner Aufgaben ständig behindert. Wegen des permanent negativen Arbeitsklimas bis hin zum Mobbing erlitt ich spürbar steigende Gesundheitsbeeinträchtigungen. Nachdem auch meine Versuche einer Situationsklärung keinen Erfolg hatten, blieb mir als allerletzter Ausweg nur noch die Eigenkündigung, auch mit Rücksicht auf meine chronische Krankheit (Diabetes). Mein Arzt kann das bestätigen.
Aufgrund dieser Umstände bitte ich um umgehende Aufhebung des Sperrzeitbescheids.
Mit freundlichen Grüßen
Elvira Muth

Achtung: Fristen!
Innerhalb eines Monats nach Zustellung des Bescheides (Eingangsdatum beachten!) ist schriftlich in doppelter Ausfertigung Widerspruch bei der Behörde zu erheben.

Wird z. B. Ihr Antrag auf Feststellung der Schwerbehinderung abgelehnt, können Sie gegen diesen Bescheid Widerspruch einlegen. Im folgenden ist ein Muster dafür dargestellt:
Als Antwort auf Ihren Widerspruch erhalten Sie - nach erneuter Prüfung des Sachverhalts - einen Widerspruchsbescheid.

Widerspruch gegen ein Arbeitsamt wegen Arbeitslosengeld

Wenn Sie einen Antrag auf Gewährung von Arbeitslosengeld gestellt haben, kann es vorkommen, daß das Arbeitsamt diese Leistung versagt oder durch eine längere Sperrzeit erheblich kürzt. Das erfolgt in der Regel, wenn der Arbeitnehmer selbst kündigt oder durch einen Aufhebungsantrag seinen Arbeitsplatz aufgibt. Dann unterstellt das Arbeitsamt ein Selbstverschulden des Antragstellers. Sollte jedoch die Selbstkündigung aufgrund eines ständig gespannten Arbeitsklimas erfolgen, das sich in Schikanen und Mobbing äußert, ist der Vorwurf des Selbstverschuldens

Muster einer Klage

Anmerkungen:

(1) Die Anschrift des zuständigen Gerichts ist der Rechtsmittelbelehrung des Widerspruchsbescheides zu entnehmen. Die Klagefrist beträgt einen Monat nach der Zustellung. Zur Fristwahrung genügt die Einreichung der bloßen Klage, auch ohne Antragstellung und Begründung. Beides kann ohne Frist nachgereicht werden.

(2) Das Aktenzeichen sollte immer angegeben werden, um Verzögerungen zu vermeiden.

An
Sozialgericht
Nürnberg (1)
Weintraubengasse 1
90403 Nürnberg

Christine Mutig
Ort, Datum

Sehr geehrte Damen und Herren,
in Sachen
Christine Mutig, Reichenbergerstr. 126,
90766 Fürth - Klägerin -
gegen
Versorgungsamt Nürnberg, Postfach,
90429 Nürnberg - Beklagte -
Aktenzeichen: (2)
erhebe ich gegen den Bescheid der Beklagten vom... und gegen den Widerspruchsbescheid vom ... Klage und beantrage zu erkennen:
1. Die Beklagte wird verurteilt, die Bescheide über den Grad der Behinderung (GdB) von 40 aufzuheben.
2. Der GdB ist auf 50 zu erhöhen.
Begründung: Die Beklagte hat die diagnostizierten Behinderungen nicht hinreichend berücksichtigt und den Sachverhalt nicht vollständig aufgeklärt. Ich leide an folgenden Behinderungen: (siehe dazu auch die Begründung des Widerspruches). Ich befinde mich in ständiger ärztlicher Behandlung bei folgenden Ärzten: (genaue Anschriften). Vom .... bis.... (genaue Daten) befand ich mich in stationärer Behandlung im Krankenhaus (genaue Anschrift).
(Eventuell: Weitere Begründung wird nachgereicht.)
Mit freundlichem Gruß
Christine Mutig

ungerechtfertigt. Falls das Arbeitsamt Ihren Antrag ablehnt oder das Arbeitslosengeld kürzt, obwohl Sie Ihrer Meinung nach die Voraussetzungen erfüllt haben, können Sie gegen den negativen Bescheid Widerspruch beim Arbeitsamt innerhalb einer Frist von einem Monat einlegen. Sollten Sie mit dem Widerspruchsbescheid nicht einverstanden sein, können Sie wieder innerhalb eines Monats gegen das Arbeitsamt Klage zum Sozialgericht erheben.

Übrigens:
Dem Vernehmen nach sollen die Klagen gegen Sperrzeiten bundesweit eine Erfolgsquote von 50% ausweisen! Dazu nur ein Beispiel, wie man sich dagegen erfolgreich zur Wehr setzen kann:

Falls das Arbeitsamt trotzdem auf der Sperrzeit beharrt, sollten Sie auch in ähnlichen Fällen von der Möglichkeit der Klage Gebrauch machen, d. h. Sie erheben gegen den ablehnenden Widerspruchsbescheid innerhalb eines Monats Klage bei dem für Sie zuständigen Sozialgericht. Dessen Anschrift ist am Schluß Ihres Widerspruchsbescheids erwähnt. Zur Begründung der Klage können Sie vergleichbare und eventuell ergänzende Argumente gebrauchen.

3. Schritt:
Sie reichen eine Klage ein

Vor den Sozialgerichten geht es um Streitigkeiten um Leistungen aus der Sozialversicherung, für die Sie meist langjährige Beiträge eingezahlt haben, z. B. um Pflegegeld, Rentenansprüche, Reha-Kuren. Diese Gerichte sind dreistufig aufgebaut:

- Sozialgericht: (1. Instanz) Für die Klage ist kein Rechtsanwalt erforderlich.
- Landessozialgericht: (2. Instanz) Gegen ein Urteil des Sozialgerichts kann Berufung eingelegt werden. Für die Berufung ist kein Anwalt nötig.
- Bundessozialgericht: (3. Instanz) Gegen Urteile des Landessozialgerichts kann Revision beim Bundessozialgericht erhoben werden. [Vertretung erfolgt durch Rechtsanwälte oder Verbandsvertreter (Gewerkschaft oder Arbeitgeberverbände).]

Für eine Klage, die Berufung und die Revision beträgt die Frist einen Monat.

Sollte Ihr Widerspruch bei der Behörde erfolglos bleiben, können Sie beim Sozialgericht Klage erheben. Mehr als die Hälfte dieser

Klagen ist erfolgreich (siehe Muster).
Das Gericht wird ein Urteil fällen und Ihnen zustellen.

4. Schritt:
Sie legen Berufung ein

Danach besteht die Möglichkeit, innerhalb der auf dem Urteil angegebenen Frist gegen das Urteil Berufung beim Landessozialgericht einzulegen.

5. Schritt:
Sie beantragen Revision

Schließlich können Sie noch die Revision des Urteils beim Bundessozialgericht beantragen. Hierbei sollten Sie beachten, daß vor dem Bundessozialgericht Anwaltspflicht besteht, d. h. daß - im Gegensatz zu den vorherigen Schritten - unvermeidbar für Sie Kosten entstehen!

Schlußbemerkungen

Leistungen aus dem Sozialrecht sind keine Gnadenerweise oder Geschenke, sondern Rechtsansprüche durch Antragstellung, die in der Regel aus langen Beitragszahlungen in die Sozialversicherung erwachsen.

Das Thema „Kostensenkung bei den Sozialausgaben“ ist bei knappen Kassen in der Politik sehr aktuell. Deshalb verhalten sich die Sozialbehörden (auch im Sinne eines vorauseilenden Gehorsams) häufig sehr restriktiv. Es muß daher an den alten Grundsatz „Wo kein Kläger, da kein Richter!“ erinnert werden, d. h. das Gericht kann dem Bürger bei der Durchsetzung eines begründeten Antrags nur helfen, wenn es angerufen wird (d. h. Klage eingereicht wird).

Gegen einen ärztlichen Befund ist kein „juristisches Kraut gewachsen!“ Deshalb ist es empfehlenswert, einen guten Kontakt zum behandelnden Arzt zu pflegen.

Die Erfolgsquote der Sozialgerichtsklagen liegt bei über 60% bei den Fällen, bei denen der Deutsche Diabetiker Bund und das Diabetes-Journal helfend zur Seite standen. Dabei handelt es sich um rechtskräftig abgeschlossene Klagen und Vergleiche mit Teilerfolg.

II. Rechtswege zur Durchsetzung von Ansprüchen aus Arbeitsverhältnissen (Arbeitsgerichtsverfahren)

Aufbau der Arbeitsgerichte

Vor den Arbeitsgerichten geht es um Streitigkeiten aus dem Arbeitsverhältnis, z. B. wegen Kündigung, Lohn, Urlaub, Herausgabe von Arbeitspapieren, Ausstellung eines entsprechenden Zeugnisses. Diese Gerichte sind dreistufig aufgebaut:

- Arbeitsgericht: (1. Instanz) Für die Klage ist kein Rechtsanwalt erforderlich.
- Landesarbeitsgericht: (2. Instanz) Gegen ein Urteil des Arbeitsgerichts kann Berufung eingelegt werden. Vertretung erfolgt durch Rechtsanwälte oder Verbandsvertreter (Gewerkschaft oder Arbeitgeberverbände).
- Bundesarbeitsgericht: (3. Instanz) Gegen Urteile des Landesarbeitsgerichts kann Revision beim Bundesarbeitsgericht erhoben werden. Vertretung s. 2. Instanz.

Für die Klage beträgt die Frist drei Wochen!

Für die Berufung und die Revision beträgt die Frist einen Monat.

Arbeitsgerichtsprozeß gegen eine Kündigung

Das Arbeitsgericht prüft eine Kündigung vollständig auf eventuelle Mängel oder Sozialwidrigkeit nach. Eine Kündigung ist nur dann gerechtfertigt, wenn sie durch persönliche oder betriebliche Gründe gerechtfertigt ist. Eine krankheitsbedingte Kündigung ist nur zulässig, wenn aufgrund einer nachgewiesenen negativen Zukunftsprognose dem Arbeitgeber erhebliche Nachteile entstehen. Das Arbeitsgericht prüft die Kündigung von Schwerbehinderten auch dann in vollem Umfang nach, wenn die Hauptfürsorgestelle der Kündigung zugestimmt hat. Es hat dann zu untersuchen, ob die von der Hauptfürsorgestelle akzeptierten Kündigungsgründe arbeitsrechtlich eine Kündigung rechtfertigen.

Klage vor dem Arbeitsgericht

Wer geltend machen will, daß eine Kündigung rechtswidrig ist, muß innerhalb von drei Wochen nach Zugang der Kündigung

Klage bei Kündigung eines Schwerbehinderten (Muster)

An das
Arbeitsgericht Nürnberg,
Roonstr. 20

Fürth,
den 31.7.1999

Klage
des kaufm. Angestellten Hans Mutig, Berlinerstr. 7, 90766 Fürth - Kläger -
gegen
die Firma Klaus Huber, Heinestr. 35, Nürnberg,
vertreten durch den Geschäftsführer Heinz Sommer - Beklagte -

Es wird beantragt festzustellen, daß das Arbeitsverhältnis durch die Kündigung der Beklagten vom 20. 3. 2002 nicht aufgelöst worden ist.

Gründe:
(Nachdem der wesentliche Inhalt des Arbeitsverhältnisses und die eigene Bewertung der Kündigungsgründe dargestellt wurde, könnte etwa fortgesetzt werden):
Der Kläger ist Schwerbehinderter (oder einem Schwerbehinderten gleichgestellt), Beweis: Schwerbehindertenausweis (oder Gleichstellungsbescheid). Dem Beklagten war auch die Behinderung (oder Gleichstellung) bekannt. Der Beklagte hat ohne Zustimmung der Hauptfürsorgestelle die Kündigung ausgesprochen. Demzufolge ist diese rechtsunwirksam. Usw.

Hans Mutig

beim Arbeitsgericht klagen. Diese Frist sollte auch dann eingehalten werden, wenn der Arbeitgeber bei Kündigung eines Schwerbehinderten oder Gleichgestellten (mit einem Grad der Behinderung zwischen 30 und 50) vorschriftswidrig die Zustimmung der Hauptfürsorgestelle nicht eingeholt hat oder wenn die Zustimmung der Hauptfürsorgestelle angefochten worden ist. Mit dem Überschreiten der Frist geht auf jeden Fall die Klagemöglichkeit vor dem Arbeitsgericht und damit die Überprüfung der Kündigung nach allgemeinen Grundsätzen verloren, auch wenn vorher andere Schritte z. B. bei der Hauptfürsorgestelle eingeleitet wurden.

Hinweis: Mit Ablauf der Kündigungsfrist - und zunächst ungeachtet der Klage - wird der Arbeitnehmer so behandelt, als wäre sein Arbeitsverhältnis beendet. Deshalb ist es ratsam, sich so früh wie möglich arbeitslos zu melden. Nur dann kann er Arbeitslosengeld beanspruchen und ist weiter versichert.

Im Unterschied zum Zivilprozeß gibt es beim Arbeitsgericht keinen Anspruch auf Kostenerstattung, und zwar unabhängig davon, ob und inwieweit man den Prozeß gewonnen hat. Ab dem Landesarbeitsgericht findet Kostenerstattung nach den üblichen Vorschriften (des Zivilprozesses) statt. Hieraus kann sich ein erhebliches Kostenrisiko ergeben.

Sie können die Klage z. B. durch Ihre Gewerkschaft - sofern Sie Mitglied sind - kostenlos oder durch einen Rechtsanwalt erheben lassen. Es ist aber auch möglich, daß Sie die Klage selbst einreichen. Dazu soll Ihnen das obenstehende Muster behilflich sein. Sie können aber auch zum Arbeitsgericht gehen und dort bei der Rechtsantragstelle die Klage zu Protokoll erklären. Lassen Sie sich dazu z. B. telefonisch einen Termin geben. Dort hilft man Ihnen, die formellen Notwendigkeiten Ihrer Klage einzuhalten.

Das Verfahren vor dem Arbeitsgericht wird mit einem Gütetermin eröffnet. Hierbei gibt der Richter seine vorläufige Rechtsauffassung zu den Prozeßaussichten der Parteien zu erkennen, was nicht selten zu einem Vergleich (außergerichtliche Einigung) führt.

Kommt es nicht zu einer Einigung, wird ein sog. Kammertermin festgelegt. Durch Überlastung der Gerichte können der Gütetermin und der Kammertermin monatelang auseinander liegen. Allein deshalb empfiehlt es sich oft, einen (Güte-)Vergleich zu schließen.

Die Berufung gegen das Urteil des Gerichtes muß durch einen Rechtsanwalt (Kosten!) oder Verbandsvertreter innerhalb eines Monats nach Zustellung des Urteils beim Landesarbeitsgericht eingelegt werden. Die Begründung ist innerhalb eines weiteren Monats nachzureichen.

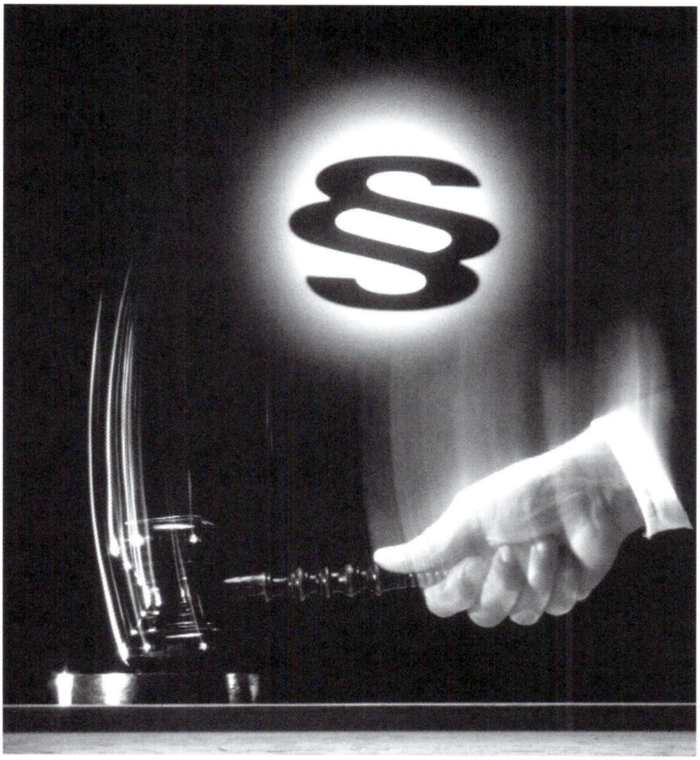

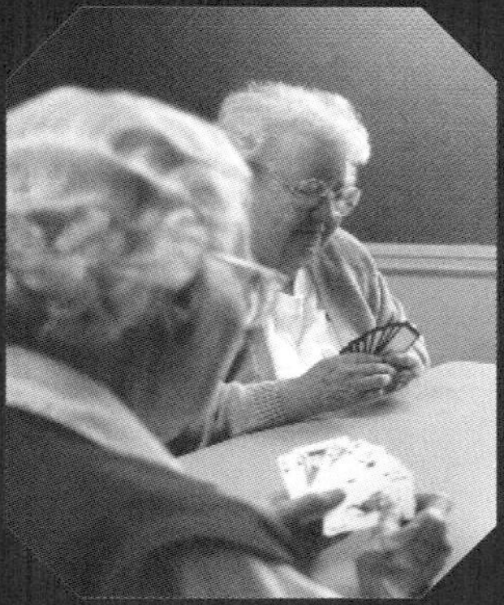

Diabetes im Alter

Diabetiker in Altenheimen

Der Diabetes mellitus als häufigste Stoffwechselerkrankung zeigt eine deutliche Altersbezogenheit. Bei etwa 5 % der Bevölkerung der Bundesrepublik Deutschland besteht ein Diabetes mellitus mit deutlicher Zunahme im Alter.

Mehr als 65 % aller neu diagnostizierten Diabetiker sind älter als 65 Jahre.

Im Alter von 75 Jahren und älter muß bei 20 bis 25 % der Menschen mit einem Diabetes mellitus gerechnet werden. Das bedeutet, daß insbesondere auch in Alten- und Pflegeheimen von einer hohen Zahl von Diabetikern ausgegangen werden muß.

Die Situation im Landkreis Fulda soll die Häufigkeit und die damit verbundenen Problemstellungen verdeutlichen:

Im Landkreis Fulda mit etwa 216 000 Einwohnern stehen derzeitig 1.485 Plätze in 25 Altenheimen, Altenwohn- und Pflegeheimen zur Verfügung.

Bei 370 Heimbewohner besteht ein Diabetes mellitus. Das entspricht einem Anteil von 25 %. Eine Unterscheidung nach Diabetestyp und -Therapie wurde nicht vorgenommen. Meist liegt ein Typ-2-Diabetes vor.

Die Versorgung von Diabetikern in Altenheimen umfaßt:

- die ärztliche Versorgung und Betreuung durch den Hausarzt
- die diätetische Versorgung durch die Heimküche und
- die pflegerische Versorgung und Betreuung durch die Fachkräfte des Altenheimes.

Die Altenheimbewohner mit Diabetes mellitus werden in der Regel durch den Hausarzt bzw. durch einen Arzt ihrer Wahl (freie Arztwahl) ärztlich versorgt.

Die diätetische Versorgung der Altenheimbewohner mit Diabetes mellitus erfolgt in der Regel durch die Heimküche und in seltenen Fällen auch durch Bezug von Diät-Fertiggerichten, nämlich immer dann, wenn die Qualität der Verpflegung durch die Heimküche nicht gewährleistet ist.

Ganz allgemein gilt, daß die Qualität der Versorgung in Altenheimen und hier beispielsweise auch die Qualität der Verpflegung von einer „zuständigen Behörde“ überwacht wird. Die Heimaufsicht wird in Hessen vom Amt für Versorgung und Soziales (Versorgungsamt) durchgeführt. Die Zuständigkeit für die Heimaufsicht wird von der Landesregierung der Bundesländer bestimmt. In den meisten neuen Bundesländern ist ebenfalls das Amt für Versorgung und Soziales die zuständige Behörde. In den alten Bundesländern gibt es unterschiedliche Zuständigkeitsregelungen, teils führen die Kreise und kreisfreien Städte und teils auch die Bezirksregierungen und Regierungspräsidien die Heimaufsicht durch.

Die wesentlichen, für die Unterbringung von alten Menschen relevanten Angelegenheiten sind im Heimgesetz (HeimG) vom 23.April 1990 geregelt. Dieses Gesetz gilt für Heime, die alte Menschen sowie pflegebedürftige oder behinderte Volljährige nicht nur vorübergehend aufnehmen. Die Unterbringung umfaßt neben der Überlassung der Unterkunft die Gewährung oder Vorhaltung von Verpflegung und Betreuung. Der Zweck dieses Gesetzes ist nach § 2 HeimG:

1. die Interessen und Bedürfnisse der Heimbewohner und der Bewerber für die Aufnahme in einem Heim vor Beeinträchtigungen zu schützen, insbesondere die Selbständigkeit und Selbstverantwortung der Bewohner im Heim zu wahren,

2. die Beratung in Heimangelegenheiten zu fördern.

Weiterhin regelt das Heimgesetz, wer ein Heim betreiben darf und wem die Erlaubnis zu versagen ist, beispielsweise nach § 6 Abs. 3 Nr. 2 wenn die Wahrung der Interessen und Bedürfnisse der Bewohner, insbesondere die ärztliche oder gesundheitliche Betreuung nicht gesichert ist. Darüber hinaus regelt das Heimgesetz die Mindestanforderungen für die Räume des Heimes sowie für die Eignung des Leiters und der Beschäftigten des Heimes.

Die wesentlichen, für die Unterbringung von alten Menschen relevanten Angelegenheiten sind im Heimgesetz (HeimG) vom 23. April 1990 geregelt.

Die Mindestanforderungen an den Heimleiter und die Fachkräfte, die betreuende Tätigkeiten durchführen dürfen, wird in der "Verordnung über personelle Anforderungen für Heime (HeimPersV)" vom 19. Juli 1993 geregelt.

Lange Zeit war der Diabetes mellitus von Patienten im höheren Lebensalter eine vernachlässigte Krankheit. Das Hauptproblem ist die Verharmlosung des Typ 2-Diabetes als „milde Alterserkrankung“.

Die Versorgung der älteren Menschen mit Diabetes muß intensiviert werden mit den Therapiezielen:

- Symptomfreiheit und Wohlbefinden
- Verbesserung der Lebensqualität
- Verhütung akuter Stoffwechselentgleisungen, insbesondere Vermeiden langfristiger Hyperglykämien und
- Vermeiden von Hypoglykämien,
- Verhütung des diabetischen Fußes.

Unnötige restriktive Maßnahmen sowie solche, die zur Beunruhigung und Belästigung des Patienten führen, sind zu vermeiden.

Die Tabletteneinnahme und die Insulininjektionen sind vom Pflegepersonal zu überwachen oder das Pflegepersonal hat die Injektionen ggf. selbst durchzuführen.

Bei der Behandlung und Betreuung von Diabetikern in Altenheimen ist auch deren Multimorbidität mit zu berücksichtigen. Ferner sind bei der Behandlung mit mehreren Medikamenten deren Wechselwirkung und insbesondere die Gefahr einer Hypoglykämieauslösung zu beachten. Die Tabletteneinnahme und die Insulininjektionen sind vom Pflegepersonal zu überwachen oder das Pflegepersonal hat die Injektionen ggf. selbst durchzuführen.

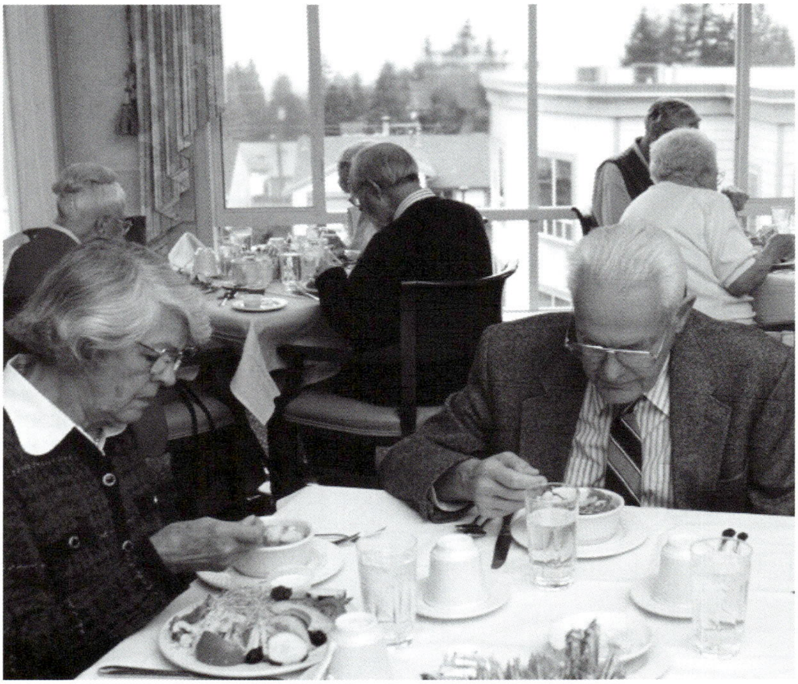

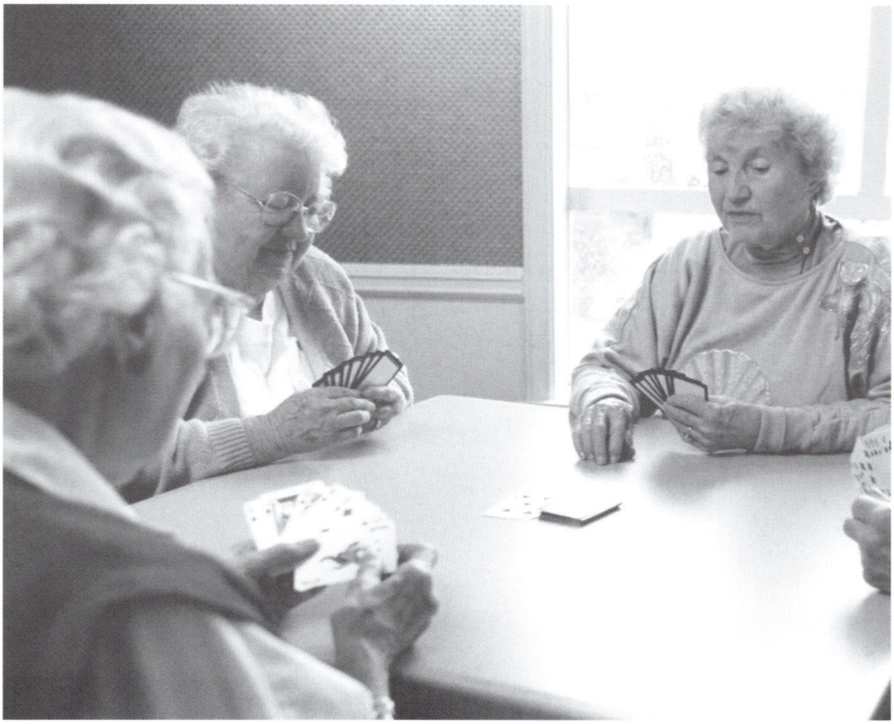

Die häufigsten Ursachen für eine Stoffwechselverschlechterung müssen dem Pflegepersonal bekannt sein:

- Ernährungsfehler
- unregelmäßige oder vergessene Tabletteneinnahme bzw. Insulininjektionen
- Begleitinfektionen (Harnwegsinfektionen, Pneumonie, Hautinfektionen)
- Herzinsuffizienz
- Exsikkose
- Immobilität
- diabetogene Pharmaka, Diuretika

Langfristige Hyperglykämien mit Exsikkose einhergehend können zu Hirnleistungsstörungen und Wesensveränderungen führen. Symptome wie Schwindel, Kopfschmerzen, Antriebsstörungen, Depressionen und Merkfähigkeitsstörungen werden bei älteren Typ-2-Diabetikern als senile Demenz oder als normale Alterserscheinungen verkannt und fehlinterpretiert, obwohl sich dahinter ein schlecht eingestellter Diabetes verbergen kann. Eine Verbesserung der Stoffwechseleinstellung, häufig mit frühzeitigem Beginn der Insulintherapie

und Rehydrierung können in solchen Fällen erstaunliche Erfolge mit Verbesserung der Lebensqualität, der Vigilanz und der emotionalen und geistigen Beweglichkeit herbeiführen.
Im höheren Lebensalter ist vor allem der Hypoglykämie besondere Beachtung zu schenken, zumal Hypoglykämien bei älteren Diabetikern häufig symptomarm verlaufen oder mit diskreten und vieldeutigen Symptomen („mir ist manchmal so komisch, so schwindelig") einhergehen können; es können schlaganfallähnliche Symptome oder apoplektiforme Bilder entstehen, die dann eventuell verkannt werden. Auf diese Weise kann wertvolle Zeit verloren gehen, in der die Unterzuckerung bei raschem Handeln schon zuverlässig hätte behandelt und beseitigt werden können.

Als Ursachen von Hypoglykämien bei älteren Diabetikern kommen in Betracht:

- ungenügende Nahrungszufuhr,
- unkorrekte Tabletteneinnahme oder falsche Insulindosierung,
- eingeschränkte Nierenfunktion,
- Interaktion mit anderen Pharmaka,
- vermehrte körperliche Aktivität (z.B. Seniorentanz).

Im Altenheim müssen die Pflegepersonen zum Erkennen von Hypoglykämien sowie von Stoffwechseldekompensationen die

Wichtig! Die Füße von Diabetikern sollen regelmäßige kontrolliert werden!

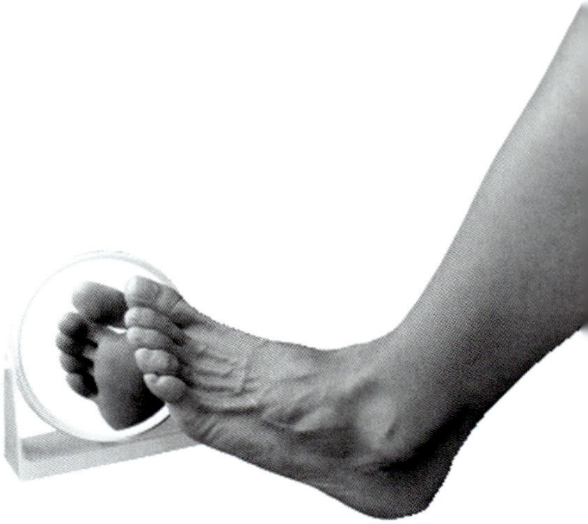

Blutzuckerkontrolle mittels Reflektometer sicher beherrschen, damit einerseits eine rasche Beseitigung von Unterzuckerungen (insbesondere auch der nächtlichen Hypoglykämien) gewährleistet ist oder in anderen Fällen dem Hausarzt schon telefonisch wichtige Informationen übermittelt werden können.

Darüber hinaus können weitere wichtige allgemeine Maßnahmen vom Pflegepersonal durchgeführt werden:

- tägliche praktische Fußpflege,
- Hautpflege
- Stoffwechselselbstkontrollen und Insulininjektionen
- Trinkmenge überwachen
- Diabetiker-Tagebuch als „Gedächtnis-Training" überwachen bzw. führen

Im Landkreis Fulda werden deswegen regelmäßig entsprechende Schulungsmaßnahmen in Altenheimen durchgeführt, in deren Rahmen die Spritztechnik besprochen und überprüft werden kann sowie Instruktionen zur Blutzuckerkontrolle mittels Reflektometer gegeben werden und weitere wichtige Aspekte zur Fußpflege, Erkennen von Unterzuckerungen sowie von Stoffwechselentgleisungen dargestellt und besprochen werden können. Derzeit werden vom Diabetesnetz Osthessen e.V. gemäß einem dort erarbeiteten „Fortbildungskonzept Diabetes für MitarbeiterInnen in Altenheimen und ambulanter Pflegedienste" Schulungsmaßnahmen in Altenheimen und bei ambulanten Pflegediensten durchgeführt. Solche Weiterbildungsmaßnahmen werden in den meisten Altenheimen und bei den Pflegediensten willkommen geheißen und gerne angenommen.

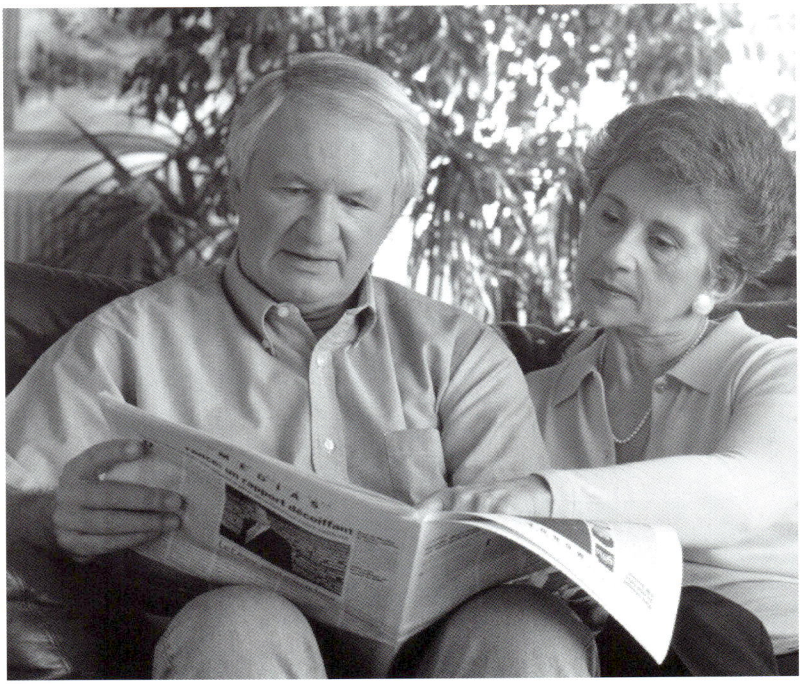

Für Selbstbestimmung im Krankheitsfall und im Alter vorsorgen

Das Leben ist eigenständigen Risiken ausgesetzt, wie z.B. durch eine Erkrankung, einen Unfall oder auch altersbedingten Schwächen. Jeder von uns kann durch eines dieser Risiken in eine Situation geraten, die es dann unmöglich macht, die eigenen Angelegenheiten selbst ganz oder teilweise zu besorgen.

Für diese Fälle sollte rechtzeitig Vorsorge getroffen werden. Nur so können Sie nach Ihren individuellen Bedürfnissen und Verhältnissen selbstbewußt Ihre Zukunft gestalten. Welche Möglichkeiten es dazu gibt, wird Ihnen nachfolgend aufgezeigt. Dabei werden auch die Wege zur Realisierung dieser Chancen dargestellt.

Zum Beginn der Hinweis: Es geht hier nicht um die klassischen sozialen Risiken; die durch die Sozialversicherungen (wie z.B. Kranken- oder Rentenversicherung) weitgehend gewährleistet werden, sondern um die Situation der Hilflosigkeit, und des Verlustes der Autonomie (Selbständigkeit). Im allgemeinen steht rein sachlich die Pflegeversicherung zur Verfügung. Aber die persönliche Betreuung, die zum Wohlbefinden erforderlich ist, kann dadurch nicht immer gewährleistet werden. Selbst wenn Angehörige und andere Vertrauenspersonen um die persönlichen Vorstellungen und Wünsche des jeweils anderen wissen, können sie dennoch nicht rechtsverbindlich füreinander entscheiden und tätig werden. Hierfür brauchen Sie, was leider immer noch zu wenig bekannt ist, eine Vertretungsbefugnis-Verfügung. Daher informieren wir Sie über drei Möglichkeiten, wie Sie Personen Ihres Vertrauens mittels

- Vorsorgevollmacht,
- Betreuungsverfügung und
- Patientenverfügung beauftragen können, damit diese im Ernstfall - in Ihrem Sinne - für Sie handeln können.

Vorsorgevollmacht oder Generalvollmacht

Das Grundgesetz (Art.2) garantiert jedem Volljährigen das volle Selbstbestimmungsrecht. Das heißt, Sie können im Rahmen bestehender Gesetze über alle Sie betreffenden Angelegenheiten selbst entscheiden und selbst bestimmen.

Dazu ein Beispiel: „Ich darf es nicht länger aufschieben!“ Ein Arzt eröffnet dem allein lebenden 61jährigen Bankangestellten, alles spreche dafür, daß er die Alzheimersche Krankheit im Frühstadium habe. Da er seine Lage noch vollkommen klar einschätzen kann, bespricht er sich mehrfach mit seinem Arzt und ausführlich mit einem sachkundigen alten Freund.

Dann setzt er sich mit seinen beiden jüngeren Geschwistern zusammen. Sie erklären sich bereit, im Ernstfall - dann, wenn er vorübergehend in seiner Geistestätigkeit gestört oder dauerhaft geschäftsunfähig geworden sein sollte - als seine Bevollmächtigten tätig zu werden. Beide sollen im Außenverhältnis voll vertretungsberechtigt sein. Im Innenverhältnis trifft er mit ihnen die Absprache, daß sie stets so handeln, wie sie es von ihm kennen.

Weiterhin vereinbaren sie, daß sich die beiden Geschwister untereinander abstimmen. Der Bruder soll sich mehr um die finanziellen Dinge, Vertragsangelegenheiten etc. kümmern, die Schwester mehr um die persönlichen Angelegenheiten und insbesondere um die Gesundheitsfürsorge. Wenn notwendig, sollen sie sich aber auch bei diesen Aufgaben gegenseitig helfen und vertreten. Für den Fall ihres Ausfalls wird der befreundete Rechtsanwalt zum Ersatzbevollmächtigten bestimmt; sein Einverständnis ist geklärt.

Nun geht er zu einem Notar und läßt für alle Lebensbereiche eine umfassende Vorsorgevollmacht als Generalvollmacht (s. Muster auf S. 366) aufsetzen. Er tut dies auch, weil er nicht möchte, daß in einem fortgeschrittenen Stadium der Erkrankung das Vormundschaftsgericht ein Betreuungsverfahren einleitet, in seine Privatangelegenheiten Einblick verlangt und eine Akte über ihn führt.

Die mit seinem Arzt abgestimmten Behandlungswünsche werden in die Vollmacht aufgenommen und als Auszug noch einmal gesondert in einer Patientenverfügung niedergeschrieben. Es wird auch vermerkt, daß im Falle eines Genehmigungsverfahrens nach § 1904 Abs. 2 BGB der Hausarzt beigezogen werden soll. Weiterhin bevollmächtigt er seine Geschwister zur Vertretung in Fragen freiheitsentziehender und bewegungseinschränkender Maßnahmen.

Für den Fall, daß das Vormundschaftsgericht gegebenenfalls eingeschaltet werden muß, wird in die Vollmacht noch eine Betreuungsverfügung aufgenommen: „Diese Vollmacht soll auch eine rechtliche Betreuung ersetzen. Eine Betreuung, die in Unkenntnis dieser Vollmacht eingerichtet worden ist, soll aufgehoben werden. Sollte die Vollmacht zu meiner Vertretung nicht ausreichen oder eine rechtliche Betreuung aus anderen Gründen erforderlich werden, so wünsche ich meine Bevollmächtigten als meine rechtlichen Betreuer. Sie sollen auch als rechtliche Betreuer an die Aussagen dieser Vollmacht gebunden bleiben. Sollten sie ausfallen, so soll Rechtsanwalt D. Schmidt zum Ersatzbetreuer werden“.

Wichtige Informationen zur Vorsorgevollmacht

Um eine Vorsorgevollmacht rechtswirksam zu erteilen, dürfen Sie nicht geschäftsunfähig sein. Auch Ihr Bevollmächtigter muß voll geschäftsfähig sein. Geschäftsunfähigkeit liegt vor, wenn sich jemand nicht nur vorübergehend in einem die freie Willensbestimmung ausschließenden Zustand krankhafter Störung der Geistestätigkeit befindet. Daher ist anzuraten, sich die Geschäftsfähigkeit zum Zeitpunkt der Erstellung der Vorsorgevollmacht ärztlich bescheinigen oder die Vollmacht notariell beurkunden zu lassen. Da der Notar nur Erklärungen Geschäftsfähiger beurkunden darf, wird die Wirksamkeit der Vollmacht nicht in Frage gestellt werden können, auch wenn die Geschäftsfähigkeit später wegfallen sollte. Sie können einer Person oder mehreren Personen Ihres Vertrauens Vollmacht für bestimmte Bereiche oder generelle Vertretungsmacht für alle Lebensbereiche (Generalvollmacht) erteilen.

Beachten Sie, daß es Ausschlußgründe für die Bestellung eines Bevollmächtigten oder rechtlichen Betreuers gibt. Wer z.B. zu einer Anstalt, einem Heim oder sonstigen Einrichtung, in der Sie untergebracht sind oder wohnen, in einem Abhängigkeitsverhältnis steht (die Beschäftigten), darf nicht Ihr Bevollmächtigter oder Betreuer sein (§§ 1896 Abs. 2 und 1897 Abs. 3 BGB). Die Vollmacht wird dadurch zur Vorsorgevollmacht, daß sie sich mit ihrem Inhalt auf einen zukünftigen Zeitpunkt bezieht. Sie gilt nur für die Bereiche und Aufgaben, die in ihr benannt sind. Wenn Sie den Gebrauch der Vollmacht an Bedingungen knüpfen - z. B.: „Diese Vollmacht gilt erst mit meiner fachärztlich festgestellten und nachgewiesenen Geschäftsunfähigkeit", spricht man von einer bedingten Vollmacht. Ihr Bevollmächtigter kann somit die Vollmacht erst dann gebrauchen, wenn er Ihre Ge-

Was sollten Sie bei der Aufbewahrung der Vollmacht beachten?

Sorgen Sie dafür, daß die Vollmacht gut zugänglich aufbewahrt ist, denn Ihr Bevollmächtigter kann Sie nur vertreten, wenn er das Original der Vollmacht vorlegt.

Informieren Sie Personen und Stellen, die es angeht, über die Vollmacht und die eingesetzten Bevollmächtigten. Damit wissen die zukünftigen Ansprechpartner voneinander.

Empfehlenswert ist auch das ständige Mitführen einer stichwortartigen Hinweiskarte bei Ihren Ausweispapieren, die Hinweise und die Bitte enthält, den Bevollmächtigten und andere Vertrauenspersonen z.B. bei einem Unfall zu benachrichtigen.

Generalvollmacht (Muster)

Ich,................

bevollmächtige hiermit
Herrn/Frau...................................,
geboren am......................

wohnhaft
in..

(1) mich in allen gesetzlich zulässigen Fällen ohne Einschränkung gerichtlich und außergerichtlich zu vertreten und meine sämtlichen Angelegenheiten wahrzunehmen (Generalvollmacht).

(2) Der/Die Bevollmächtigte ist berechtigt, sämtliche Rechtsgeschäfte und Rechtshandlungen vorzunehmen, die von mir und mir gegenüber nach den gesetzlichen Bestimmungen vorgenommen werden können und bei denen das Gesetz eine Stellvertretung gestattet.

Die Vertretungsbefugnis umfaßt insbesondere auch

a) die Vertretung gegenüber Privatpersonen und allen Behörden sowie sonstigen öffentlichen Stellen, einschließlich der Steuerbehörden und Gerichte;

b) den Erwerb und die Veräußerung von beweglichen Sachen, Grundstücken und Rechten;

c) die Entgegennahme und die Vornahme von Zahlungen;

d) die Anerkennung und Anfechtung von Verfügungen von Todes wegen, die Annahme oder Ausschlagung von Erbschaften;

e) die Bestellung, Übertragung, Kündigung und Aufgabe von dinglichen Rechten jeder Art an Grundstücken und anderen Gegenständen;

f) die Ausübung von Gesellschaftsrechten, insbesondere die Teilnahme an Versammlungen und die Stimmrechtsausübung,

(3) Der/Die Bevollmächtigte ist berechtigt für bestimmte Arten von Geschäften oder für einzelne Geschäfte Untervollmacht mit/ohne Befreiung von den Beschränkungen ein § 181 BGB zu erteilen.

(4) Er/Sie selbst ist von den Beschränkungen des §181 BGB befreit. Die Vollmacht gilt über den Tod hinaus, kann aber von mir oder nach meinem Ableben von meinen Erben jederzeit widerrufen werden.

(5) Die in meiner Patientenverfügung vom .... geäußerten Wünsche sind von meinem Bevollmächtigten zu befolgen. Insbesondere soll/en er/sie den in meiner Patientenverfügung formulierten Willen gegenüber Ärzten und Pflegepersonal vertreten und gegebenenfalls auch mit rechtlichen Mitteln durchsetzen.

(6) Sollte das Vormundschaftsgericht eine rechtliche Betreuung für notwendig erachten, möchte ich, daß mein Bevollmächtigter zu meinem Betreuer bestellt wird.

....................,den...............

(Unterschrift des Vollmachtgebers)

.....................,den............
(Unterschrift des Bevollmächtigten)

Diese Vollmacht entspricht nach wie vor meinem Willen.

Ort, Datum, Unterschrift:

Alternative bei Vollmacht Im Krankheitsfall

<u>VOLLMACHTSURKUNDE</u>

Ich,
bevollmächtige hiermit
Herrn/Frau.........................
geboren am.........................
wohnhaft in ....
....

(1) mich in Angelegenheiten der Gesundheit und Krankenbehandlungsmethode, verbunden mit dem Recht zur Aufenthaltsbestimmung einschließlich der Entscheidung über freiheitsbeschränkende Maßnahmen gem. §1906 BGB in jeder denkbaren Richtung und soweit Vertretung gesetzlich zulässig, ist zu vertreten.
(2) Die Vollmacht ist stets widerruflich.
(3) Von den Beschränkungen des § 181 BGB wird Befreiung erteilt.
(4) Von der Bestellung eines Betreuers zur Überwachung des Bevollmächtigten soll ausdrücklich abgesehen werden soweit nicht eine konkrete Gefahrenlage gegeben ist.
.................,
den......................

(Vollmachtgeber)

schäftsunfähigkeit durch Vorlage eines ärztlichen Attests oder eines fachärztlichen Gutachtens - nachweist.
Zwangsläufig wird durch diese Beweisführung der Gebrauch der Vollmacht bei Bedarf erschwert und verzögert; Sie können so aber auch Ihrem persönlichen Sicherheitsbedürfnis (gegen Vollmachtsmißbrauch) gerecht werden.

Die Betreuungsverfügung

Eine Betreuungsverfügung richtet sich zum einen an das Vormundschaftsgericht und die am Betreuungsverfahren beteiligten Institutionen und Personen und zum anderen an ihren Wunschbetreuer. Die Betreuungsverfügung kommt insbesondere auch dann in Frage, wenn sich niemand bereit erklärt oder Sie niemanden kennen, dem Sie eine Vollmacht erteilen könnten, oder wenn Sie andere Gründe haben, eine gerichtlich kontrollierte Regelung Ihrer Angelegenheiten zu wünschen.

Im Unterschied zu einer Vorsorgevollmacht muß eine Betreuungsverfügung auch dann beachtet werden, wenn sie von einer nicht voll geschäftsfähigen Person erteilt worden ist. Voraussetzung ist allerdings, daß ihr Inhalt sinnvoll ist und nicht dem Wohle des Betreuten zuwiderläuft.

Was ist rechtliche Betreuung?

Das Gericht prüft von Amts wegen (auf Antrag eines Betroffenen), ob im Einzelfall die Voraussetzungen zur Einrichtung einer rechtlichen Betreuung gegeben sind. Die Voraussetzungen erfüllen Menschen, die psychisch krank oder geistig, seelisch oder körperlich behindert sind und ihre Angelegenheiten aufgrund ihrer Krankheit oder Behinderung ganz oder teilweise nicht selbständig regeln können.

Eine rechtliche Betreuung wird vom Vormundschaftsgericht zum Wohle des Betreuten für die Lebensbereiche und Aufgaben eingerichtet, in denen er Hilfe und Unterstützung braucht.

Aufgabe eines rechtlichen Betreuers ist die gerichtliche und außergerichtliche Vertretung des Betroffenen für vom Gericht festgelegte Aufgabenkreise sowie die persönliche Betreuung im jeweils erforderlichen Umfang - insbesondere z.B.:

- Sorge für das gesundheitliche Wohl,
- Zustimmung zu ärztlicher Heilbehandlung,
- Vertretung gegenüber Behörden, Versicherungen usw.,
- Aufenthaltsbestimmung.

Aufgabe des rechtlichen Betreuers ist es nicht, persönliche Hilfen für den Betreuten zu leisten, wie z.B. die Wohnung säubern, den Betreuten waschen oder pflegen, Einkäufe tätigen etc., sondern der Betreuer hat lediglich die notwendigen Hilfen zu organisieren.

Was können Sie regeln?

Bestimmen Sie vorsorglich in einer Betreuungsverfügung, wen Sie sich zum Betreuer wünschen und/oder wer auf keinen Fall für Sie als Betreuer bestellt werden soll. Beachten Sie aber, daß bestimmte Personen als Betreuer nicht in Frage kommen, z.B. die Beschäftigten einer Senioreneinrichtung, in der Sie wohnen.

Geben Sie dem gegebenenfalls zu bestellenden Betreuer Ihre Anweisungen und Wünsche für bestimmte voraussehbare Situationen vor.

Die Betreuungsverfügung sollte schriftlich abgefaßt werden. Die Hinzuziehung von Zeugen oder eines Notars ist nicht erforderlich.

Wichtig ist, die Betreuungsverfügung so aufzubewahren, daß sie bei Eintritt des Betreuungsfalles leicht zugänglich ist und unverzüglich dem zuständigen Vormundschaftsgericht zugeleitet werden kann.

Die Patientenverfügung

Für die Patientenverfügung finden sich häufig auch andere Bezeichnungen wie „Patientenbrief", „Verfügung zu Lebzeiten" oder „Patiententestament". Der Begriff Patiententestament ist irreführend, da ein Testament immer erst nach dem Tod des Erblassers wirksam wird. Deshalb verwenden Sie den Begriff „Patientenverfügung".

Solange Sie - gesund oder krank - noch selbst bestimmen können, welche Untersuchungen, Behandlung oder Pflege Sie sich wünschen oder nicht wünschen, ist Ihre Entscheidung für den Arzt verbindlich. Er darf gegen Ihren Willen keine Maßnahme treffen.

Wie aber ist zu entscheiden, wenn Sie einwilligungsunfähig sein sollten? In solch einem Fall muß sich der Arzt an Ihrem „mutmaßlichen Willen" orientieren. Er muß herausfinden, wie Sie sich in der gegebenen Situation entscheiden würden, könnten Sie noch Ihren Willen kundtun. Für diesen Fall sorgen Sie vor. Sie legen also mit einer Patientenverfügung im Voraus fest, welche ärztlichen Maßnahmen bei einer Erkrankung ergriffen werden sollen, falls Sie sich nicht mehr äußern können. Sie sollten auch eine Vertrauensperson benennen, die mit Ihrem Willen vertraut ist (z.B. Angehörige, Hausarzt).

In einer „Patientenverfügung“ können Sie Ihre Behandlungswünsche formulieren:

- einmal als Wunsch auf Behandlungsverzicht (z.B. keine Wiederbelebung) oder Behandlungsabbruch (keine lebensverlängernden Maßnahmen) bei Erkrankungen, die unwiderruflich zum Tode führen (passive Sterbehilfe);
- zum anderen als Wunsch auf Behandlungsfortführung im Sinne ganzheitlicher Sterbebegleitung (palliative Medizin) oder nach medizinischer Maximalbehandlung.

Aktive Sterbehilfe oder „Tötung auf Verlangen“ ist ein rechtswidriges und strafbares Tötungsdelikt. Sie wird bei einer dahin gehend lautenden „Patientenverfügung“ nicht geleistet werden.

Wenn Sie eine Patientenverfügung abfassen, müssen Sie sich fragen, in welche Krankheitssituationen Sie unter Umständen kommen könnten, und wie Sie dann behandelt werden möchten, wenn Sie z.B. lebensbedrohlich erkranken.

Fragen, die Sie sich selbst stellen sollten

- Fragen Sie sich, welche Behandlung Sie im Ernstfall für sich selbst wünschen würden? - Wer diese überwachen sollte, wenn Sie sich selbst nicht mehr äußern können?

- Welche Haltung haben Sie überhaupt gegenüber Krankheit und Siechtum? - Welche Situation wäre für Sie so unerträglich, daß Sie keine künstliche Ernährung mehr wünschten, sondern nur noch die Behandlung von Schmerzen, Durst, Angst, Unruhe und Atemnot?

- Welche Behandlung möchten Sie z.B. im Falle einer unheilbaren Krebserkrankung? - Wenn zur unheilbaren Grunderkrankung eine weitere hinzukommt (z.B. eine Thrombose oder Lungenentzündung), soll diese noch medikamentös behandelt werden?

- Mit welchen Dauerschäden würden Sie nicht weiter leben wollen? Möchten Sie auch dann so lange wie möglich leben, wenn Sie dauerhaft bewußtlos sein sollten, an schweren Schädigungen des Gehirns leiden, lebenswichtige Organfunktionen ausgefallen oder Sie nicht mehr zurechnungsfähig sind?

- Und auch diese Fragen sollten Sie sich stellen: Wo Sie gegebenenfalls sterben möchten, z.B. zu Hause, in einem Hospiz oder ... ? Wer dann in Ihrer Nähe sein sollte? - Was Sie sich unbedingt noch wünschen würden?

- Besprechen Sie diese Fragen mit engen Vertrauten, Ihren Angehörigen und Freunden, um für sich Klarheit zu gewinnen und um Ihre Anschauungen vom Leben und Sterben so anschaulich darlegen zu können, daß sie in Ihrem Sinne nachvollziehbar werden.

- Scheuen Sie sich nicht, mit Ärztin oder Arzt Ihres Vertrauens über mögliche Behandlungssituationen, Therapiegrenzen und Ihre Behandlungswünsche zu sprechen.

Was Sie hierbei nicht übersehen sollten

- Aus praktischen und Beweisgründen ist die Patientenverfügung handschriftlich abzufassen und eigenhändig zu unterschreiben. Auf keinen Fall sollten Sie vorgefertigte Formulare zum Ankreuzen verwenden. Die Akzeptanz solcher Formulare ist gering, sie geben Anlaß zu zweifeln an Ihrem Willen, da Formulare sehr leicht zu manipulieren sind.

- Die Hinzuziehung eines Zeugen (möglicherweise Ihr Hausarzt, der dies auch in Ihren Krankenunterlagen vermerkt) ist sinnvoll.

- Ebenso sinnvoll ist es, in nicht allzu langen Zeitabständen (alle ein bis zwei Jahre) Ihre Verfügung zu überdenken und die Unterschriften zu erneuern, um den ursprünglich geäußerten Willen zu bestätigen. Vor riskanten medizinischen Eingriffen sollten Sie dies zeitnah tun.

- Sorgen Sie dafür daß Ihre Patientenverfügung auffindbar und gut zugänglich aufbewahrt wird. Sie können das Original bei Ihren persönlichen Unterlagen aufbewahren oder auch einer Vertrauensperson übergeben, die es im Bedarfsfall den behandelnden Ärzten vorlegt.

- Sie sollten immer ein Hinweiskärtchen bei Ihren Ausweispapieren mit sich führen. Auf diesem sollten Aufbewahrungsort und die informierte/n Vertrauensperson/en aufgeführt sein, um sicher zu stellen, daß das Original der Patientenverfügung aufgefunden und den behandelnden Ärzten vorgelegt wird.

- Eine Patientenverfügung ist immer durch Sie widerruflich, ohne daß dies schriftlich oder sprachlich geäußert werden müßte. Es genügt auch ein Zeichen mit den Augen oder ein Kopfnicken auf eine entsprechende Frage des behandelnden Arztes. Erfolgt kein Widerruf, so bleibt Ihre Patientenverfügung wirksam.

Beachten Sie: In der Patientenverfügung äußern Sie Ihre Behandlungswünsche gegenüber Ärzten und Pflegepersonal für den Fall, daß Sie entscheidungs- bzw. einwilligungsunfähig werden. Tun Sie dies klar, krankheits- und behandlungsbezogen. Äußern Sie sich auch zu Ihren Wertvorstellungen und den Beweggründen für Ihre Wünsche.

Wenn Sie sichergehen wollen, daß Ihren Wünschen, auch tatsächlich gefolgt wird, sollten Sie die Patientenverfügung mit einer Vorsorgevollmacht und/oder einer Betreuungsverfügung verknüpfen und Ihren Bevollmächtigten bzw. Betreuer verpflichten, dafür zu sorgen, daß Ihr erklärter Wille auch tatsächlich umgesetzt wird.

Vorschläge

Besprechen Sie Ihre Vorsorgewünsche und die Informationen und Vorschläge mit vertrauten Personen (Angehörigen, guten Freunden, Ihrem Arzt, Ihrem Pfarrer).

Entscheiden Sie, ob und wie Sie Vorsorgevollmacht, Patientenverfügung und Betreuungsverfügung kombinieren wollen, um für Sie selbst und Ihre Lebensverhältnisse eine möglichst weitgehende Vorsorgelösung zu verwirklichen.

Übernehmen Sie bei der Abfassung Ihrer Verfügungen keine Formulierungen, die Sie nicht verstehen. Formulieren Sie Ihren Willen und Ihre Handlungsanweisungen eindeutig in Ihren Worten. Entscheidend ist, was Sie regeln wollen. Und schreiben Sie ruhig etwas zu Ihren persönlichen Entscheidungshintergründen, denn das verdeutlicht Ihre Wünsche.

Setzen Sie die jeweilige Verfügung möglichst handschriftlich auf. Im Zweifelsfall wird eine handschriftliche Form eher ak-

Kurze Zusammenfassung der möglichen Verfügungen

Mit einer **Vorsorgevollmacht** erteilen Sie Ihrer Vertrauensperson Vertretungsmacht. Sie handelt für Sie in Ihrem Auftrag. Führen Sie den Umfang der Aufgaben konkret auf.

Das Innenverhältnis mit Ihrem Bevollmächtigten regeln Sie in einer besonderen Vereinbarung (auch mündlich möglich).

Sie können Ihren Bevollmächtigten auch zu Ihrem rechtlichen Betreuer bestimmen, wenn Sie mit Ihrer Vorsorgevollmacht zugleich eine Betreuungsverfügung abgeben.

Mit einer **Betreuungsverfügung** bestimmen Sie eine Vertrauensperson, die unter Kontrolle des Vormundschaftsgerichts für Sie entscheidet und handelt, wenn Sie aufgrund einer psychischen Krankheit oder einer geistigen, seelischen oder körperlichen Behinderung Ihre Angelegenheiten ganz oder teilweise nicht selbst besorgen können.

Mit einer **Patientenverfügung** benennen Sie Ihre Behandlungswünsche und eine Vertrauensperson für den Fall, daß Sie nicht entscheidungs- bzw. einwilligungsfähig sein sollten. Die Vertrauensperson soll Ihren Willen gegenüber den behandelnden Ärzten vertreten. Soll sie rechtsverbindlich über ärztliche Maßnahmen entscheiden können, so müssen Sie die Patientenverfügung mit einer diesbezüglichen Vorsorgevollmacht verbinden.

Sollten Sie keine Vollmacht erteilen wollen, so können Sie mittels einer Betreuungsverfügung auch einen zu bestellenden Betreuer an Ihre Patientenverfügung binden, damit Ihrem erklärten Willen tatsächlich gefolgt wird.

zeptiert. Bei maschinegeschriebenen Verfügungen sollten Sie Ort, Datum und handschriftliche Unterzeichnung nicht vergessen.

Bewahren Sie die Originale Ihrer Verfügungen und andere wichtige Dokumente (Kranken- und Versicherungsunterlagen, Schecks, Geldkarten, Testament etc.) gut zugänglich auf und informieren Sie alle, die informiert sein sollten.

Führen Sie bei Ihren persönlichen Ausweispapieren immer ein Hinweiskärtchen mit, das über die Verfügungen und ihren Aufbewahrungsort informiert und darüber, wer im Ernstfall zu benachrichtigen ist.

Überprüfen Sie Ihre Verfügungen in regelmäßigen Abständen (alle ein bis zwei Jahre), ändern Sie sie bei Bedarf und bestätigen Sie ihre Aktualität durch Ort-/Datumsangabe und eine erneute Unterschrift. Informieren Sie alle, die es wissen müssen, über die erneute Bestätigung bzw. die bestätigte Änderung.

Sollten sich bei der Abfassung Ihrer Verfügungen zu große Schwierigkeiten ergeben, so holen Sie sich Rat und Hilfe.

Wichtige Adressen zu Informationen

Zur persönlichen Beratung in Betreuungsfragen stehen Ihnen Kraft gesetzlichen Auftrags Betreuungsbehörden zur Verfügung. Diese finden Sie in jeder größeren Stadt und jedem Landkreis. Häufig sind die Betreuungsstellen beim Sozial- oder Gesundheitsamt untergebracht.

Es gibt auch Betreuungsvereine, die durch ihre Mitarbeiter/innen Betreuungen übernehmen. Träger dieser Vereine sind z.B. (alphabetisch geordnet): Arbeiterwohlfahrt, Caritasverband, Deutsches Rotes Kreuz, Lebenshilfe usw. Diese haben zudem die Aufgabe, ehrenamtliche Betreuer/Innen zu schulen.

Gerichte

In Betreuungssachen ist in der Regel das örtliche Vormundschaftsgericht (beim Amtsgericht) zuständig, in dessen Bezirk Sie wohnen. Dieses Gericht entscheidet in Betreuungsverfahren.

Notare und Rechtsanwälte

Rechtliche Beratungen und Beurkundungen erhalten Sie auch bei einem Notar oder Rechtsanwalt. Dabei entstehen entsprechende Kosten, über deren Höhe Sie sich vorher erkundigen sollten.

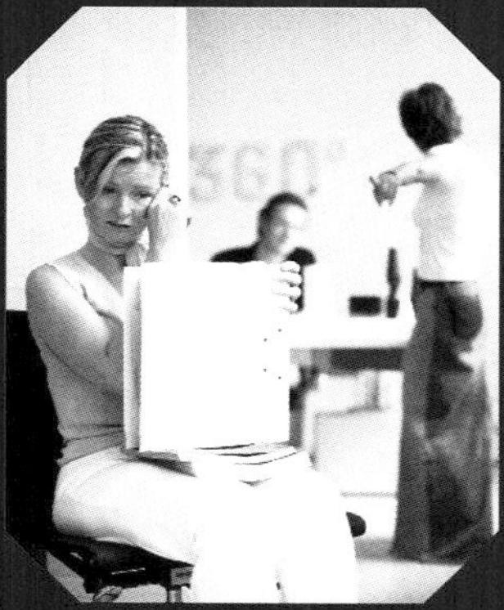

Diskriminierung von Diabetikern

Diskriminierung - abgeleitet vom lateinischen discrimen - bedeutet Unterscheidung, Ungleichbehandlung, Sonderbehandlung, aber auch Herabsetzung, Herabwürdigung, Schlechterstellung und Benachteiligung.

Diskriminierungen können dem Menschen mit Diabetes mellitus in vielen Situationen des sozialen und beruflichen Umfeldes widerfahren:
- im Kindergarten und in der Schule,
- in der Familie,
- im Freundeskreis,
- in der Gesellschaft,
- bei Behörden und Ämtern,
- bei Versicherungen,
- bei der Berufswahl und Berufsausübung,
- bei der Arbeitsplatzsuche,
- am Arbeitsplatz.

In den einzelnen Kapiteln dieses Buches wird mehrfach auf das Problem der Diskriminierung hingewiesen. Wir unterscheiden die
- legitime Diskriminierung,
- illegitime Diskriminierung,
- Selbstdiskriminierung.

Eine legitime Diskriminierung liegt vor, wenn es - juristisch begründbar - aufgrund von gesetzlichen Bestimmungen, Eignungsrichtlinien, Verordnungen, Erlassen und anderen normativen Regelungen zur Ungleichbehandlung, Benachteiligung und Schlechterstellung von Diabetikern kommt.

Beispielsweise untersagen die Unfallverhütungsvorschriften (UVV) der Berufsgenossenschaften, die Fahrerlaubnis-Verordnung, die Seediensttauglichkeits-Verordnung, die Luftfahrttauglichkeits-Verordnung, die Polizeidienstvorschrift und viele andere normative Regelungen mehr aus Haftungsgründen die Beschäftigung von Diabetikern an Arbeitsplätzen, wo es durch Fehlhandlungen zur Selbst- und Fremdgefährdung kommen kann. Dies sind unter anderem:
- die berufliche Personenbeförderung,
- Arbeiten mit Absturzgefahr,
- verantwortliche Überwachungsfunktionen,
- berufsmäßiger Waffengebrauch
- Arbeiten im Überdruck.

Diabetiker, die mit Insulin behandelt werden, erhalten keinen Personenbeförderungsschein nach der Fahrerlaubnis-Verordnung, weil im Straßenverkehr grundsätzlich höhere gesundheitliche Anforderungen an Führer von Kraftfahrzeugen gestellt werden, die mit ihrer Tätigkeit berufliche Verpflichtungen übernehmen und bei denen gleichzeitig ein besonders hohes Maß an Sicherheit gegenüber der Allgemeinheit und auch gegenüber den Fahrgästen nachzuweisen ist. Eine Gefährdung Dritter kann deswegen nicht hingenommen werden.

Gleichfalls ist aus den eben genannten Gründen eine Tätigkeit als Lokomotivführer oder als Pilot nicht möglich.

Aus Haftungsgründen kommt eine Tätigkeit als Dachdecker oder als Hochbauarbeiter nicht in Frage. Weitere Beispiele sind im Kapitel Diabetes und Beruf dargestellt.

Eine illegitime Diskriminierung liegt vor, wenn bei einer Bewerbung um einen Arbeitsplatz der Bewerber mit Diabetes mellitus bei ansonsten gleichen Eignungsvoraussetzungen für einen bestimmten Beruf, bei gleich qualifizierter oder qualifizierender Schul- und Berufsausbildung benachteiligt wird, sobald der Diabetes dem (potentiellen) Arbeitgeber bekannt wird.

Aus diesen Gründen und mit dem Wissen um die vielfach zu beobachtende Diskriminierung empfehlen wir, daß Menschen mit Diabetes und insbesondere Bewerber um einen Arbeitsplatz nicht von sich aus den Diabetes offenbaren. Dazu gibt es keine Verpflichtung, wenn nicht aufgrund einer Rechtsnorm bestimmte Anforderungen an den Arbeitsplatz oder den Arbeitsplatzinhaber gestellt werden. Die Fragen des Arbeitgebers nach dem Gesundheitszustand des Bewerbers berühren die Persönlichkeitssphäre besonders stark und sind grundsätzlich nur dann rechtmäßig und erlaubt, wenn diese im Zusammenhang mit dem einzugehenden Arbeitsverhältnis stehen und wenn es beispielsweise bei dem zu besetzenden Arbeitsplatz auf ein bestimmtes Leistungsvermögen des Bewerbers ankommt.

Sozialmedizinische Studien zu dieser Thematik von Songer et al., Petrides, Robinson et al., Gutezeit et al., Mühlhauser et al., Grüsser et al., Haas et al. und anderen weisen darauf hin, daß Diabetiker bei der Bewerbung um einen Arbeitsplatz häufiger als Stoffwechselgesunde mit einer Absage und sehr häufig mit Vorbehalten und Vorurteilen hinsichtlich einer verminderten Leistungsfähigkeitseinstufung rechnen müssen. Sehr viel häufiger als Stoffwechselgesunde müssen sie Kündigungen und damit den Arbeitsplatzverlust in Kauf nehmen.

Die Arbeitslosenquote bei Diabetikern ist nach mehreren Untersuchungen teilweise deutlich, teilweise auch mehrfach höher als bei gleichaltrigen Stoffwechselgesunden. Arbeitgeber begründen ihre ablehnende Haltung bzw. ihre Bedenken und Vorbehalte gegenüber Bewerbern mit Diabetes mellitus häufig mit dem Hinweis auf die zu erwartende verminderte Leistungsfähigkeit und höhere Fehlzeiten der Diabetiker.

Die Untersuchungen, die zu Fehlzeiten, Arbeitsunfähigkeitszeiten und Krankenhausaufenthaltszeiten von Diabetikern durchgeführt wurden, deuten darauf hin, daß bei einem kleinen Teil der Diabetiker die Fehlzeiten im Vergleich zu stoffwechselgesunden Arbeitnehmern höher sind, beispielsweise durch vermehrte Arztbesuche, häufige und längere Krankenhausaufenthalte, Rehabilitationsmaßnahmen und sonstige Krankschreibungen durch den Hausarzt. Es fällt bei diesen Untersuchungen auf, daß nur ein kleiner Teil der Diabetiker mit sehr hohen Fehlzeiten beispielsweise infolge von Krankheitskomplikationen oder von Diabetes-Folgeerkrankungen das statistische Mittel aller Arbeitnehmer mit Diabetes erhöht. Demgegenüber konnte in mehreren Untersuchungen ganz eindrucksvoll gezeigt werden, daß durch die strukturierte Schulung der Diabetiker und durch die Möglichkeiten der jederzeit durchführbaren Stoffwechselselbstkontrollen sowie die Eigenverantwortung bei der Stoffwechselführung auch die Arbeitsunfähigkeitszeiten und Krankenhausaufenthaltszeiten deutlich gesenkt werden konnten; sie lagen schließlich nicht mehr wesentlich höher als bei Stoffwechselgesunden.

Die Erfolge der modernen Diabetestherapie, insbesondere der intensivierten Insulin-Therapie, lassen uns optimistisch der Hoffnung Ausdruck geben, daß sich diese Erfolge ebenso positiv im Berufsleben auswirken werden.

Diskriminierungen der Diabetiker abzubauen heißt hier, den Arbeitgebern ein deutlich positiveres Bild des Arbeitnehmers mit Diabetes mellitus zu vermitteln und aufzuzeigen. Dabei sind insbesondere auch die werks- und betriebsärztlichen Dienste mit zu verpflichten. Es ist eine wichtige Aufgabe der Betriebs- und Arbeitsmediziner, den Arbeitgeber über die Möglichkeiten des beruflichen Einsatzes von Arbeitnehmern mit Diabetes mellitus zu informieren und zu beraten.

Ausgehend von der Beobachtung, daß Diskriminierung auf dem Boden von Fehlinformationen, Unkenntnis und Vorurteilen

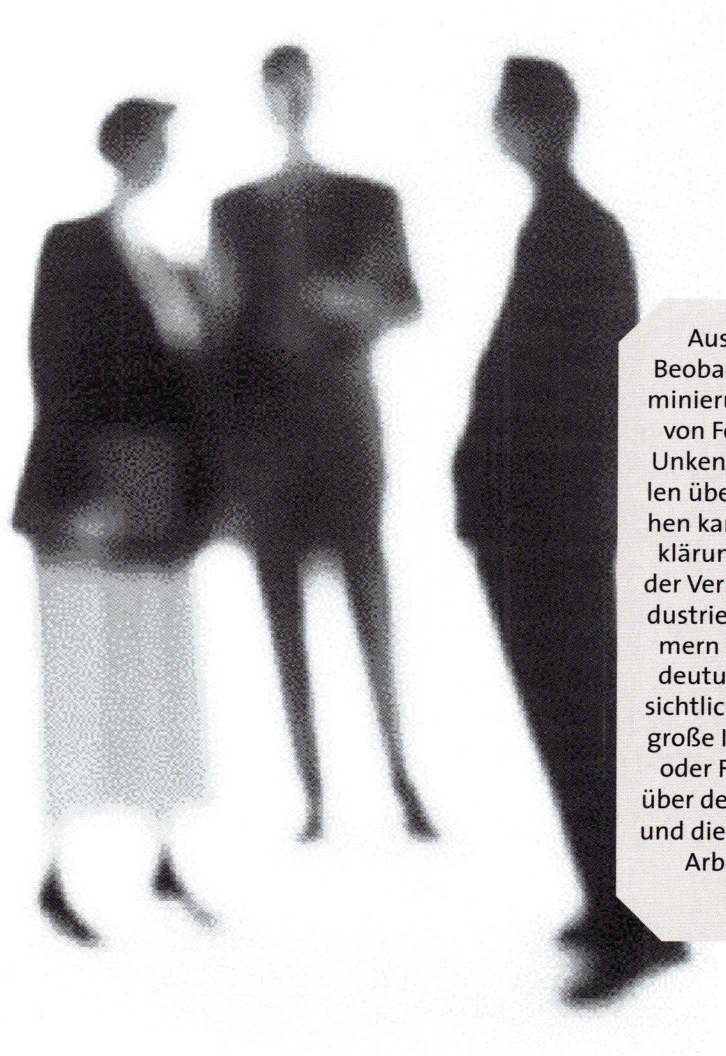

Ausgehend von der Beobachtung, daß Diskriminierung auf dem Boden von Fehlinformationen, Unkenntnis und Vorurteilen überhaupt erst entstehen kann, kommt der Aufklärung der Arbeitgeber, der Verbände sowie der Industrie- und Handelskammern eine eminente Bedeutung zu, denn offensichtlich bestehen noch zu große Informationslücken oder Fehlinformationen über den Diabetes mellitus und die Zuverlässigkeit von Arbeitnehmern mit Diabetes.

überhaupt erst entstehen kann, kommt der Aufklärung der Arbeitgeber, der Verbände sowie der Industrie- und Handelskammern eine eminente Bedeutung zu, denn offensichtlich bestehen noch zu große Informationslükken oder Fehlinformationen über den Diabetes mellitus und die Zuverlässigkeit von Arbeitnehmern mit Diabetes. Dieser Aufgabe werden sich - zumal in Zeiten zunehmender Restriktionen auf dem allgemeinen Arbeitsmarkt - die Interessenverbände der Diabetiker, der Deutsche Diabetiker Bund, der Bund diabetischer Kinder und Jugendlicher, die Deutsche Diabetes-Union und auch die Deutsche Diabetes-Gesellschaft, in Zukunft verstärkt widmen müssen.

Diskriminierungen von Diabetikern im sozialen Umfeld sehen wir in Kindergärten und Schulen, wenn beispielsweise Kindern mit Diabetes mellitus die Aufnahme in den Kindergarten verwehrt wird oder wenn Schüler mit Diabetes vom Schulsport freigestellt oder von Schulausflügen oder Landschulheimaufenthalten ausgeschlossen werden.

Ursächlich verbirgt sich dahinter häufig eine diffuse Angst, verbunden mit Vorbehalten, Vorurteilen und Fehlinformationen zur Stoffwechselstörung Diabetes mellitus, allesamt Gründe, die dazu führen können, daß Erzieher/Innen und Lehrer/Innen die Übernahme der Verantwortung ablehnen. Auch hier gilt es, in allererster Linie Aufklärung zu betreiben über die Stoffwechselstörung per se und ihre Therapie und ebenso über das mögliche Auftreten von Hypoglykämien, deren Erkennbarkeit, ihre typischen Symptome, die rasche Behandlung und insbesondere auch deren Prophylaxe (Vorbeugung) durch geeignete Maßnahmen vor Sport/vermehrter Bewegung und bei Ausflügen.

Als Diskriminierung im sozialen Umfeld kann auch verstanden werden, wenn es im Zusammenhang mit der Beantragung oder Anerkennung der Schwerbehinderung zur Stigmatisierung und zu vermindertem Selbstwertgefühl bei den Betroffenen kommt.

Wir sehen den Schwerbehindertenstatus bei Diabetikern als problematisch an, weil man den Diabetes mellitus nicht als Behinderung verstanden wissen möchte und viele Diabetiker sich auch nicht als krank oder behindert, sondern vielmehr als „bedingt gesund“ betrachten. Leider hat das „Gesetz zur Sicherung der Eingliederung Schwerbehinderter in Arbeit, Beruf und Gesellschaft (Schwerbehindertengesetz - SchwbG)“ sein Ziel bei Menschen mit Diabetes mellitus nicht erreicht, vielmehr wirkt sich eine anerkannte Schwerbehinderung bei der Arbeitsplatzsuche häufig eher negativ aus.

Petrides weist mehrfach auf das Problem der Diskriminierung hin und auch darauf, daß beispielhaft in den Vereinigten Staaten von Amerika Gesetze gegen die Diskriminierung von Behinderten erlassen wurden (Rehabilitation Act 1973; Civil Right Restoration Act mit dem Americans with Disabilities Act 1988), die auch beim Diabetes anwendbar sind, weil der Diabetes in den USA per Gesetz als Behinderung definiert ist. Entsprechende Gesetze werden auch in der Bundesrepublik Deutschland für den Abbau von Benachteiligungen von Diabetikern gefordert. Im Grundgesetz der Bundesrepublik Deutschland wird mit dem Verbot der Benachteiligung Behinderter in Artikel 3 Abs. 3 „Niemand darf wegen seiner Behinderung benachteiligt werden" auf die Schutzfunktion und die Nichtdiskriminierungsfunktion der Grundrechte hingewirkt. Allerdings kommt dem Staat dabei ein weiter Entscheidungsspielraum zu.

Die Bundesregierung hat Anfang 1999 darüber hinaus die Absicht erklärt, mit einem Anti-Diskriminierungs-Gesetz mehr als bisher der Benachteiligung, Ungleichbehandlung, Schlechterstellung und Beeinträchtigung von Behinderten entgegenzuwirken.

Diskriminierung in der Gesellschaft erfährt der Mensch mit Diabetes mellitus auch dadurch, daß mit der Diagnose „Diabetes mellitus" häufig eine abwertende Beurteilung ausgelöst wird mit der Vorstellung einer lebenslang verminderten Leistungsfähigkeit und Lebensqualität und einer frühzeitigen Invalidität. Die Folgen für den Menschen mit Diabetes sind häufig Minderwertigkeitsgefühle, Depressionen, Frustrationen auf vielen Gebieten des täglichen Lebens, Schwierigkeiten bei der sozialen Integration, Aggression, Resignation und mitunter sogar das Abgleiten in eine Außenseiterrolle.

Mit der Diagnose „Diabetes mellitus" ist das Auftreten psychischer Phänomene und Probleme verbunden, die altersabhängig unterschiedlich sind und häufig phasenhaft verlaufen und einhergehen mit Trauer, Schock, Depression, Resignation, Ärger, Wut, Protest, Verleugnung, Verhandlung, teilweisem Akzeptieren, Bewältigen, Akzeptanz. Diese psychischen Phänomene können zeitweise so heftig auftreten und so dominant sein, daß der Betroffene nicht in der Lage ist, andere Aktivitäten zu entfalten und beispielsweise den wichtigen Schulungs- und Lernprozeß zu beginnen. Hier kann psychologische und evtl. psychotherapeutische Hilfe angezeigt, notwendig und für den Betroffenen auch entlastend sein.

Kurow fand bei Langzeitdiabetikern mit einer durchschnittlichen Diabetesdauer von 24 Jahren immerhin in 14 % der Fälle Akzeptanzprobleme, eine pessimistische Grundeinstellung mit Minderwertigkeitsgefühlen und bei 10 % der Betroffenen die Hoffnung auf ein Wundermittel oder einen Wunderheiler.

Weitere Diskriminierungen im Sinne von Benachteiligung und Schlechterstellung erfährt der Mensch mit Diabetes beim Abschluß von Versicherungsverträgen, insbesondere von privaten Krankenversicherungen sowie von Lebensversicherungen. Er muß zur Kenntnis nehmen, daß zahlreiche Versicherungsgesellschaften es grundsätzlich ablehnen, Diabetiker zu versichern; hiervon sind in erster Linie Menschen mit Typ-1-Diabetes betroffen. Bei dem Abschluß eines Vertrages mit einer privaten Krankenversicherung handelt es sich immer um einen Einzelvertrag mit Prüfung des Risikos der zu erwartenden Krankheitskosten seitens der privaten Krankenversicherung. Da die privaten Krankenversicherungen grundsätzlich gewinnorientiert arbeiten, kann es in manchen Fällen bedeuten, daß der Vertrag abgelehnt wird, in anderen Fällen kann die Versicherung mit einem zum Teil beachtlichen Risikozuschlag abgeschlossen werden.

Ein in den Versicherungsschutz eingebrachter Diabetes mellitus Typ 2 wird dagegen überwiegend mitversichert. Für die Mitversicherung werden Risikozuschläge in der Größenordnung von bis zu 50 % des Beitrages für ambulante /stationäre Behandlung erhoben.

Im allgemeinen möchten wir beim Bestehen eines Diabetes mellitus von einem Wechsel von der gesetzlichen in die private Krankenversicherung eher abraten, zumal eine Rückkehr in die gesetzliche Krankenversicherung häufig nur sehr schwer möglich oder gar nicht möglich ist und die Leistungen der gesetzlichen Krankenversicherungen sicher nicht schlechter sind als die der privaten Krankenversicherungen. Ganz besonders muß noch darauf hingewiesen werden, daß der privaten Krankenversicherung vertraglich immer auch das Recht der Vertragskündigung eingeräumt ist.

Diskriminierung von Diabetikern bei Behörden und Ämtern

Es wird immer wieder berichtet, daß Diabetiker auch bei Ämtern und Behörden Diskriminierungen im Sinne von Benachteiligung und Schlechterstellung erfahren. Menschen mit Diabetes mellitus empfinden es als Diskriminierung, wenn ihnen von der Fahrerlaubnisbehörde/Führerscheinstelle bei Bekanntwerden des Diabetes nach korrekter Beantwortung der sogenannten

Gesundheitsfragen, für die es in den meisten Fällen keine Rechtsgrundlage gibt, Auflagen gemacht und Bedingungen gestellt werden. Die Verkehrsbehörden beziehen sich dabei auf die §§ 2 und 11 und Anlage 4 der Fahrerlaubnis-Verordnung in Verbindung mit den Eignungsrichtlinien und die Begutachtungs-Leitlinien zur Kraftfahrereignung.

Die Benachteiligung und Schlechterstellung der Diabetiker bestand vor Jahren häufig darin, daß eine medizinisch-psychologische Begutachtung (MPU) gefordert wurde. Diese für Diabetiker diskriminierende Eignungsbegutachtung ist zu Recht abgeschafft worden und sollte, wenn gefordert, abgelehnt werden. Dennoch verbleibt der Fahrerlaubnisbehörde immer noch ein relativ großer Ermessensspielraum. Die Führerscheinstelle wird bei Kraftfahr-Eignungsfragen auf Grund von Krankheiten ein ärztliches Gutachten anfordern, dessen Kosten der Betroffene zu übernehmen hat und möglicherweise aus dem ärztlichen Gutachten eventuelle Auflagen ableiten oder übernehmen. Jedoch müssen die mit der Fahrerlaubnis verbundenen Auflagen immer mit der krankheitsbedingten Kraftfahreignungseinschränkung begründet werden. Andernfalls kann gegen diesen Verwaltungsakt bei der zuständigen Stelle Widerspruch eingelegt werden. Die Rechtsbehelfsbelehrung weist auf dieses Rechtsmittel hin. Die Erhebung des Widerspruchs ist an die Einhaltung einer bestimmten Frist gebunden. Das Widerspruchsverfahren ist als Voraussetzung für die verwaltungsgerichtliche Klage grundsätzlich vorgeschrieben. Der Widerspruch wird im Anhörungsausschuß behandelt. Falls dem Widerspruch nicht abgeholfen wird, kann der durch den Verwaltungsakt Beschwerte Klage beim zuständigen Verwaltungsgericht erheben.

Diskriminierung im Sinne von Benachteiligung oder Schlechterstellung kann der Diabetiker auch bei der Beantragung der Schwerbehinderteneigenschaft erfahren. Der dabei festzustellende Grad der Behinderung (GdB) wird nach den „Anhaltspunkten für die ärztliche Gutachtertätigkeit im sozialen Entschädigungsrecht und nach dem Schwerbehindertengesetz“ festgesetzt. Diese Feststellung des Grades der Behinderung ist nach unseren Erfahrungen häufig Anlaß zu Klagen von Diabetikern über Benachteiligungen und Ungleichbehandlung sowie Schlechterstellung. In der Praxis fallen beim Vergleich von Beurteilungen verschiedener Versorgungsämter zum Teil recht erhebliche Unterschiede auf. Diese Praxis wird immer als diskriminierende Benachteiligung empfunden werden. Auch bei diesem Verwaltungsakt gibt es das Rechtsmittel des Widerspruchs und der Klage beim Sozialgericht.

Diskriminierung im Sinne von Ungleichbehandlung und Schlechterstellung sehen wir weiterhin gelegentlich bei der Begutachtung von Diabetikern durch den ärztlichen Dienst der Arbeitsämter im Rahmen von Berufstauglichkeitsfragen, Umschulungsmaßnahmen und anderen Rehabilitationsmaßnahmen.

Häufig ist nicht bekannt oder wird nicht bedacht, daß mit den modernen Therapieformen der intensivierten Insulintherapie, mit dem Basis-Bolus-Prinzip oder auch bei der Behandlung mittels Insulinpumpe dem Diabetiker Berufe zugänglich werden, die vor Jahren noch unvorstellbar waren oder auf der sog. „Negativ-Liste" verzeichnet waren. Auch hier müssen durch entsprechende Weiterbildungsmaßnahmen die Möglichkeiten und Erfolge der modernen Diabetes-Therapie intensiver bekannt gemacht und dargestellt werden, um durch Informationen der Arbeitsamtsärzte eine positive Einstellung im Hinblick auf die beruflichen Integrationsmöglichkeiten der Diabetiker zu bewirken.

Immer wieder berichten uns Diabetiker über Benachteiligungen und Schlechterstellung bei Begutachtungen durch den Medizinischen Dienst der Krankenversicherung.

Die Betroffenen klagen darüber, daß Hilfsmittel nicht gewährt werden, dabei handelt es sich häufig um Reflektometer zur Blutzuckerselbstkontrolle. Bei der Insulintherapie des Diabetes mellitus sind regelmäßig durchzuführende Blutzuckerselbstkontrollen eine unabdingbare Voraussetzung und zweifelsohne ein unverzichtbarer Bestandteil der Diabetes-Therapie.

Eine umfassende und eingehende Information und diabetologische Weiterbildung der Ärzte der Medizinischen Dienste der Krankenversicherung wäre wünschenswert und wichtig auch im Hinblick auf die Qualitätssicherung in der Diabetologie.

Abschließend möchten wir auf die in der St. Vincent-Deklaration vom Oktober 1989 gemeinsam von Diabetes-Experten, Vertretern staatlicher Gesundheitsbehörden und Patientenorganisationen formulierten Ziele zur Diabetesbehandlung und Diabetesforschung in Europa hinweisen, die für den Problembereich Diabetes und Soziales folgende Ziele herausgestellt haben:

- Förderung der Selbständigkeit, Gleichstellung und Unabhängigkeit aller Diabetiker - der Kinder, Jugendlichen, Diabetiker im Erwerbsleben und der Älteren
- Beseitigung von Hindernissen zur bestmöglichen Integration des Diabetikers in die Gesellschaft.

Mobbing - Was kann ich tun?

Was ist Mobbing? Psychoterror am Arbeitsplatz, das gesellschaftliche Fehlverhalten, das man heute Mobbing nennt, ist sicher so alt wie die Menschheit. Aber seit der Globalisierung, die einer unserer Träume ist, nimmt die Rücksichtnahme besonders in der Arbeitswelt ab - und das Phänomen Mobbing verstärkt sich.

Unter Mobbing (englisch to mob = anpöbeln, zusammenrotten) versteht man, daß eine Einzelperson (zumal Frauen) am Arbeitsplatz über einen längeren Zeitraum von Kollegen und/ oder von Vorgesetzten schikaniert, drangsaliert oder benachteiligt und ausgegrenzt wird. Beim Mobbing handelt es sich nicht um eine vereinzelte Randerscheinung, sondern um ein quer durch alle Gesellschaftsschichten relevantes Problem. Dieses kann oftmals auch massive gesundheitliche Folgen haben, wie z.B. bei der Therapie eines Menschen mit Diabetes.

Mobbing: Ursachen und Folgen

Am Anfang eines jeden Mobbing-Prozesses steht meistens ein Konflikt; daraus muß keinesfalls Mobbing entstehen: Es sind verschiedene Wege denkbar, wie ein Konflikt gelöst wird. Wenn der Konflikt aber nicht lösbar ist, sich auch niemand um die Bearbeitung des Konfliktes kümmert, entwickelt sich dieser zu Mobbing. Aus dem sachlichen Konflikt wird eine persönliche Auseinandersetzung. Der Psychoterror beginnt.

Häufig entzündet sich der Konflikt, aus dem später ein Mobbingprozeß werden kann, an arbeitsorganisatorischen Mängeln: zum Beispiel unbesetzte Stellen, hoher Zeitdruck, geringe Bewertung der Tätigkeit.

Von wem gehen Mobbing-Handlungen aus, wer sind die Angreifer? Zu 44 Prozent Kollegen, zu 37 Prozent Vorgesetzte, zu 10 Prozent gemeinsam Kollegen und Vorgesetzte – so sagt es die Statistik. Wenn Mobbing zwischen Kollegen entsteht, ist der Vorgesetzte gefragt: Er hat nicht nur die Weisungsbefugnis, sondern auch eine Fürsorgepflicht für alle seine Mitarbeiter. Je früher er eingreift, um so besser die Chancen, den Mobbing-Prozeß schon im Ansatz zu stoppen.

Forscher: Es gibt 45 Mobbing-Handlungen

Manche Handlungen sind für sich genommen eher harmlos. Kritik an der Arbeit oder an dem Privatleben kann sehr verletzend sein. Aber eine solche einmalige Verletzung ist noch kein Mobbing - die erdrückende Gewalt entwickeln solche Handlungen erst, wenn sie systematisch ausgeübt werden. Forscher haben insgesamt 45 verschiedene solcher Handlungen gefunden und sie in fünf Bereiche aufgeteilt.

Daraus folgende Auswahl:

1. Angriffe auf die Möglichkeiten, sich mitzuteilen:
- Kollegen schränken die Möglichkeiten ein, sich zu äußern.
- Anschreien oder lautes Schimpfen.
- Ständige Kritik an der Arbeit.
- Ständige Kritik am Privatleben.
- Telefonterror.
- Mündliche Drohungen.
- Schriftliche Drohungen.
- Kontaktverweigerung durch abwertende Blicke oder Gesten.

2. Angriffe auf die sozialen Beziehungen:
- Man spricht nicht mehr mit dem/der Betroffenen.
- Man läßt sich nicht ansprechen.
- Den Arbeitskollegen/innen wird verboten, den/die Betroffenen anzusprechen.

3. Auswirkungen auf das soziale Ansehen:
- Hinter dem Rücken des Betroffenen wird schlecht über ihn gesprochen.
- Man verbreitet Gerüchte.
- Man verdächtigt jemanden, psychisch krank zu sein.
- Man will jemanden zu einer psychiatrischen Untersuchung zwingen.
- Man macht sich über eine Behinderung lustig.

- Man greift die politische oder religiöse Einstellung an.
- Man zwingt jemanden, Arbeiten auszuführen, die das Selbstbewußtsein verletzen.
- Sexuelle Annäherungen oder verbale sexuelle Angebote.

4. Angriffe auf die Qualität der Berufs- und Lebenssituation:
- Man weist dem Betroffenen keine Arbeitsaufgaben zu.
- Man gibt ihm sinnlose Arbeitsaufgaben.
- Man gibt ihm Aufgaben weit unter seinem eigentlichen Können.
- Man gibt dem Betroffenen Arbeitsaufgaben, die seine Qualifikation übersteigen, um ihn zu diskreditieren.

5. Angriffe auf die Gesundheit:
- Androhung körperlicher Gewalt.
- Anwendung leichter Gewalt, z. B. um jemandem einen „Denkzettel" zu verpassen.
- Körperliche Mißhandlung.
- Man richtet physischen Schaden im Heim oder am Arbeitsplatz des/der Betroffenen an.

Ein Beispiel...

...eine junge Frau, die sich als Spezialistin für Telefonmarketing ausweist, wird von einer Bank eingestellt, um neue Impulse zu geben. Die Mitarbeiter dieser Abteilung befürchten, daß sie künftig ebenfalls per Telefon auf Kundenfang gehen müßten, falls sich das Telefonmarketing ihrer neuen Kollegin bewährt. Um das heimlich zu verhindern, betrieben sie eine Hetzjagd auf die Neue. Diese wollte sich jedoch nicht unterkriegen lassen: Rechtzeitig holte sie sich sachkundigen Rat. Daraufhin informierte sie sowohl ihren Chef als auch den Betriebsrat über das Mobbing durch ihre Kolleginnen und Kollegen. Das führte zu einer arbeitsrechtlichen Abmahnung des Rädelführers, der den Psychoterror ausgelöst hatte. Positive Folge: Das partnerschaftliche Verhalten am Arbeitsplatz normalisierte sich.

Wirksame Abhilfemaßnahmen gegen Mobbinghandlungen können sein: Abmahnung oder Versetzung von Mobbingtätern an einen anderen Ort oder in eine andere Abteilung. Sollten die Maßnahmen noch immer nicht zum Erfolg führen, bleibt dem Arbeitgeber als letztes Mittel die Kündigung des Mobbingtäters.

Kein Kontakt mehr möglich

Aber leider verläuft die erste Phase eines Mobbings nicht immer so positiv (Glücksfall) für den gemobbten Arbeitnehmer. Denn wenn der sachliche Konflikt nicht gelöst wird, entwickelt sich die zweite Phase des Mobbings: Nun ist es die Person des Betroffenen selbst, die zur Zielscheibe wird; innerhalb kurzer Zeit wird aus einer beliebten und geachteten Kollegin eine totale Außenseiterin, mit der niemand etwas zu tun haben will. Auch die Betroffenen verändern sich stark: Sie werden mürrisch, unfreundlich, mißtrauisch, vielleicht sogar pampig oder aggressiv. Andere leiden eher still und wirken den ganzen Tag bedrückt. Aufgrund des systematischen und über längere Zeit dauernden Mobbings werden die Verhaltensweisen zu typischen Reaktionen des Betroffenen. Hier tritt bereits die erste und sehr bedeutsame Störung zwischen ihm und seinem sozialen Umfeld ein. Der von Mobbing Betroffene ist nicht mehr in der Lage, Kontakt zu anderen Menschen in seinem Arbeitsbereich aufzunehmen.

Erste arbeitsrechtliche Maßnahmen beginnen

Auf die Demütigungen und Mobbing-Handlungen am Arbeitsplatz folgen häufig arbeitsrechtliche Maßnahmen des Arbeitgebers. Der von Mobbing Betroffene ist zu einem Problemmitarbeiter geworden: Er ist häufig unkonzentriert, es unterlaufen ihm Fehler, und er hat aufgrund der psychosomatischen Beschwerden zu viele Fehltage. Der Vorgesetzte, auch wenn er bislang neutral war, sieht sich nun gezwungen, zu reagieren: Er wird das aufgetretene Fehlverhalten rügen und im Wiederholungsfall auch abmahnen.

Die vielen Ungerechtigkeiten, die in dieser Mobbing-Phase geschehen, sind so haarsträubend, daß sie fast unglaubwürdig erscheinen. Schließlich leben wir in einem Rechtsstaat, und auch der Umgang zwischen Arbeitgeber und Arbeitnehmern ist vielfältig rechtlich geregelt.

Allerdings ist das Rechtssystem ein starres, auf Normen beruhendes System, und für so schwierige und vielschichtige soziale Problemsituationen wie Mobbing ist eine Klärung durch das Arbeitsrecht nicht zu erwarten. Viele Mobbing-Handlungen sind überhaupt nicht in einem Arbeitsgerichtsprozeß ansprechbar, weil sie entweder nicht beweisbar sind oder nicht als Beleidigung oder Verleumdung im Sinne des Strafgesetzbuches gelten.

Die weitere unangenehme Folge für den Betroffenen ist, daß er aufgrund der arbeitsrechtlichen Maßnahmen zu einem „offiziellen" Fall im Betrieb wird: Wer bis dahin noch nicht gemerkt hat,

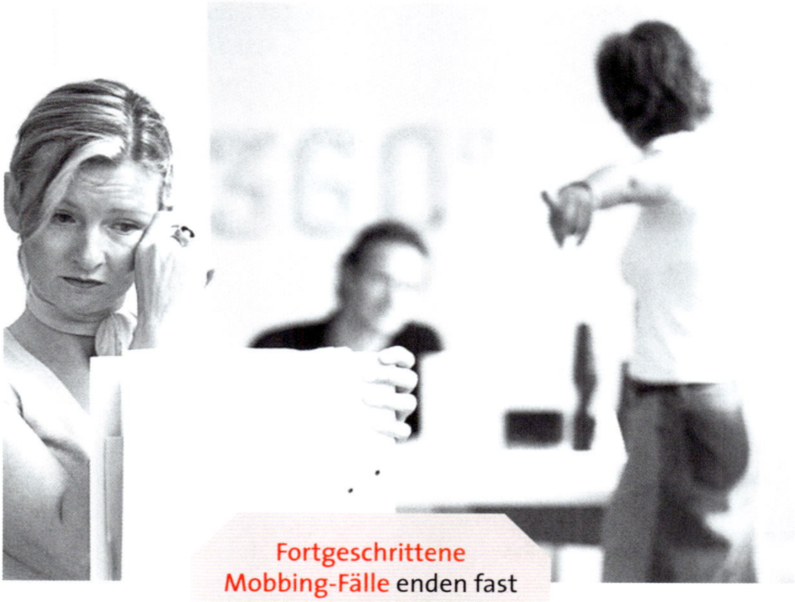

Fortgeschrittene Mobbing-Fälle enden fast immer mit einem Ausschluß aus dem Arbeitsleben.

was los ist, wird spätestens jetzt wissen, daß mit dem Betroffenen „etwas nicht stimmt".

Arbeitsverhältnis wird zwangsweise beendet

Fortgeschrittene Mobbing-Fälle enden fast immer mit einem Ausschluß aus dem Arbeitsleben: Entweder kündigen die Betroffenen selbst, weil sie es nicht mehr aushalten, oder sie werden vom Arbeitgeber unter einem Vorwand gekündigt. Andere willigen unter dem großen Druck in einen Auflösungsvertrag ein.

Ein Teil der Mobbing-Betroffenen leiden unter so starken psychosomatischen Krankheiten, daß sie auf Dauer krankgeschrieben werden und schließlich Erwerbsunfähigkeits-Rente erhalten, wenn sie einen gut begründeten Antrag stellen.

Ein Wiedereinstieg in den Beruf ist für viele Betroffene kaum möglich, weil sie durch den Mobbing-Prozeß so stark körperlich und seelisch geschädigt worden sind, daß sie den Belastungen des Arbeitslebens nicht mehr standhalten. Dieser schlechte gesundheitliche Zustand ist von kompetenten Ärzten, die den Patienten längere Zeit kennen, festzustellen. Dazu zählt auch der Hausarzt.

Behinderte sind oft betroffen

Mobbing trifft oft sozial Schwächere: alleinerziehende Mütter beispielsweise oder Behinderte. Eine schwedische Untersuchung wurde in einer sozialen Organisation durchgeführt, die viele Behinderte eingestellt hat, weil der schwedische Staat diese Einstellungen finanziell unterstützt. Es ergab sich, daß 4 Prozent der Nichtbehinderten von Mobbing betroffen waren. Die Zahl entspricht dem schwedischen Durchschnitt. Von den Behinderten waren allerdings 21,5 Prozent von Mobbing betroffen, also mehr als fünfmal soviel.

Mobbing kann häufig nur deshalb auftreten, weil es geduldet wird. Wenn es gelingt, eine gemeinsame moralische Grenzlinie zu ziehen, die Mobbing-Handlungen im Betrieb als inakzeptabel erscheinen läßt, dann wird Mobbing viel seltener auftreten.

Wohlgemerkt, es geht nicht darum, „Konflikte zu verbieten": Konflikte sind notwendig und auch durch Verbote nicht zu verhindern. Aus ungelösten Konflikten kann jedoch nur dann Mobbing entstehen, wenn sich niemand mehr um den Konflikt kümmert und er unbeachtet weiter wuchern darf. Mobbing kann durch ein mutiges Auftreten von Kollegen und Vorgesetzten, die klar ihre Meinung sagen, verhindert werden.

Es bewegt sich einiges

Ist Mobbing in unserer Gesellschaft immer noch ein Tabu-Thema? Eine wesentliche Ursache in diesem Zusammenhang ist die Angst, seinen Arbeitsplatz zu verlieren, und die zum Teil noch unklare Verhaltensweise mancher Arbeitgeber. Dadurch ergeben sich oft massive gesundheitliche Folgeschäden und dramatische soziale Beeinträchtigungen einzelner Menschen, wie z.B. eine Selbstkündigung, die zu einer Verweigerung von Arbeitslosengeld durch das Arbeitsamt führen kann, wenn man sich dagegen nicht wehrt.

Durch Mobbing entstehen aber auch beachtliche betriebswirtschaftliche Auswirkungen wie Fehlzeiten durch Erkrankung, Minderleistungen und Schwankungen im Personalbestand. Allein die Kosten eines Fehltages durch Krankheit, die der Arbeitgeber zu tragen hat, liegen zwischen 200,- und 800,- DM.

Neben den betrieblichen Mehrkosten entstehen noch Kosten für Krankenkassen durch Heilbehandlungen, für Arbeitsämter durch Dauerarbeitslosigkeit, für die Rentenversicherungen durch Frühverrentung, durch Rehabilitationsmaßnahmen usw. Deshalb: Wie und wo wird gegen Mobbing bereits erfolgreich agiert?

In vielen unterschiedlichen gesellschaftlichen Bereichen gibt es Institutionen, die Kritik an Mobbing üben und die bereits konkrete Maßnahmen kontra Mobbing auf den Weg gebracht haben und praktizieren.

Noch einige wichtige Infos

1. Das neue Arbeitsschutzgesetz

Das Arbeitsschutzgesetz hat auch unmittelbare Bedeutung für das Thema Mobbing.

- Arbeitsschutz einschließlich der menschengerechten Gestaltung der Arbeit

„Maßnahmen des Arbeitsschutzes im Sinne dieses Gesetzes sind Maßnahmen zur Verhütung von Unfällen bei der Arbeit und arbeitsbedingten Gesundheitsgefahren einschließlich Maßnahmen der menschengerechten Gestaltung der Arbeit." (§2 Abs. 1 Arbeitsschutzgesetz)

Es nennt ausdrücklich als Gestaltungsgrößen des Arbeitschutzes auch die „Arbeitsorganisation" und die „sozialen Beziehungen". Gegenstand des Arbeitsschutzes ist mit anderen Worten also die menschengerechte Gestaltung auch der sozialen Beziehungen! Diese Forderung hat unmittelbare Bedeutung für das Thema Mobbing und die vorbeugende Bekämpfung von Mobbing.

- Integration des Arbeitsschutzes in die betriebliche Führungsstrukturen

Der moderne Arbeitsschutz im Sinne des Arbeitsschutzgesetzes ist in das gesamte betriebliche Geschehen zu integrieren und vor allen Dingen auch eine Aufgabe für die betriebliche Führung oder das Management. Hierzu gehört neben den vielen anderen Aspekten des Arbeitsschutzes auch die menschengerechte Gestaltung der sozialen Beziehungen in den Betrieben.

Ausgehend von der Beobachtung, daß Diskriminierung auf dem Boden von Fehlinformationen, Unkenntnis und Vorurteilen überhaupt erst entstehen kann, kommt der Aufklärung der Arbeitgeber, der Verbände sowie der Industrie- und Handelskammern eine eminente Bedeutung zu, denn offensichtlich bestehen noch zu große Informationslücken oder Fehlinformationen über den Diabetes mellitus und die Zuverlässigkeit von Arbeitnehmern mit Diabetes.

2. Das neue Sozialgesetzbuch VII „Unfallversicherung" und der neue § 20 Abs. 1 Sozialgesetzbuch V „Krankenversicherung"

Parallel zur Verabschiedung des Arbeitsschutzgesetzes wurde

auch das überkommene Unfallversicherungsrecht durch die Schaffung des neuen Sozialgesetzbuches VII modernisiert und vor allen Dingen hinsichtlich der präventionsrechtlichen Bestimmungen erheblich ausgeweitet:

Damit erhalten die Berufsgenossenschaften bzw. die Träger der gesetzlichen Unfallversicherung analog zum Zielbegriff des Arbeitsschutzgesetzes einen umfassenden Vorbeugeauftrag im Hinblick auf alle arbeitsbedingten Gesundheitsverfahren. Diese erhalten ebenfalls die Dimension der menschengerechten Gestaltung der Arbeit. Die Berufsgenossenschaften haben die Aufgabe der Überwachung, und sie sollen die Unternehmer und die Versicherten auch beraten.

Die Verpflichtung zur Kooperation mit den Trägern der gesetzlichen Unfallversicherung bei der Verhütung arbeitsbedingter Gesundheitsgefahren gilt für die Krankenkassen durch die Neufassung des § 20 Abs. 1 SGB V jetzt uneingeschränkt und ist nicht mehr wie bislang an eine Kann-Bestimmung gebunden.

Gestützt auf den Beratungsauftrag des SGB VII und die Kooperationsverpflichtung für die Krankenkassen gemäß SGB V ist es auch in Zukunft prinzipiell möglich, z.B. Mobbing-Beratungsstellen und Projektvorhaben zur Mobbing-Problematik zu finanzieren.

3. Umsetzung des neuen Arbeitsschutzrechtes

Dies gilt ganz besonders z.B. für Fragen der menschengerechten Gestaltung der Arbeitsorganisation oder gar der sozialen Beziehungen und der Vorbeugung gegenüber psychischen Belastungen. Hier kann die betriebliche Interessenvertretung auch bezüglich des Themas Mobbing aktiv werden. Zwischenzeitlich liegen hierzu schon einige Betriebsvereinbarungen vor.

Im Rahmen des Arbeitsschutzgesetzes wurde der Aufgabenkatalog der Betriebsärzte und Fachkräfte für Arbeitssicherheit im Arbeitssicherheitsgesetz um die Beratungsverpflichtung bei der Durchführung der Gefährdungsbeurteilung erweitert. Auch die sonstigen Aufgaben insbesondere der Betriebsärzte enthalten viele Aspekte, die unmittelbar Bedeutung auch für das Thema Mobbing haben - so beispielsweise die Beratungsverpflichtung im Hinblick auf psychische Belastungen.

4. Neuer Arbeitsschutz und Mobbing

Der moderne Arbeitsschutz stellt alle betrieblichen und überbetrieblichen Handlungsträger vor große Herausforderungen; oft müssen sie ebenfalls erst für die neuen Themen gewonnen werden - so auch für das Thema Mobbing und Mobbing-Prävention. Dies ist angesichts vielfältiger anderer dringender Aufgaben nicht immer leicht.

- Wie kann die betriebliche Vertretung handeln?

Der Betriebsrat/Personalrat kann in einem Mobbing-Fall eingreifen. Er sollte einschreiten, wenn sich Kollegen gegen ein Opfer zusammentun. Bevor Personal- oder Betriebsräte aktiv werden, sollten sie jedoch sehr genau beurteilen, um welche Art von Konflikt es sich handelt. Vorschnelles Reagieren zugunsten des vermeintlichen Opfers hat schon vielen geschadet. Hinterher stellt sich heraus, daß der Sachverhalt doch viel komplizierter ist als angenommen.

- Vermittlungsgespräche gut vorbereiten

In frühen Stadien kann der Betriebsrat/Personalrat sich als Vermittler anbieten. Wenn der Konflikt zwischen Kollegen stattfindet, so kann er beide Kontrahenten zu einem Gespräch bitten. Die Aufgabe des Betriebsrats/Personalrats ist es nicht, Partei zu ergreifen oder seine Wertung der Dinge darzustellen. Er sollte durch eine Vermittlung erreichen, daß ein sachliches Gespräch geführt wird und die Streitpunkte offen auf den Tisch gelegt werden. Am Ende des Gesprächs sollte eine einvernehmliche Regelung ste-

Für Betriebsräte bestimmt sind folgende Ratschläge für das Erstgespräch mit einem von Mobbing Betroffenen:

1. Hören Sie sich die Geschichte mit Anteilnahme an, aber vermeiden Sie es, Partei zu ergreifen.

2. Versuchen Sie zuerst, Maßnahmen zu finden, die der Betroffene alleine kann. Sichern Sie ihm dabei Unterstützung zu, ohne seine Position zu übernehmen.

3. Bevor Sie selbst handeln, erbitten Sie sich eine Bedenkzeit. Nutzen Sie diese Zeit, um den Konflikt gründlich zu analysieren und um verschiedene Sichtweisen kennenzulernen.

Vermittlungsgespräche müssen von den Betroffenen sehr gut vorbereitet werden. Ein Spickzettel ist dazu hilfreich.

hen, wie mit dem Konflikt weiter umgegangen wird.

Handelt es sich um mehrere Widersacher, so sind generell mehrere Gespräche zu dritt mit zwei Konfliktgegnern und dem vermittelnden Betriebsrat/Personalrat besser als ein Gruppengespräch mit allen Beteiligten. Im Gruppengespräch kann sich leicht eine Dynamik entwickeln, in der der vom Mobbing Betroffene noch stärker ausgegrenzt wird als bisher.

- Externen Vermittler einschalten

Es kann sich im Einzelfall herausstellen, daß die Vermittlung des Personal- oder Betriebsrats vergeblich ist oder von den Beteiligten nicht angenommen wird. Zunächst sollten dann noch keine Schritte unternommen werden, die auch rechtliche Auswirkungen haben. Dies wird meist langfristig die Position des von Mobbing Betroffenen eher verschlechtern. Als letzten Versuch „im Guten" kann die Einschaltung eines freien Vermittlers vorgeschlagen werden. Aufgrund der entstehenden Kosten braucht man hierzu jedoch die Einwilligung des Arbeitgebers oder der Personalabteilung.

- Bundesweite Untersuchung

Beim Mobbing handelt es sich nicht um eine vereinzelte Randerscheinung; deshalb hat die Bundesanstalt für Arbeitsschutz und Arbeitsmedizin das Landesinstitut Sozialforschungsstelle Dortmund, Eringer Platz 17, 44339 Dortmund, beauftragt, die in Deutschland erste repräsentative Studie zum Thema Mobbing am Arbeitsplatz durchzuführen. In der ersten Phase wurden im Rahmen einer Telefonumfrage spezifische Gesamtquoten ermittelt. Darüber hinaus wurden unterschiedliche Mobbingrisiken quer durch die Bevölkerungsschichten (z. B. Geschlecht und Alter) und berufliche Situationen (z. B. Ausbildung, Position, Betriebsgröße) untersucht.

In der zweiten Phase erfolgte eine schriftliche Befragung von Mobbingbetroffenen (Datenschutz), um das Problem in detaillierter Form zu erschließen. Entstehungsgeschichte, soziale und betriebliche Hintergründe, aber auch der Mobbingverlauf und seine Folgen wurden untersucht. Daraus werden gezielte Gegenstrategien für besonders gefährdete Personengruppen abgeleitet und praktische Handlungsempfehlungen entwickelt.

Ziel ist es, Mobbing am Arbeitsplatz einzudämmen. Die Ergebnisse sollen Mitte 2002 der Öffentlichkeit vorgestellt werden. Das *Diabetes-Journal* wird berichten.

Eine Anmerkung...

Anmerkung zur Frage, weshalb dieses Thema (mit aktuellem Sachstand) in dieses Buch aufgenommen wurde: Weil nicht selten (anonym) von Menschen mit Diabetes wegen Mobbing um Rat gefragt wurde; es wurde deutlich, daß Mobbing auch durch Diabetes verursacht wird.

Kontaktstellen, Literatur und Links

Falls Sie mit der Problematik des Mobbings persönlich oder indirekt als Verwandter betroffen sein sollten oder nur davon wissen, daß eine Kollegin/Kollege gemobbt wird, könnte es von Bedeutung sein, Kontaktadressen von Selbsthilfegruppen „kontra Mobbing“ und von Mobbing-Beratungsstellen zu kennen. Das Wissen von Experten und insbesondere die Erfahrungen von Betroffenen könnten in Ihrem Fall nützlich sein.

Und was noch besonders herauszustellen ist: Sowohl der Deutsche Diabetiker Bund als auch die DDG und die DDU bemühen sich bereits seit Jahren gemeinsam, die verschiedenen Formen von Diskriminierung bis zum Mobbing von Menschen mit Diabetes zu bekämpfen.

Kontaktstellen

(alphabetisch nach Orten)

- AKIS - Aachener Kontakt- und Informationsstelle für Selbsthilfe
Kaulbach 13, 52062 Aachen
Tel.: 02 41/4 90 09

- Selbsthilfegruppe Mobbing Baden-Baden, B. Gurnik
Kronprinzenstr. 2
76530 Baden-Baden
Tel.: 0 72 21/39 29 91

- Gesellschaft gegen psychosozialen Streß und Mobbing e. V., Udo Joel
Postfach 450 470, 12174 Berlin
Tel.: 0 30/71 52 29 00

- DAG-Landesverband Berlin u. Brandenburg, Werner Rohkahr
Blissestr. 2 – 6, 10713 Berlin
Tel.: 0 30/82 96 02 51

- Selbsthilfezentrum für Berlin
Hertzbergstr. 22, 12055 Berlin-Neukölln
Tel.: 0 30/6 87 19 77,
Wolfgang Hardt
Tel.: 030/6 81 60 64

- Sekis-Selbsthilfe-Kontakt- und Informationsstelle
Lotharstr. 95, 53115 Bonn
Tel.: 02 28/9 14 59 17

- Selbsthilfegruppe Braunschweig, Freizeit- und Bildungszentrum, Nimesstr.,
38100 Braunschweig
Tel.: 05 31/33 50 71

- Bundesarbeitsgemeinschaft gegen Mobbing BAKI - Meine Schule,
Undeloher Str. 12, 28329 Bremen,
Tel.: 04 21/4 67 86 97

- Klinik Carolabad, Zentrum für Verhaltensmedizin
Riedstr. 32, 09117 Chemnitz
Tel.: 03 71/81 42-0

- K.I.S.S. Kontakt- und Informationsstelle für Selbsthilfe
Leuthardstr. 6, 44135 Dortmund
Tel.: 02 31/52 90 97

- Gesellschaft für Arbeits- und Sozialrecht e.V.
Cottaer Str. 4, 01159 Dresden
Tel.: 03 51/8 67 84-18

- Projekt Gesundheit am Arbeitsplatz, Dr. Hans Jürgen Knorn,
Universität-Gesamthochschule Essen, Universitätsstr. 2, 45117 Essen
Tel.: 02 01/1 83-21 87/-22 07

- BAG Lehrer gegen Mobbing e.V. (BLM), Barbara Kleist
Pattkamp 1 A, 48351 Everswinkel
Tel.: 0 25 82/6 55 66

- Gesellschaft für Konfliktlösung bei Mobbing in der Arbeitswelt
Deutscher Gewerkschaftsbund
Tel.: 0 56 31/6 53 22

- Mobbing Beratungsstelle im Gesundheitszentrum
Burgstr. 5, 37073 Göttingen
Tel.: 05 51/48 67 60/66

- Hamburger Mobbingtelefon der AOK
Pappelallee 22 – 26, 22089 Hamburg
Tel.: 0 40/20 23-0209

- Kirchlicher Dienst in der Arbeitswelt (KDA), Susanne Habicht
Schillerstr. 7, 22767 Hamburg
Tel.: 0 40/30 623-212
Beratung für Hamburg und Schleswig-Holstein

- Mobbing-Selbsthilfegruppe Heidelberg, Dr. Hans-Joachim Wetzchewald

69198 Schriesheim
Tel.: 0 62 03/6 40 66

- Mobbing-Telefon - DGB-Kreis Heilbronn
Gartenstr. 64, 74072 Heilbronn
Tel.: 71 31/8 88 80 16

- Selbsthilfegruppe Mobbing, Auf dem Berlich (3. Etage)
50667 Köln
Tel.: 02 21/31 52 64

- Mobbingtelefon des DGB und des KDA Mannheim/Ludwigshafen
Tel.: 06 21/1 56 17 17

- Konsens e. V. Mobbing Beratung
Postfach 83 05 45, 81705 München
Tel.: 0 89/60 60 00 70

- Mobbing-Beratung und Selbsthilfegruppe Kath. Betriebsseelsorge
Vordere Sterngasse 1, 90402 Nürnberg
Tel.: 09 11/2 44 49 480

- Mobbing-Kontaktstelle Rostock, Herr Nutz, Frau Christen
Henrik-Ibsen-Str. 20, 18106 Rostock
Tel.: 03 81/71 00 20

- KDA Saarbrücken, Pfarrer Martin
Großherzog-Friedrich-Str. 44, 66111 Saarbrücken
Tel.: 06 81/3 87 00 60

- Mobbingtelefon - Region Stuttart, DAG-Bezirk Württemberg, Betriebsseelsorge-Diözesane Arbeitsstellen, DGB/Kreis Ludwigsburg/Stuttgart-Böblingen
Tel.: 07 11/2 02 83 60

- Kath. Betriebsseelsorge DGB Kreis Stuttgart-Böblingen
Tel.: 07 11/ 20 28 360

- DAG-Bezirk Unterfranken Würzburg
Tel.: 09 31/45 09 90

In einigen Städten gibt es außerdem Ärzte, Psychologen, Rechtsanwälte und Kliniken, die zu Mobbing beraten.

Literatur

- Mobbing – Was tun? Ein Reader zur Mobbing-Hotline, Projekt PraNet,DGB Bildungswerk e.V. Hans Böckler-Str. 39
40476 Düsseldorf

- Dokumentation „Mobbing und Konflikte am Arbeitsplatz“, Dortmund
DGB-Angestelltensekretariat
Hans-Böckler-Str. 39
40476 Düsseldorf

- „Mobbing; Der Ratgeber für Betroffene und ihre Interessenvertretung", Axel Esser, Martin Wolmerath; Bund-Verlag, ISBN 3-7663-2729-1, erhältlich im Buchhandel

Links

www.igmetall.de/link_punkt_arbeit/mobbing/
www.selbsthilfe-forum.de/mobbing/baden-baden/

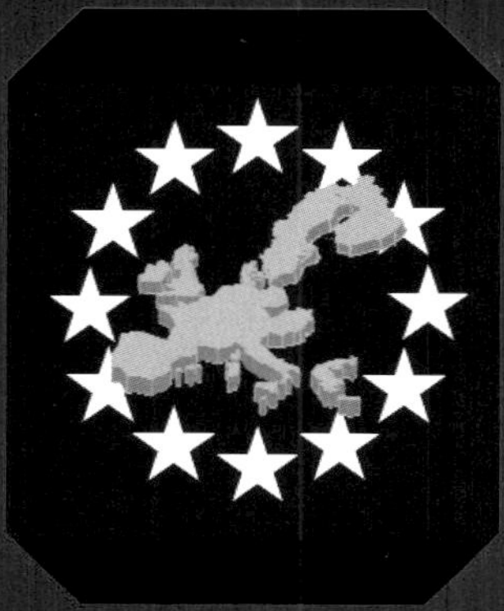

Europa

Europa bringt neue Rechte - Infos und Tips

Die Europäische Union ist für viele noch eine abstrakte Sache. Es besteht ein großes Informationsdefizit, vor allem was Arbeitnehmerfragen und die damit verbundenen sozialen Probleme für chronisch Kranke angeht. Aber: Nie zuvor hat es in Europa eine solche Achtung der Menschenrechte und eine solche Freizügigkeit auch für Arbeitnehmer, Studenten und Rentner gegeben. Was ist in diesem Zusammenhang wichtig zu wissen?

Arbeitsplatz Europa

Die „Freizügigkeit", das Recht überall in der Europäischen Union zu leben und zu arbeiten, gilt zwar schon seit 1968; trotzdem macht für viele erst der Binnenmarkt das Arbeiten im Ausland attraktiv. Er brachte die allgemeine Anerkennung der Diplome und damit die Sicherheit, im EU-Ausland auch den erlernten Beruf ausüben zu können.

Die durch den Binnenmarkt gestiegene Nachfrage führte zu einer starken Verbesserung der Informationsangebote. Die Europäische Kommission richtete in Zusammenarbeit mit der Bundesanstalt für Arbeit in Deutschland ein Netz von „EURES-Berufsberatern" ein, die den Arbeitnehmern helfen sollen, die unionsweit auf Arbeitssuche gehen. Bei den EURES-Beratern erfährt man nicht nur, welche Stellen im eigenen Beruf im Wunschland verfügbar sind; man erhält auch Informationen über die dortigen Lebens- und Arbeitsbedingungen. Ein weiterer Service ist die Unterstützung beim Abfassen des Lebenslaufs oder die Vorbereitung auf Bewerbungsgespräche. EURES-Berater gibt es in allen größeren deutschen Städten. Berufsanfänger können sich bei den „Europäischen Berufsberatungszentren" über Arbeitsmöglichkeiten in den einzelnen EU-Staaten informieren. Für jedes Mitgliedsland gibt es in Deutschland ein spezialisiertes Beratungszentrum. Die Anschriften der EURES-Berater und der Berufsberatungszentren nennt jedes Arbeitsamt.

Recht auf Aufenthaltserlaubnis

Nach wie vor benötigen Staatsangehörige aus Mitgliedländern

der Union eine Aufenthaltserlaubnis für einen längeren Aufenthalt (mehr als drei Monate) in einem anderen EU-Staat. Auf diese Aufenthaltserlaubnis besteht jedoch ein Rechtsanspruch, der sich direkt aus Art. 48 EG-Vertrag und den Freizügigkeitsverordnungen ergibt.

Für alle, die in einem anderen EU-Land arbeiten, reicht die Vorlage eines Ausweisdokuments (Personalausweis) und eines Nachweises über die Erwerbstätigkeit aus, um eine Aufenthaltserlaubnis zu erhalten. Arbeitnehmer legen dazu gewöhnlich ihren Arbeitsvertrag oder eine Einstellungserklärung des Arbeitgebers vor.

Voraussetzung für die Erteilung der Aufenthaltsgenehmigung ist nur, daß der betreffende Unionsbürger in seinem Gastland einer ernsthaften und regelmäßigen Tätigkeit nachgeht.

- Auskünfte zu den aufenthaltsrechtlichen Bestimmungen erteilen die Botschaften und Konsulate der Mitgliedsstaaten sowie die zuständigen Meldebehörden des Gastlandes. Richtlinie Nr. 68/360/EWG, in: Amtsblatt der EG Nr. L 257/13 aus dem Jahr 1968.

Aufenthaltsrecht für die Familie

Wer eine Arbeit in einem anderen EU-Land aufnimmt, kann seine Familie mitnehmen. Die Familienangehörigen haben im Beschäftigungsland ein vom Arbeitnehmer „abgeleitetes" Aufenthaltsrecht, selbst wenn sie nicht die Staatsbürgerschaft eines EU-Mitgliedsstaates haben.

Nach den EU-Freizügigkeits- und Aufenthaltsregelungen gibt es für Familienangehörige von Unionsbürgern grundsätzlich ein eigenes oder ein abgeleitetes Aufenthaltsrecht.

- Ein eigenes Aufenthaltsrecht haben Personen, die erwerbstätig sind oder über ein ausreichendes Einkommen verfügen.
- Ein abgeleitetes Aufenthaltsrecht haben diejenigen, die zwar nicht selbst die Voraussetzungen der EU-Bestimmung erfüllen, aber Familienangehörige von Personen sind, die ein eigenes Aufenthaltsrecht haben.
- Richtlinie Nr. 68/360/EWG, in: Amtsblatt der EG Nr. L 257/13 aus dem Jahr 1968.

Rentner und Pensionäre

Seit 1992 gilt eine Aufenthaltsrichtlinie, die auch Rentnern ein echtes europäisches Aufenthaltsrecht gibt. Dieses Recht, in einem anderen EU-Staat zu leben, steht Rentnern unter zwei Bedingungen zu: Sie müssen ihren Lebensunterhalt bestreiten können und krankenversichert sein. Die erste Voraussetzung ist erfüllt, wenn das Einkommen so hoch ist, daß im Land des neuen Wohnsitzes kein Sozialhilfeanspruch entsteht.

Der Krankenversicherungsschutz ist für Mitglieder der gesetzlichen Rentenkrankenversicherung auch in anderen EU-Staaten gewährleistet. Wer ins Ausland umzieht, muß sich aber vorher unbedingt bei seiner heimatlichen Krankenkasse abmelden, sonst gefährdet er seinen Versicherungsschutz. Vorsicht: Abmelden, nicht kündigen! Man bleibt Mitglied der deutschen Krankenversicherung und entrichtet die entsprechenden Beiträge, im Krankheitsfall zahlt aber die gesetzliche Krankenversicherung am neuen Wohnsitz.

Wenn die beiden Voraussetzungen - ausreichendes Einkommen und Krankenversicherungsschutz - erfüllt sind, müssen die Behörden die Aufenthaltsgenehmigung erteilen. Sie wird in der Regel fünf Jahre gelten und kann verlängert werden. Die Aufenthaltserlaubnis wird nach der Einreise bei der Ausländerbehörde des neuen Wohnorts beantragt. Schwierigkeiten kann es vor allem beim Umzug in die skandinavischen EU-Länder geben.

Um böse Überraschungen zu vermeiden, sollte man sich vor dem Umzug unbedingt bei der Botschaft seines Ziellandes erkundigen, ob und welche steuerlichen Belastungen man zu erwarten hat.

- Bei weiteren Fragen hilft der Bürgerberater der Europäischen Kommission, Bertha-von-Suttner-Platz 2-4, 53111 Bonn, Tel.: 02 28-5 30 09 29. Richtlinie Nr. 90/365/EWG, in: Amtsblatt der EG Nr. L 180/28 vom 13. 7. 1990.

Aufenthaltsrecht für Studenten

Studenten aus Mitgliedsstaaten der EU haben einen Rechtsanspruch auf eine Aufenthaltserlaubnis, wenn sie drei Voraussetzungen erfüllen:

- Sie müssen an einer Hochschule zugelassen und eingeschrieben sein,
- krankenversichert sein und
- glaubhaft machen, daß sie über ausreichende Mittel für den Lebensunterhalt verfügen. Die Mittel gelten als ausreichend, wenn sie über dem

Sozialhilfeniveau des Gastlandes liegen.

Sind alle drei Voraussetzungen erfüllt, dürfen die Behörden des Gastlandes die Aufenthaltsgenehmigung nicht verweigern. Das Aufenthaltsrecht ist auf die Dauer der Ausbildung beschränkt. Die Richtlinie über das Aufenthaltsrecht der Studenten gilt nur, wenn die Studenten sich ausschließlich zum Studium in einem anderen Mitgliedsstaat aufhalten.

- Richtlinie Nr. 93/96/EWG, in: Amtsblatt der EG Nr. L 317 vom 18.12.1993.

Krankenversichert im Ausland

Wer in einem anderen EU-Mitgliedsland lebt und arbeitet, ist in aller Regel auch dort krankenversichert. Er erhält dort bei Krankheit alle Leistungen, die im Krankenversicherungssystem seines Gastlandes vorgesehen sind. Diese sind selbstverständlich nicht identisch mit den deutschen Krankenversicherungsleistungen. Vor einem Umzug in ein anderes EU-Land sollte man sich deshalb sorgfältig über die dort angebotenen Leistungen informieren. Das ist insbesondere Diabetikern zu empfehlen.

Bleibt die Familie eines Arbeitnehmers in Deutschland, so muß dieser bei der ausländischen Krankenkasse, bei der er versichert ist, das Krankenscheinformular „E 109" beantragen. Mit diesem Formular erhalten seine Familienangehörigen in Deutschland im Krankheitsfall alle hier vorgesehenen Leistungen.

Rentner, die ihren Lebensabend in einem anderen EU-Land verbringen, bleiben in der Regel in der deutschen gesetzlichen Krankenversicherung versichert. Sie haben Anspruch auf alle Leistungen, die in ihrem neuen Wohnsitzland vorgesehen sind. Für Ruheständler ist es von besonderer Bedeutung, sich vorher über diese Leistungen genau zu informieren. Sollten im Gastland bestimmte Leistungen nicht vorgesehen sein, kann es unter Umständen ratsam sein, eine private Zusatzversicherung abzuschließen. Bei Bestehen eines Diabetes nur schwer durchsetzbar.

Pensionäre bekommen auch nach einem Umzug in ein anderes EU-Land weiter den Beihilfeanteil zur Krankenversicherung von der deutschen Beihilfestelle erstattet. Allerdings: Bei der Erstattung von Arzt- und Medikamentenrechnungen werden immer die in Deutschland geltenden Bedingungen und Tarife zugrunde gelegt. Ist eine im Ausland durchgeführte Behandlung teurer als eine vergleichbare Behandlung bei einem deutschen Arzt, muß man damit rechnen, nicht den vollen Kostenbetrag erstattet zu bekommen. Auch hier gilt also: Sich vorher informieren hilft, unliebsame Überraschungen zu vermeiden.

Wer als Tourist ins Ausland fährt, muß sich vor Reiseantritt bei seiner Krankenversicherung den Vordruck „E 111" besorgen, der für kurzfristige Auslandsaufenthalte gedacht ist. Damit kann er im Urlaubsland alle Leistungen erhalten, die bei Krankheit „sofort erforderlich" sind.

- Verordnung (EWG) 1408/71 (in der konsolidierten Fassung): Verordnung (EG) 118/97 Info: AOK-Bundesverband, Kortrijkerstr. 1, 53117 Bonn.

Private Krankenversicherung: Verträge prüfen

Die privaten Krankenversicherungen fallen nicht unter die europäischen Regeln über die soziale Sicherheit. Ob und inwieweit eine private Krankenversicherung für Leistungen im Ausland aufkommt, hängt allein von dem jeweiligen Vertrag ab, den man mit ihr abgeschlossen hat. Bei vielen Verträgen wird erst dann gezahlt, wenn vorher eine Auslandsvereinbarung mit dem Versicherten getroffen wurde, manche Verträge sind automatisch EU-weit gültig. In jedem Fall zahlt aber die private Krankenversicherung nur nach den - oft auf die deutschen Verhältnisse zugeschnittenen - im Vertrag festgelegten Bedingungen und Tarifen. Wer privat krankenversichert ist, sollte sich deshalb in jedem Fall bei seiner Versicherung nach den für ihn jeweils günstigsten Bedingungen für den Krankheitsfall im EU-Ausland sowie nach den genauen Erstattungsmodalitäten erkundigen.

Kindergeld

Erwerbstätige haben in dem Mitgliedsstaat, in dem sie arbeiten und sozialversichert sind, Anspruch auf alle Familienleistungen, die nach den jeweiligen nationalen Vorschriften vorgesehen sind. Dies gilt sowohl für Arbeitnehmer als auch für Selbständige.

- Verordnung (EWG) 1408/71 (in der konsolidierten Fassung): Verordnung (EG) 118/97, in: Amtsblatt Nr. L 28 vom 30.1.1997.

Pflegeversicherung

In vielen EU-Staaten ist die Pflege allerdings nicht so umfassend abgesichert wie in Deutschland.

Nach einer ergangenen Entscheidung des Europäischen Gerichtshofs hätte ein Vater Anspruch auf „Pflegegeld" aus der deutschen Pflegeversicherung, selbst wenn er zur Tochter nach Frankreich zöge. So kann auch bei einem Umzug in ein anderes EU-Land die Selbständigkeit des Pflegebedürftigen gefördert und der Verbleib in der Familie gewährleistet werden.

EU- Führerscheinrichtlinie

Am 1. Juli 1996 ist die EU-Führerscheinrichtlinie in Kraft getreten. Der EU-Führerschein - seit 1. Juli 1996 in Kraft - brachte auch für deutsche Fahrschüler wichtige Veränderungen. In Deutschland ersetzen jetzt die europäischen Fahrerlaubnisklassen A, B, G, D und E die bisher übliche Klasseneinteilung nach Nummern. In der Klasse A für Motorräder wird es auch in Zukunft einen Stufenführerschein geben. Für Pkw braucht man einen Führerschein der Klasse B. Er erlaubt das Führen von Fahrzeugen bis zu 3,5 t und mit nicht mehr als 8 Sitzplätzen außer dem Fahrersitz. Damit wird die Grenze der heutigen Klasse 3 für Personenwagen von 7,5 t auf 3,5 t zulässiges Gesamtgewicht herabgesetzt.

Wer ein schweres Fahrzeug mit über 3,5 t Gesamtgewicht fahren will, braucht den Euro-Lkw-Führerschein der Klasse C. Einen Führerschein der Klasse D muß gemacht haben, wer Personen in einem Fahrzeug mit mehr als 8 Sitzplätzen transportieren möchte.

Neu ist auch: Für das Mitführen von größeren Anhängern braucht man zukünftig einen besonderen Führerschein. Die Klasse E gilt für Kraftfahrzeuge der Klassen B, C oder D mit Anhänger, die eine zulässige Gesamtmasse von mehr als 750 kg haben. Eine vor allem für die Besitzer von Campingwagen wichtige Ausnahme von dieser Regel gibt es aber: Unter bestimmten Voraussetzungen kann der Führerschein der Klasse B auch dann ausreichen, wenn der Anhänger mehr als 750 kg wiegt. Voraussetzung ist: Zugfahrzeug und Campingwagen dürfen zusammen nicht mehr als 3,5 t wiegen und der Anhänger nicht schwerer sein als die Leermasse des Zugfahrzeugs.

Die Richtlinie gibt den Mitgliedsstaaten außerdem die Möglichkeit, verschiedene Unterklassen einzurichten. In Deutschland wurde als Ersatz für die Klasse I b die Klasse A 1 für Leichtkrafträder von nicht mehr als 125 cm3 Hubraum und einer Motorleistung von nicht mehr als 11 kW eingeführt.

Außerdem gibt es eine Unterklasse C 1 für Kraftfahrzeuge zwischen 3,5 t und 7,5 t, die in einer Kombination C 1+E auch zum Führen eines Anhängers berechtigt. Mit einem Führerschein der Unterklasse D 1 soll man Kraftfahrzeuge zur Personenbeförderung mit zwischen 8 und 16 Sitzplätzen fahren dürfen.

Für Besitzer eines herkömmlichen Führerscheins bringen diese Änderungen allerdings nicht viel Neues. Der alte Führerschein bleibt gültig. Nur wer möchte, kann seinen Führerschein in ein neues EU-Modell umtauschen. Damit beim Umtausch gewährleistet ist, daß Führerscheinbesitzer ihre einmal erworbenen Rechte auch behalten, gibt es umfassende Regeln zur „Besitzstandswahrung". Diabetiker sollten, falls nicht zwingend nötig, keinen Umtausch beantragen, weil dadurch eine erneute Überprüfung der Fahrerlaubnis erfolgen könnte.

- Die Broschüre „Der neue EU-Führerschein und das neue Fahrerlaubnisrecht" ist erhältlich beim Bundesministerium für Verkehr, Ref. Öffentlichkeitsarbeit, 53175 Bonn. Richtlinie vom 29 .7.1991, in: Amtsblatt der EG Nr. L 237/1 vom 24.8.1991.

Auslandsstudium: BAföG und Stipendien

Europa bringt neue Chancen für Schule, Lehre und Studium. Auf dem europäischen Arbeitsmarkt werden Mobilität, Auslandserfahrungen und Fremdsprachenkenntnisse ein Plus für jeden Bewerber sein.

Studenten mit BAföG-Anspruch können auch für ein Studium im Ausland Ausbildungsförderung erhalten. Nach dem Bundesausbildungsförderungsgesetz (BAföG) wird eine Förderung für ein Auslandsstudium gewährt, wenn

- der Studienaufenthalt nach dem Ausbildungsstand förderlich ist und mindestens eine teilweise Anrechnung für das Inlandsstudium möglich ist;
- ausreichende Kenntnisse der Landes- und Unterrichtssprache vorhanden sind und
- eine Immatrikulation bei einer Ausbildungsstätte besteht, die einer inländischen Fachhochschule, Akademie oder Universität gleichwertig ist.

Auch Studierende, die keinen Anspruch auf Leistungen nach dem BAföG im Inland haben, können bei einem Studienaufenthalt im Ausland möglicherweise gefördert werden. Weitere Auskünfte geben die Ämter für Ausbildungsförderung.

- Über private Stipendiengeber informiert die von der Bund-Länder-Kommission für Bildungsplanung und Forschungsförderung in Zusammenarbeit mit der Bundesanstalt für Arbeit erstellte Broschüre „Studien- und Berufswahl“, erhältlich bei allen Arbeitsämtern.

EU-Recht geht vor!

Richtlinien und Verordnungen der Europäischen Union müssen von den nationalen Behörden genauso angewendet werden wie nationale Gesetze. Bei einem Widerspruch zwischen nationalem und europäischem Recht haben Verordnungen sogar Vorrang. Falls sich jemand durch nationale Behörden in seinen Rechten als EU-Bürger verletzt fühlt, kann er gerichtlichen Schutz in Anspruch nehmen. Dies betrifft auch rein innerstaatliche Angelegenheiten, wie etwa eine Verletzung des Grundsatzes „gleiche Entlohnung für Frauen und Männer“, der in den EU-Verträgen festgeschrieben ist. Positive Auswirkungen auf das Schwerbehindertenrecht sind möglich!

Im Mittelpunkt dieses Rechtsschutzsystems der EU steht der Gerichtshof der Europäischen Gemeinschaften und das ihm beigeordnete Gericht erster Instanz. Der Gerichtshof besitzt die höchste richterliche Gewalt in allen Fragen des Unionsrechts. Dazu nur zwei Klagemöglichkeiten:

- Die Schadenersatzklage gibt Unionsbürgern oder Unternehmen, denen durch das Handeln eines Bediensteten der EU ein Schaden entstanden ist, die Möglichkeit, Schadenersatz zu verlangen.
- Im Vorabentscheidungsverfahren können sich nationale Gerichte an den EuGH wenden. Der nationale Richter formuliert dabei eine Rechtsfrage, die der EuGH in Form eines Urteils beantwortet. Dieses Urteil ist für den nationalen Richter verbindlich.
- Gerade das Vorabentscheidungsverfahren ist auch für die Entscheidung von Rechtsfragen, die den einzelnen Bürger betreffen, von großer Bedeutung. Jedoch nur in den seltensten Fällen können sich Bürger dagegen direkt an den Europäischen Gerichtshof wenden.

Das Petitionsrecht

Jeder Bürger, der sich in Angelegenheiten, die die Union betreffen, ungerecht behandelt fühlt, kann eine Petition an das Europäische Parlament richten. Eine Petition ist eine Beschwerde oder eine Bitte. Auch Gesellschaften, Organisationen oder Vereine können Petitionen einreichen. Der Petitionsausschuß des Europäischen Parlaments prüft die an ihn gerichteten Eingaben und entscheidet, was weiter geschehen soll.

Der Gegenstand der Petition muß in jedem Fall unter den Zuständigkeitsbereich der Europäischen Union fallen, sich auf den Inhalt der Unionsverträge und des Gemeinschaftsrechts beziehen oder einen Bezug zu einer Gemeinschaftsinstitution haben. Die Bürger können in einer Petition sowohl Anliegen von allgemeinem Interesse (zum Beispiel der Schutz des architektonischen, kulturellen, ökologischen Erbes) als auch Einzelbeschwerden (wie die Anerkennung von Ansprüchen in der Rentenversicherung) an das Europäische Parlament richten. Für die Einhaltung des Gemeinschaftsrechtes ist die Europäische Kommission zuständig. Sie ist „Hüterin der Verträge“. Deshalb wird sie auf Initiative des Petitionsausschusses aktiv. Sie kann die Behörde des Mitgliedsstaates, die nach Auffassung des Petitionsausschusses und der Kommission gegen europäisches Recht verstößt, vor dem Europäischen Gerichtshof verklagen.

- Die Petition kann unmittelbar gerichtet werden an den Präsidenten des Europäischen Parlaments, L - 2929 Luxemburg. Auskünfte erteilen auch die Abgeordneten des Europäischen Parlaments oder das Informationsbüro des Europäischen Parlaments, Bundeskanzlerplatz, 53113 Bonn, Fax: 02 28 - 21 89 55, Tel. 02 28 - 9 14 30 00.

Zum Sinn der Europäischen Union

Nach den selbstzerstörerischen beiden Weltkriegen entwickelte sich der Europagedanke (zumal in Frankreich und Deutschland) zu einer konkreten Vorstellung von Europa als eine kulturelle und politische Einheit. Bereits 1948 wurde die „Europäische Bewegung“ offiziell als gemeinsame Organisation gegründet. Das politische Ziel war und ist die Verwirklichung einer europäischen Gemeinschaft durch eine politische, militärische, wirtschaftliche und soziale Integration der europäischen Nationen, der bereits 15 Mitgliedsstaaten angehören. Das wesentliche Produkt dieser Union ist die Vermeidung der Fortsetzung von Kriegen innerhalb der Gemeinschaft. Wo bleibt eigentlich unsere Freude über 50 Jahre Frieden? Die soziale Dimension der europäischen Integration gilt zwar als bedeutender Faktor. Gegenüber dem wirtschaftlichen Ausmaß wurde sie nachrangig behandelt. Aber das Bewußtsein und der Wille für soziale Fragen nehmen zu. Vor allem chronisch Kranke und Behinderte brauchen in der EU eine Politik für mehr Arbeit und soziale Gerechtigkeit, die sich nicht in Reden und schriftlichen Verlautbarungen der Politiker erschöpfen darf. Dazu müssen auch bestehende Sonderprogramme, wie z.B. hinsichtlich des Diabetes, realisiert und ergänzt werden. Entsprechende Einwirkungen auf leitende Politiker - denn jedes Gesetz ist ein politisches Produkt - müssen verstärkt werden. In diesem Zusammenhang können auch die Medien, die eine große Rolle in unserer Gesellschaft spielen, hilfreich sein.

Europäische Fortbildungsprojekte – deine Zukunft ist Europa

Zu einer fundierten Ausbildung gehört heute mehr als nur gute Noten auf dem Abschlußzeugnis. Auslandssemester, Praktika oder Ausbildungen in einem anderen Land sind von besonderer Bedeutung, wenn es darum geht, auf dem Arbeitsmarkt der Zukunft zu bestehen.

Übrigens: Kraft der heutigen fortschrittlichen Selbsttherapie des Diabetes sind selbstverständlich auch junge Menschen mit Diabetes imstande, diese Chancen zu nützen. Hinweise zu interessanten europäischen Fortbildungsprojekten können Sie der nachfolgend alphabetisch geordneten Liste entnehmen.

AFS Interkulturelle Begegnungen e. V.

Seit mehr als 50 Jahren reisen Jugendliche mit AFS in andere Länder. Sie gehen dort zur Schule oder arbeiten als Praktikanten. Die Programme des AFS verbinden Menschen auf allen Kontinenten.

Der AFS vermittelt Praktika mit Sprachkurs und Familienaufenthalt in Länder der EU, in die Dominikanische Republik und nach Ecuador. Voraussetzung für die Teilnahme an einem solchen Programm ist eine abgeschlossene nichtakademische Ausbildung. Außerdem vermittelt der AFS Praktika bei sozialen und ökologischen Projekten in 20 Ländern weltweit. Dabei werden ein Mindestalter von 18 Jahren und Grundkenntnisse in der jeweiligen Landessprache vorausgesetzt.

AFS Interkulturelle Begegnungen
Friedensallee 48
22765 Hamburg
PF 50 01 42
22701 Hamburg
fon: 0 40/39 92 22-0
fax: 0 40/39 92 22-99
mail: info@afs.de
web: www.afs.de

BAG cbf
Bundesarbeitsgemeinschaft der Clubs Behinderter und ihrer Freunde e.V.

Die BAG cbf ist eine Selbsthilfeorganisation behinderter und nichtbehinderter Menschen. Auf europäischer Ebene arbeitet die BAG cbf für die gleichberechtigte Teilhabe junger, benachteiligter Menschen.

Die Bundesarbeitsgemeinschaft organisiert internationale Jugendbegegnungen sowie eigene Projekte, arbeitet an EU-Projekten zur Verbesserung der Mobilität junger behinderter Menschen mit und betreibt Freizeit-, Reise- und Tourismusberatung auf EU-Ebene und weltweit.

BAG cbf Bundesarbeitsgemeinschaft der Clubs Behinderter und ihrer Freunde e.V.
Eupener Straße 5
55131 Mainz
fon: 0 61 31/22 55 14
fax: 0 61 31/23 88 34
mail: mainz@bagcbf.de
web: www.bagcbf.de

BBJ Brüssel sprl
Gesellschaft für Beratung und Studien

BBJ Brüssel sprl, Gesellschaft für Beratung und Studien ist ein europaweit tätiges Informations- und Beratungsbüro. Die Kompetenzen liegen in den Bereichen: Jugend- und Jugendhilfepolitik, Beschäftigungspolitik, Berufliche Bildung, Sozialpolitik, Struktur- und Regionalpolitik.

Neben der Herausgabe von Informationspublikationen werden Veranstaltungen und Seminare zu europäischen Themen durchgeführt. Die Kunden sind kleine und mittlere Unternehmen, Qualifizierungs- und Beschäftigungsinitiativen, Kommunen, Wohlfahrtsverbände, Bildungsträger, Landes- und Bundesministerium und Institutionen der EU. BBJ Brüssel sprl arbeitet in einem Netzwerk von Niederlassungen und Partnerorganisationen in anderen europäischen Ländern. Für ein Praktikum bei BBJ Brüssel sprl kann man sich vormerken lassen.

BBJ Brüssel sprl, Gesellschaft für Beratung und Studien
Rue de la Pacifiction 65
1000 Brüssel
fon: 00 32/2/230 41 45
fax: 00 32/2/230 94 51
mail: bbj@arcadis.be
web: www.bbj.de

Bundesanstalt für Arbeit: ZAV Zentralstelle für Arbeitsvermittlung/Landesarbeitsamt Nordrhein-Westfalen

Die internationale Arbeitsvermittlung der ZAV vermittelt Fach- und Führungskräfte sowie Abiturienten, Studenten und junge Berufstätige ins Ausland. Viele ihrer Mitarbeiter haben selbst im Ausland gearbeitet und kennen die Situation vor Ort. Derzeit arbeiten die Fachleute der internationalen Arbeitsvermittlung mit Organisationen in 130 Ländern zusammen. Für Abiturienten, Studenten und andere junge Leute bietet die ZAV eine Reihe von Job- und Praktikantenprogrammen an, vor allem während der Sommermonate.

Bundesanstalt für Arbeit
Zentralstelle für Arbeitsvermittlung
Villemombler Straße 76
53123 Bonn
fon: 02 28/713 0
fax: 02 28/713 11 11
web: www.arbeitsamt.de

Landesarbeitsamt Nordrhein-Westfalen
Josef-Gockeln-Straße 7
40001 Düsseldorf
fon: 02 11/43 06 357
fax: 02 11/43 06 855
web: www.arbeitsamt.de

Bundesanstalt für Arbeit: Europäische Berufsberatungszentren

Ein Aufenthalt in einem anderen Land muß gut vorbereitet sein. Die Umsetzung der Pläne braucht Zeit und wirft viele Fragen auf. Die Europäischen Berufsberatungszentren in den Arbeitsämtern bieten Jugendlichen schriftliche und persönliche Informationen, europäische Studienführer und Studienhandbücher, individuelle Beratung und Unterstützung bei Vermittlungswünschen.

Bundesanstalt für Arbeit
Landesarbeitsamt Nordrhein-Westfalen
Josef-Gockeln-Straße 7
40001 Düsseldorf
fon: 02 11/43 06 357
fax: 02 11/43 06 855
web: www.arbeitsamt.de

Bundesregierung

Die Bundesregierung informiert alle interessierten Jugendlichen über die verschiedenen Programme im Bereich Praktikum, Ausbildung und Arbeit in Europa. Darüber hinaus stehen Fachleute zu den Themen europäischer Jugendaustausch und Freiwilligendienste bereit.

Bundesministerium für Arbeit und Sozialordnung
Referat Information, Publikation, Redaktion
Rochusstraße 1
53123 Bonn
fon: 02 28/527-0
fax: 02 28/527-29 65
mail: info@bma.bund.de
web: www.bma.bund.de

Bundesministerium für Bildung und Forschung
Referat Öffentlichkeitsarbeit
Heinemannstraße 2
53175 Bonn
fon: 02 28/57-0
fax: 02 28/57-36 01
web: www.bmbf.de

Bundesministerium für Familie, Senioren, Frauen und Jugend
Referat Öffentlichkeitsarbeit
Taubenstraße 42-43
10117 Berlin
fon: 0 30/206 55 0
fax: 0 30/206 55 1111
mail: poststelle@bmfsfj.bund.de
web:www.bmfsfj.de

Bundesministerium für Wirtschaft und Technologie
Scharnhorststraße 34-37
10115 Berlin
fon: 0 18 88/615-9
fax: 0 18 88/915-70 10
mail: info@bmwi.bund.de
web: www.bmwi.de

Presse- und Informationszentrum der Bundesregierung
11044 Berlin
fon: 0 18 88/272-0
fax: 0 18 88/272-13 65
mail: poststelle@bund.bpa.de
web: www.bundesregierung.de

BauA Bundesanstalt für Arbeitsschutz und Arbeitsmedizin
DASA Deutsche Arbeitsschutz-Ausstellung, Referat Presse- und Öffentlichkeitsarbeit
Friedrich-Henkel-Weg 1-25
44149 Dortmund

fon: 02 31/90 71-291
fax: 02 31/90 71-596
web: www.dasa-dortmund.de

Deutsche Kultur International

„Deutsche Kultur International" ist die gemeinsame Plattform der Mittlerorganisationen auswärtiger Kulturpolitik der Bundesrepublik Deutschland (AvH, CDG, DAAD, DED, DSE, GI, HKW, IFA, IN).

Die Homepage wird von der Bibliothek und Dokumentation des Instituts für Auslandsbeziehungen aufgebaut und gepflegt. Sie bietet Interessenten im In- und Ausland Informationen und zahlreiche Links zu allen wichtigen Bereichen des internationalen Kulturaustauschs: Auslandsschulen, Aus- und Fortbildung, Bibliotheken, Deutsche Sprache, Jugendaustausch, Kunst, Medien, Studium und Wissenschaft.

Deutsche Kultur International
Institut für Auslandsbeziehungen
Charlottenplatz 17
70173 Stuttgart
fon: 07 11/22 25-192
fax: 07 11/22 25-131
mail: weidenbach@ifa.de
web: www.deutsche-kultur-international.de

DFJW Deutsch-Französisches Jugendwerk
Office franco allemand pour la Jeunesse

Das DFJW fördert den Austausch und die Begegnung junger Franzosen und Deutscher in allen Bereichen: Schule, Hochschule, Kultur, Sport, Städtepartnerschaften u.v.m. Jährlich nehmen mehr als 140.000 junge Leute an den Programmen teil.

Im Berufsbereich fördert das DFJW neben Stipendien für Praktika und „Jobs in der Partnerstadt" Programme für junge Arbeitslose, Sprachkurse, den Austausch zwischen Berufsschulen, Handwerkskammern, in der Landwirtschaft, jungen Künstlern und Musikern sowie Projekte zur sozialen und beruflichen Eingliederung.

DFJW Deutsch-Französisches Jugendwerk
Rhöndorfer Straße 23
53604 Bad Honnef
fon: 0 22 24/18 08-0
fax: 0 22 24/18 08-52
mail: info@dfjw.org
web: www.dfjw.org

Office franco allemand pour la Jeunesse
51, Rue de l'Amiral Mouchez
F-75013 Paris
fon: 00 33/1/40 78 18-18

fax: 00 33/1/40 78 18-88
Minitel: 36 15 OFAJ

DJH
Deutsches Jugendherbergswerk

Das DJH ist unter den weltweit 60 existierenden Jugendherbergsorganisationen der größte nationale Verband. Das DJH bietet mit seinen weltweiten Kontakten und Angeboten eine große nationale und internationale Programmpalette. Das sind unter anderem umweltpädagogische Angebote in deutschen Jugendherbergen, Praktikantenaustausche mit anderen Ländern, Begegnungsprogramme und Praktikumsplätze im europäischen Freiwilligendienst.

Neben dem europäischen Ausland hat das DJH u. a. Kontakte nach Kanada, Israel, Japan, Tunesien und in die USA.

DJH Deutsches Jugendherbergswerk
Hauptverband
32760 Detmold
fon: 0 52 31/99 36-30
fax: 0 52 31/99 36-66
mail: mail@djh.de
web: www.djh.de

Deutsche Pfadfinderschaft Sankt Georg

Die DPSG ermöglicht ihren bundesweit 100.000 Mitgliedern den Kontakt mit Kindern und Jugendlichen in der ganzen Welt, vor allem in Europa. Jährlich finden gegenseitige Begegnungen statt, bei denen die Menschen, das Land und die Kultur näher kennengelernt werden. Darüber hinaus möchte die DPSG zu einer Persönlichkeitsentwicklung ihrer Kinder und Jugendlichen beitragen. Insbesondere durch das Prinzip des „learning by doing" sowie den Wechsel zwischen Groß- und Kleingruppe vermittelt der Verband Schlüsselqualifikationen wie Teamfähigkeit, Flexibilität und Eigeninitiative. Die DPSG organisiert regelmäßige Begegnungen mit Pfadfindern aus ganz Europa.

DPSG Deutsche Pfadfinderschaft Sankt Georg
Martinstraße 2
41472 Neuss
fon: 0 21 31/46 99-0
fax: 0 21 31/46 00-99
mail: bundesleitung@dpsg.de
web: www.dpsg.de

efp
Europabüro für Projektbegleitung GmbH

Das efp ist ein unabhängiges Beratungsunternehmen. efp bietet Projekten, Initiativen, Behörden und Verbänden, Unternehmen und Bildungseinrichtungen fachkundige Beratung und individuelle Lösungen für ihre Projektideen an.

Das Büro koordiniert im Auftrag des Bundesministeriums für Arbeit und Sozialordnung in Deutschland europäische Förderprogramme. In „Youthstart" werden innovative Projekte gefördert, die Beschäftigungs- und Ausbildungsmöglichkeiten für benachteiligte Jugendliche geschaffen.

efp Europabüro für Projektbegleitung GmbH
Endenicher Straße 125
53115 Bonn
fon: 02 28/985 99-11/19
fax: 02 28/985 99-80
mail: postmaster@efp-bonn.de
web: www.efp-bonn.de

EUROCIRCLE
Association Loi 1901

Der gemeinnützige Verein EUROCIRCLE (EC) mit Außenstellen bzw. Kooperationspartnern in bisher sechs EU-Mitgliedstaaten initiiert und unterstützt europäische Netzwerke zu allen Themen europäischer Förderprogramme. Er informiert seine Partnerorganisationen detailliert, aktuell und individuell über europäische Förderinstrumentarien.

EUROCIRCLE arbeitet eng mit Unternehmen, Administrationen, Verbänden und Bildungseinrichtungen aus der Region Provence Alpes Cote d'Azur zusammen. EUROCIRCLE ist zuständig für die Vermittlung der Betriebe und die Suche nach günstigen Wohnmöglichkeiten.
Auf Wunsch werden die Betreuung und Begleitung von Auslandspraktika übernommen und flankierende Kultur- und Sprachangebote vorgeschlagen.

Ralf MAKRUTZKI,
Direktion d'Eurocircle, Ass. Loi 1901
9, place Jean Jaurès
13005 Marseille
Frankreich
fon: 00 33/4 91 42 94 75
fax: 00 33/4 91 48 05 26
mail: eurocirc@easynet.fr
web: www.ec-network.net

Europäische Kommission, Vertretung in der Bundesrepublik Deutschland

Die Vertretung der Europäischen Kommission informiert über Leben, Arbeiten und Studieren im Ausland, insbesondere über die EU-Förderprogramme wie „Jugend", „Sokrates" und „Leonardo".

Europäische Kommission, Vertretung in der Bundesrepublik Deutschland

Unter den Linden 78
10117 Berlin
fon: 0 30/22 80-20 00
fax: 0 30/22 80-22 22
mail: eu-kommission-de@cec.eu.int
web: www.eu-kommission.de
www.europa.eu.int

EURO-PRACTICE

Euro-Practice ist eine Internationale Organisation, die Studenten bzw. Hochschulabsolventen bei der Suche nach einem Praktikum im Ausland gezielt unterstützt. Unser Programmangebot umfaßt:
Au-Pair Aufenthalt in Europa
Berufspraktika in Ausländischen Betrieben
Sprachkurse und Schuljahr in Europa und USA
Jobs in England, Frankreich und Spanien

Die Qualität unserer Dienste wird durch Schulen, Agenturen, Unternehmen und europäische Organisationen gewährleistet.

Euro-Practice Deutschland
Kyffhäuserstraße 17
50674 Köln
fax: 02 21/41 97 37
mail: europractice@t-online.de
web: www.euro-practice.com

Handwerkskammer Dortmund/Handwerkskammer Düsseldorf

SEQUA Stiftung für wirtschaftliche Entwicklung und berufliche Qualifizierung GmbH

Diese Organisationen informieren über alles, was mit beruflicher Aus- und Weiterbildung zu tun hat. Das können z. B. spezielle Ausbildungsinhalte und Ausbildungsanforderungen sein oder die Möglichkeiten der Teilnahme an europäischen Austauschprogrammen für Lehrlinge und Gesellen. Weiterhin beraten die Organisationen bei individuellen Problemen in der Ausbildung.

SEQUA
Stiftung für wirtschaftliche Entwicklung und berufliche Qualifizierung GmbH
Mozartstraße 4-10
53115 Bonn
fon: 02 28/98 23 80
fax: 02 28/98 23 819
mail: info@sequa.de
web: www.sequa.de

Handwerkskammer Dortmund
Reinoldistraße 7-9
44135 Dortmund
fon: 02 31/54 93-0
fax: 02 31/54 93-116
mail: info@hwk-do.de
web: www.hwk-do.de

Handwerkskammer Düsseldorf
Georg-Schulhoff-Platz 1
40221 Düsseldorf
fon: 02 11/87 95-0
fax: 02 11/87 95-110
mail: info@hwk-duesseldorf.de
web: www.hwk-duesseldorf.de

INSTI-Schulaktion/Tour d'Innovation

Im Rahmen der INSTI-Schulaktion/Tour d'Innovation werden Schülerinnen und Schüler didaktisch an das Thema „Innovation" herangeführt.

Schulteams aus allgemeinbildenden und berufsbildenden Schulen der Sekundarstufe II erkunden mit Unterstützung des BMBF auf einer „Tour d'Innovation" die regionale Innovationslandschaft. Kompetente Betreuer vor Ort, u. a. aus dem Kreis der INSTI-Partner, unterstützen die Schulteams. Die Aktivitäten sind eingebettet in das INSTI-Projekt.

INSTI-Schulaktion
Zentraler Fachbetreuer im Auftrag des BMBF
Mathias-Brüggen-Str. 87-89
50829 Köln
fon: 02 21/5 97 00-38
fax: 02 21/5 97 00-90
mail: koch@scientificconsulting.de
web: www.instischulaktion.de

JHW
Jugendheimstättenwerk e. V.

Das JHW informiert über die vielfältigen Möglichkeiten der Bildungsangebote, speziell im europäischen und trans-nationalen Arbeits- und Wirtschaftsraum. Es vermittelt Kontakte im In- und Ausland.

In Arbeitsförderungsmaßnahmen werden schwerpunktmäßig lernbeeinträchtigte, verhaltensauffällige und chancenbenachteiligte ausländische und deutsche Jugendliche beraten und betreut.

JHW Jugendheimstättenwerk e. V.
Herner Straße 45
44787 Bochum
fon: 02 34/124 58
fax: 02 34/647 99
mail: webmaster@jhw-ev.de
web: www.jhw-ev.de

Kolping Jugendgemeinschaftsdienste

Die Kolping Jugendgemeinschaftsdienste organisieren Reisen für Jugendliche zwischen dem 16. und 26. Lebensjahr in Form von Workcamps und internationalen Jugendbegegnungen in Europa, Israel und Übersee.

Kolping Jugendgemeinschafts-
dienste
Kolpingplatz 5-11
50667 Köln
fon: 02 21/207 01-109
fax: 02 21/207 01-40
mail: jgd@kolping.de
web: www.kolping.de

Die Praktikumsbörse von Start und Jobs & Adverts

Start, das Magazin vom stern für Ausbildung, Beruf und Karriere informiert über alles, was für die Aus- und Weiterbildung wichtig ist. Mit Informationen zur Wahl des richtigen Praktikums und Tips für Bewerbungen. Jobs & Adverts ist Europas unbegrenzter Karrieremarkt im Internet und bietet umfassende Dienstleistungen für Stellensuchende und Unternehmen. Für Bewerber bietet Jobs & Adverts z. B. die Abfrage der täglich aktualisierten Stellenangebots- und Praktika-Datenbank, die Veröffentlichung von Stellengesuchen sowie Jobs per E-mail.

Jobs & Adverts AG
Siemensstraße 15-17
61352 Bad Homburg
fon: 0 61 72/919-0
fax: 0 61 72/919-990
mail: info@jobpilot.de
web: www.jobpilot.de/www.job-adverts.com

Start/Stern
Am Baumwall 11
20444 Hamburg
fon: 0 40/37 03-36 00
fax: 0 40/37 03-57 28
mail: start@stern.de
web:
www.stern.de/karriere/start

**ViJ
Verein für Internationale Jugendarbeit**

Der ViJ vermittelt Au-pair-Möglichkeiten in die meisten westeuropäischen Länder, in die USA und nach Südafrika.

Au-pair ist ein Praxistest für die eigene Selbständigkeit, als faires Gleichgewicht zwischen Geben und Nehmen. Für Mithilfe im Haushalt und in der familiären Kinderbetreuung gibt es ein eigenes Zimmer, Essen und Trinken und ein Taschengeld. Die freie Zeit dient dazu, die Sprache, Land und Leute gründlich kennenzulernen. In der Au-pair-Arbeit des ViJ stecken über 100 Jahre christlich motivierte Beratungserfahrung.

Der ViJ ist gemeinnützig, weltweit engagiert und nicht kommerziell. Die ViJ Au-pair-Arbeit ist durch die Nürnberger Bundesanstalt für Arbeit lizensiert.

ViJ-Bundesverein
Bundesgeschäftsstelle
Goetheallee 10
53225 Bonn
fon: 02 28/69 89 52
fax: 02 28/69 41 66
mail: au-pair.vij@netcologne.de
web: www.ekd.de/au-pair

Lexikon wichtiger Begriffe

Medizinische Begriffe

Adipositas
Fettsucht, Fettleibigkeit; die Menge an Körperfett ist hier abnormal und übermäßig erhöht; wesentlicher Risikofaktor für Typ-2-Diabetes

Albuminurie
Mit dem Urin wird Albumin (ein Eiweißmolekül) ausgeschieden; die vermehrte Ausscheidung bei Mikroalbuminurie ist Anzeichen einer Nierenschädigung oder Nephropathie

Alt-Insulin
Normal-Insulin ohne Depot-Hilfsstoffe mit schnellem Wirkungseintritt nach 15-30 Minuten und kurzer Wirkungsdauer (4-6 Stunden)

Angiopathie
Oberbegriff für Schädigungen der Gefäße wie Arterien, Venen und Kapillaren

Ätiologie
Lehre von den Krankheitsursachen

BE
Broteinheit, Hilfsrechengröße, durch von Noorden in die Berechnung der Diabetesdiät eingeführt; 1 BE entspricht einer Menge von 12 Kohlenhydraten

Betazellen
auch B-Zellen; in den Inseln der Bauchspeichel - drüse; sie produzieren Insulin

Biguanide
Tabletten, die den Blutzucker senken können (z. B. Metformin)

Blutzucker
Der im Blut vorhandene Traubenzucker, normalerweise über 60 mg (nüchtern) bzw. unter 140 mg (nach dem Essen) pro 100 ml Blut

Brittle-Diabetes
labiler Diabetes mit starken Schwankungen der Stoffwechsellage und nicht vorhersehbaren Blutzuckerschwankungen von Tag zu Tag

Coma diabeticum
lebensgefährliche Stoffwechselentgleisung mit Bewußtlosigkeit

CSII
Kontinuierliche subkutane Insulin-Infusion, spezielle Form der Diabetesbehandlung mit ständi-

ger Insulinzufuhr mittels Insulinpumpe

Depot-Insulin
Verzögerungsinsulin-Zubereitung mit unterschiedlichen Depot-Hilfsstoffen und unterschiedlich langer Wirkungsdauer (bis zu 24 Stunden)

Diabetes-Assistentin DDG
Arzthelferinnen, die bei der Deutschen Diabetes-Gesellschaft einen Weiterbildungskurs abgeschlossen haben

Diabetesberaterin DDG
Krankenschwestern, Kinderkrankenschwestern oder Diätassistentinnen, die bei der Deutschen Diabetes-Gesellschaft einen Weiterbildungskurs abgeschlossen haben.

Diabetologe DDG
Diabeteserfahrene Ärzte, die eine Weiterbildung der Deutschen Diabetes-Gesellschaft abgeschlossen haben

Diabetes mellitus
Diabetes steht für Durchfluß, mellitus für honigsüß (aus dem Griechischen), die Zuckerkrankheit

Diabetischer Fuß
Gefährliche Fußerkrankung bei Diabetikern mit Neuropathie und/oder Angiopathie mit Geschwüren und/oder abgestorbenem Gewebe

Glukose
Traubenzucker, wird bei der Blutzuckerbestimmung gemessen

HbA_1
Glykosiliertes Hämoglobin = „verzuckerter roter Blutfarbstoff", Indikator zur Beurteilung der durchschnittlichen Stoffwechseleinstellung, rückblickend über 2-3 Monate

HbA_{1c}
Glykosiliertes Hämoglobin - „verzuckerter roter Blutfarbstoff", Indikator zur Beurteilung der durchschnittlichen Blutzuckerkonzentration der letzten 8 bis 10 Wochen
Blutzuckerlangzeitgedächtnis

Hyperglykämie
erhöhter Zuckergehalt des Blutes

Hypoglykämie
Unterzuckerung mit niedrigen Werten unter 50 mg/dl und in der Regel mit typischen Symptomen wie Schwitzen, Zittern, Heißhunger, Herzklopfen

ICT
Intensivierte Insulintherapie; Grundlage ist lang wirksames (Verzögerungs-) Insulin, zu welchem zusätzlich kurzwirksames (Alt-, Normal-) Insulin zu den

Mahlzeiten gespritzt wird

IDDM
Insulindependent diabetes mellitus = insulinabhängiger Typ-1-Diabetes

Insulin
Hormon der Bauchspeicheldrüse, wird in den B-Zellen der Langerhans'schen Inseln produziert

Insulinpumpe
Technisches Gerät zur kontinuierlichen (dauernden) Insulinzufuhr über ein Schlauchsystem meist unter die Haut (subkutan); neben einer Basalrate als Dauerinfusion können Bolusraten jeweils zu den Mahlzeiten gegeben werden

Insulinresistenz
Die Körperzellen (Muskel- und Fettzellen) reagieren zu wenig oder gar nicht auf Insulin, sie sind insulinresistent

Ketoazidose
Schwere Stoffwechselentgleisung bei Insulinmangel; Patienten mit einer diabetischen Ketoazidose haben unter anderem sehr hohe Blutzuckerwerte, und das Blut ist übersäuert

Ketonkörper
Sie entstehen, wenn Fett im Körper abgebaut wird (Abfallprodukte des Fettabbaus) und übersäuern das Blut

Konventionelle Insulintherapie
Geregeltes „starres" Konzept mit meist zwei Injektionen Mischinsulin täglich

Metabolisches Syndrom
Gemeinsames Auftreten von Adipositas, erhöhten Blutfetten, erhöhtem Blutdruck und Typ-2-Diabetes, erhöht das Risiko für Gefäßschäden

Makroangiopathie
Erkrankung der großen und größeren Gefäße (Herzkranz-, Hirn-, Extremitäten-Gefäße), sogenannte Arterienverkalkung

Mikroalbuminurie
Gering vermehrte Albumin-Ausscheidung im Urin, zeigt evtl. eine diabetische Nierenerkrankung an

Mikroaneurysma
Gefäßveränderungen am Augenhintergrund als Komplikation des Diabetes mit kleinen Aussackungen der kleinsten Gefäße (Kapillaren), die zu Blutungen in der Netzhaut führen können

Nephropathia diabetica
Nierenerkrankung; die Nieren funktionieren nicht mehr richtig bis hin zum Nierenversagen; häufige Folgeerkrankung bei Diabetikern

Neuropathia diabetica
Nervenerkrankung/-schädigung; häufige Folgeerkrankung bei Diabetikern

NIDDM
Noninsulindependent diabetes mellitus = insulin unabhängiger Typ-2-Diabetes

Normalinsulin
Schnelleres und kürzer wirksames Insulin, wird zu den Mahlzeiten gespritzt

Orale Antidiabetika
Oberbegriff für blutzuckersenkende Tabletten

Pankreas
Bauchspeicheldrüse

Polyneuropathie, autonome
Nervenerkrankung mit Störung des Herzrhythmus, der Atmung, der Darmfunktion, der Potenz

Polyneuropathie mit Hirnnervenbefall
Nervenerkrankung mit Lähmung von Hirnnerven, z. B. Facialisparese (Gesichtsnervenlähmung) und Augenmuskellähmung

Polyneuropathie, sensible
Nervenerkrankung mit Gefühlsstörungen, meist beginnend an den Füßen

Polyneuropathie, motorische
Nervenerkrankung mit Muskelschwächen und evtl. Lähmungen

Prophylaxe
Vorbeugung, z. B. Hypoglykämie-Prophylaxe = Vorbeugung einer Hypoglykämie

Remissionsphase
Zeitabschnitt unmittelbar nach Manifestation des Diabetes mit geringem Insulinbedarf nach einer gewissen Erholung (Remission) der B-Zellen mit eigener Insulinproduktion, meist mit guter und stabiler Stoffwechsellage (Dauer: Wochen bis maximal 2 Jahre)

Restriktion
Beschränkung, Vorbehalt, Einschränkung

Retinopathia diabetica
Netzhauterkrankung, häufige Folgeerkrankung bei Diabetikern; das Sehvermögen kann beeinträchtigt werden bis hin zur Blindheit; fortgeschrittenes Stadium mit Gefäßneubildung (= Proliferation) am Augenhintergrund: proliferative Retinopathie

Sekundärversagen
Nachlassende Wirkung der Sulfonylharnstoffe bei oraler Diabetestherapie des Typ-2-Diabetes nach zunächst gutem Ansprechen der Sulfonylharnstoffe

Sulfonylharnstoffe
Die bei Typ-2-Diabetikern am häufigsten verwendete Medikamentengruppe; sie wirken vor allem an den Betazellen der Bauchspeicheldrüse und sorgen dafür, daß mehr Insulin ausgeschüttet wird.

Typ-1-Diabetes
Der Insulinmangeldiabetes, Betroffene produzieren kaum oder gar kein Insulin und müssen sich mehrmals täglich Insulin spritzen

Typ-2-Diabetes
Betroffene produzieren anfangs genügend Insulin, es wirkt aber nicht richtig, sie sind insulinresistent

Zuckeraustauschstoffe
Fruchtzucker hat einen Energiegehalt von 4 kcal/g und sollte im Hinblick auf Kohlenhydrate angerechnet werden; für Zuckeralkohole gilt heute ein Energiegehalt von 2,4 kcal/g

Zuckerkrankheit
= Diabetes mellitus = Zuckerharnruhr

Zusatz-BE
Zusätzliche Einnahme von kohlenhydrathaltigen Nahrungsmitteln, z. B. zur Hypoglykämie-Prophylaxe vor absehbarer vermehrter körperlicher Betätigung

Begriffe zur Rehabilitation

Anerkennung als Schwerbehinderter
Voraussetzung dafür ist regelmäßig ein Feststellungsbescheid des zuständigen Versorgungsamtes, der einen entsprechenden Antrag voraussetzt. Aufgrund dieses Bescheides kann der Schwerbehinderte einen Ausweis erhalten (siehe auch „Schwerbehinderte").

Anrechnungszeiten
Anrechnungszeiten sind Zeiten, in denen der Versicherte aus persönlichen Gründen an der Beitragsleistung zur gesetzlichen Rentenversicherung verhindert war; hierzu gehören auch Zeiten der Arbeitsunfähigkeit und Zeiten der Leistungen zur Rehabilitation.

Anschlußrehabilitation
Medizinische Leistung zur Rehabilitation in Rehabilitationseinrichtungen im Anschluß an Krankenhausbehandlung, häusliche Krankenpflege oder ambulante Behandlung.

Auskunftsstelle
Alle Träger der sozialen Sicherheit geben Auskunft über die Leistungen zur Rehabilitation und den im Einzelfall zuständigen Rehabilitationsträger.

Beförderung von Schwerbehinderten im öffentlichen Personenverkehr
Schwerbehinderte, die durch ihre Behinderung in ihrer Bewegungsfähigkeit im Straßenverkehr erheblich beeinträchtigt sind, erhalten Vergünstigungen bei der Beförderung. Das gilt ggf. auch für Begleitpersonen.

Behinderung
Die sich aus dem Schaden ergebende funktionelle Einschränkung und die darauf beruhende soziale Beeinträchtigung.

Beitragszahlung
Während der Rehabilitation als ergänzende Leistung (s. dort) unter bestimmten Voraussetzungen zu zahlende Beiträge zur gesetzlichen Krankenversicherung, Pflegeversicherung, Unfallversicherung, Rentenversicherung und zur Arbeitsförderung.

Beratungsstelle
Der zuständige Leistungsträger berät individuell über die in Betracht kommenden Rehabilitationsleistungen.

Berufsfördernde Leistungen zur Rehabilitation
Hilfen zur beruflichen Erst- oder Wiedereingliederung. Nach dem Arbeitsförderungsrecht (SGB III) Leistungen zur beruflichen Eingliederung Behinderter.

Berufsunfähigkeit
Berufsunfähig ist der Versicherte, der einen ihm zumutbaren Beruf nicht mehr ausüben kann und dessen Erwerbsfähigkeit durch Krankheit oder andere Gebrechen oder Schwäche seiner körperlichen oder geistigen Kräfte auf weniger als die Hälfte der Erwerbsfähigkeit eines körperlich und geistig gesunden Versicherten mit ähnlicher Ausbildung und gleichwertigen Kenntnissen und Fähigkeiten herabgesunken ist (s. § 43 SGB VI).

Beschäftigungspflicht des Arbeitgebers
Jeder private und öffentliche Arbeitgeber, der über mehr als 15 Arbeitsplätze verfügt, ist verpflichtet, 6% seiner Arbeits- und Ausbildungsplätze mit Schwerbehinderten zu besetzen.

Blindenhilfe
Finanzielle Leistungen zum Ausgleich der durch die Blindheit bedingten Mehraufwendungen. Blindengeld wird nach Landesrecht und u. U. einkommensunabhängig gezahlt.

Eingliederungshilfen
Zahlung in Form von Zuschüssen oder Beihilfen an Arbeitgeber für die Einstellung Behinderter. Im übrigen Eingliederungshilfen nach dem BSHG (vgl. §§ 39 ff.).

Ergänzende Leistungen
Ergänzen die medizinische, berufliche und soziale Rehabilitation, z. B. durch Entgeltersatzleistungen zur Bestreitung des Lebensunterhalts, Rehabilitationssport oder Beitragszahlungen.

Erwerbsminderung
Die Gesetzliche Rentenversicherung erbringt nach dem Rentenreformgesetz 1999 Renten wegen voller oder teilweiser Erwerbsminderung. Diese Renten haben die bisherigen Renten wegen Erwerbsunfähigkeit bzw. Berufsunfähigkeit abgelöst. Es handelt sich um ein abgestuftes System mit eingeschränkten Möglichkeiten des Hinzuverdienstes.

Erwerbsunfähigkeit
Erwerbsunfähig ist der Versicherte, der infolge Krankheit oder anderer Gebrechen oder von Schwäche seiner körperlichen oder geistigen Kräfte eine Erwerbstätigkeit nur unregelmäßig ausüben oder Erwerbstätigkeit zwar in gewisser Regelmäßigkeit ausüben, aber aus ihr nur geringfügiges Einkommen erzie-

len kann (s. § 44 SGB VI).

Familienheimfahrt

Reisekosten für Familienheimfahrten werden durch den Rehabilitationsträger erstattet, wenn der Behinderte an einer Maßnahme außerhalb seines Wohnortes teilnimmt. Auf Antrag können auch die Reisekosten eines Familienangehörigen übernommen werden, wenn der Rehabilitand die Reise nicht selbst antreten kann.

Freie Wohlfahrtspflege

Die aus Nächstenliebe, Bürgersinn und/oder unmittelbarer Betroffenheit motivierte, durch Gesetz nicht erzwingbare, aber den Gesetzen verpflichtete, in privatrechtlicher Form organisierte, durch die Verbände der freien Wohlfahrtspflege vertretene, auf dem Wahlrecht des Hilfesuchenden und dem Recht auf Helfen beruhende, über den Bereich von Familie und Nachbarschaft hinausreichende Hilfeleistung, u. a. für Behinderte.

Funktionelle Einschränkung (disability)

Jegliche durch den Schaden (impairment) bedingte Einschränkung. Auch: das Fehlen von Fähigkeiten, Aktivitäten in dem Rahmen auszuführen, der für Menschen als normal angesehen wird.

Gegliedertes System der Sozialen Sicherheit

Historisch gewachsenes System von Sozialleistungen, u. a. zur Rehabilitation durch unterschiedliche Träger der Absicherung gegen die Risiken Krankheit, Unfall, Erwerbsminderung, Alter, Arbeitslosigkeit, Armut.

Gesundheitsschaden

Begriff aus dem Unfallversicherungsrecht bzw. sozialem Entschädigungsrecht. Der dem Gesundheitsschaden zugrundliegende Versicherungsfall (z. B. Arbeitsunfall) bzw. durch Gewalteinwirkung bei dem Opferentschädigungsgesetz (OEG) löst entsprechende Leistungsansprüche nach dem SGB VII, BVG, OEG, ZDG u. a. aus.

Gleichgestellte

Behinderte mit einem Grad der Behinderung von weniger als 50 und wenigstens 30 sollen auf Antrag den Schwerbehinderten gleichgestellt werden, wenn sie infolge der Behinderung ohne diese Hilfe einen geeigneten Arbeitsplatz nicht erlangen oder nicht behalten können.

Grad der Behinderung - (GdB)

Maß der gesundheitlichen Beeinträchtigung bzw. Maß der Auswirkungen der Funktionsbeeinträchtigung, gemessen in Grad von 10 bis 100. Der Grad der Behinderung wird auf Antrag vom Versorgungsamt festgestellt.

Hauptfürsorgestellen
Nehmen in erster Linie Aufgaben nach dem Schwerbehindertengesetz wahr. Ihnen obliegt u. a. die Durchführung des Kündigungsschutzes für Schwerbehinderte und Gleichgestellte sowie die begleitende Hilfe im Arbeits- und Berufsleben (dabei Zusammenarbeit mit dem Beauftragten des Arbeitgebers, der Schwerbehindertenvertretung, dem Betriebs- bzw. Personalrat, dem Arbeitsamt).

Haushaltshilfe
Hilfe zur Weiterführung des Haushalts während einer Rehabilitationsleistung.

Heilbehandlung
Medizinische Leistung zur Rehabilitation, die ambulant oder in Rehabilitationseinrichtungen durchgeführt wird und die insbesondere neben der ärztlichen Behandlung die Anwendung von Arznei- oder Heilmitteln sowie im Bedarfsfall auch die Versorgung mit orthopädischen Hilfsmitteln umfaßt.

Hilfe zum Lebensunterhalt
Laufende oder einmalige Geld- und (oder) Sachleistungen der Sozialhilfe nach Regelsätzen, um den notwendigen Lebensunterhalt (Existenzminimum) zu decken.

Hilfsmittel
Seh- und Hörhilfen, Körperersatzstücke, orthopädische und andere Hilfsmittel, die erforderlich sind, um einer drohenden Behinderung vorzubeugen, den Erfolg der Heil- bzw. Krankenbehandlung zu sichern oder eine körperliche Behinderung auszugleichen.

Kinderheilbehandlung
Von den Rentenversicherungsträgern als zusätzliche Leistung aus der Rentenversicherung der Eltern zu erbringende Maßnahme. Auch die Krankenkasse erbringt Kinderkuren.

Krankenbehandlung
Zur Krankenbehandlung gehören auch medizinische und ergänzende Leistungen zur Rehabilitation nach dem Recht der gesetzlichen Krankenversicherung.

Krankengeld
Entgeltersatzleistung der gesetzlichen Krankenversicherung zur wirtschaftlichen Sicherung bei Arbeitsunfähigkeit infolge Krankheit bzw. bei Erkrankung eines Kindes.

Kurzzeitpflege
wird für maximal vier Wochen pro Kalenderjahr erbracht im An-

schluß an eine stationäre Behandlung oder in sonstigen Situationen, in denen häusliche oder teilstationäre Pflege nicht möglich oder nicht ausreichend ist.

Medizinisch/berufliche Einrichtungen der Phase II
Medizinische Rehabilitationseinrichtungen mit Brückenfunktion zur beruflichen Phase der Rehabilitation.

Minderung der Erwerbsfähigkeit (MdE)
Die Minderung der Erwerbsfähigkeit bezieht sich auf die Auswirkungen einer Behinderung oder Schädigungsfolge in allen Lebensbereichen und nicht nur auf Einschränkungen im allgemeinen Erwerbsleben. Sie ist ein Maß für funktionelle Einschränkung an körperlichen, geistigen oder seelischen Vermögen und gibt damit den Grad der Behinderung wieder (z. B. in § 30 Abs. 1 BVG und § 56 Abs. 2 SGB VII).

Mitteilungsverfahren durch behandelnden Arzt
Anregung des Vertragsarztes oder Krankenhausarztes zur Einleitung der Rehabilitation durch Mitteilung an die Krankenkasse entsprechend den Richtlinien nach § 92 SGB V.

Müttergenesungskur
Medizinische Vorsorgeleistung für Mütter in Einrichtungen des Müttergenesungswerks oder in vergleichbaren Einrichtungen, auch in Form der Mutter-Kind-Kur.

Nachrang von Leistungen
Sogenannte subsidiäre (nachrangige) Leistungen (etwa der Sozialhilfe) erhält nur, wer die erforderliche Hilfe nicht von anderen Sozialleistungsträgern erhält.

Nachsorge
Leistungen/Maßnahmen zur Sicherung des Ergebnisses der Rehabilitation.

Pflegegeld
Leistung der Pflegeversicherung, der Sozialhilfe, Unfallversicherung und nach sozialem Entschädigungsrecht (Kriegsopferversorgung) für Behinderte, die für die gewöhnlichen und regelmäßig wiederkehrenden Verrichtungen im Ablauf des täglichen Lebens in erheblichem Umfang dauernd der Pflege bedürfen.

Prävention
Umfaßt alle Maßnahmen, die darauf ausgerichtet sind, Krankheiten zu verhüten oder ihren Verlauf zu verlangsamen bzw. zu bessern.

Rehabilitation
Die Gesamtheit der Aktivitäten, die notwendig sind, um dem Be-

hinderten bestmögliche körperliche, geistige oder soziale Bedingungen zu sichern, die es ihm erlauben, mit seinen eigenen Mitteln einen möglichst normalen Platz in der Gesellschaft einzunehmen.

Rehabilitationsträger
Sind die für die Rehabilitationsleistung nach dem Rehabilitations-Angleichungsgesetz zuständigen Stellen.

Schaden, gesundheitlicher (impairment)
Die Beeinträchtigung oder der Verlust von normalerweise vorhandenen physischen, psychischen oder geistigen Strukturen und von Funktionen, die durch diese Strukturen gewährleistet werden (Integritätsverlust, Defektsyndrom).

Schulisch-pädagogische Rehabilitation
Hilfen zur Integration von Kindern und Jugendlichen in das Bildungsangebot von Vorschuleinrichtungen und Schulen durch die Bereitstellung spezieller, die Behinderung berücksichtigender Lern- und sonstiger Hilfen in Regeleinrichtungen oder in entsprechenden Sondereinrichtungen.

Schwerbehinderte
Körperlich, geistig oder seelisch behinderte Personen mit einem Grad der Behinderung (GdB) von wenigstens 50.

Selbsthilfegruppen
Zusammenschlüsse Behinderter mit dem Ziel, das Handicap zu meistern.

Selbstverwaltung
Bei jedem Sozialversicherungsträger werden als Selbstverwaltungsorgane eine Vertreterversammlung und ein Vorstand gebildet. Die Vertreterversammlung wird alle sechs Jahre von den Versicherten und ihren Arbeitgebern gewählt. Sie selbst wählt auf Vorschlag des Vorstands den Geschäftsführer und seinen Stellvertreter. Bei der Bundesanstalt für Arbeit bestehen die Selbstverwaltungsorgane zu je einem Drittel aus Vertretern der Arbeitgeber, der Arbeitnehmer und der öffentlichen Hand. Bei den gesetzlichen Krankenversicherungen existiert ein ähnlich konstituierter Verwaltungsrat. Bei den Ersatzkassen setzt sich der Verwaltungsrat allein aus den Versichertenvertretern zusammen.

Sonstige Leistungen
Können im Rahmen der medizinischen Rehabilitation zur Sicherung des Rehabilitationserfolgs als Nach- und Festigungskuren wegen Geschwulstkran-

kungen, als stationäre Heilbehandlung für Kinder von Versicherten sowie stationäre medizinische Leistungen für Versicherte in einer besonders gesundheitsgefährdenden Beschäftigung sowie Zuwendungen zur Rehabilitationsforschung und -förderung erbracht werden.

Soziale Beeinträchtigung (handicap)
Nachteilige Auswirkung eines Schadens (impairment) oder einer funktionellen Einschränkung (disability) in bezug auf die Rollenführung, die für das Individuum je nach Alter, Geschlecht und sozio-kulturell als normal gilt.

Soziale Entschädigung
Umfaßt alle Leistungen des Staates an Personen, die im Dienst für die staatliche Gemeinschaft (Aufopferungsanspruch) einen Gesundheits- oder Vermögensschaden erlitten haben. Leistungen nach dem sozialen Entschädigungsrecht werden aus Steuermitteln finanziert.

Soziale Leistungen zur Rehabilitation
(Leistungen zur sozialen Eingliederung) - Hilfen zur Orientierung, Unabhängigkeit, sozialen Integration, z. B. bei der Freizeitgestaltung und sonstigen Teilnahme am gesellschaftlichen und kulturellen Leben (u. a. Kraftfahrzeughilfe, Wohnungshilfe).

Sozialhilfe
Neben dem Versicherungsprinzip und der sozialen Entschädigung die dritte staatliche Ausgestaltungsform zur Verwirklichung der sozialen Rechte von Behinderten, gekennzeichnet durch die Merkmale: Nachrangigkeit und Individualisierung. Leistungen werden ohne Vor- und Gegenleistungen oder Sonderopfer zur Gewährleistung einer menschenwürdigen Existenz erbracht, wenn anderweitige Hilfe nicht möglich ist. Sozialhilfeleistungen werden aus Steuermitteln finanziert.

Stufenweise Wiedereingliederung
erfolgt aus therapeutischen Gründen und dient der Erprobung und dem Training der Leistungsfähigkeit arbeitsunfähiger Versicherter am bisherigen Arbeitsplatz.

Technische Hilfen
Objekt- oder personengebundene Geräte, Einrichtungen und Verfahren, die dem behinderten Menschen die Überwindung der Folgen eines Ausfalls von physischen oder sensorischen Funktionen ermöglichen bzw. erleichtern. Sie sind Mittel zur Verselbständigung des Behinderten

bzw. Bestandteile der Umweltgestaltung und erleichtern die aktive Teilnahme des Behinderten am gesellschaftlichen Leben (siehe auch: Hilfsmittel).

Übergangsgeld

Entgeltersatzleistung nach dem Recht der gesetzlichen Unfallversicherung bzw. Rentenversicherung, Arbeitsförderungsrecht oder nach sozialem Entschädigungsrecht zur wirtschaftlichen Sicherung während einer medizinischen oder berufsfördernden Leistung zur Rehabilitation (Entgeltersatzleistung).

Umschulung

Ausbildung Behinderter, die ihren bisherigen Beruf wegen ihrer Behinderung nicht mehr ausüben können, für einen „behindertengerechten Beruf".

Verletztengeld

Entgeltersatzleistung der gesetzlichen Unfallversicherung zur wirtschaftlichen Sicherung bei Arbeitsunfähigkeit infolge eines Gesundheitsschadens (Arbeitsunfall oder Berufskrankheit).

Versicherungsprinzip

Versicherung ist die persönliche Vorsorge des einzelnen für die Wechselfälle des Lebens (Krankheit, Erwerbsminderung, Arbeitslosigkeit, Alter u. ä.). Aus den Beiträgen der Versichertengemeinschaft (Solidargemeinschaft) werden die Mittel für die Versicherungsleistungen bereitgestellt.

Versorgungsamt

Zuständig für Anträge auf Anerkennung der Behinderteneigenschaft nach dem Schwerbehindertengesetz. Auch zuständig in Angelegenheiten für Kriegs-/Wehrdienst-/Zivildienstbeschäftigte, Opfer von Gewalttaten, Impfgeschädigte.

Versorgungskrankengeld

Entgeltersatzleistung des sozialen Entschädigungsrechts zur wirtschaftlichen Sicherung bei Arbeitsunfähigkeit wegen eines Gesundheitsschadens, der als Folge einer Schädigung anerkannt ist.

Vorleistungspflicht

Leistungspflicht bei unklarer Zuständigkeit.

Vorsorge- und Rehabilitationseinrichtungen/Kur- und Spezialeinrichtungen

Medizinische Rehabilitationseinrichtungen.

Begriffe zur Rentenversicherung

Wer über Rentenfragen diskutiert oder sich konkret mit einem Rentenantrag befaßt, wird mit einer Flut von Fachausdrücken konfrontiert. Dabei handelt es sich allerdings um Begriffe, deren Kenntnis nötig ist, um das umfangreiche neue Rentenreformsystem zu verstehen und gegebenenfalls die persönliche Möglichkeit eines Rentenantrages einzuschätzen.

Die wichtigsten Begriffe finden Sie nachfolgend alphabetisch geordnet und kurz erläutert.

Aktueller Rentenwert

Der Betrag, der einer monatlichen Altersrente aus Beiträgen eines Durchschnittsverdienenden für ein Jahr entspricht. Der aktuelle Rentenwert ist ein wichtiger Bestandteil der Rentenformel. In den alten Bundesländern beträgt er im Zeitraum 1. Juli 2001 bis 30. Juni 2002 25,31 €, in den neuen Bundesländern 22,06 €.

Alleinerziehende

Alleinerziehende sind nach wie vor in den meisten Fällen Frauen, die oftmals auch mit kleinen Kindern erwerbstätig sein müssen. Ihre Verdienste liegen überwiegend unter dem Durchschnittseinkommen. Sie werden daher von den neuen Regelungen zur Aufwertung von Kindererziehung besonders profitieren.

Altersarmut, verschämte

Insbesondere ältere Menschen machen Sozialhilfeansprüche oft nicht geltend, weil sie den Unterhaltsrückgriff auf ihre Kinder befürchten. Dies ist eine wichtige Ursache für verschämte Altersarmut. Durch die Einführung einer eigenständigen, bedürftigkeitsabhängigen Grundsicherung im Rahmen der Rentenreform soll verschämte Armut im Alter künftig verhindert werden, denn gegenüber Kindern und Eltern mit einem Jahreseinkommen unter 100.000 Euro findet kein Unterhaltsrückgriff statt, wenn ihre Angehörigen die Grundsicherung in Anspruch nehmen.

Altersteilzeit

Grundlage für die Altersteilzeitarbeit nach dem Altersteilzeitgesetz ist eine freiwillige Vereinbarung zwischen Arbeitgeber und Arbeitnehmerin oder Arbeitnehmer, mit der

- die bisherige wöchentliche Arbeitszeit auf die Hälfte vermindert wird,
- eine versicherungspflichtige Beschäftigung im Sinne des Dritten Buches Sozialgesetzbuch Arbeitsförderung (SGB III) fortbesteht und
- der Arbeitgeber Aufstockungsleistungen zum Altersteilzeitarbeitsentgelt und zu den Rentenversicherungsbeiträgen für die Beschäftigten erbringt

Der Arbeitgeber stockt den Beschäftigten das Arbeitsentgelt für die Altersteilzeitarbeit um 20%, mindestens jedoch bis zu 70 % ihres bisherigen pauschalierten Nettoentgelts auf und entrichtet für sie zusätzliche Beiträge zur gesetzlichen Rentenversicherung. Diese stellen sicher, daß die Arbeitnehmerin oder der Arbeitnehmer zu mindestens 90% des Entgelts rentenversichert ist, das sie oder er bei der bisherigen Arbeit erzielen würde. Hat man das 60. Lebensjahr vollendet und mindestens 24 Monate Altersteilzeitarbeit geleistet, kann ein Anspruch auf Altersrente nach Altersteilzeit entstehen.

Altersvermögen

Ziel der staatlich geförderten Eigenvorsorge ist der Aufbau eines Altersvermögens. Aus dem Altersvermögen soll als Ergänzung zu den Leistungen der gesetzlichen Rentenversicherung laufendes Einkommen fließen.

Anpassungsformel

Die Renten werden jährlich entsprechend der Lohnentwicklung der Beschäftigten erhöht. Aus Solidarität mit der jüngeren Generation stiegen die Renten im Jahr 2000 ausnahmsweise so stark wie die Preise. Ab dem Jahr 2001 wird zur lohnbezogenen Rentenanpassung zurückgekehrt. Die Anpassungsformel wird vereinfacht und auf die Bestandteile konzentriert, die maßgeblich für das Alterssicherungssystem sind. Das sind die Bruttolohnentwicklung, die Beiträge zur gesetzlichen Rentenversicherung und zur zusätzlichen Altersvorsorge. Steuerrechtsänderungen, Beiträge zur Arbeitslosen- und Krankenversicherung werden nicht mehr berücksichtigt.

Anrechnungszeiten

Zeiten in denen die versicherte Person aus bestimmten Gründen keine Beiträge zahlen konnte, z. B. wegen Krankheit, Arbeitslosigkeit, Schulausbildung nach dem 17. Lebensjahr oder Schwangerschaft. Anrechnungszeiten zählen auch ohne Beitragszahlung für die Rente.

Anwartschaften

Anwartschaften sind - insbesondere durch Beitragszahlung - erworbene Werte in Form von gutgeschriebenen Entgeltpunkten, die zum Zeitpunkt der Leistungsgewährung zum Rentenanspruch werden. Die Rente kann nur gezahlt werden, wenn eine gewisse Anwartschaft besteht. Derjenige, der bereits für 60 Monate Pflicht- oder freiwillige Beiträge gezahlt hat, hat damit eine Anwartschaft auf die Regelaltersrente mit 65 Jahren erworben. Er erhält diese Leistung aber erst dann, wenn er 65 Jahre alt ist und die Regelaltersrente beantragt.

Arbeitgeber-/-Arbeitnehmeranteil
Die Pflichtbeiträge zur gesetzlichen Rentenversicherung werden grundsätzlich je zur Hälfte vom Arbeitgeber und Arbeitnehmer getragen.

Arbeitsentgelt
Ist die Grundlage der Beitragsberechnung für Arbeitnehmerinnen und Arbeitnehmer. Dazu gehören grundsätzlich alle Einnahmen, die der Arbeitnehmerin oder dem Arbeitnehmer aus einem Beschäftigungsverhältnis zufließen. Das sind neben dem Bruttogehalt oder -lohn also z. B. auch Familienzuschläge, Gewinnanteile, Überstundenvergütungen und der Wert der Sachbezüge. Zum beitragspflichtigen Arbeitsentgelt gehören auch: Provisionen, Mehrarbeitsvergütungen und Mehrarbeitszuschläge, Gefahrenzuschläge, Schmutzzulagen u. ä. Einmalig gezahltes Arbeitsentgelt, wie z. B. Urlaubs- und Weihnachtsgelder, zusätzliche Monatsentgelte, Tantiemen sowie Gratifikationen gehören ebenso zum beitragspflichtigen Arbeitsentgelt.

Arbeitslosigkeit
Arbeitslos ist, wer keine Arbeit hat, der Arbeitsvermittlung zur Verfügung steht und sich beim Arbeitsamt arbeitslos gemeldet hat. Wer während dieser Zeit Arbeitslosengeld oder Arbeitslosenhilfe bezieht, ist in aller Regel rentenversicherungspflichtig. Für ihn zahlt die Bundesanstalt für Arbeit Pflichtbeiträge an die Rentenversicherung.

Aufwertung von Kindererziehung
Rentenanwartschaften von Erziehungspersonen, die in den auf die drei Jahre Kindererziehungszeiten folgenden sieben Lebensjahren des Kindes (Kinderberücksichtigungszeit bis zum 10. Lebensjahr eines Kindes) erwerbstätig sind, werden bei der Rentenberechnung um die Hälfte bis maximal zum Durchschnittseinkommen (2002: monatlich 2.376,50 **€**) aufgewertet. Voraussetzung sind 25 Jahre an renten-

rechtlichen Zeiten (einschließlich Kinderberücksichtigungszeit). Dies kommt auch denjenigen zugute, die ein pflegebedürftiges Kind betreuen. Und das sogar bis zum 18. Lebensjahr. Kindererziehenden, gleichzeitig zwei oder mehr Kinder unter zehn Jahren erziehen und deshalb oftmals nicht erwerbstätig sind, werden nach Auslaufen der Kindererziehungszeit (also ab dem 4. Lebensjahr des Kindes) ebenfalls Entgeltpunkte gutgeschrieben.

Beiträge

Die Höhe der Beitragszahlung berechnet sich bei pflichtversicherten Arbeitnehmerinnen und Arbeitnehmern nach dem beitragspflichtigen Arbeitsentgelt (bis zur Beitragsbemessungsgrenze) und dem Beitragssatz.

Beitragsbemessungsgrenze

Sie bildet die Grenze in der gesetzlichen Rentenversicherung, bis zu der Arbeitsentgelt bzw. Arbeitseinkommen versicherbar ist. Für diejenigen Teile des Arbeitsentgelts bzw. Arbeitseinkommens, die oberhalb der Beitragsbemessungsgrenze liegen, sind keine Beiträge zu zahlen. Ein Überschreiten ändert also nichts am Bestehen der Versicherungspflicht.

Solange das Einkommensniveau in den alten und neuen Bundesländern differiert, gibt es auch unterschiedliche Beitragsbemessungsgrenzen: 2002 liegen sie bei einem Monatseinkommen von 4.500 € im Westen und von 3.750 € im Osten.

Beitragsfreie Zeiten

Bestimmte Zeiten, in denen keine Beiträge zur gesetzlichen Rentenversicherung gezahlt werden, die aber trotzdem für die Rente zählen (z. B. Anrechnungszeiten wie die Schulausbildung nach dem 17. Lebensjahr oder die Zurechnungszeit bei Erwerbsminderung).

Beitragssatz

Prozentsatz des Arbeitsentgelts (bis zur Beitragsbemessungsgrenze), der als Beitrag zur Rentenversicherung zu zahlen ist. Seit dem 1. Januar 2001 beträgt er 19,1%.

Beitragszeiten

Zeiten, für die Beiträge zur gesetzlichen Rentenversicherung gezahlt werden. Nach den Beitragszeiten richtet sich in erster Linie die Höhe der Rente.

Berufsunfähigkeit

Liegt vor, wenn ein vor 1962 geborener Versicherter wegen einer gesundheitsbedingten Minderung der Erwerbsfähigkeit in seinem bisherigen Beruf oder in einem zumutbaren anderen Beruf nur noch weniger als die

Hälfte dessen verdienen kann, was ein vergleichbarer Gesunder erhält.

Betriebliche Altersversorgung

Unter betrieblicher Altersversorgung versteht man Leistungen der Alters-, Invaliditäts- oder Hinterbliebenenversorgung, die Arbeitnehmerinnen und Arbeitnehmern aus Anlaß des Arbeitsverhältnisses zugesagt worden sind. Diese vom Arbeitgeber auf freiwilliger Basis erbrachten Leistungen ersetzen nicht die Leistungen der gesetzlichen Rentenversicherung, sondern ergänzen diese. Durch das neue Fördermodell sind Beiträge und Zuwendungen an eine Direktversicherung und an eine Pensionskasse förderfähig, soweit bei den Beschäftigten eine individuelle Versteuerung mit Beitragszahlung zur Sozialversicherung erfolgt.

Betriebsrente

Betriebsrenten sind keine Leistungen der gesetzlichen Rentenversicherung, sondern grundsätzlich freiwillige Leistungen der Arbeitgeber.

Bundesbeteiligung

Die Ausgaben der gesetzlichen Rentenversicherung werden nicht nur durch Beiträge finanziert, sondern auch durch eine Beteiligung des Bundes. In 2001 wird die Bundesbeteiligung bei insgesamt rund 147 Mrd. DM liegen. Die Beteiligung besteht im Wesentlichen aus Bundeszuschüssen an die gesetzliche Rentenversicherung (in 2001 rd. 106 Mrd. DM).

Direktversicherung

Bezeichnet die Durchführung der betrieblichen Altersversorgung über ein Versicherungsunternehmen. Die Leistungen werden von einem Versicherungsunternehmen erbracht, mit dem der Arbeitgeber zu Gunsten der Beschäftigten einen Gruppenvertrag schließt. Die Versicherungsbeiträge erbringt der Arbeitgeber. Die Arbeitnehmerinnen und Arbeitnehmer können künftig in den Fällen, in denen eine Vereinbarung über die Durchführung des Anspruchs auf betriebliche Altersversorgung nicht zustande kommt, den Abschluß einer Direktversicherung verlangen.

Direktzusage

Die Direktzusage ist einer der im Gesetz zur Verbesserung der betrieblichen Altersversorgung gesetzlich vorgesehenen Durchführungswege der betrieblichen Altersversorgung. Grundlage ist die Zusage des Arbeitgebers, eine bestimmte Versorgungsleistung zu erbringen. Die Finanzierung im Unternehmen erfolgt über Pensionsrückstellungen. Das zur späteren Versorgung erforderliche Kapital wird im Unternehmen angesammelt und im Versorgungsfall als nachträglicher Arbeitslohn ausgezahlt. In der Anwartschaftsphase fallen somit keine Steuern und Beiträge zur Sozialversicherung an. Die Versorgungsleistung unterliegt der Lohnsteuer (nachgelagerte Besteuerung). Direktzusagen werden von der gesetzlich vorgeschriebenen Insolvenzsicherung erfaßt. Die Betriebsrente wird deshalb im Falle eines Konkurses des Arbeitgebers vom Träger der gesetzlichen Insolvenzversicherung weitergezahlt.

Durchführungsweg

Das Gesetz zur Verbesserung der betrieblichen Altersversorgung (BetrAVG) sieht bisher vier Durchführungswege vor:
1. Direktzusage
2. Unterstützungskasse
3. Pensionskasse
4. Direktversicherung

Im Zuge der Rentenreform ist mit dem Pensionsfonds ein neuer Durchführungsweg der betrieblichen Altersversorgung geschaffen worden.

Eck- oder Standardrentner

Eine für Vergleichszwecke erfundene Person, die 45 Jahre lang durchschnittlich verdient und in die gesetzliche Rentenversicherung eingezahlt hat. Das Verhältnis der Rente dieser Vergleichsperson zum aktuellen Durchschnittseinkommen beziffert das Rentenniveau.

Eigenvorsorge (zusätzliche Altersvorsorge)

Die Eigenvorsorge bzw. zusätzliche Altersvorsorge soll die Leistungen der gesetzlichen Rente ergänzen. Deshalb wird die Eigenvorsorge künftig ab 2002 in Form von Zulagen und Steuervorteilen unterstützt. Dafür stellt der Staat ab 2008 rund 10,5 Mrd. € zur Verfügung. Die Bundesregierung empfiehlt und fördert, die Eigenvorsorge ab 2002 bis zum Jahr 2008 in vier Schritten stufenweise aufzubauen. Wer ab 2008 einen Anlagebetrag (Eigenbeitrag plus staatliche Zulage) von insgesamt 4% seines sozialversicherungspflichtigen Einkommens im Jahr zusätzlich anspart, erhält den maximalen Fördersatz. Die maximale Zulage beträgt für Alleinstehende 154 €, für Verheiratete 308 € und für jedes Kind zusätzlich 185 € im Jahr. Ist die Steuerersparnis durch den Sonderausgabenabzug höher als die Zulage, wird die Differenz dem Steuerpflichtigen gutgeschrieben.

Einkommensanrechnung bei Renten wegen Todes

Auf Witwen- und Witwerrenten sowie auf Waisenrenten an über 18-jährige Waisen werden eigene

Einkünfte des Berechtigten oberhalb eines bestimmten Freibetrags zu 40 % angerechnet.

Entgelt
Das Arbeitsentgelt einer Arbeitnehmerin oder eines Arbeitnehmers.

Entgeltpunkte
Der beitragsbezogene Bestandteil der Rentenberechnung. Das jährlich erzielte Arbeitsentgelt wird in Entgeltpunkte umgerechnet, indem es durch das Durchschnittsentgelt des gleichen Jahres geteilt wird. Wer in einem Kalenderjahr so viel Entgelt erzielt hat wie der Durchschnitt aller Versicherten, erhält genau einen Entgeltpunkt. Wer mehr verdient hat, erhält einen Entgeltpunktwert von über 1,0, wer weniger verdient hat, von unter 1,0.

Entgeltumwandlung für die betriebliche Altersvorsorge
Entgeltumwandlung bezeichnet die Umwandlung von Entgeltbestandteilen in eine betriebliche Versorgungsanwartschaft. Im Rentenreformkonzept ist vorgesehen, daß Arbeitnehmerinnen und Arbeitnehmer künftig einen Anspruch auf Entgeltumwandlung erhalten. Dadurch wird sichergestellt, daß jede Arbeitnehmerin und jeder Arbeitnehmer einen Zugang zur betrieblichen Altersversorgung erhält. Tarifvertraglich vereinbarte Entgelte können allerdings nur durch eine tarif-vertragliche Regelung umgewandelt werden. Es ist daher zu erwarten, daß die Entgeltumwandlung zunehmend zum Gegenstand von Tarifverträgen werden wird. Beiträge zu Direktversicherungen, Pensionskassen und Pensionsfonds, die durch Entgeltumwandlung finanziert werden, können im Rahmen des Konzeptes zur Förderung der zusätzlichen kapitalgedeckten Altersversorgung staatlich gefördert werden. Daneben besteht noch bis Ende 2008 die Möglichkeit, für umgewandelte Entgeltbestandteile die Beitragsfreiheit in der Sozialversicherung in Anspruch zu nehmen. Diese Form der Förderung belastet das Beitragsaufkommen der Sozialversicherung und wird mit Beginn des Jahres 2009 abgeschafft.

Erwerbsminderungsrenten
Wenn die Erwerbsfähigkeit des Versicherten eingeschränkt oder ganz weggefallen ist, ersetzt die Erwerbsminderungsrente entstehende Einkommenslücken. Sie wird bis zur Vollendung des 65. Lebensjahres oder bis zur Erreichung einer vorgezogenen Altersgrenze gezahlt. Anschließend steht dem Versicherten die Regelaltersrente oder eine vorgezogene Altersrente zu.

Generationengerechtigkeit

Wird hergestellt, indem die Interessen der jüngeren und der älteren Generation gleichermaßen berücksichtigt werden. Durch bezahlbare und stabile Beitragssätze einerseits und durch ein stabiles Rentenniveau andererseits.

Generationenvertrag

Zwischen der beitragszahlenden (jungen) und der rentenempfangenden (alten) Generation gilt das Prinzip, daß die arbeitenden Versicherten durch ihre Beiträge die Renten von heute finanzieren. Dabei erwartet die beitragszahlende Generation, daß die nachfolgenden Generationen bereit sind, das Gleiche zu tun. Dieses wird Generationenvertrag genannt. Der Generationenvertrag ist ein unausgesprochener und nicht schriftlich festgelegter Vertrag zwischen diesen Gruppen, also ein gesellschaftliches Übereinkommen.

Gesetzliche Rentenversicherung

Hauptsäule der Alterssicherung. Die gesetzliche Rentenversicherung ist als Pflichtversicherung für alle Arbeitnehmerinnen und Arbeitnehmer angelegt. Aber auch für bestimmte Gruppen von Selbständigen und andere Personengruppen. Und den meisten nicht versicherungspflichtigen Personen bietet sie die Möglichkeit der freiwilligen Versicherung oder für nicht versicherungspflichtige Selbstständige die Versicherungspflicht auf Antrag.

Grundsicherung

Bedürftigkeitsabhängige Leistung für über 65-Jährige und aus medizinischen Gründen dauerhaft voll Erwerbsgeminderte ab dem 18. Lebensjahr. Rechtsgrundlage: im Rahmen der Rentenreform eingeführtes Gesetz über eine bedarfsorientierte Grundsicherung im Alter und bei Erwerbsminderung (GSiG) zur Verhinderung verschämter Altersarmut. Gegenüber Kindern und Eltern mit einem Jahreseinkommen unter 100.00 Euro findet kein Unterhaltsrückgriff statt, wenn ihre Angehörigen die Grundsicherung in Anspruch nehmen.

Hinterbliebenenrente

Die gesetzliche Rentenversicherung leistet den Hinterbliebenen eines Versicherten Ersatz für den durch seinen Tod entfallenden Unterhalt in Form der Witwen- und Witwerrente sowie der Waisenrente.

Hinzuverdienstgrenze

Gibt an, bis zu welcher Grenze eine Rentnerin oder ein Rentner eigenes Entgelt hinzuverdienen darf, ohne daß sich der Hinzuverdienst auf die Rente auswirkt.

Invalidenrente
Umgangssprachlicher Begriff für Rente wegen Erwerbsminderung.

Kinderberücksichtigungszeiten
Als Berücksichtigungszeit wegen Kindererziehung zählt die Zeit von der Geburt bis zum 10. Geburtstag des Kindes, sofern dieser nach 1991 liegt. Bei zeitgleicher Erziehung mehrerer Kinder unter zehn Jahren endet die Berücksichtigungszeit zehn Jahre nach der Geburt des jüngsten Kindes. Bei Geburten ab 1. Januar 1992 sind die ersten drei Jahre zugleich Kindererziehungszeiten. Grundsätzlich werden die Zeiten der leiblichen Mutter zugeordnet. Will der Vater die Zeiten auf seinem Konto gutgeschrieben haben, müssen die Eitern die Übertragung der Zeit gemeinsam gegenüber dem Rentenversicherungsträger beantragen. Eine rückwirkende Übertragung ist nur für maximal zwei Kalendermonate möglich. Die Berüksichtigungszeiten begründen allein weder einen Rentenanspruch noch erhöhen sie direkt die Rente. Im Zusammenwirken mit sonstigen Regelungen machen sie sich aber positiv bemerkbar, z. B.

- können sie die Anwartschaft auf eine Rente wegen Berufs- oder Erwerbsunfähigkeit aufrechterhalten,
- werden sie auf die Wartezeit von 35 Jahren (für bestimmte Renten) angerechnet,
- können sie sich bei der Bewertung der beitragsfreien Zeiten (Ersatzzeiten, Anrechnungszeiten und Zurechnungszeit) rentensteigernd auswirken.

Bei Selbstständigen gelten besondere Bestimmungen.

Kindererziehungszeiten/-Kindererziehungsjahre
Kindererziehungszeiten sind die Zeiten der Erziehung eines Kindes in

- den ersten drei Lebensjahren eines Kindes bei Geburten ab dem 01. Januar 1992
- und dem ersten Lebensjahr eines Kindes bei Geburten vor dem 1. Januar 1992

Kindererziehungszeiten sind Beitragszeiten, für die der Bund pauschal Beiträge bezahlt. Die Erziehungszeit wird bei dem Elternteil angerechnet, der das Kind erzogen hat. Sie wird nur bei einem Elternteil angerechnet. Haben die Eltern das Kind gemeinsam erzogen, so können sie durch eine übereinstimmende Erklärung festlegen, bei wem die Kindererziehungszeit angerechnet werden soll. Die Meldebehörden zeigen die Geburt eines jeden Kindes dem Rentenversicherungsträger der Mutter an. Wird keine anderweitige Er-

klärung von den Eltern abgegeben, so werden die Zeiten bei der Mutter angerechnet. Sollen die Erziehungszeiten dem Vater übertragen werden, so muß die übereinstimmende Erklärung unverzüglich beim Rentenversicherungsträger abgegeben werden.
Eine Übertragung ist nur maximal für zwei Monate rückwirkend möglich. Auch für Adoptiv- oder Pflegekinder können Kindererziehungszeiten ab der Adoption bzw. Aufnahme im Haushalt angerechnet werden. Bei Elternteilen, die bereits anderweitig versorgt sind (z. B. Beamte), ist eine Anrechnung hingegen nicht möglich.

Kinderzulage

Bei der Förderung der zusätzlichen privaten Eigenvorsorge wird für jedes Kind, für das Anspruch auf Kindergeld besteht, in der Endstufe ab 2008 eine Zulage in Höhe von 185 **€** gezahlt werden.

Lohnersatzleistungen

Das sind Krankengeld, Verletztengeld, Versorgungskrankengeld, Übergangsgeld, Unterhaltsgeld, Arbeitslosengeld und Arbeitslosenhilfe. Zeiten, in denen solche Leistungen bezogen werden, sind Pflichtbeitragszeiten in der gesetzlichen Rentenversicherung.

Lohnnebenkosten

Die Lohnnebenkosten (genauer: Personalzusatzkosten) geben die Differenz an zwischen den gesamten beim Arbeitgeber anfallenden Arbeitskosten und dem auf die tatsächliche geleistete Arbeit entfallenden Arbeitsentgelt. Zu unterscheiden ist zwischen tariflichen (z. B. Urlaubs- und Weihnachtsgeld) und gesetzlichen Lohnnebenkosten. Zu Letzteren zählen z. B. die Bezahlung während Feiertagen und vor allem auch die Arbeitgeberanteile am Sozialversicherungsbeitrag.

Mindesteigenbeitrag

Um künftig die maximale staatliche Zulage zur zusätzlichen Eigenvorsorge zu bekommen, ist ein Mindesteigenbeitrag erforderlich.

Mindestrente/Rente nach Mindesteinkommen

Allgemeine Mindestrenten gibt es im leistungsbezogenen Rentensystem der Bundesrepublik Deutschland nicht. Bei sehr geringen Verdiensten werden jedoch niedrige Pflichtbeiträge vor 1992 unter bestimmten Voraussetzungen bei der Rentenberechnung angehoben. Die für Zeiten ab 1992 geltende kindbezogene Höherbewertung von Beitragszeiten ist eine Weiterentwicklung der Rente nach Mindesteinkommen speziell für Erziehende.

Nominalwertzusage
Zusage des Anbieters eines Altersvorsorgevertrages, daß zu Beginn der Auszahlungsphase des Vertrages mindestens ein Kapital in Höhe der eingezahlten Altersvorsorgebeiträge für die Auszahlungsphase zur Verfügung steht.

Ostrenten
Bis zur Verwirklichung einheitlicher Einkommensverhältnisse in ganz Deutschland werden persönliche Entgeltpunkte „Ost" und ein aktueller Rentenwert „Ost" zur Rentenberechnung herangezogen.

Pensionsfonds
Der Pensionsfonds ist ein neuer Durchführungsweg für die betriebliche Altersversorgung. Die Finanzierung erfolgt grundsätzlich über Beiträge des Arbeitgebers. Die Arbeitnehmerinnen und Arbeitnehmer erhalten einen unmittelbaren Anspruch auf Versorgungsleistungen gegen den Pensionsfonds.
Der Pensionsfonds hat die Möglichkeit, auch beitragsbezogene Versorgungszusagen zu verwalten. Das angesammelte Versorgungskapital kann relativ frei auf dem Kapitalmarkt investiert werden. Die Höhe der späteren Leistung hängt somit auch von der erzielten Kapitalrendite ab. Weil die Kapitalanlage bei Pensionsfonds im Vergleich zu Direktversicherungen und Pensionskassen wesentlich weniger reglementiert werden soll, besteht die Möglichkeit, höhere Renditen und damit höhere Versorgungsleistungen zu erzielen. Andererseits wird der Ausfall einer Versorgungsleistung bei Kapitalverlust ausgeschlossen, weil der Arbeitgeber dafür einstehen muß, daß im Versorgungsfall zumindest die Summe der eingezahlten Beiträge zur Verfügung steht. Diese sog. Mindestleistung soll auch der gesetzlichen Insolvenzsicherung nach dem Betriebsrentengesetz unterliegen.
Beiträge an einen Pensionsfonds, die aus Entgeltumwandlung aufgebracht werden, sind nach den vorgesehenen Regelungen zur Förderung der zusätzlichen kapitalgedeckten Altersvorsorge förderfähig.
Außerdem sollen Anwartschaften aus Direktzusagen und Unterstützungskassen steuer- und beitragsfrei auf einen Pensionsfonds übertragen werden können.
Damit wird durch den Pensionsfonds auch für die nicht förderfähigen Durchführungswege der betrieblichen Altersversorgung ein Zugang zum Fördersystem geschaffen.

Pensionskasse

Leistungen der betrieblichen Altersversorgung können von einer - rechtlich selbständigen - Pensionskasse erbracht werden. Die erforderlichen Mittel werden vom Arbeitgeber während der Anwartschaftsphase zur Verfügung gestellt. Wenn die Beschäftigten ihren Rechtsanspruch in Anspruch nehmen wollen, gilt: Ist der Arbeitgeber bereit, im Rahmen des Anspruches auf Entgeltumwandlung seine Arbeitnehmerinnen und Arbeitnehmer in einer Pensionskasse abzusichern, muß - soweit sich die Parteien dann nicht ohnehin darauf einigen - künftig dieser Durchführungsweg gewählt werden.

Renditen der gesetzlichen Rentenversicherung

Die gesetzliche Rentenversicherung bietet neben der Sicherung im Alter finanzielle Unterstützung bei Risiken wie Erwerbsminderung, Tod des Ehepartners oder Tod der Eltern. Außerdem werden Kuren, berufsfördernde Rehabilitationsmaßnahmen sowie für Rentnerinnen und Rentner der Arbeitgeberanteil zur Kranken- und Pflegeversicherung geleistet. Dies deckt eine private Versicherung nicht automatisch ab. Werden diese Unterschiede im Leistungsspektrum nicht berücksichtigt, führt dies stets zu einer Verzerrung des Renditevergleichs zu Lasten der gesetzlichen Rentenversicherung.

Rentenanpassungsformel

Anpassungsformel

Rentenbescheid

Wenn der Rentenversicherungsträger eine Leistung ablehnt oder bewilligt, muß er dies gegenüber der oder dem Berechtigten in Form eines anfechtbaren Bescheides tun. Beispiel hierfür ist der Rentenbescheid, der eine Rentenleistung entweder ganz oder teilweise bewilligt oder ablehnt. Ein solcher Bescheid muß mit einem Rechtsmittel versehen sein, mit dem ggf. auch eine gerichtliche Überprüfung möglich ist.

Rentenniveau

Das Rentenniveau errechnet sich aus dem Verhältnis der Eck- oder Standardrente zum aktuellen Durchschnittseinkommen. Es liegt heute bei etwa 70% des durchschnittlichen Nettoeinkommens und soll nach den Vorausberechnungen zur Reform bis zum Jahre 2030 bei ca. 68 % liegen. Zeichnet sich durch neue Vorausberechnungen im Rentenversicherungsbericht ab, daß dieser Wert unterschritten werden könnte, ist die jetzige bzw. künftige Bundesregierung verpflichtet einzuschreiten. In Zukunft wird das Gesamtniveau, das sich aus der gesetzlichen Rente und den Leistungen der staatlich geförderten Eigenvorsorge ergibt, deutlich über dem heutigen Rentenniveau liegen.

Rentenrechtliche Zeiten
Beitragszeiten, beitragsfreie Zeiten und Kinderberücksichtigungszeiten sind die rentenrechtlichen Zeiten. Sie bestimmen die Höhe der Rente. Außerdem ist eine bestimmte Anzahl rentenrechtlicher Zeiten Voraussetzung für die Zahlung der Rente (Wartezeit).

Rentensplitting unter Ehegatten
Verheiratete Rentnerinnen und Rentner können übereinstimmend ein Rentensplitting unter Ehegatten wählen. Das Rentensplitting erfolgt durch Aufteilung der gemeinsam in der Ehezeit erworbenen Rentenanwartschaften. Zu Lebzeiten beider Ehegatten erhält dann jeder seine eigene - durch das Splitting veränderte - Versichertenrente. Sie verbleibt dem Überlebenden nach dem Tod des anderen Ehegatten und geht ihm - anders als eine Witwen- oder Witwerrente - auch bei Wiederheirat nicht verloren.

Rentenversicherungsträger
Träger der Rentenversicherung sind die Bundesversicherungsanstalt für Angestellte in Berlin (BfA), die Landesversicherungsanstalten, die Bundesknappschaft die Bahnversicherungsanstalt und die Seekasse.

Restverrentung
Der Abschluß einer Rentenversicherung ab dem 85. Lebensjahr im Anschluß an Auszahlungen aus einem Investmentfonds oder einem Banksparplan.

Solidarität
Das solidarische Prinzip bleibt das Fundament der gesetzlichen Rentenversicherung: die Solidarität der Jungen mit den Alten, der Gesunden mit den Kranken, der Leistungsstarken mit den Leistungsschwachen. Daran wird sich auch in Zukunft nichts ändern.

Sonderausgabenabzug
Sonderausgaben sind private Ausgaben, die nicht in wirtschaftlichem Zusammenhang mit einer der sieben Einkunftsarten stehen und daher weder Betriebsausgaben noch Werbungskosten darstellen dürfen. Solche Privatausgaben sind nur dann von der einkommenssteuerlichen Bemessungsgrundlage abziehbar, wenn das Gesetz dies wegen der unvermeidbaren bzw. förderungswürdigen Minderung der wirtschaftlichen Leistungsfähigkeit des Steuerpflichtigen

ausdrücklich vorsieht. In anderen Fällen scheidet ein Abzug in der Regel aus. Sonderausgaben können grundsätzlich nur solche Aufwendungen sein, die auf einer eigenen Verpflichtung des Steuerpflichtigen beruhen und von ihm selbst entrichtet worden sind. Der Sonderausgabenabzug erfolgt für das Kalenderjahr in dem die Aufwendungen geleistet worden sind.

Standardrente Eckrentner

Teilrente

Versicherte, die bereits einen Rentenanspruch haben, können die Altersrente nicht nur in vollem Umfang, sondern auch teilweise in Anspruch nehmen. Damit wird älteren Erwerbstätigen die Möglichkeit eingeräumt, ihre Arbeit einzuschränken und in den Ruhestand hineinzugleiten. Der Verdienstrückgang wird durch den Bezug einer Teilrente kompensiert. Teilrenten werden in Höhe eines Drittels, der Hälfte oder zwei Dritteln der Vollrente geleistet. Welcher Anteil der Vollrente gezahlt werden kann, hängt von unterschiedlich hohen Hinzuverdienstgrenzen ab, die natürlich über derjenigen für eine vor Vollendung des 65. Lebensjahres bezogene Vollrente liegen. Die Hinzuverdienstgrenzen knüpfen an die bisherige persönliche Verdienstsituation an. Dabei wird auf die Verhältnisse vor der ersten Altersrente abgestellt. Es gibt daneben eine für alle einheitliche Mindesthinzuverdienstgrenze, die in jedem Fall ein persönliches Einkommen einer halbtagsbeschäftigten Durchschnittsverdienerin oder eines halbtagsbeschäftigten Durchschnittsverdieners unterstellt.

Umlagesystem/-Umlageverfahren

Ehe Beläge der heutigen Beitragszahler werden nicht angespart, sondern sofort für die Finanzierung der heutigen Renten verwendet.

Unterhaltsrückgriff

Beantragen hilfebedürftige Menschen Leistungen nach dem Bundessozialhilfegesetz, müssen wegen des Grundsatzes der Nachrangigkeit der Sozialhilfe deren Kinder oder Eltern für den Unterhalt aufkommen. Dieser Unterhaltsrückgriff ist die Hauptursache für verschämte Altersarmut. Um diese künftig zu verhindern, wurde im Rahmen der Rentenreform für über 65-Jährige und für aus medizinischen Gründen dauerhaft voll Erwerbsgeminderte ab dem 18. Lebensjahr eine bedürftigkeitsabhängige, gegenüber der Sozialhilfe vorrangige Grundsicherung eingeführt, bei der ein Unterhaltsrückgriff auf Kinder bzw. Eltern mit einem Jahreseinkommen unter 100.000 Euro nicht stattfindet, wenn ihre Angehörigen die Grundsicherung in Anspruch nehmen.

Unterstützungskasse

Die Unterstützungskasse ist ein im Gesetz zur Verbesserung der betrieblichen Altersversorgung vorgesehener Durchführungsweg der betrieblichen Altersversorgung. Anders als bei der Direktzusage verbleibt das Versorgungskapital jedoch nicht im Unternehmen, sondern wird an eine rechtlich selbständige Unterstützungskasse gezahlt. Allerdings können die Versorgungsverpflichtungen über eine Unterstützungskasse grundsätzlich nicht voll ausfinanziert werden. Die Arbeitnehmerinnen und Arbeitnehmer erhalten keinen Leistungsanspruch gegen die Unterstützungskasse, sodaß der Arbeitgeber ihnen gegenüber zur Leistung verpflichtet bleibt. Die Versorgungsleistungen sind als nachträglicher Arbeitslohn zu versteuern. In der Anwartschaftsphase fällt dagegen für die Beiträge des Arbeitgebers an die Unterstützungskasse keine Lohnsteuer an (nachgelagerte Besteuerung). Unterstützungskassenzusagen unterliegen wie Direktzusagen der gesetzlichen Insolvenzsicherung.

Versicherungslücken

Zeiten, in denen keine Beiträge zur Rentenversicherung gezahlt wurden und die auch nicht als sonstige rentenrechtliche Zeiten anerkannt sind. Das sind häufig Zeiten als Selbständiger, mithelfender Familienangehöriger in der Landwirtschaft oder im eigenen Haushalt. Solche Versicherungslücken wirken rentenmindernd. Lücken in der Versicherung können auch bei jüngeren Versicherten etwa durch Arbeitslosigkeit oder Krankheit vor Eintritt ins Berufsleben oder längerer schulischer Ausbildung entstehen. In diesen Fällen wird künftig die Rentenhöhe nicht mehr negativ beeinflußt werden. Denn diese Zeiten werden bis zur Vollendung des 25. Lebensjahres als Versicherungszeiten angerechnet, auch wenn die Person vorher nicht versicherungspflichtig war.

Versicherungspflicht

Arbeiter, Angestellte und Auszubildende sowie Erziehungs- und Pflegepersonen sind versicherungspflichtig. Für Selbständige gibt es besondere Regelungen. Nichterwerbstätige, Beamte, Schüler und Bezieher von Altersvollrenten sind versicherungsfrei. Und geringfügig Beschäftigte können auf die Versicherungsfreiheit verzichten, ihre Beiträge aufstocken und damit vollwertige Ansprüche erwerben.

Versicherungsverlauf

Im Versicherungsverlauf sind die rentenrechtlichen Zeiten aufgeführt. Nicht enthaltene Zeiten (Versicherungslücken) wirken rentenmindernd. Deshalb gilt: je weniger Lücken, desto besser.

Versorgungsausgleich

Bei Scheidungen werden die während der Ehe erworbenen Versorgungsanwartschaften auf beide Partner zu gleichen Teilen aufgeteilt. Ausgleichspflichtig ist der Ehegatte mit der höheren Anwartschaft.

Wartezeit

Erst nach einer Mindestversicherungszeit (Wartezeit) können Leistungen aus der Rentenversicherung beansprucht werden. Die allgemeine Wartezeit von fünf Jahren ist Voraussetzung für den Anspruch auf die Regelaltersrente. Für die Rente wegen Erwerbsminderung und für Renten wegen Tod ist ebenfalls eine Wartezeit von fünf Jahren nötig, in Ausnahmen (z. B. Arbeitsunfall oder volle Erwerbsminderung) kann trotzdem eine Rente gezahlt werden. Für Altersrenten vor dem 65. Lebensjahr ist die Wartezeit höher.

Witwen- und Witwerrente

Hinterbliebenenrente

Zentrale Stelle

Behörde, die die Höhe des Zulagenanspruchs ermittelt und die Auszahlung auf den Altersvorsorgevertrag veranlaßt. Zentrale Stelle ist die Bundesversicherungsanstalt für Angestellte.

Zertifizierungsstelle

Zertifizierungsstelle ist das Bundesaufsichtsamt für das Versicherungswesen. Auf Antrag eines Anbieters entscheidet es darüber, ob die Vertragsbedingungen des vorgelegten Altersvorsorgevertrages die im Altersvorsorgeverträge-Zertifizierungsgesetz vorgesehenen Anforderungen erfüllen. Ist dieses der Fall, wird der geprüfte Vertrag zertifiziert.

Zulagen

Die private Eigenvorsorge soll gefördert werden. Deshalb erhalten alle förderfähigen Anlegerinnen und Anleger ab 2002 eine staatliche Zulage, wenn sie zusätzlich für ihr Alter vorsorgen. Voraussetzung: Sie schließen Altersvorsorgeverträge ab, die vom Staat als förderfähig anerkannt wurden.

Zurechnungszeit

Kommt es bei einer oder einem Versicherten bereits in jungen Jahren zur Erwerbsminderung oder zum Todesfall, wäre die Rente wegen der kurzen Beitragsleistung relativ gering. Um dies zu verhindern, gibt es die Zurechnungszeit. Durch die Zurechnungszeit wird bei der Rentenberechnung unterstellt, daß die Erwerbsminderung oder der Tod erst mit Vollendung des 60. Lebensjahres eingetreten ist. Die Zeit zwischen dem Eintritt des Versicherungsfalls und dem 60. Lebensjahr wird als sogenannte beitragsfreie Zeit hinzugerechnet. Für Versicherungsfälle, die zwischen Januar 2001 und Dezember 2003 eintreten, wird der Endzeitpunkt der Zurechnungszeit schrittweise vom Alter 56 Jahre und 8 Monate (Ende der Zurechnungszeit bei Versicherungsfällen, die vor Januar 2001 eingetreten sind) auf das Alter 60 verlängert. Die Bewertung der Zurechnungszeit erfolgt im Rahmen der Gesamtleistungsbewertung.

Sachwortverzeichnis